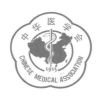

中国医学发展系列研究报告

心身医学进展

【2019】

中华医学会 编 著

吴爱勤 袁勇贵 主 编

中华医学电子音像出版社

CHINESE MEDICAL MULTIMEDIA PRESS

北 京

图书在版编目（CIP）数据

心身医学进展. 2019 / 吴爱勤，袁勇贵主编. —北京：中华医学电子音像出版社，2019.10
ISBN 978-7-83005-178-5

Ⅰ. ①心… Ⅱ. ①吴… ②袁… Ⅲ. ①心身医学—研究 Ⅳ. ① R395.1

中国版本图书馆 CIP 数据核字（2019）第 211876 号

心身医学进展【2019】
XINSHEN YIXUE JINZHAN (2019)

主　　编：吴爱勤　袁勇贵
策划编辑：史仲静　冯晓冬
责任编辑：贾　旭
校　　对：马思志
责任印刷：李振坤
出版发行：中华医学电子音像出版社
通信地址：北京市西城区东河沿街 69 号中华医学会 610 室
邮　　编：100052
E - mail：cma-cmc@cma.org.cn
购书热线：010-51322675
经　　销：新华书店
印　　刷：杭州宏雅印刷有限公司
开　　本：889 mm×1194 mm　1/16
印　　张：20
字　　数：480 千字
版　　次：2019 年 10 月第 1 版　　2019 年 10 月第 1 次印刷
定　　价：110.00 元

内 容 提 要

　　本书为"中国医学发展系列研究报告"丛书之一，编者详细总结了中华医学会心身医学分会现状，包括规范分会管理、建全制度、加强组织建设，推动心身医学发展，服务会员、促进学术交流和人才培养，推动国际合作等；阐述了心身医学相关障碍的分类、评估研究、基础与临床研究、心身障碍研究、药物治疗研究、心理治疗研究、物理治疗研究、中医心身研究等八个方面的进展，包括消化、内分泌、风湿免疫及肿瘤等心身医学多个热点话题，并精选了多篇文摘，由相关资深专家撰写评述。本书科学性、先进性及可操作性强，内容充实，条理清楚，多角度、全方位地反映了心身医学在临床、教学、科研、学术交流及学科发展等方面上的工作业绩，汇聚了国内外心身学者在"新理论、新疗法和新观念"上的洞见，即研究热点与最新进展，及时总结了本学科的发展成就，可作为心身医学及相关专业读者的临床和科研指导用书。

中国医学发展系列研究报告
心身医学进展【2019】
编委会

序

习近平总书记指出："没有全民健康，就没有全面小康。"医疗卫生事业关系着亿万人民的健康，关系着千家万户的幸福。随着经济社会快速发展和人民生活水平的提高，我国城乡居民的健康需求明显增加，加快医药卫生体制改革、推进健康中国建设已成为国家战略。中华医学会作为党和政府联系广大医学科技工作者的桥梁和纽带，秉承"爱国为民、崇尚学术、弘扬医德、竭诚服务"的百年魂和价值理念，在新的百年将增强使命感和责任感，当好"医改"主力军、健康中国建设的推动者，发挥专业技术优势，紧紧抓住国家实施创新驱动发展战略的重大契机，促进医学科技领域创新发展，为医药卫生事业发展提供有力的科技支撑。

服务于政府、服务于社会、服务于会员是中华医学会的责任所在。我们从加强自身能力建设入手，努力把学会打造成为国家医学科技的高端智库和重要决策咨询机构；实施"品牌学术会议""精品期刊、图书""优秀科技成果评选与推广"三大精品战略，成为医学科技创新和交流的重要平台，推动医学科技创新发展；发挥专科分会的作用，形成相互协同的研究网络，推动医学整合和转化，促进医疗行业协调发展；积极开展医学科普和健康促进活动，扩大科普宣传和医学教育覆盖面，服务于社会大众，惠及人民群众。为了更好地发挥3个服务功能，我们在总结经验的基础上，策划了记录中国医学创新发展和学科建设的系列丛书《中国医学发展系列研究报告》。丛书将充分发挥中华医学会88个专科分会专家们的聪明才智、创新精神，科学归纳、系统总结、定期或不定期出版各个学科的重要科研成果、学术研究进展、临床实践经验、学术交流动态、专科组织建设、医学人才培养、医学科学普及等，以期对医学各专业后续发展起到良好的指导和推动作用，促进整个医学科技和卫生事业发展。学会要求相关专科分会以高度的责任感、使命感和饱满的热情认真组织、积极配合、有计划地完成丛书的编写工作。

本着"把论文写在祖国大地上，把科技成果应用在实现现代化的伟大事业中"的崇高使命，《中国医学发展系列研究报告》丛书中的每一位作者，所列举的每一项研究，都是来自"祖国的大地"、来自他们的原创成果。该书及时、准确、全面地反映了中华医学会各专科分会的现状，系统回顾和梳理了各专科医务工作者在一定时间段内取得的工作业绩、学科发展的成绩与进步，内容丰富、资料翔实，是一套实用性强、信息密集的工具书。我相信，《中国医学发展系列研究报告》丛书的出版，让广大医务工作者既可以迅速把握我国医学各专业蓬勃发展的脉搏，又能在阅读学习过程中不断思考，产生新的观念与新的见解，启迪新的研究，收获新的成果。

　　《中国医学发展系列研究报告》丛书付梓之际，我谨代表中华医学会向全国医务工作者表示深深的敬意！也祝愿《中国医学发展系列研究报告》丛书成为一套医学同道交口称赞、口碑远播的经典丛书。

　　百年追梦，不忘初心，继续前行。中华医学会愿意与全国千百万医疗界同仁一道，为深化医疗卫生体制改革、推进健康中国建设共同努力！

中华医学会会长

前　言

　　心身医学是当代新兴的医学科学体系中的重要组成部分，主要探讨由"心"与"身"之间的相互关系在健康的保持和疾病发生、发展、康复中的作用，研究重点为心身相关障碍。此类疾病十分常见，国外调查发现1/3的临床疾病属于心身相关障碍。另外，此类疾病见于临床各科，涉及人体的各个器官和系统，病种较多，临床表现多样，其常见性、复杂性、多样性的特点，让越来越多的临床实践者和理论研究者把目光聚焦到心身医学中，也使心身医学在医学教育培训和科学研究领域的分量与日俱增。从1994年到2018年，心身医学形成了一套具有中国特色的发展模式，在推动医学整合、坚持心身合一的道路上，中国心身医学工作者取得了许多不俗的成绩，得到世界的认可。而借由此次中华医学会倡导和指示的契机，我们决定梳理这20多年来我国在心身医学发展中取得的研究成果，把我国心身医学的精彩内容编撰成书，奉献给大家。

　　本书编委会成员是从国内心身医学界知名度较高、学术造诣较深的中青年专家中遴选，他们都是临床一线的中青年业务骨干，具有扎实的基础理论和丰富的临床经验，精力充沛，思维敏捷，具有很强的执行力。编撰过程中，多次召开全体编委工作会议，详细讨论并确定编写指导思想、篇章结构、内容与分工，以及编写要求与进度等。本书内容建立在大量的文献资料的基础上，主要来源Pubmed和国内核心期刊收录的各类论文。由此可见，我国心身医学学者学术活跃度高，成绩斐然。

　　本书第一章系统梳理了中华医学会心身医学分会现状，通过对规范分会管理、建全制度、加强组织建设，推动心身发展，服务会员、促进学术交流和人才培养，展现了中华医学会心身医学分会的发展成果。20多年前，全国心身医学分会还是一个只有15名成员的筹建小组，经过20多年的飞速发展，现已经历6届委员会，专科学组14个，并且已有21个省级行政区和27个地级市成立了独立的心身医学分会。

　　心身医学研究的外延日渐扩大，涵盖了内科学、心理学、中医学等多个领域。本书第二至九章则以分类、评估、诊断、治疗、创新为主线，系统反映了近年来我国心身学者对心身障碍的相关分类，心身医学评估、研究、各种治疗研究，以及中医心身医学研究的成果与进展，包括消化、内分泌、风湿、免疫及肿瘤等心身医学多个热点话题。这些内容有助于读者在详细地回顾学科发展成就的同时，迅速把握我国心身医学学者当前研究热点。

　　通过展示有创新性、前瞻性、代表性的研究论文，本着提高并推动心身医学临床科研水平的心愿，编委会及各位编者一直遵循优中选优的原则，从国内外众多杂志的心身医学精品文章中进行筛选，最后在反复品读入选论文的基础上，精选出具有较高水平的优秀论著85篇，并将其归纳入"第十章中国心身医学研究精选文摘与评述"。在这些精选文摘与评述中，编者力求突出原文要点，评述专家则切实分析其先进性和科学性等特点，分析国内外差距，对今后研究方向予以点评和指导。

著书立论不易。为此，我们要感谢中国心身医学学者，正是他们孜孜不倦的不懈努力和辛苦付出才有了中国心身医学发展现有的成绩，让本书出版成为可能，感谢所有为本书撰稿同仁的鼎力支持和鼓励，他们在繁忙的临床与科研工作中悉心归纳总结并撰稿；感谢所有为本书精选文摘、撰写评述的心身医学学者，他们的言简意赅、真知灼见更为本书增光添彩；感谢中华医学会的领导、感谢中华医学会心身医学分会的各位专家，正是由于良好的前期工作的基础和专家们的精诚合作，才使本书在短时间内顺利出版，如期与读者见面。

本书作为系统反映中国心身医学研究的总结著作，在很多方面具有开创性的意义。它以学科进展的形式客观记录了中国心身医学发展现状，多角度、全方位地反映了中国心身医学学者在医疗、科研及学术交流上的诸多业绩。编者们在内容上力求"干货"，汇聚了国内心身医学学者在新理论、新技术、新疗法和新观念上的洞见，既追踪了心身医学界的研究热点，也及时总结了本学科的研究进展。因此，本书可作为心身医学及相关专业人员的指导用书，也可供卫生管理人员参考。

由于心身医学发展日新月异，编写人员分散，撰稿时间较短，书中疏漏在所难免，敬请读者不吝赐教！本书承载着心身医学界前辈和同道的殷切期望，我们将不断总结编撰过程中的经验与不足，通过不懈的努力和坚持，力求在未来做得更好，以促进我国心身医学科的全面发展。

中华医学会心身医学分会

吴爱勤　袁勇贵

2019 年 8 月

目 录

第一章 中华医学会心身医学分会现状

第一节 规范分会管理、加强组织建设

一、组织结构

中华医学会心身医学分会自 1993 年成立以来，一直秉承着"规范管理、健全制度、加强建设"的组织发展目标，在医学会的领导、支持和帮助下，在分会全体委员共同努力下，使分会工作得到传承发展，为促进我国心身医学学科的持续发展，为保障人民的心身健康做出了不懈的努力和贡献。

现如今，分会已产生 6 届委员会。2017 年 6 月中华医学会心身医学分会在北京举行换届改选会议，苏州大学医学院附属第一医院吴爱勤教授当选新一届中华医学会心身医学分会主任委员，东南大学附属中大医院心理精神科主任袁勇贵教授当选为候任主任委员。武汉大学人民医院王高华教授、同济大学附属东方医院赵旭东教授、中南大学湘雅三医院邓云龙教授和首都医科大学北京宣武医院王玉平教授当选副主任委员。另外，大会还选出了常务委员 19 人、委员 39 人、青年委员 47 人，形成了完备的组织建制（具体见附录 A、附录 B）。

为加强管理建设，分会定期召开常委会、全委会，贯彻落实总会各项规定；成立青委会，促进和加强地方委员会和专业学组建设，全国省级地方心身医学分会 21 个，地级地方心身医学分会占 15%；加强专业学组建设，成立 14 个专业学组，其中 2018 年新成立了 5 个学组（具体见附录 C）；加强分会党建工作和班子建设，分工协作并成立学术工作委员会、学科组织建设工作委员会、继续教育和人才培养委员会、国际交流网络委员会、科普工作委员会等，以更完善的组织架构，投身到中国心身医学事业的发展建设当中去。

二、第六届心身医学分会常务委员名单

吴爱勤 中华医学会心身医学分会主任委员，苏州大学医学院附属第一医院精神医学教研室教授，主任医师，硕士、博士研究生导师；苏州大学医学院医学心理研究所副所长；历任苏州医学院附属第一医院院长、苏州大学医学院院长。国际心身医学研究学会委员；美国心身医学会会员；江苏省心身 - 行为医学分会名誉主委；江苏省精神医学分会副主任委员；中华医学科学技术奖评审专家；兼任国家心理咨询师培训、职业技能鉴定专家委员会心理咨询专业组专家。《中国心理卫生杂志》等 7 部杂志编委；

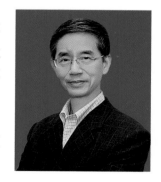

享受国务院特殊津贴；获"中青年突出贡献专家"称号，国家、部、省级科技进步成果奖 8 项；主持国家、省、部级科研项目 9 项；国内外发表学术论文 118 篇。出版教材专著 12 本；主编《心理生理障碍》《心身医学》《医学心理学》《医患沟通规范指南》著作。全国医学规划统编教材《精神病学》副主编。

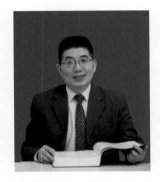

袁勇贵　中华医学会心身医学分会候任主任委员，医学博士，主任医师，青年特聘教授，博士研究生导师，江苏省优秀重点医学人才，江苏省第五期"333 工程"第二层次培养对象，江苏省"科教强卫"精神病学创新团队负责人，东南大学附属中大医院心理精神科主任，美国佛罗里达大学精神医学系访问学者。现任中华医学会精神病学分会青年委员，江苏省医学会心身与行为医学分会主任委员，江苏省医学会精神病学分会副主任委员。主持国家自然科学基金面上项目（30970814、81071101、81371488、81571330 和 81771480）5 项。获中华医学科技奖一等奖 1 项、三等奖 1 项，教育部自然科学奖一等奖 2 项，省科技进步奖一等奖 1 项，省卫生厅新技术引进奖一等奖 3 项，市科技进步二等奖 2 项、三等奖 2 项。主编著作 18 部，发表论文 360 余篇，其中 SCI 论文 120 篇。

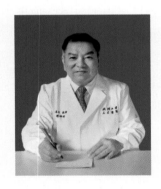

王高华　中华医学会心身医学分会副主任委员，教授，一级主任医师，博士研究生导师，武汉大学人民医院、湖北省人民医院常务副院长；湖北省神经精神病研究所所长；国务院津贴专家，湖北省医学领军人才，武汉大学珞珈杰出学者；兼任中国医师协会精神科医师分会会长；中国研究型医院学会精神与心理专业委员会副主任委员；*Current Opinion in Psychaitry* 中文版主编；《中华精神科杂志》副总编。从事精神病学医疗、教学、科研工作 30 年，主持"十二五"支撑计划课题、国家自然科学基金、美国 Stanley 基金课题及项目多项，获湖北省科技进步奖、粟宗华精神卫生奖多项；担任国家规划教材副主编、主编。

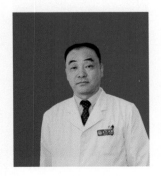

王玉平　中华医学会心身医学分会副主任委员，首都医科大学附属北京宣武医院神经内科主任，博士研究生导师。脑功能疾病调控治疗北京市重点实验室主任。中华医学会神经病学分会常务委员，中国医疗保健国际交流促进会神经病学分会主任委员，中国医药教育协会神经内科专业委员会主任委员，中国抗癫痫协会副会长。国际多部专业杂志副主编、编委。承担国家课题多项，发表 SCI 论文 130 余篇。

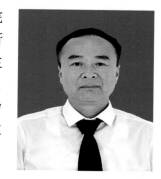

邓云龙　中华医学会心身医学分会副主任委员，中南大学湘雅三医院副院长，临床心理科主任医师，教授，博士研究生导师；心身健康研究所所长；美国华盛顿大学等院校访问学者。先后担任中华行为医学分会副主任委员兼行为干预学组组长，湖南省心身及行为医学专业委员会主任委员，湖南省精神科医师分会副会长，湖南省心理卫生协会副理事长，《中华行为医学与脑科学杂志》《医学与哲学》杂志编委等职。发表论文百余篇，主编（译）专著 4 部，主持各级科研项目 20 项。

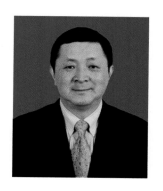

赵旭东　中华医学会心身医学分会副主任委员，国内首个综合医院开放式精神病房、首个家庭心理治疗室创建人；擅长心理治疗、心身医学、文化精神医学。现任同济大学医学院教授，精神医学、哲学心理学博士研究生导师，兼同济大学医学院附属精神卫生中心（筹）院长、同济大学医学院附属东方医院临床心理科主任医师；世界心理治疗学会副主席，世界精神病学协会都市精神卫生分会常务理事。国家卫健委精神卫生与心理健康专家委员会委员；中国心理卫生协会副理事长。出版德文、英文、中文著作 40 余部，发表论文约 200 篇，获省部级科技进步奖 5 项；获全国"五一"劳动奖章、西格蒙德·弗洛伊德心理治疗奖及"卫生部有突出贡献中青年专家""全国优秀科技工作者"等称号。

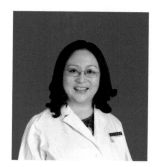

张捷　中华医学会心身医学分会常务委员，首都医科大学附属北京中医医院心身医学科主任、主任医师、硕士研究生导师，神志病科国家重点专科学术带头人。现任中华中医药学会心身医学分会副主任委员、北京医学会心身医学分会副主任委员、中医药研究促进会精神专业委员会副主任委员、中医药研究促进会心身专业委员会副主任委员、北京中西医结合学会精神卫生专业委员会副主任委员。先后承担了多项国家级科研项目、首都医学发展科研基金课题 10 余项，发表核心期刊论文 70 余篇，主编中医、中西医结合住院医师规范化培训教材《医患沟通技巧》一书，组织编写了《实用中医临床情志病学》，荣获"第二届首都优秀中青年中医师""第五届首都健康卫士"称号。

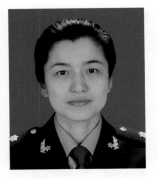

姜荣环 中华医学会心身医学分会常务委员，中国人民解放军总医院医学心理科主任，主任医师，副教授，医学博士，美国哈佛大学人类学和社会学系、美国麻省总院、澳大利亚墨尔本大学会诊联络精神病学和肿瘤心理学访问学者，接受美国罗切斯特大学、澳大利亚格雷菲斯大学自杀和心理危机干预培训。主持和参与了多项国家、军队、省部级心身医学相关研究。第十届全军医学科学技术委员会心理学专业委员会常务委员，第十届全军医学科学技术委员会精神病学专业委员会委员，中国心理健康协会公职人员心理管理分会第一届副会长，北京医学会心身医学分会第五届委员会候任主任委员。参与编写 10 余部专著，发表论文 40 余篇。

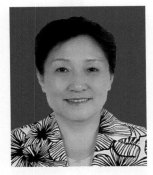

王铭维 中华医学会心身医学分会常务委员，教授，主任医师，博士研究生导师。河北医科大学第一医院神经内科主任，河北省脑老化与认知神经科学重点实验室主任，河北省老年病重点学科带头人，全国先进工作者。中国老年保健协会阿尔茨海默病学会副主任委员、中国神经科学学会理事、中华医学会神经病学分会帕金森病学组委员。河北省心理卫生学会心身医学专业委员会主任委员，河北省医师协会心身医学医师分会主任委员，石家庄医学会心身医学专业委员会主任委员。河北省中老年保健协会理事长，河北省神经科学学会副理事长，河北省心理卫生学会副理事长等职务。获河北省科技进步奖 3 项，译、著与参编专业书 12 部，发表论文 88 篇，SCI 论文 26 篇。

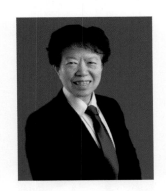

朱宁 中华医学会心身医学分会常务委员。大连医科大学第二临床学院心血管内科教授、主任医师。1982 年大学毕业，曾于 1992—1995 年赴美国俄勒冈健康科学大学脂类、代谢和营养实验室研修并参加临床工作 3 年余。2014 年筹建了中华医学会大连市医学会心身医学学会，任名誉主任委员；2016 年任中国心脏联盟心血管疾病预防与康复学会辽宁分联盟第一届专家顾问委员会副主任委员；中华医学会心身医学分会双心协作学组顾问。曾任辽宁省内科分会委员，大连市心血管分会委员。获国家、省及市级荣誉称号十几项。曾承担省、市级课题 5 项。获省、市级科技进步奖 7 项。发表论文 90 余篇，SCI 收录 24 篇，引用 139 次。

程伟　中华医学会心身医学分会常务委员，医学博士、二级教授、博士研究生导师。曾任黑龙江中医药大学副校长，现任哈尔滨商业大学党委常委、副校长。多年从事中医学、医学哲学、心身医学研究工作。主、参编学术著作18部、在《精神疗法》（日）、《临床精神医学》（日）等杂志发表论文80余篇，论文曾被《新华文摘》转载；曾获国家科技进步二等奖、国家教学成果二等奖、部（局）省级科技进步奖、省社会科学优秀科研成果奖、省高校人文社会科学研究优秀成果奖、省优秀教学成果奖。曾任中国中西医结合学会心身医学专业委员会副主任委员、中华中医药学会神志病分会副主任委员、中国中西医结合学会理事、省中西医结合学会副理事长；现任省自然辩证法研究会理事长、《中国中医基础医学杂志》《中华医史杂志》《中医文献杂志》《自然辩证法研究》《医学与哲学》编委。

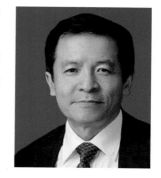

季建林　中华医学会心身医学分会常务委员。1983年毕业于上海第一医学院（医学专业），1989年毕业于上海医科大学研究生院（精神卫生专业），曾赴英国牛津大学精神病学系（访问学者）和美国哈佛大学（客座研究员）学习和工作。现任复旦大学附属中山医院心理医学科主任，兼任复旦大学上海医学院精神卫生学系主任、中华医学会行为医学分会候任主任委员、《中国心理卫生杂志》和《中华行为医学与脑科学杂志》副主编。主要从事综合医院精神卫生和心理咨询与心理治疗。曾主编教材《精神医学》（第1、第2版）和《医学心理学》（第3、第4版），出版专著有《综合医院精神卫生》和《认知心理治疗》等，曾获得"宝钢优秀教师奖""吴阶平-杨森医学研究奖"和"上海市卫生系统银蛇奖"等。

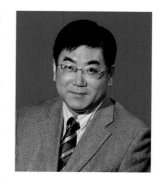

倪红梅　中华医学会心身医学分会常务委员。上海中医药大学教授，医学博士，硕士研究生导师，美国加州大学欧文分校高级研究学者，博士后。国家中医药管理局中医药传承与创新"百千万"人才工程首批全国中医基础优秀人才，上海中医药大学金牌教师。现兼任中华中医药学会中医基础理论分会常务委员，中华中医药学会亚健康分会常务委员，中华中医药学会健康管理分会常务委员，《医学与哲学》及《中医药文化》杂志编委。主持及参加国家级、省部级等各级科研课题17项。获市级二等奖1项。在国内核心期刊或SCI及CSSCI收录期刊上发表学术论文80余篇。获作品登记3项，发明专利授权1项。主编、副主编《中医心身医学研究》《你会管理自己的健康吗？》《体质的中医学解读》等教材及专著；主译诺贝尔获奖丛书《酶的情人》；参编"十五""十一五""十二五""十三五"本科生及研究生国家规划教材及专著11部。

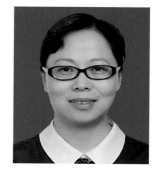

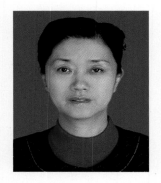

唐茂芹 中华医学会心身医学分会常务委员。现任山东省精神卫生中心主任医师，二级教授，山东大学博士研究生导师，山东省精神疾病与精神卫生重点学科带头人。中国神经科学学会精神科基础与临床分会委员，中华医学会心身医学分会焦虑学组委员，山东省医学会心身医学分会主任委员，山东省医学会精神科分会委员、山东省名医联盟委员等。作为课题负责人先后主持完成省级科研课题 7 项，获省级科技进步三等奖 1 项和厅级科技进步一等奖、三等奖各 1 项，参加国家重大专项课题和国家"十二五"课题 2 项，在国际专业期刊发表 SCI 论文 8 篇、国家核心期刊发表学术论文 90 余篇。主编专著 1 部，精神病学教材等 4 部。《山东大学学报（自然科学版）》编委、《精神医学杂志》常务编委等。全国卫生系统先进工作者，全国优秀精神科医师，获第六届中国医师奖、山东省十佳医师。

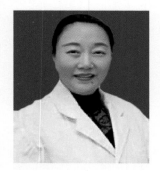

况利 中华医学会心身医学分会常务委员，教授、主任医师、博士研究生导师。重庆医科大学附属第一医院心理卫生中心主任，重庆医科大学精神医学系主任，重庆市心理健康研究中心主任，中华医学会行为医学分会常务委员，中国心理卫生协会心身医学专业委员会常务委员，重庆市医学会精神病学专业委员会主任委员，重庆医院协会精神卫生防治机构管理分会主任委员，重庆法医精神病司法鉴定专业委员会主任委员，重庆市心理学会危机干预专业委员会主任委员，中华医学会精神卫生科普行动科普专家。发表国内外核心期刊文章 120 余篇，参编教材 10 余部，主持卫生部、国家自然科学基金、CMB、重庆市卫生健康委员会重点课题及重庆科学技术委员会重点攻关课题等近 30 项科研课题，累计科研经费 1000 余万元。科研成果"自杀未遂的生物学病因及大学生、监狱人群的危机干预研究"荣获重庆市卫生健康委员会医学科技成果一等奖（排名第一）。"青少年自杀风险的多维预警和精准防控关键技术的应用"荣获 2017 年重庆科技进步奖二等奖（排名第一）。

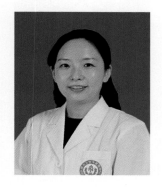

张岚 中华医学会心身医学分会常务委员。四川大学华西医院心理卫生中心心身医学和临床心理学部负责人，医学博士，主任医师，教授，硕士研究生导师。四川大学华西医院"阳光医院"项目兼职主管，全国"阳光医院"联盟工作委员会主任，四川大学华西医院管理后备人才，四川省卫健委学术带头人。现任中华医学会精神病学分会青年委员会副主任委员、中国心理卫生协会认知行为治疗专业委员会副主任委员、中国医师协会精神病学医师分会认知行为治疗工作委员会副主任委员、德中心理研究院秘书长、四川省医师协会精神科医师分会心身医学和心理治疗专业委员会主任委员等社会任职。主要感兴趣的领域为心身医学和综合医院的精神卫生服务，曾到英国、美国留学和从事博士后研究。先后承担国家自然科学基金课题、国际合作课题等近20项，发表论文60余篇，主编、参编书籍20部。荣获"四川省有突出贡献的专家"、中国心理卫生协会"心理卫生工作者青年英才奖"等荣誉称号。

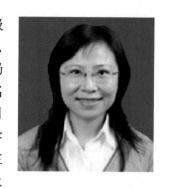

王志红 中华医学会心身医学分会常务委员。云南中医药大学二级教授，硕士研究生导师。云南省首批精品课程《中医基础理论》负责人，云南省重点建设学科"中医基础理论"学科带头人，国家中医药管理局"十二五"重点学科"中医文化学"学术带头人。荣获"云南省高校教学名师""云南省优秀教师"荣誉称号。云南省高校"王志红名师工作室"项目负责人。任中华中医药学会中医基础理论分会常务委员、云南省中医药学会中医基础专业委员会主任委员、云南省医学会心身医学专业委员会副主任委员等。主持并完成国家级及各级科研项目8项。正式出版学术专著及国家规划教材38部。发表学术论文100余篇。其中，主编《中医心身医学研究》（上海科学技术出版社，2017年4月出版），副主编国家卫生部"十一五"规划教材（全国高等中医药院校研究生规划教材，供中医药、中西医结合各专业研究生使用）《中医心理学临床研究》（人民卫生出版社，2010年4月第1版）。

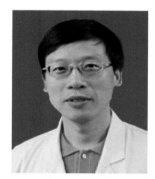

王东琦 中华医学会心身医学分会常务委员。西安交通大学医学院第一医院心脏内科副主任，医学博士，教授，卫生部介入培训基地导师。中华医学会心电生理和起搏分会委员，中国生物医学工程学会心律分会青年委员。陕西省生物医学工程学会心律分会主任委员，陕西省医学会心电生理和起搏分会副主任委员，陕西省医学会介入放射分会常务委员，陕西省医学会心身医学分会常务委员等。多年来一直从事心脏病的介入治疗，累计完成各类心脏病介入手术上万例，包括复杂冠状动脉支架植入术、心律失常的射频消融术、二尖瓣狭窄球囊成形术、心脏起搏器安装术，先天性心脏病封堵术，肥厚型梗阻性心肌病化学消融术等。共发表论文50余篇，参编专著9部。

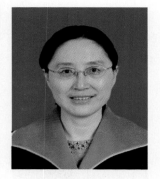

方建群 中华医学会心身医学分会常务委员，宁夏医科大学精神病学与心理学系主任，宁夏医科大学总医院心理卫生中心主任。临床心理学博士，心理学教授，主任医师，加拿大麦吉尔大学心理学院访问学者。宁夏医学会心身医学专业委员会主任委员，中国心理卫生协会理事，宁夏心理卫生协会理事长。主编和副主编国家级教材4部，主持国家自然科学基金等国家级和省部级科研项目多项，科研重点为儿童行为障碍的发病机制和干预研究，发表科研论文60余篇。有丰富的教学、培训及临床经验。长期从事医学心理学和精神病学教学、培训、心理咨询及心身医学临床医疗工作，擅长儿童行为问题、婚姻家庭问题咨询；擅长诊治心身疾病及抑郁、焦虑等情绪障碍。

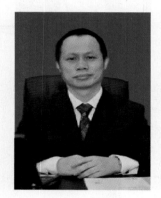

沈鑫华 中华医学会心身医学分会委员兼秘书长，主任医师，硕士研究生导师；湖州市第三人民医院副院长；中华医学会精神医学分会焦虑障碍协作组成员、中华医学会行为医学分会行为医学教育学组副组长、中国医疗保健国际交流促进会中老年医疗保健分会委员、中国心理卫生协会认知行为治疗专业委员会委员、中国医师协会精神科医师分会认知行为治疗工作委员会委员、中国心理卫生协会心身医学专业委员会委员、浙江省医学会心身医学分会副主任委员、精神医学分会委员；*Journal of Neurology Neurosurgery and Psychiatry*（中文版）、《中国心理卫生杂志》编委，*Journal of Depression and Anxiety*、*Annals of General Psychiatry*、《中华精神科杂志》审稿专家；全国卫生系统先进工作者、浙江省医师协会首届优秀精神科医师、湖州市首届名医生。在 *Journal of Affective Disorder* 等学术刊物上发表论文80余篇。副主编、参编专著2部，参译1部。获浙江省人民政府、浙江省卫生厅、湖州市人民政府科技进步二等奖、三等奖共10项。

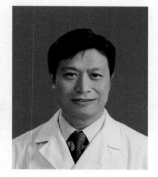

周波 中华医学会心身医学分会委员兼副秘书长，中华医学会心身医学分会综合医院心身医学学科管理学组组长。现为四川省人民医院心身医学中心主任，四川省精神医学中心副主任，医学博士，主任医师，硕士研究生导师。2011年创建四川省人民医院心身医学中心，2018年成为首批"中国心身医学整合诊疗中心"和"中国心身医学教育联盟基地"。一直致力于创建综合医院精神卫生服务新模式，对推动综合医院精神卫生服务起到了积极作用，并荣获"中国心身医学突出贡献奖"。现任四川省医学会心身医学专业委员会主任委员，四川省医学会睡眠医学专业委员会副主任委员，四川省精神科医师分会副会长，四川省心理协会副理事长，四川省康复学会精神康复专业委员会常务委员，四川省卫健委有突出贡献的中青年专家，第 12 批四川省卫计委学术带头人。承担了国家科技部重大课题的子课题及省科技厅专项科研项目，成功申请 1 项 "心身健康分层管理" 软件专利，发表论文 30 余篇，SCI 论文 8 篇，曾获教育部自然科学一等奖 1 项，四川省科技进步三等奖 1 项。

第二节　调研分析行业现状，推进心身医学发展

心身医学一直作为一种概念存在，但是直到 20 世纪 70 年代在德国才出现专职的心身医学师，他们大多是内科出身，以心理治疗为主要的治疗手段，在这一时期心身医学师与精神科医师虽然诊疗对象互有交叉，但是仍属于两个完全独立的学科。而在日本，这一界限就相对模糊很多，心身医学的范围也变得更加广泛。在日本，综合医院精神科医师最早与内科医师合作并成为心身医学会的第一批成员，而心身内科学会主要由内科医师和临床心理学家组成，另外，80% 的精神科医师更愿意声称自己是 "心身内科" 医师，这些在日本都是符合医师法规定的。美国很早就在精神科专科医师中纳入联络会诊的精神病学的内容，并在 2003 年正式将 "心身医学" 作为精神科下属亚专业，而完成联络会诊的培训就成为心身医学亚专业的附加条件。

在我国，心身医学科不仅需要专业的心身科医师和护士，还需要心理治疗师、心身康复师等配套力量。其中，扮演最重要角色的是心身科医师。依据国际主流模式和我国现状，以及从事心身医学工作所需要的专业知识和技能考虑，学科起步阶段的心身医师的主要来源应当是侧重心身医学研究、接受过心身医学培训的精神科医师。这些精神科医师应当在原有专业技能的基础上，具备更全面的综合性知识，特别是心理治疗、物理治疗、人文关怀方面的知识和技能。现阶段这部分医师大都服务于综合医院的相关科室，但是数量非常有限。事实上，根据 2015 年的行业调查，在综合医院执业的精神科医师约为 1800 人，占全部精神科执业医师（约 2.05 万）的 8.7%；综合医院兼职从事心身相关障碍处理的通科医师约 3.0 万人，占我国全部执业医师（约 282 万，含助理执业医师）的 1.06%，我国的心身医学人力资源仍显薄弱。因此，心身医学体系建设，心身医学人才的发掘与培养，仍然是目前中华医学会心身医学分会的重要工作。

自 1999 年中华医学会心身医学分会成立以来，各个省份和市区也都相继成立了自己的心身医学分会，并在全国心身医学分会的指导下，开展了形式丰富多样的医、教、研活动。目前已有 21 个省级行政区和 27 个地级市成立了其独立的心身医学分会（表 1-1、表 1-2）。

表 1-1　各省级医学会心身医学分会成立情况

省份	成立年份	现任主任委员	委员人数
江苏省	1999	袁勇贵	44
北京市	2001	魏　镜	60
湖南省	2002	刘铁桥	50
安徽省	2005	黄晓琴	58
山东省	2009	唐茂芹	48
山西省	2009	邵宏元	40

（续表）

省份	成立年份	现任主任委员	委员人数
黑龙江省	2011	马宏坤	38
海南省	2014	吴传东	119
青海省	2014	吴世政	20
河北省	2014	郝玉明	43
宁夏回族自治区	2014	方建群	30
四川省	2014	周 波	52
天津市	2014	薛 蓉	38
浙江省	2015	阮列敏	61
陕西省	2015	谭庆荣	30
云南省	2016	熊 鹏	40
广西壮族自治区	2017	唐峥华	104
江西省	2018	余 斌	36
新疆维吾尔自治区	2018	邹韶红	53
贵州省	2018	邹 涛	66
河南省	2018	宋学勤	92

表 1-2　各地级市医学会心身医学分会成立情况

地级市	成立年份	主任委员	委员人数
温州市	2006	何金彩	36
宁波市	2008	阮列敏	35
常州市	2010	曹建新	
南昌市	2012	余 斌	23
德阳市	2013	刘 平	50
贵阳市	2014	王恒飞	30
大连市	2014	李忠艳	29
玉溪市	2015	贾 敏	25
石家庄市	2015	王铭维	57
绵阳市	2015	杨 昆	28
南充市	2015	黄雪竹	92
枣庄市	2015	王 锋	44
晋中市	2016	贺凡平	40
长治市	2016	张丽芳	61
临汾市	2016	范甲卯	113
阳泉市	2016	王希章	40
忻州市	2016	张玉萍	187
唐山市	2016	马文有	40
遂宁市	2016	张晓莉	23
广元市	2016	王琪林	32
淄博市	2016	张宝忠	54
济南市	2016	冯建忠	93
苏州市	2017	赵 中	30
红河州	2017	马学智	20
长春市	2017	燕利娟	42

（续表）

地级市	成立年份	主任委员	委员人数
衢州市	2017	杨开仁	23
南京市	2018	贺丹军	30
大理州	2018	刘成立	22
湖州市	2018	沈鑫华	15
杭州市	2018	谢 健	30
日照市	2018	郑加平	33
烟台市	2018	孙旭文	61
青岛市	2019	王冠军	44

第三节 服务会员、促进学术交流和人才培养

一、搭建平台 学术百家争鸣

中华医学会心身医学分会不断推进精品学术会议，打造学术品牌，提高会议质量，举办各类学术会议 30 余场；各类心身医学全国巡讲 200 余场；论文投稿达上千篇；参会人员近万人。在党的"十九大"指引下，由中华医学会心身医学分会主办的"中华医学会第 24 届心身医学分会年会暨心身医学国际论坛"于 2018 年 9 月 13～16 日在石家庄盛大召开。大会以"心身整合诊疗，沟通交流关怀"为主题，围绕国内外心身疾病的诊断、治疗、预防和科学研究，进行广泛交流和深入探讨。大会继承和发扬多学科整合、临床转化的特色，充分展示相关学科临床科研成果，并邀请国内外知名专家做专题报告，分享国际、国内心身医学最新研究进展和前沿动态。

每届年会安排 30 多场专题会，并举办临床科研设计与论文撰写工作坊、大咖论心身对话、晚间特别演讲、海外华人心身医学研究专场、心身医学技能培训班等精彩内容。此外，还举行灵动中国和心身医学妙声音各类决赛，培训提升青年医师诊疗水平。中华医学会心身医学分会每届年会是学术讨论与思维碰撞的盛宴，是中国心身医学界最高水平、高层次的信息沟通平台，探讨本领域发展所面临的关键性挑战问题和研究方向。通过交流和学习最新进展与知识、理念与技术、心身诊疗对策，大大促进了国内外学者的学术交流与合作，提升了全国各地心身医学理论和临床服务水平。

二、整合资源 整合心身医学工作模式

中华医学会心身医学分会心身学科管理协作组在 2017 年主办了中国首届心身医学学科发展高峰论坛。来自全国 14 个省 30 个城市的心身医学专家及学界相关领导参加了会议。会议从国际心身医学的发展趋势，我国心身医学的发展现状及展望，全国多地区心身医学学科建设经验与困惑等方面进行了全面的探讨。本次会议是目前在全国专业水平最高，涉及面最广，实践指导性最强的综合医院心身医学学科发展的专业盛宴。中国首届心身医学学科发展高峰论坛，不仅展现了当前国际心身医学的发

展趋势，更明确提出了符合我国国情的心身医学学科建设之路，探讨了专业定位、行业标准、机构组织等具体工作内容，也提出了如何与大医学及传统精神医学合作的"整合心身医学工作模式"。本次会议对中国的心身医学学科发展具有里程碑的意义。

加强学术科研，出版精品特色专著10余部，发表高质量心身医学研究论文，培养心身医学的博士、硕士研究生；获得心身医学的科技奖多项，其中包括中华医学科技奖；开展心身医学诊疗指南的研发、出版系列指南和教程《中国心身疾病规范化诊疗指南和专家共识》《中国心身医学临床使用技能培训教程》《中国卒中后抑郁障碍规范划诊疗指南》等。开展中国心身症状量表研究；成立中华心身医学学院，线上、线下开展继续教育项目，积极培养青年心身医生的临床科研能力，开展各类技能竞赛，举办心身妙声音、灵动中国等活动；成立心身医学诊疗中心，整合多学科资源；评选心身医生终身成就奖等活动。

三、创新继续教育模式

普及推动全国心身医学继续教育活动，开展继续教育项目24项，培训学员3万人次，举办各类讲座，加强基层医务人员对心身疾病的识别和诊治能力，并对西部地区的扶贫送医送技培训指导。

四、开展对外国际学术交流和合作

扩大中国心身医学在国际的影响力，举办国际心身医学前沿高峰论坛（6次），东方心身医学论坛（5次），合作承办第23届世界心身医学大会，组织国际心理治疗合作交流。

第四节　中国心身医学学科建设的现状与展望

心身医学是一门新兴的交叉学科，与精神病学、神经病学、内科学、外科学、心理学、社会学和哲学等其他学科有广泛而密切的交叉融合，是"纯生物医学模式"向"生物 - 心理 - 社会医学模式"转变过程中的整合学科，它不仅关注"心"，同时也关注"身"，其研究范围包括病前的心理社会因素在疾病发生、发展、转归、康复中与身体的交互作用（心身疾病），以及生病后心理行为改变对疾病康复与转归的影响（身心障碍）。人是由生物、心理、社会整合而成的整体系统。在医疗临床过程中，普及推广心身医学，全面了解患者生理、心理和社会适应的状态，既要重视疾病，更要重视生病的人；既要重视药物和手术的治疗作用，又要重视心理治疗和社会干预的重要性。医生不仅要关注患者的病情，更要与患者共情，关注心理社会的压力对疾病的影响。善医者先医其心，而后医其身，其次医其病。

尽管在中国心身医学的学科建设才刚刚起步，但就心身医学的理念已有悠久的历史。广大临床医务工作者，秉持"心身合一、以人为本"的整合医学理念，不断探索心身疾病诊治的新理论、新方法，努力开拓我国心身疾病的预防、诊疗和康复的整合医学新领域。

一、心身医学从概念的萌芽到学科的建立

在中国心身医学的理念起源于春秋时期的《易经》，"天人合一观"是中医心身医学思想的源头，《易经》最早记载了有关天人合一的论述，奠定了中医心身理论的哲学基础，其来源于古人对天 - 人关系的探索。商周时期，对天人合一思想研究的认识和理解还有其历史的局限性，处于神人关系范畴。而《易经》把"天"理解为现实世界，指出"天"是自然变化，人要与之相互协调适应。其后《黄帝内经》初步建立心身医学思想的理论学说，不但对天人合一思想进一步总结，用阴阳五行等学说阐释天人关系，而且论述了丰富的心身医学思想，如"形神合一""形与神俱""心主神明""情志致病"等。"形神合一"是《黄帝内经》的核心思想和生命观，也是心身医学思想的理论基础和核心。《黄帝内经》还从生理学及病理学的角度阐述了心身疾病（情志致病）的病机及发病因素，如"心者，五脏六腑之大主也，悲哀忧愁则心动，心动则五脏六腑皆摇"，"多阳者多喜，多阴者多怒"。还论述了社会因素致病，如《素问·疏五过论篇》曰："凡未诊病者，必问尝贵后贱，虽不中邪，病由内生，名曰脱营。尝富后贫，名曰失精，五气留连，病有所并。"

在西方，1818 年德国精神科医师亨罗斯（Heinroth）正式提出了"心身"（psychosomatic）一词，哈立笛（Halliday）和亚历山大（Alexander）等医学家也提出倡导，弗洛伊德（Freud）精神分析学和巴甫洛夫（Pavlov）的行为科学等研究成果为心身医学的早期发展提供了理论沃土，同在 1935 年美国精神病学家、心身医学的开拓者之一邓伯（Dunber）采纳了心身医学（psychosomatic medicine）这一概念，并在 1939 年领导出版了《美国心身医学杂志》，在 1944 年倡导成立了美国心身医学会，这标志着心身医学作为一门正式学科的诞生。美国麻省总医院、杜克大学医院和科罗拉多大学医院相继建立了世界上第一批心身医学病房，标志着心身医学体系的初步建立。1948 年联合国世界卫生组织（WHO）的《宪章》把人的健康定义为："健康不仅是没有病和不虚弱，而是身体、心理和社会上的完满状况。"1977 年美国精神病学家、内科学专家恩格尔（Engel G. L）在《科学》杂志上提出了医学模式的转换，心身医学由此也越来越多得到医学界的重视。

半个世纪以来，许多国家建立了心身医学会，并召开各级学术大会进行心身医学研究和学术交流。心身医学已成为部分国家高等医学院校的必修课程，并作为医护进修和继续教育的主要内容。我国在 20 世纪 80 年代初也已意识到了疾病谱的改变，有越来越多的学者投身于心身疾病的研究。主要研究内容涉及以下几个方面。

（1）初步调查了各类心身疾病在城乡居民中的患病率和心身疾病在综合医院中的发生状况。

（2）开展了心身疾病的病因和机制研究。一方面从神经内分泌、神经免疫、神经生理等方面寻找分子生物学基础，同时研究人体对不良心理社会因素的应激及其与心身疾病的关系。目前认为，任何单一或多因素型平面的病因学难以解释，必须采用多层次、多因素、多系统非直线型模式探索。

（3）围绕临床上部分常见的心身疾病进行了重点研究，如高血压、消化性溃疡、糖尿病、甲状腺功能亢进等。

（4）对心身疾病的防治进行了有益的探索，诸如抗精神病药物、抗抑郁药物、精神支持疗法、

认知行为治疗、生物反馈疗法、正念自我训练等在治疗心身疾病中的作用。

1994 年中华医学会成立心身医学分会，该分会首届、第二届主任委员刘增垣教授及第三届、第四届主任委员何裕民教授在 2000 年共同出版了《心身医学》，第五届、第六届主任委员吴爱勤教授与徐斌教授于 2002 年在苏州医学院开设临床医学（心身医学与医学心理学方向）本科专业，共同主编了全国高等医学院校应用心理学教材《心理生理障碍——心身疾病》，开设《心身医学》专业必修课程。分别于 1990 年、1991 年在 *Psychosomatic Medicine* 杂志上发表了"心理社会因素与冠心病的相关性研究"和"情绪应激对急性心肌梗死患者预后的影响"的文章，1993 年参加美国国际心身医学学会成立五十周年大会交流，标志着中国的心身医学研究与国际接轨。中国的心身医学走向世界，不断加强国际学术交流和合作，扩大中国心身医学在国际的影响力，举办国际心身医学前沿高峰论坛，东方心身医学论坛，合作承办第 23 届世界心身医学大会。姜乾金教授在纪念中华医学会心身医学分会成立 20 周年的"心身医学 20 年随想"中提到中国心身医学的建立经历了由筹办之初某些见解和操作层面的严重分歧到早期参与人员的广泛性及流动性带来的不稳定性，再到近年来心身医学分会持续稳定发展。中华医学会心身医学分会年会的参与人员也从最初的几十人发展至如今的上千人，目前中华医学会心身医学分会已成立了双心医学、心身风湿、老年心身、整体健康、焦虑及相关障碍、成瘾与心身障碍、危机干预等 16 个协作学组，并首次在全国评选并授牌 49 家心身医学整合诊疗中心。从学科建设方面，1988 年上海市精神卫生中心创建了心身科，从"探索开放"模式，到形成学科特色，再到现在发展优势专科的阶段，30 年的成长从一个侧面反映了中国心身医学和心理治疗萌芽、生长、开花、结果的历程。吴文源教授 1991 年在同济大学附属同济医院创立了国内首个综合医院心身医学病房，且首次引进欧盟 Asia-Link 心身医学技巧培训项目、首次在心身医学界引入德国 DAAD 项目，并荣获中国首届"心身医学终身成就奖"。四川省医学科学院·四川省人民医院的心身医学中心成立于 2011 年，以周波教授作为年轻专家的代表，目前在综合医院有 60 张开放床位。由医疗组、护理组、心理组、脑功能检查与治疗组构成，形成了有特色的整合医学模式。成为首批"中国心身医学整合诊疗中心"及"中国综合医院心身医学教育联盟基地"，2017 年受四川省人民政府委托建设"四川省精神医学中心"，作为四川省政府的头号民生工程，设置床位 300 张，开设消化心身、心脏心身、疼痛心身、睡眠心身、老年心身等科室，以多学科合作模式探索心身医学的学科建设。最近 10 多年来，在中华医学会心身医学分会的推动下，越来越多的临床医生接受了心身医学理念，并运用心身医学的技术更好地解决临床遇到的难题。另一方面，综合医院心身医学科 / 临床心理科也如雨后春笋般成立，成为精神医学融入大医学的桥头堡，综合医院心身医学的专业人员也成为我国精神卫生工作的生力军。

二、我国心身医学科设立的现状及存在的问题

据统计，目前全国有 2816 家综合医院设立心身医学科 / 临床心理科 / 精神科，尽管数量比全国 1903 家精神专科医院多，但与全国综合医院庞大的基数相比仍然相当少。

以四川省为例，设立心身医学科 / 临床心理科 / 精神科的综合医院占全省二级及以上综合医

院的 6% 左右，目前综合医院心身医学科存在的形式主要有以下几种：①仅有心理咨询门诊，没有成立科室。②成立了心身医学科，仅有门诊并负责联络精神科会诊。③心身医学科门诊＋住院部。④神经内科里面的心身医学亚专业组。⑤精神专科医院的医生到综合医院心身医学科或精神科出门诊。

精神病学专科成立心身医学科主要存在三种模式：①大综合大专科，比如四川大学华西医院和中南大学湘雅医院。②大综合，小心身科，如华中科技大学同济医学院附属同济医院、苏州大学附属第一医院、四川省人民医院和中大医院；③大专科，小心身科，包括上海精神卫生中心、北京大学第六医院和湖州市第三人民医院。这种分布的数量在逐步扩大，重要的是怎样在发展中形成独立的心身医学学科整合模式。

当前心身医学学科发展存在的问题：①心身疾病或心身障碍在疾病分类中重视程度不足；②心身医学在当前大医学的教学中没有课程；③相当多的综合医院没有设立心身医学专科；④没有专门从事心身医学的执业医生，目前从事心身医学的是精神科医生和对心身医学感兴趣的各科医生，基本属于各自为政。

目前相当多的综合医院仍然没有设立心身医学科，可能有以下原因：①医院领导重视程度不够，医院仍然以纯生物医学模式占主导。②有设立科室的想法，但经验不足，担心经营和管理困难，仅开设一个心理咨询门诊，满足医院评级达标的需要。③缺乏心身医学或精神病学的专业人员。④有精神科专业人员，但对自身建立一个学科缺乏信心，比如精神科医生宁愿待在神经内科，也不愿出来建立心身医学科。另外，由于患者对心身疾病往往抱有偏见和误解，且对疾病诊断的接受度差及对治疗的依从性差，这同样也限制了心身医学学科的发展。

全国精神卫生工作规划（2015—2020 年）指出：公众对焦虑症、抑郁症等常见精神障碍和心理行为问题认知率低，社会偏见和歧视广泛存在，讳疾忌医多，科学就诊少。

三、政策全面支持，迎接心身医学学科建设的春天

随着我国经济水平的发展，大众对精神心理的需求增加，"生物 - 心理 - 社会医学模式"以势不可挡之势向我们袭来，国家以前所未有的高度重视人民的心理与精神健康，国家卫生健康委员会（原国家卫生部）在《2002—2010 精神卫生发展纲要》以及《中国精神卫生工作规划（2012—2015 年）》中明确要求二级甲等以上的综合医院要开设精神科门诊，有条件的开设精神科病房。2012 年颁布的《中华人民共和国精神卫生法》也要求综合性医疗机构应当按照国务院卫生行政部门的要求开设精神科门诊或心理治疗门诊。综合医院的精神科就是心身医学科，除了针对重性精神疾病外，更主要的精力是处理与躯体疾病共病的情绪障碍，以躯体化症状为主要表现的情绪障碍，躯体症状障碍，以及其他情感障碍或睡眠障碍等，包括为其他临床科室提供联络精神科会诊，还在针对"医学上难以解释的症状"以及各种"疑难杂症"的多学科诊疗（MDT）合作中扮演重要的角色。综合医院成立心身医学科，对提高全院的医疗质量、提高患者满意度、减少医疗纠纷都能起到积极的作用。目前，心身医学的亚专业已被细分为消化心身、肿瘤心身、疼痛心身、妇产心身、老年心身、双心医学、睡眠障碍、神经调控、临床心理、心身风湿等多个方向，研究领

域深入到功能影像学、遗传学、分子生物学等方面。

2016年10月《"健康中国2030"规划纲要》提出要加强心理健康服务建设和规范化管理。2016年12月国家卫生健康委员会等22部委联合印发《关于加强心理健康服务的指导意见》，目标是到2020年全民心理健康意识明显提高，到2030年全民心理健康素养普遍提升。2018年11月，国家卫生健康委员会、中央政法委等10部委联合印发了《全国社会心理服务体系建设试点工作方案》，提出需提升医疗机构心理健康服务能力，对躯体疾病就诊患者提供心理健康评估，为心理疾病患者提供人文关怀、心理疏导等服务。

现在正值综合医院心身医学科发展的春天，无论从专业人员还是从专业技术层面，综合医院心身医学科都将担负重要的责任。综合医院心身医学科发展方向应该是走整合医学模式。

（1）学科层面的整合，将精神病学融入大医学中，对于心身医学专业人员的培养要达到：有内科医生的广度，精神科医生的高度，心理医生的深度，不仅能识别症状是器质性的还是功能性的，还要能解读症状背后的病理心理机制，并提出解决方案。

（2）治疗层面的整合，把药物治疗、心理治疗（包括个别心理治疗和团体心理治疗、语言治疗和艺术治疗）、物理治疗、传统的中医治疗整合在一起。

（3）在学科建设方面避免画地为牢，不要局限于自己的门诊和病房，要走出去，把整个医院作为心身医学的阵地，不断推行心身医学理念，协助其他临床学科处理心身相关问题。

经验医学的时代过去了，从循证医学和精准医学进入整合医学的时代，在整合医学的发展中心身医学就是一个很好的心理-生物-社会模式。相信中国的心身医学也会像整合医学一样进入新的发展时代。

（周　波　吴爱勤）

参 考 文 献

［1］钞建峰，贾慧. 中医心身医学思想的源流及其发展探析. 辽宁中医杂志，2019，46（7）：1410-1412.

［2］周苏娅，袁纲. 中医药天人合一思想的历史价值及其当代传承. 中医药学报，2016，44（3）：1-4.

［3］姜乾金. 心身医学20年随想——应约撰文纪念中华医学会心身医学分会成立20周年. 2015年浙江省心身医学学术年会论文汇编.

［4］Wu Aiqin, Wu Caiyun. A correlative Study of the Psychosocial Factors and Coronary Heart Disease. Psychosomatic Medicine, 1990, 52: 231.

［5］Wu Aiqin. The Influence of Emotional Stress on Prognosis in Acute Myocardial Infarction Patient. Psychosomatic Medicine, 1991, 53: 239.

［6］徐斌，吴爱勤. 心理生理障碍——心身疾病（全国高等医学院校应用心理学教材）. 北京：中国医药科技出版社，2005.

［7］刘增垣，何裕民. 心身医学. 上海：上海科学技术出版社，2000.

［8］徐斌，王效道. 心身医学——心理生理医学基础与临床. 北京：中国科学技术出版社，1990.

第五节　不忘初心　展望未来

中华医学会心身医学分会今后的主要工作思路是突出学科建设，强化学术交流，注重人才培养，推动国际合作，提升科研水平，提高临床能力，加强培训指导。加强社团先进性意识，加强国际交流，深入开展心身疾病的流行病学调查和科研工作，促进心身医学学科的组织机构建设。

1. 加强组织建设，壮大专业队伍。积极指导并协助各省、直辖市、自治区医学会成立心身医学分会。加强专科协作学组建设，组织开展学术活动，争取申报专科学组。加强分会管理，严守总会纪律，进一步完善实施专科会员制工作。

2. 大力推进全国心身医学的继续教育，始终遵循普及与提高相结合的原则。为了解决会议期间不能全面学习相关课程或讲座的问题，所有大会报告内容均可免费登陆中华心身医学网站进行自由浏览，可在会议期间和会后随时交流和学习。积极申报国家及省市级心身医学继续教育项目。

3. 推动心身医学的规范化、标准化工作。本届内制定心身医学与心身疾病的分类诊断标准、心身疾病防治规范指南共识等有关标准化工作。

4. 加强学术交流，申办新杂志《中华心身医学杂志》《中华心身医学杂志（电子版）》，由心身医学专业委员会不定期编辑出版"分会信息"，报道心身医学诊疗进展，国内外学术动态、成果及学会工作情况。

5. 积极组织筹办好全国学术年会，进一步提升办会质量和学术水准，提高其在国内多学科领域的学术影响力。同时召开分会委员会议，掌握国内外学术发展动态，商讨分会改革、创新和发展工作。

6. 采取各种形式，普及宣传心身健康知识。2018 健康中国西部行（中华医学会）每年在全国 300 家县级医院进行系列宣讲活动，主题为"心身疾病的识别与医务人员心身健康维护"。与各专科学会协作，积极筹备开展全国百家综合医院心灵解码——医务人员心身保健和抑郁症防治培训巡讲活动。

7. 大力提升中国的心身医学科研水平，紧跟国际学科发展方向，培育我国心身疾病研究特色优势，强化临床科研工作，推动转化医学发展，以学组、协作组为依托，跟踪、开创心身医学新的发展，全面提升我国心身医学事业临床、科研创新的水平和能力。加强联合多学科开展心身疾病流行病学调查、基础与临床科研攻关，联合申报科研基金项目。①中国心身疾病的流行病学调查；②中国心身疾病的筛查工具的创制；③中国心身疾病的分类体系及诊疗规范制定；④中国心身疾病的疾病负担研究。

8. 加强国际学术交流，大力推进国际合作，将国际心身医学新的发展引入我国心身医学学术大会；与国际心身医学委员会签署合作备忘录，搭建双方交流、合作、人才培养的平台；国际委员会成立后，与亚太地区和其他国际上的学术组织联合主办学术会议，增强中国在亚太地区和国际上的学术影响与地位。

9. 加强人才培养。组织开展青年委员多种形式学术活动，办好每年一届的青年分会场及英文论文交流和比赛，发掘新人，培养人才。

　　当今中国，机遇和挑战并存，中国医疗卫生事业的改革和整合医学正在加速推进。中国心身医学分会的每位委员，都应深知责任重大。让我们起而行，有所为，努力于当下，成就于未来。在总结心身医学分会辉煌 26 年的今天，我们更要尊重历史，感恩前辈，展望未来，以求真务实的精神、科学严谨的态度，做好基础与临床研究工作。心身医学分会在中华医学会的领导下，将一如既往按照学会的部署要求努力工作，改革创新，扎实做好分会的各项工作，不断推动心身医学分会学科领域的学术发展。心身医学分会全体委员要以只争朝夕和努力拼搏的精神为学会的发展和建设多做工作，以高素质的会员增强实力，以形式各异的学术交流活动和优异的成果提高心身医学分会的影响力，以努力为会员服务来增强凝聚力，切实把握最新的国际发展动态，开拓崭新的学术思路，推动心身医学的理论创新和实践，为促进心身医学科学事业蓬勃发展做出更大的贡献。让我们共同努力，传承中华心身医学界的光荣历史，珍惜历史赋予的神圣使命，面向未来，为医疗健康水平的提高和科学事业的发展做出我们新的贡献。愿心身医学的理念根植于每位医护人员心中，为患者提供更全面的服务。我们将继续继承和发扬多学科整合转化临床的特色，努力进取引领心身医学领域学术前沿，勇于探索学科科研促进学术交流，倡导临床医生致力于多学科整合对心理应激导致的躯体疾病和心身障碍疾病的临床医疗科研和专业领域的规范化治疗，推动心身医学事业的发展。

（吴爱勤　袁勇贵）

第二章　心身相关障碍分类和诊断标准

第一节　国际心身相关障碍的分类特点

早在 1967 年恩格尔（Engel G. L）首次将"心身障碍"（psychosomatic disorders）这一术语划分为：①心理障碍（基本没有器官机制介入或自以为有器官机制介入），症状多变，疾病反应，对心理病理状态的反应。②心理生理障碍（心理作用造成的广义躯体反应），伴随情绪（或类似心理状态）的生理现象，是指心理因素引发的器官疾病。③身心 - 心身障碍，特点为首次发病无年龄区别（青春期后期较常见），发病缓慢，心理忧伤起决定作用；特定的精神动力条件造成了与此相关的特定躯体疾病的出现；患者的心理特征异常明显。④心身障碍（对躯体疾病的心理反应）。

Hofmann KL（1995）指出："'心身'这个概念在医学疾病分类上没有统一的定义。所以在大多数情况下，人们一直以描述性的划分作为依据。"他也使用"心身障碍"来表述，但是划分为三类。①转换症状：防御机制将神经功能的冲突排斥在心理经历之外而表现在身体上（躯体化）症状（具有患者本人无法认识的象征性特点）；这些症状可以理解为解决冲突的一种方式，转换症状常影响感觉和运动功能，如癔症性的盲、聋、失明、瘫痪及心因性呕吐、心理性疼痛等。②功能（躯体形式的）综合征：这些病人带着说不清的模糊不适来看病，主观症状可涉及许多系统；而客观检查没有证据；往往使医生束手无策，Alexander（1951）称之为"器官神经官能症"。③狭义的心身疾病：就是指经典的心身疾病。

20 世纪 70 年代，日本将心身疾病按照各临床学科和内科各系统分 15 大类，每一大类均注明具体的心身疾病名称。

早期的美国精神病学会（APA）制定的《精神障碍诊断与统计手册》（Diagnostics and Statistical Manual of Mental Disorders，DSM）、世界卫生组织（WHO）制定的《国际疾病分类》（International Classification of Disorders，ICD）及《中国精神障碍分类与诊断标准》（Chinese Classification of Mental Disorders，CCMD）中均有心身疾病的概念，以后随着心身疾病概念外延的日益扩大，心身疾病的内容不断变化。

DSM-Ⅰ（1952）设"心身疾病"（psychosomatic disease）。DSM-Ⅱ（1968）更名为"心理生理性植物神经与内脏反应"（psychophysiological autonomic nervous and visceral response），按累及器官分类。DSM-Ⅲ（1980）改为"影响躯体状况的心理因素"（psychological factors affecting physical condition）。DSM-Ⅲ-R（1987）沿用。DSM-Ⅳ（1994）又改为"影响医学情况的心理因素"（psychological factors affecting medical condition，PFAMC），是指对医学疾患起不良影响的心理或行为因素。这些因素会引起或加重疾患，干扰治疗或康复，或促使发病率和死亡率提高，心理因素本身可能构成疾病的危险因

素，或者产生放大非心理危险因素的效应。过去的分类使精神病学家忽略躯体障碍，而其他专科的医生又无视心理障碍，DSM-Ⅳ的诊断分类反映了心身相互作用的关系，是"心身的设计"，要求人们同时兼顾心、身两个方面。

国际疾病分类（ICD）：从"心身疾病"改为"心理生理障碍"，ICD-9又改为"精神因素引起生理功能障碍"；1992年出版的ICD-10则提出取消和少用"心因性"（psychogenic）及"心身的"（psychosomatic）两词。ICD也曾有过"心理生理障碍""精神因素引起生理功能"等分类，在ICD-10（1996）中，明确建议不使用"心身的""心因的"专业性词汇，理由是因各国使用的含义不同，并容易误解为只有少数疾病才与行为有心因性影响，故将心身疾病纳入"神经症性、应激相关的躯体形式障碍"和"伴有生理紊乱及躯体因素的行为综合征"之中。

第二节　中国心身相关障碍分类方案

历史上，我国只有《中国精神障碍分类与诊断标准》（Chinese Classification of Mental Disorders，CCMD），而没有心身障碍或者心身相关障碍分类和诊断标准。1958年曾将精神疾病分为14类，无心身疾病，而1982年《中华医学会精神病分类—1981》，首次将"心身疾病"作为最后一类精神性疾病纳入诊断。1989年的《中国精神障碍分类与诊断标准第2版（CCMD-2）》10类精神性疾病中，第6类为"心理生理障碍、神经症及心因性精神障碍"，应包括心身障碍在内，在第1类"内脏疾病伴发的精神障碍"中也有一些属于心身障碍的范畴；其后的CCMD-3中第6类"心理因素相关的生理障碍"包含心身障碍，第1类"器质性精神障碍"中也有部分。

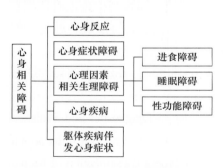

图2-1　中国心身相关障碍分类（CCPM-1）

2017年中华医学会心身医学分会提出了中国特色的心身相关障碍的分类体系，将心身相关障碍分为五类（图2-1），包括：①心身反应；②心身症状障碍；③心理因素相关生理障碍（其中包括：进食障碍、睡眠障碍、性功能障碍）；④心身疾病；⑤躯体疾病伴发心身症状。其中心身反应原则上还不能称为一个疾病，只是一种"反应"，是指暂时的心理生理反应，把那些病程较短（<1周）的患者归为此类别。

2019年2月在无锡召开的中华医学会心身医学分会2019年第一次常委会上，对上述分类进一步修定，将心身相关障碍分为九类（图2-2），包括：①心身反应障碍；②心身症状障碍（心身障碍）[包括纤维肌痛症、肠激惹综合征（IBS）、过度换气综合征、不典型胸痛等]；③心身疾病；④心理因素相关生理障碍（进食障碍、睡眠障碍、性功能障碍）；⑤应激相关心身障碍（急性应激障碍、创伤后应激障碍、适应障碍、ICU综合征、癌症后心身障碍、尿毒症后心身障碍、职业心身耗竭）；⑥躯体症状及相关障碍；⑦与心身医学密切相关的精神障碍（抑郁障碍、焦虑障碍、强迫及相关障碍）；⑧躯体疾病所致精神障碍；⑨心身综合征。

在这一版的分类方案中，有以下几个新的特点。

（1）将心身反应改为心身反应障碍，心身反应障碍、心身症状障碍和心身疾病是一个连续谱，在一定的社会心理因素下可以相互转化，因而归为心身谱系障碍。

（2）明确心身症状障碍等同于传统的心身障碍。

（3）单列应激相关心身障碍，将ICU综合征、癌症后心身障碍、尿毒症后心身障碍、职业心身耗竭等纳入。

（4）单列躯体症状及相关障碍。

（5）将与心身医学密切相关的精神障碍纳入，包括抑郁障碍、焦虑障碍、强迫及相关障碍。

（6）纳入躯体疾病所致精神障碍，并将其分为2个亚型，一是躯体疾病所致的精神症状（如谵妄、卒中后抑郁症状障碍），二是躯体疾病和精神障碍共病（如卒中后抑郁症）。

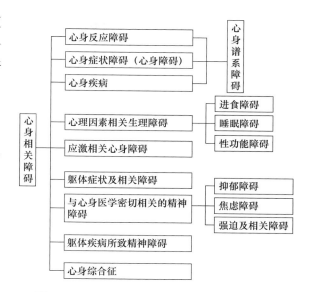

图 2-2　中国心身相关障碍分类（CCPM-2）

（7）首次将3大类18个心身综合征纳入分类，它是在国际心身医学研究小组2017年修定的《心身医学研究用诊断标准（DCPR）》的基础上，结合我国具体国情进行修订整合提出来的。

第三节　心身相关障碍诊断标准

一、心身反应障碍

1. 定义　心身反应是指心理应激引起的心理生理反应，当刺激除去，反应也能渐渐恢复。心身反应障碍是指精神性刺激后引发至少一种心身症状，病程＜1个月的患者归为此类别。心身反应障碍可与躯体疾病伴发。

2. 心身反应的诊断标准（表2-1）。

表 2-1　心身反应障碍诊断标准

（1）至少有下列一项：①情绪反应：抑郁、焦虑、恐惧、愤怒、敌意、无助等；②生理反应：心慌、胸闷、胸痛、恶心、呕吐、便秘、尿频、尿急、疼痛等；③行为反应：失眠、坐立不安、逃避与回避、退化与依赖、敌对与攻击、物质滥用等
（2）社会功能部分受损或自感痛苦，促使其主动求医
（3）病程小于1个月
（4）排除其他各类心身相关障碍

二、心身症状障碍

1. 定义　又称心身障碍，一组与急慢性心理社会因素密切相关的综合征，患者具有一定的人格基础，主要表现为情绪反应、生理反应、行为反应等症状中的一种或几种。症状没有可证实的器质性病变作基础，病人感到痛苦和无能为力，自知力全。不符合现有的精神障碍的诊断标准。心身症状障碍可与躯体疾病伴发。

2. 心身症状障碍的诊断标准（表 2-2）

表 2-2　心身症状障碍诊断标准

A. 至少有下列一项：①情绪反应：抑郁、焦虑、恐惧、愤怒、敌意、无助等；②生理反应：心慌、胸闷、胸痛、恶心、呕吐、便秘、尿
　　频、尿急、疼痛等；③行为反应：失眠、坐立不安、逃避与回避、退化与依赖、敌对与攻击、物质滥用等
B. 社会功能下降且自感痛苦，促使其主动求医
C. 病程小于 3 个月
D. 排除现有的各类精神障碍

3. 心身症状障碍器官系统分类法　心身症状障碍在内科、外科、儿科、耳鼻喉科、口腔科、眼科、皮肤科共七大学科系统中包括 26 种疾病（表 2-3）。

表 2-3　心身症状障碍器官系统分类

分类	疾病
（1）内科	
① 呼吸系统	过度换气综合征、神经性咳嗽
② 心血管系统	白大褂综合征、不典型胸痛、功能性心律失常、心因性心律失常
③ 消化系统	功能性消化不良、肠易激综合征
④ 风湿免疫系统	纤维肌痛综合征
⑤ 神经系统	紧张性头痛、肌痉挛症、（血管性）偏头痛、心理性运动障碍
（2）外科	器官移植后综合征
（3）儿科	小儿遗尿症
（4）耳鼻喉头颈外科	精神心理性耳鸣、心理性眩晕、咽异感症、口吃、心理性耳聋
（5）口腔科	牙齿敏感症、灼口综合征（burning mouth syndrome，BMS）、下颌关节紊乱综合征、磨牙症
（6）眼科	心理性失明（伪盲）
（7）皮肤病学科	皮肤瘙痒症

三、心身疾病

1. 定义　心身疾病是指具有器质性损害的一类原发性的心身疾病，是一组与心理社会因素有关的躯体疾病，它们具有器质性病变的表现或确定的病理生理过程，心理社会因素在躯体疾病的发生、发展、治疗和预后中有相对重要的作用。

2. 心身疾病的诊断标准（表 2-4）

表 2-4　心身疾病诊断标准

（1）有明确的心理社会因素，与躯体症状构成因果关系，且疾病的发生发展与心理社会因素相平行
（2）躯体症状有明确的器质性病理改变，或存在已知的病理生理学变化
（3）排除其他相关心身相关障碍和理化、生物学因素引起的疾病
（4）用单纯的生物医学的治疗措施收效甚微

3. 心身疾病器官系统分类法　心身疾病在内科、外科、妇产科、口腔科、眼科、皮肤科共六大学科系统中包括 42 种疾病（表 2-5）。

表 2-5　心身疾病器官系统分类

分类	疾病
（1）内科	
① 呼吸系统	支气管哮喘、慢性阻塞性肺疾病
② 心血管系统	冠心病、原发性高血压、二尖瓣脱垂、β 受体高敏征、充血性心力衰竭
③ 消化系统	消化性溃疡、慢性胃炎、溃疡性结肠炎、Crohn 病
④ 内分泌系统	Grave 病、甲状腺功能减退症、原发性甲状旁腺功能亢进症、糖尿病、肥胖症
⑤ 风湿免疫系统	类风湿关节炎、系统性红斑狼疮、雷诺病、白塞病、干燥综合征
⑥ 神经系统	癫痫、帕金森综合征
（2）外科	肿瘤（乳腺癌等）、男性不育
（3）妇产科	流产、异位妊娠、妊娠剧吐、胎儿生长受限、胎盘早剥、功能失调性子宫出血、原发性痛经、绝经综合征、不孕
（4）口腔科	复发性口疮、扁平苔藓
（5）眼科	原发性青光眼
（6）皮肤病学科	神经性皮肤炎、银屑病、白癜风、斑秃、荨麻疹

四、心理因素相关生理障碍

1. 定义　心理因素相关生理障碍是指由心理、社会因素为主要发病诱因，以生理障碍为主要临床表现的一类疾病的总称。

2. 诊断标准（表 2-6）

表 2-6　心理因素相关生理障碍诊断标准

（1）进食 / 睡眠 / 性功能方面存在异常，且上述障碍的发生与心理社会因素有关，但无明显精神活动或行为障碍
（2）社会功能受损或自感痛苦
（3）病程至少 1 个月
（4）排除其他精神障碍及器质性、衰老等原因引起的进食 / 睡眠 / 性功能方面的异常

3. 主要内容

（1）进食障碍：异食癖（异食症）、反刍障碍、回避性/限制性进食障碍、神经性厌食、神经性贪食及暴食障碍。

（2）睡眠障碍：失眠障碍、嗜睡障碍、发作性睡病、与呼吸相关的睡眠障碍、昼夜节律睡眠–觉醒障碍、非快速眼动睡眠唤醒障碍、梦魇障碍、快速眼动睡眠行为障碍、不安腿综合征，以及物质/药物所致的睡眠障碍。

（3）性功能障碍：延迟射精、勃起障碍、女性性高潮障碍、女性性唤起障碍、生殖器–盆腔痛/插入障碍、男性性欲低下障碍、早泄、药物所致的性功能失调、其他特定的性功能失调和未特定的性功能失调。

五、应激相关心身障碍

1. 定义　应激相关心身障碍是指一组心理、社会（环境）因素或重大疾病（包括因罹患重大疾病入住 ICU，罹患癌症，罹患尿毒症）所致的心身障碍。引起这类心身障碍的发生，影响临床表现和疾病过程的有关因素，大致可归纳为 5 个方面：①应激性生活事件或不愉快的处境；②患者个体的易患性；③文化传统、教育水平及生活信仰；④与重大疾病相关的疾病本身的因素以及周围环境、药物等因素；⑤工作重压。

2. 诊断标准（表 2-7）

表 2-7　应激相关心身障碍诊断标准

（1）病前以强烈的精神刺激、异乎寻常的创伤性事件、明显的生活事件以及重大躯体疾病、工作重压为原因，并至少分别有下列 1 项： 　①精神运动性兴奋或抑制 　②闪回/回避/警觉性增高 　③以抑郁、焦虑、害怕等情感症状为主，并至少存在适应不良的行为障碍或生理功能障碍 　④情感障碍、认知障碍、谵妄、躯体化障碍、生理功能障碍等 　⑤情感衰竭、职业冷漠、自我成就感降低 （2）社会功能受损 （3）排除其他各类精神障碍及各种非心因性精神障碍/非重大躯体疾病所致的心身障碍

3. 主要内容

（1）急性应激障碍、创伤后应激障碍、适应障碍。

（2）ICU 综合征。

（3）癌症后心身障碍。

（4）尿毒症后心身障碍。

（5）职业心身耗竭。

4. 诊断标准

（1）急性应激障碍、创伤后应激障碍及适应障碍的诊断标准（参见 DSM-5，ICD-10）。

（2）ICU 综合征的诊断标准（表 2-8）。

表 2-8　ICU 综合征

（1）符合应激相关心身障碍诊断标准
（2）在 ICU 监护过程或离开 ICU 后，因患者、治疗、环境等诸多因素造成的以精神障碍为主
（3）至少有下列一项临床综合征：
①谵妄；②思维障碍；③情感障碍；④行为动作异常；⑤智能障碍；⑥其他症状如注意力不集中、失眠、意志消沉、躯体化症状等

（3）癌症相关心身障碍的诊断标准（表 2-9）。

表 2-9　癌症相关心身障碍诊断标准

（1）符合应激相关心身障碍诊断标准
（2）有明确的癌症的临床症状与体征。经实验室、病理及影像学检查加以证实
（3）心身障碍与癌症有明显的因果关系，心身障碍症状可为：①情感障碍；②睡眠障碍；③躯体化症状；④认知症状；⑤适应障碍等
（4）病前无上述心身障碍的病史，而患癌症后继发性出现心身症状

（4）尿毒症相关心身障碍的诊断标准（表 2-10）。

表 2-10　尿毒症相关心身障碍诊断标准

（1）符合应激相关心身障碍诊断标准
（2）有明确的尿毒症的临床症状与体征。经实验室、病理及影像学检查加以证实
（3）心身障碍与尿毒症有明显的因果关系，心身障碍症状可为：①情感障碍；②认知症状；③谵妄等
（4）病前无上述心身障碍的病史，而患癌症后继发性出现心身症状

（5）职业心身耗竭：即职业倦怠，WHO 对职业倦怠的定义为："长期暴露于工作场所的压力中，且未能成功管理，所造成的一种综合征。"根据 ICD-11 显示，如果个体存在以下表现，则可考虑诊断职业倦怠：①感觉能量耗竭或筋疲力尽。②精神上与工作逐渐疏离，或对工作存在消极的或愤世嫉俗的感觉。③职业效能感下降。然而，在考虑给出职业倦怠的判断之前，医生应首先排除适应障碍及焦虑或心境障碍的可能。此外，该条目仅适用于工作环境，不适用于其他的生活情境（具体参见 ICD-11 中的"职业倦怠"）。

六、躯体症状及相关障碍

1. 定义　躯体症状及相关障碍是指与显著痛苦和损害有关的突出的躯体症状，伴有担心、疑虑、反复求医等。有该障碍并伴有突出躯体症状的个体通常就诊于基本医疗和其他医疗场所，较少到精神科或其他精神卫生服务场所就诊。

2. 诊断标准（表 2-11）

表 2-11　躯体症状及相关障碍诊断标准

（1）1 个或多个躯体症状 / 有某种严重疾病的先占观念 /1 个或多个运动或感觉症状 / 与确定欺骗有关的假装心理或躯体上存在症状或体征或自我诱导的损伤或疾病等，可存在明确的躯体疾病，但与之严重程度不相符
（2）与上述症状或健康相关的过度的想法、感觉或行为，自感痛苦或社会功能受损
（3）症状持续存在，一般不小于 6 个月

3. 主要内容 包括躯体症状障碍、疾病焦虑障碍、转换障碍（功能性神经症状障碍）、其他特定及未特定的躯体症状及相关障碍。

七、与心身医学密切相关的精神障碍

1. 定义 与心身医学密切相关的精神障碍是一组主要表现为抑郁、焦虑、强迫等症状的精神障碍。起病受心理社会因素影响，症状没有可证实的器质性病变基础，患者对症状痛苦和无能为力，自知力完整或基本完整。

2. 诊断标准（表 2-12）

表 2-12 与心身医学密切相关的精神障碍诊断标准

（1）至少有下列 1 组症状：①抑郁症状群；②焦虑症状群；③强迫症状群
（2）病程至少 2 周以上
（3）社会功能明显受损
（4）排除其他各类精神障碍及心身相关障碍

3. 主要内容

（1）抑郁障碍：重性抑郁障碍、破坏性心境失调障碍、持续性抑郁障碍（恶劣心境）、经前期烦躁障碍等。

（2）焦虑障碍：特定恐怖症、社交恐惧症、惊恐障碍、广场恐怖症及广泛性焦虑障碍等。

（3）强迫及相关障碍：强迫症及躯体变形障碍等。

八、躯体疾病所致精神障碍

1. 定义 指由各种躯体疾病，如躯体感染、内脏器官疾病、内分泌障碍、营养代谢疾病等影响脑功能所致的精神障碍。急性躯体疾病常引起急性脑病综合征（如谵妄），慢性躯体疾病则引起慢性脑病综合征（如智能损害、人格改变等）。从急性过渡到慢性期间，可有抑郁、躁狂、幻觉、妄想、兴奋、木僵等精神症状，并在躯体疾病的整个病程中，具有多变和错综复杂的特点。可根据精神症状是否达到精神障碍的诊断标准分为 2 个亚型，即①躯体疾病所致的精神症状（如谵妄、卒中后抑郁症状障碍）；②躯体疾病和精神障碍共病，即精神症状达到了某一精神障碍的诊断标准，可以下躯体疾病和精神障碍共病的诊断（如卒中后抑郁症）。

2. 诊断标准（表 2-13）

表 2-13 躯体疾病所致精神症状诊断标准

（1）症状标准
① 通过病史、躯体及神经系统和实验室检查发现躯体疾病的证据
② 精神障碍的发生、发展及病程与原发躯体疾病相关，并至少有下列 1 项：
A. 智能损害
B. 遗忘综合征

（待续）

（续表）

C. 人格改变

D. 意识障碍（如谵妄）

E. 精神病性症状（如幻觉、妄想、或紧张综合征等）

F. 情感障碍（如抑郁或躁狂综合征等）

G. 神经症样症状

H. 以上症状的混合状态或不典型表现

③ 无精神障碍由其他原因导致的足够证据（如酒精或药物滥用、应激因素）

A. 严重标准社会功能受损

B. 病程标准：精神障碍的发生、发展及病程与原发性躯体疾病相关

C. 排除标准：排除精神分裂症、情感性精神障碍的严重躁狂发作或抑郁发作。如精神症状达到相应的诊断标准，可下共病诊断

九、心身综合征

1. 结合中国当前临床实际，袁勇贵等在 2017 版心身医学研究用诊断标准（DCPR）的基础上增加了神经质、体像障碍、逛医行为以及与重大疾病 / 手术相关的躯体不适共四个条目内容，并将疑病症改为疑病观念，关注应激与个性（适应负荷、神经质、A 型行为、述情障碍）、患病行为（逛医行为、疑病观念、疾病恐惧、死亡恐惧、健康焦虑、持续的躯体化、转换症状、周年反应、疾病否认、体像障碍）、情绪表现（沮丧、易激惹、重大疾病 / 手术相关的躯体不适、继发于精神障碍的功能性躯体症状）三大类共 18 个综合征（图 2-3）。

2. 各综合征诊断标准，详见吴爱勤和袁勇贵主编《中国心身医学实用临床技能培训教程》。

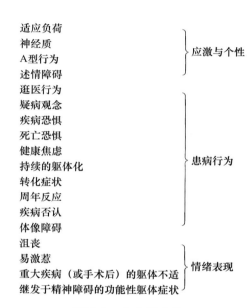

图 2-3　心身综合征

第四节　心身相关障碍评估

一、心身相关障碍评估注意点

1. 重点关心方面　①症状随环境改变而变化；②生活状况及人际关系变化与发病的关系；③症状的慢性化，反复发作；④不规则的生活方式；⑤主诉多，症状变幻不定；⑥童年的神经症习惯，既往史中心身障碍及神经症情况；⑦不良习惯及爱好，烟、酒、药物的精神依赖性；⑧一般治疗有效，又有难治倾向。

2. 心理、社会情况要点　①生长发育史，婴幼儿期，学校时代；②朋友关系；③家族关系；④职业关系；⑤经济状况；⑥婚恋状况；⑦应激源；⑧当前状态。

3. 对患者的评价 根据晤谈资料从躯体、心理、社会三方面做出以往（童年至今）、发病前后及当前的评价，并从四个方面（因、时、度、症）对疾病的严重程度进行评定（表 2-14）。

表 2-14 心身相关障碍严重度评定量表

条目	评分
应激（有因）	0 分. 无；1 分. 轻度；2 分. 中度；3 分. 重度
病程（有时）	0 分. 1 周以内；1 分. 1 个月内；2 分. 3 个月内；3 分. 3 个月以上
严重度（有度）	0 分. 无影响；1 分. 轻度影响日常生活和工作；2 分. 中度影响日常生活和工作；3 分. 不能正常生活和工作
症状（有症）	0 分. 无；1 分. 3 个以下症状；2 分. 5 个以下症状；3 分. 6 个及以上症状

注：临床医生可根据表 2-14 的评定结果，给出具体的建议：轻度（0～4 分）：可以自我调节；中度（5～8 分）：建议心身科门诊就诊；重度（9 分以上）：建议心身科住院治疗或精神科治疗

二、心身症状评估

心身症状的评估可使用以下 4 个量表，介绍如下。

1. 9 条目患者健康问卷（PHQ-9） PHQ-9 是一种基于 DSM 抑郁症诊断标准的患者自评问卷，共涉及 9 个症状，评分选项为 0、1、2、3 分，分别对应不同的症状强度：完全没有、有几天、一半以上时间、几乎每天。PHQ-9 的得分范围为 0～27 分，得分结果评判：5～9 分提示轻度抑郁，10～14 分提示中度抑郁，15～19 分提示中重度抑郁，20～27 分提示重度抑郁；除了上述横断面测查的得分分别对应某种抑郁状态之外，该量表总分＜10 分可被定义为治疗应答，＜5 分可被定义为治愈（表 2-15）。

表 2-15 9 条目患者健康问卷（PHQ-9）

项目	完全没有（0）	有几天（1）	一半以上时间（2）	几乎每天（3）
做什么事都没兴趣，没意思				
感到心情低落，抑郁，没希望				
入睡困难，总是醒着，或睡得太多（嗜睡）				
常感到很疲倦，没劲				
食欲不好，或吃的太多				
自己对自己不满，觉得自己是个失败者，或让家人丢脸了				
无法集中精力，即便是读报纸或看电视时，记忆力下降				
行动或说话缓慢到引起人们的注意，或刚好相反，坐卧不安，烦躁易怒，到处走动				
有不如一死了之的念头，或想怎样伤害自己一下				
总分				

在过去的 2 周里，你生活中以上表现 / 症状出现的频率有多少？

2. 广泛性焦虑障碍量表（GAD-7）　GAD-7 共涉及 7 个症状，该量表的每个条目反映了一种焦虑症状，患者根据过去 2 周内的症状强度给出 0～3 分的评分，症状强度同 PHQ-9。GAD-7 的得分范围为 0～21 分，得分结果评判：5～9 分提示轻度、可能存在临床水平以下的焦虑，10～14 分提示中度、可能具有临床意义的焦虑，15～21 分提示严重焦虑。该量表简洁，效度高，能有效评估患者的焦虑症状（表 2-16）。

表 2-16　广泛性焦虑障碍量表（GAD-7）

项目	完全没有（0）	有几天（1）	一半以上时间（2）	几乎每天（3）
感觉紧张，焦虑或急切				
不能停止或控制担忧				
对各种各样的事情担忧过多				
很难放松下来				
由于不安而无法静坐				
变得容易烦恼或急躁				
感到害怕，似乎将有可怕的事情发生				
总分				

在最近两个星期里，您有多少时间受到以上问题的困扰？

3. 患者健康问卷躯体症状群量表（PHQ-15）　PHQ-15 被广泛用于评估患者及人群的躯体化症状，共涉及 15 条症状，评分选项为 0、1、2 分，分别对应不同的症状强度：无、有点、大量。PHQ-15 的得分范围为 0～30 分，得分结果评判：0～4 分提示无躯体化，5～9 分提示轻度躯体化，10～14 分提示中度躯体化，15～30 分提示重度躯体化（表 2-17）。

表 2-17　患者健康问卷躯体症状群量表（PHQ-15）

序号	问题	无	有点	大量
1	胃痛	0	1	2
2	背痛	0	1	2
3	胳膊、腿或关节疼痛（膝关节、髋关节等）	0	1	2
4	痛经或月经期间其他的问题（该题女性回答）	0	1	2
5	头痛	0	1	2
6	胸痛	0	1	2
7	头晕	0	1	2
8	一阵阵虚弱感	0	1	2
9	感到心脏怦怦直跳或跳得很快	0	1	2
10	透不过气来	0	1	2
11	性生活中有疼痛或其他的问题	0	1	2
12	便秘，肠道不舒适，腹泻	0	1	2
13	恶心，排气或消化不良	0	1	2
14	感到疲劳或无精打采	0	1	2
15	睡眠有问题或烦恼	0	1	2
总分				

上面共有 15 种疾病症状，请您回想在过去 1 个月内您是否出现这个（些）症状，并且在问题后面的相应数字上画一个圈

4. 心身症状评估量表（psychosomatic symptoms scale，PSSS） 本量表共 26 个条目，用于评估患者近 1 个月来心身症状的严重程度。量表分为 2 个因子，分别为心理因子（psychological，P）和躯体因子（somatic，S）。其中，P 因子包含条目 5、10、11、12、17、21 和 25；S 因子包含剩余条目。因子分为该因子所包含所有条目得分的和，总分为 26 个条目得分的总和（表 2-18）。

表 2-18　心身症状评估量表

序号	项目	没有	小部分时间	相当多时间	绝大部分或全部时间
1	头晕、头胀	0	1	2	3
2	两眼憋胀、干涩、视力模糊	0	1	2	3
3	部位不定的烧灼感、紧束感	0	1	2	3
4	四肢颤抖、发麻	0	1	2	3
5	情绪低落、消沉或绝望	0	1	2	3
6	心前区不适、心慌（心率加快）、心悸（心跳加强）	0	1	2	3
7	胸闷、气急、呼吸困难	0	1	2	3
8	喉部不适感	0	1	2	3
9	耳鸣或脑鸣	0	1	2	3
10	做事时无兴趣、不快乐、无动力、无意义	0	1	2	3
11	比平常更容易发脾气、冲动	0	1	2	3
12	感到紧张、担心、害怕或濒死感	0	1	2	3
13	口干、舌苔厚腻	0	1	2	3
14	嗳气、反酸或烧心	0	1	2	3
15	打嗝、恶心、呕吐	0	1	2	3
16	肠鸣、腹胀、腹泻、便秘	0	1	2	3
17	常常回避使你紧张的场景	0	1	2	3
18	尿频、尿急、夜尿增多、排尿困难	0	1	2	3
19	会阴部不适感	0	1	2	3
20	遗精、早泄（限男性）/ 月经不调或痛经（限女性）	0	1	2	3
21	常有伤害自己的想法	0	1	2	3
22	手脚心发热、全身阵热阵汗或怕冷、四肢发凉、感觉有凉气进入身体	0	1	2	3
23	疼痛，如全身或局部疼痛、游走性疼痛等	0	1	2	3
24	感到全身乏力	0	1	2	3
25	感到不得去重复做某些事或想某些问题	0	1	2	3
26	入睡困难、易醒、早醒	0	1	2	3

心理因子（P）：_____ 分　躯体因子（S）：_____ 分　总分：_____ 分

请仔细阅读每一条，把意思弄明白，然后根据您最近一个月的实际情况，选择最适合您的答案

（袁勇贵　吴爱勤）

参 考 文 献

［1］美国精神医学学会. 张道龙，等，译. 精神障碍诊断与统计手册. 北京：北京大学出版社，2015.

［2］中华医学会精神病学分会. 中国精神障碍分类与诊断标准. 济南：山东科学技术出版社，2001.

［3］吴爱勤. 心身疾病新的评估策略：心身医学研究诊断标准. 医学与哲学，2012，33（1B）：8-10，13.

［4］吴爱勤. 心身医学分类诊断评估策略. 实用医院临床杂志，2015，12（6）：1-6.

［5］刘晓云，胡嘉滢，吴爱勤，等. 心身相关障碍的分类与处置. 实用老年医学，2007，31（10）：904-905.

［6］李兰. 躯体疾病患者绝望水平及与神经质、领悟社会支持关系研究. 中南大学，2014.

［7］Esenck HJ. Genetic and environmental contributions to individual differences: the three major dimensions of personality. J Pers, 1990, 52 (1): 81-90.

［8］Wright CI, Williams D, Feczko E, et al. Neuroanatomical correlates of extraversion and neuroticism. Cereb Cortex, 2006, 16 (12): 1809-1819.

［9］邱林，郑雪. 主观幸福感的结构及其与人格特质的关系. 应用心理学，2005，（4）：330-335.

［10］Wadron JS, Malone SM, McGue M, et al. Genetic and environmental sources of covariation between early drinking and adult functioning. Psychol Addict Behav, 2017, 31 (5): 589-600.

［11］McCrae RR, Costa PT Jr. Validation of the five-factor model of personality across instruments and observers. J Pers Soc Psychol, 1987, 52 (1): 81-90.

［12］Sansone RA, Sansone LA. Doctor shopping: a phenomenon of many themes. Innov Clin Neurosci, 2012, 9 (11-12): 42-46.

［13］Ahluwalia R, Bhatia NK, Kumar PS, et al. Body dysmorphic disorder: Diagnosis, clinical aspects and treatment strategies. Indian J Dent Res, 2017, 28 (2): 193-197.

［14］Kelly MM, Zhang J, Phillips KA. The prevalence of body dysmorphic disorder and its clinical correlates in a VA primary care behavioral health clinic. Psychiatry Res, 2015, 228 (1): 162-165.

［15］Ajiboye PO, AbiodunOA, Tunde-Ayinmode MF, et al. Psychiatric morbidity in stroke patients attending a neurology clinic in Nigeria. Afr Health Sci, 2013, 13 (3): 624-631.

［16］吴爱勤，袁勇贵. 中国心身医学实用临床技能培训教程. 北京：中华医学电子音像出版社，2018：33-43.

［17］徐斌，王效道，刘士林，等. 心身医学——心理生理医学基础与临床. 北京：中国科学技术出版社. 2000.

［18］Kroenke K, spritzer RL, Williams JB. The PHQ-9: validity of a brief depression severity measure. J Gen Intern Med, 2001, 16 (9): 606-613.

［19］Spritzer RL, Kroenke K, Williams JB, et al. A brief measure for assessing generalized anxiety disorder: the GAD-7. Arch Intern Med, 2005, 166 (10): 1092-1097.

［20］Kroenke K, Spritzer RL, Williams JB. The PHQ-15: validity of a new measure for evaluating the severity of somatic symptoms. Psychosom Med, 2002, 64 (2): 258-266.

［21］Li L, Peng TC, Liu R, et al. Development of Psychosomatic Symptom Scale (PSSS) and its Reliability and Validity Assessment in Chinese General Hospital Patients. Submitted to Health Psychology (2019)

第三章　心身医学评估研究进展

第一节　心身医学评估量表

一、成人评估量表

（一）心理健康类评估量表

自从社会 - 心理 - 生物医学模式提出以来，我国心身医学发展迅速，各种临床心理评估量表和方法的编制、翻译和检验依然是 2016 年以来我国学者研究的热点之一。

我们常常讲,21 世纪的竞争归根结底是人才的竞争，不管是医师、警察、运动员或其他职业，过硬的心理健康素质都是十分必要的，张秀阁等在借鉴前人研究成果的基础上，编制了我国成人核心心理健康素质量表，包括情绪性、自我概念、人际健康素质、心理弹性以及坚韧性 5 个分量表，以 6433 名各年龄、各阶层受试者作为心理测量学检验对象，测得内部一致性系数均＞0.817，总量表和各分量表信效度良好；此外，抽样调查结果还发现，中、青年组的核心心理健康素质水平显著高于中年组和老年组（$P < 0.05$），但中年组与老年组差异不显著（$P > 0.05$），且受教育程度越高，其核心心理健康素质水平越高。从事职业对核心心理健康素质也有一定程度的影响。认为此量表的编制填补了我国心理健康素质评估的空白，其测验结果可作为我国各行各业人才选拔的重要参考。

随着亚健康概念的提出，一套可靠的测评量表显得尤为重要，赵歆等对常用的亚健康评估方法进行总结，包括症状标准诊断法、量表评估法和生理生化指标诊断法，但问题很多，不是有专家的主观判断，就是翻译的量表未考虑到文化差异性，又或者生理、生化的参考范围难以确定。冯丽仪等于 2011 年编制了一套亚健康评定量表（SHMS V1.0),64 个评价指标在测试中表现出较好的依从性，但未进行信效度验证。黄小微等以珠江三角洲 7 个地级市新生代农民工为研究对象，用生存质量测量量表（short form 36 health survey questionnaire，SF-36）作为效标，得出 SHMS V1.0 的效标效度为 0.750（$P < 0.01$），总体相关性较好，分半信度为 0.855，内部一致性信度为 0.923，生理、心理和社会子量表及总量表结构效度较好，经天花板效应检验，其反应度灵敏，肯定了其作为评价珠江三角洲新生代农民工亚健康状态的可靠性与有效性。

（二）临床共病评估类量表

朱建林等于 2006 年计算关节炎生活质量测定量表 2- 短卷（arthritis impact measurement scale 2-short form，AIMS2-SF）的信效度及内部一致性，对其用于我国关节炎患者生活质量评价表示肯定，然而，2016 年 Zhang 等认为，AIMS2-SF 量表对临床上骨关节炎患者生活质量的评估虽然很敏感，但专业性太强，不够全面，需要欧洲 5 维健康量表（euroqol five dimensions questionnaire，EQ-5D）或 6 维健康调查简表（six short dimensions form，SF-6D）的辅助评估，通过对 100 例首次被诊断为骨关节炎患者的测评发现，EQ-5D 能准确地筛查出与焦虑障碍共病的患者，而 SF-6D 在心理健康和角色限制评定方面表现得更出色，在对后续 22 例患者的随访中两者评估效力相当，但 SF-6D 表现出与 AIMS2-SF 更好的相关性，从而得出结论，SF-6D 配合 AIMS2-SF 能使骨关节炎患者的生活质量在身体和心理两方面得到既全面又深入的评估。

抑郁是癫痫患者最常见的共病，选用恰当的筛查工具是临床正确诊断和治疗的基础。向慧等通过对 117 例癫痫患者行 3 种常用抑郁量表筛查，即贝克抑郁量表（第 2 版）（BDI-Ⅱ）、医院焦虑抑郁量表-抑郁分量表（HADS-D）和流调用抑郁自评量表（CES-D），并结合《精神疾病的诊断和统计手册》第 4 版（DSM-Ⅳ）关于抑郁障碍的诊断标准，共 33 例癫痫患者被诊断为重性抑郁障碍及心境恶劣障碍，占 28.2%，以主治医师以上职称的精神科医师结合 DSM-Ⅳ 抑郁发作的诊断作为金标准，3 种量表在灵敏度、特异度和 ROC 曲线上的表现都很优秀，没有统计学差异（$P > 0.05$），但 HADS-D 题目少、简洁，而且在临床上操作方便，取临界值 9 分时，其敏感性和特异性的综合平衡最好，均在 80% 以上。在繁忙的临床工作中，虽然 DSM-Ⅳ 定式访谈是金标准，但耗时劳力，认为 HADS-D 量表值得进一步推广。

焦虑、抑郁、恐惧和疑病等靶症状是目前在治疗神经症时关注的重点，而"被束缚"状态却常被我们忽视，日本著名精神病学教授森田正马博士认为神经症"被束缚"状态是神经症治疗过程中的关键。李江波等在日文版神经症被束缚自评量表（self-rating scale for the TORAWARE state of neurosis，SSTN）的基础上筛查出符合条件的 229 例神经症患者和 402 例身心健康者作为研究对象，对中文版 SSTN 的信度与效度进行检验，经计算，其内部一致性系数为 0.809，分半信度为 0.779，重测信度为 0.852，内容效度、结构效度和实证效度也达到心理测量学要求，SSTN 总分的高低能正确反映焦虑等神经症主要症状的严重程度，认为此量表的编制可作为神经症"被束缚"状态的研究及临床评估的可靠工具。

（三）创伤类评估量表

创伤后成长是近年来创伤后应激变化的关注点之一，是指个体经历具有创伤性的负性生活事件或应激情境后，与内心冲突斗争后所取得的心理上的正性改变，于永菊等参考英文版创伤后成长量表（posttraumatic growth inventory，PTGI）结合我国文化背景和军队群体特殊性编制了一套适用于我国海军陆战队这一高应激群体的量表，以 651 名海军陆战队员的心理弹性、一般自我效能感以及特质焦虑水平作为效标，验证了 PTGI 的有效性且 3 因素模型拟合良好，内部一致性信度达到 0.910，修订后的量表总分与心理弹性、一般自我效能感呈中等程度的显著正相关（$r = 0.560$，$r = 0.487$，$P < 0.01$），与特质焦虑呈中等程度的显著负相关（$r = -0.436$，$P < 0.01$），即效标效度良好，认为此量表填补了我国关于海军陆战队创伤后成长评估的空白。值得注意的是，修订后的 PTGI 未涉及精神改变这一维度，可能与我国文化倡导唯物主义，不同于国外信奉宗教

信仰有关。

近年来我国自然灾害频发，特别是地震，不仅造成了严重人员伤亡与巨大财产损失，对受灾人群的心理健康也产生了不可避免的伤害，震后 1 个月内是心理救援的黄金期，但我国震后早期的心理卫生服务缺乏统一标准，喻佳洁等总结震后 1 个月内用于评估人群一般心理健康与行为问题的量表，最常用的几种是 90 项症状自评量表（SCL-90）、应激反应问卷（SRQ-20）、中国身心健康量表（CPSHS-134）和一般健康问卷（CHQ-12），这些量表在一定程度上反映了受试者真实的内心体验，但问题也很多，如重要结局指标报告率低，报告形式和内容不规范，量表制定的初衷均不是针对震后这一特殊群体，有效、适用及安全自然无从谈起，一个公认的震后心理健康评估量表亟待后续研究人员开发和编制。

二、青少年评估量表

2016 年涉及青少年评估量表的研究依然集中在心理压力与健康方面，这里选取两篇加以说明。

抑郁 - 焦虑 - 压力量表简版（depression anxiety and stress scale，DASS-21）由国外研究者于 2005 年修订，用于评估个体负性情绪严重程度，我国学者龚栩等于 2010 年对 DASS-21 进行翻译和检验时发现其在我国大学生和成年人中适用性良好，张芳等以雅安震后 2 周学生为研究对象，测得分量表抑郁、焦虑、压力和总量表的内部一致性信度分别为 0.793、0.781、0.778 和 0.911。项目分析结果表明，DASS-21 各条目间区分度良好，分量表与总量表之间呈显著正相关，行验证性因素分析表明其内部结构也较为理想，可以初步认为，压力是焦虑产生的基础，焦虑和抑郁关系密切，进而得出结论，DASS-21 具有稳定、合格的心理测量学特性，能够较为客观地反映经历自然灾难后青少年的负性情绪体验和心理应激水平。

青少年阶段是一个具有叛逆思想和强烈个性倾向的特殊时期，参与冒险就是其具体表现之一，青少年冒险问卷（adolescent risk taking questionnaire，ARQ）经验证信效度良好，包括冒险行为（risk behavior scale，ARQ-RB）和风险知觉（risk perception scale，ARQ-RP），张晨等考虑到不同被试组的潜在差异，选取宁夏 4 所中学和安徽 2 所中学初一至高三的 2577 名中学生作为研究对象，对不同地区 ARQ-RB 的测量等同性进行分析和检验。结果表明，由刺激寻求、叛逆冒险、反社会冒险和鲁莽冒险构成的 ARQ-RB 四因子结构效度良好，ARQ-RB 在不同地区青少年群体间具有相等的单位和含义，而部分强等值性可能反映了不同社会文化、经济背景和生活经验对青少年特定冒险行为的影响，比如宁夏和安徽地区的青少年受此影响，对诸如"毒品""不安全性行为"等项目的接触和理解有所差异，肯定了 ARQ-RB 中文版在不同地区青少年群体中的检验适用性。

三、儿童评估量表

"压力后成长"这一获得性现象对于儿童而言更多的是指一般生活事件的影响，如人际关系紧张、孤独和环境适应不良等所带来的心理上的成熟与发展，覃春望等编制了一套旨在针对我国儿童的压力后成长量表，采用访谈和量表相结合的方式在广西某 4 所中小学四至九年级的学生中选取初测对象 430 人和正式施测对象 450 人作为研究主体，以胡海利等编制的中学生心理复原力量表作为效标工具，对儿童压力后成长量表进行信效度检验，儿童压力后成长量表由人际关系、生活哲理、应对方式三因素构成，共 15 个项目，其总分及各个维度得分与中学生复原力量表得分呈正相关，效标效度良好，内部一致性信度在 0.8 以上，2 周后重测信度为 0.737，认为其符合心理测量学的要求，稳定性好，可作为儿童压力后成长的测量工具。

Boldizar 和 Bem 摒弃传统性别角色理论即假设男性化和女性化是单一维度的两极，在性别双性化的基础上，编制了专门测量儿童性别角色的量表——儿童性别角色量表（the children's sex role inventory，CSRI），彭修平等以 1113 名四至八年级学生为被试者，以 Bem 性别角色量表修订版（bem sex role inventory-revison，BSRI-R）和儿童自我知觉量表（the self-perception profile for children，SPPC）为效标，考察 CSRI 量表中文版的测量学指标。结果表明，男性化、女性化分量表的内部一致性信度分别为 0.83 和 0.77，4 周后重测，男性化、女性化分量表的重测信度分别为 0.79 和 0.77，认为该量表具有较好的稳定性；以 BSRI-R 和 SPPC 作为效标时，测得 CSRI 中文版关联效度良好。此次研究还发现，无论是男生还是女生，双性化个体与未分化个体所占的比例均显著高于其他性别角色类型的个体，可能是社会分工对性别角色的要求越来越模糊及小学生对性别角色的认知还不够成熟和稳定有关。

Gesell 发育量表一般是通过计算适应性行为、大运动、精细运动、语言和个人 - 社交等 5 个能区的发育商（developmental quotient，DQ）来测试儿童的神经行为发育状况，其中 86 分及以上为正常，76～85 分为边缘状态，55～75 分为轻度发育迟缓，40～54 分为中度发育迟缓，39 分及以下为重度发育迟缓。周翔等运用 Gesell 发育量表对年龄在 24 月龄以内的 55 例孤独症谱系障碍（autismspectrum disorder，ASD）患儿、40 例精神发育迟滞患儿及 131 名正常儿童进行测评。结果表明，72.6% 的 ASD 组患儿在 Gesell 发育量表中表现为不同程度的发育迟缓，ASD 组患儿在大运动能区的得分优于精神发育迟滞组患儿，在语言及个人 - 社交能区，ASD 组得分低于精神发育迟滞组患儿，认为 2 岁以内 ASD 患儿存在发育落后及发育不平衡的现象，且语言及个人 - 社交发育落后明显，大运动发育相对接近正常，行 Gesell 发育量表评估有利于 ASD 患儿的早期发现。

（张桂青）

参 考 文 献

［1］ 张秀阁，梁宝勇. 心理健康素质测评系统·中国成年人核心心理健康素质全国常模的制定. 心理与行为研究，2016，14（4）：507-516.

［2］ 赵歆，陈家旭，王利敏，等. 亚健康状态常用评估方法. 中华中医药学刊，2011（4）：707-709.

［3］冯丽仪，许军，罗仁，等. 亚健康评价指标体系的研究与建立. 中国全科医学，2011，14（1）：37-40.

［4］黄小微，许军，吴伟旋，等. 亚健康评定量表评价珠三角新生代农民工亚健康状况的信度和效度研究. 华南预防医学，2016（2）：119-123.

［5］朱建林，章亚萍，庞连智，等. 关节炎生活质量测量量表 2- 短卷的信度与效度研究. 中国慢性病预防与控制，2006，14（2）：75-77.

［6］Zhang F, Yang Y, Huang T, et al. Is there a difference between EQ-5D andSF-6D in the clinical setting? a comparative study on the quality of life measured by AIMS2-SF, EQ-5D and SF-6D scales for osteoarthritis patients. Int J Rheum Dis, 2016, 21 (6): 1185-1192.

［7］Kui C, Yingfu P, Chenling X, et al. What are the predictors of major depression in adult patients with epilepsy? Epileptic Disord, 2014, 16 (1): 74-79.

［8］向慧，吴勇，田晓林. 三个常用抑郁量表筛查癫痫患者伴抑郁的比较. 临床神经病学杂志，2016，29（6）：456-458.

［9］森田正马. 森田正马全集. 东京：白杨社，1974：239-239.

［10］李江波，刘培培，戎伟，等. 中文版神经症被束缚自评量表的信度、效度. 中国健康心理学杂志，2016，24（6）：897-900.

［11］于永菊，左昕，杨倩，等. 应激／创伤后成长评定量表在某部海军陆战队员中的信效度检验. 第三军医大学学报，2016，38（18）：2100-2104.

［12］李向莲，喻佳洁，李幼平，等. 震后人群心理健康状况评估工具的卫生技术评估之一：评估工具的使用现状. 中国循证医学杂志，2015，774.（12）：1437-1453.

［13］喻佳洁，李向莲，李幼平，等. 震后人群心理健康状况评估工具的卫生技术评估之二：评估工具的有效性、安全性、适用性和经济性评价. 中国循证医学杂志，2016，64.（1）：102-110.

［14］龚栩，谢熹瑶，徐蕊，等. 抑郁 - 焦虑 - 压力量表简体中文版（DASS-21）在中国大学生中的测试报告. 中国临床心理学杂志，2010，18（4）：443-446.

［15］张芳，刘正奎，马珠江，等. 抑郁 - 焦虑 - 压力量表精简版在震后青少年应激评估中的应用. 中华行为医学与脑科学杂志，2016，25（1）：82-85.

［16］张晨，张丽锦，尚丽. 青少年冒险问卷——冒险行为量表在中学生中的信效度. 中国心理卫生杂志，2011，25（8）：636-640.

［17］张晨，张丽锦. 青少年冒险问卷 - 冒险行为量表（ARQ-RB）的测量等同性检验. 中国卫生统计，2016，33（6）：955-958.

［18］覃春望，吴素梅. 儿童压力后成长量表的编制及信效度检验. 中国儿童保健杂志，2016，24（9）：900-902.

［19］胡海利，张洪波，王君，等. 中学生心理复原力量表的编制及其初步评价. 中国学校卫生，2009，30（12）：1097-1099.

［20］彭修平，杨峰，颜丙淦，等. 儿童性别角色量表中文版测量学分析. 中国临床心理学杂志，2016，24（1）：95-99.

［21］周翔，陈强，陈红，等. Gesell 发育量表对 2 岁内孤独症谱系障碍患儿的应用研究. 中国儿童保健杂志，2016，24（12）：1329-1331.

第二节　心身医学评估的应用

一、成人心理评估应用

李艳等研究发现，刚毕业的护士常感到能力不足。Liao 等认为结构赋权（即一种临床环境因素）和心理资本（即一种个人资源属性）对护理能力存在显著正相关，两者对护理能力有积极的促进作用。以天津市 5 大教学医院的 300 名刚毕业的护士为研究对象，采用中文版护生核心能力表（competency inventory for nursing students，CINS，经廖瑞雪等验证，信效度良好）和中文版护生临床学习效能量表（conditions of learning effectiveness questionnaire，CLEQ，经刘彦慧等验证，信效度良好）及心理资本问卷（psychological capitalquestionnaire，PCQ，经骆宏等经验证，信效度良好）验证了 Liao 等的结论，CLEQ 中的支持权利和 PCQ 中的效能与希望是护理核心能的独立和显著的预测因子。

目前临床上肿瘤患者普遍存在心理压力过大的问题，这可能与患者的文化水平及对疾病的认识有关。涂俊等采用中华医学会制定的症状自评量表（SCL-90）对 97 例化学治疗期间肿瘤患者的心理状况进行观察分析，其中观察组偏执、恐怖、焦虑、抑郁、人际关系敏感、躯体化、强迫症、精神病性和敌对这些因子的得分均高于 97 名健康体检者组成的对照组（$P<0.05$），从而认为肿瘤患者普遍心理健康水平较低，这可能与患者的经济水平、学历及从事职业有关，提醒医务工作者在和患者接触的过程中，应注意其微妙的心理变化并给予及时疏导，这与李香花等的研究结果类似，不过其更多的关注点在焦虑和抑郁方面。

近年来我国每年新增脑血管患者 150 万～200 万人，且常伴发认知功能障碍。周婷等认为目前通用的 MMSE 和 MOCA 量表主要集中于传统的认知功能评估，如记忆障碍和执行功能方面，如果卒中部位在不常见的中枢，这两者就很难兼顾，而一种来自北京师范大学认知神经科学与国家重点实验室多维认知评估方法，能做到全方位的评估，包括选择反应时测验、瑞文推理测试和数字序列推理测验等 13 个方面，筛选出经 MMSE 和 MOCA 量表检查未发现认知功能异常的急性缺血性脑血管病患者 15 例为观察对象，以无脑血管疾病且认知功能良好的 30 例作为对照组，发现观察组在简单计算、数字大小比较、图片记忆、空间工作记忆、词语辨析、颜色判断 Stroop 测验（执行功能）等得分方面低于对照组（$P<0.05$），进而认为多维度、全面和系统的认知功能评估对于诊断脑血管病患者的认知功能障碍是必要的。

二、青少年心理评估应用

随着社会的发展和变革，求学、就业等竞争压力增大，青少年自杀问题呈上升趋势，郭丽等采用分层整群抽样方法，运用由中国疾病预防控制中心统一印刷的《中国青少年健康相关行为调查问卷》对河南省安阳市 24 所监测学校 5040 人进行问卷调查。结果表明，过去的 1 年里安阳市 8.9% 的学生考虑过自杀，5.0% 的学生做过自杀计划，2.3% 的学生采取措施试图自杀，其诱导因素按照顺序依次是压力大（84.5%）、孤独（74.8%）和失眠（65.1%），对中学生自杀行为影响因素行多因素 Logistic 回归分析显示，相对于体重偏轻者，体重合适和偏重是自杀行为的保护因素，而重组家庭、吃西式快餐过多、打架、绝望、自杀意念、出走意念、出走行为和使用毒品是自杀行为的危险因素，认为应该对青少年及时行心理评估和疏导，对青少年自杀行为做到早发现、早预防。

自杀与抑郁密切相关，罹患抑郁症的人们一生都有着高自杀风险。Zhang 等运用静息状态功能磁共振成像，由独立成分分析（independent component analysis，ICA）分析数据，和 6 个临床衡量抑郁严重程度的量表即汉密尔顿抑郁量表（HDRS）、贝克抑郁量表（BDI）、Barratt 冲动量表（BIS-11）、自杀态度问卷（SAQ）、贝克绝望量表（BHS）和自杀想法量表（SSI）对 35 名自杀抑郁患者、18 名非自杀抑郁患者和 47 名健康者进行研究发现，相比于健康者，所有抑郁患者神经系统默认模式连接区（default mode network regions, DMN，主要涉及的大脑区域包括后扣带回皮质、腹侧前额叶、双侧角回）活动增强，与非自杀抑郁患者相比，自杀抑郁患者左侧小脑和左侧舌回的连通性增加，右楔前叶的连接性减少，两者没有发现任何临床量表得分的差异，认为抑郁症青少年的自杀行为可能与 DMN 异常功能连接有关。

有研究表明，青少年精神分裂症的预后比成年精神分裂症差，王慧等纳入 90 例青少年精神分裂症患者，采用青少年健康相关危险行为问卷（questionnaire for adolescents health related risk behavior inventory，AHRBI）对患病青少年近一年来的危险行为进行调查，发现问卷总分及健康妥协行为、破坏纪律行为、无保护性行为、自杀自伤行为和吸烟饮酒行为评分均高于正常对照组（$P < 0.05$），行 Logistic 回归分析显示，青少年精神分裂症与健康妥协行为、破坏纪律行为、无保护性行为和自杀自伤行为关联显著，行危险因素分析显示，抗精神病药物是自杀与自伤行为的保护因素，攻击与暴力行为是其危险因素；急性发病次数是吸烟与饮酒行为的保护因素，不健康饮食和缺乏体力活动是其危险因素，全面了解和评估精神分裂症青少年的健康相关危险行为，可为今后青少年精神分裂症的干预治疗奠定良好基础。

目前抑郁在青少年中发病率较高，呈急剧增长趋势。连帅磊等采用父母和同伴依恋问卷（IPPA）中的同伴依恋分量表、领悟社会支持量表（PSSS）、自尊量表（SES）和流调用抑郁自评量表（CES-D）对 668 名中学生进行调查发现，青少年同伴依恋、朋友社会支持和自尊两两之间呈显著正相关，且三者与抑郁均呈显著负相关；青少年同伴依恋不仅能直接负向预测抑郁，而且还能通过自尊的单独中介作用对抑郁产生影响；初中生群体中同伴依恋能够通过社会支持的单独中介作用及社会支持到自尊的链式中介作用对抑郁产生影响，而在高中生群体中，这两种间接作用均不显著，从而解释了青少年同伴依恋对抑郁产生影响的原因，强调了建立同伴信任、形成良好同伴依恋的重要性。

自我同情指个体不回避自己遭受的痛苦或存在的缺陷，能客观地评价自己，重视和他人的联系，以开放和宽容的态度认同自己，努力保持身心和谐。Zhang 等选取准备参加研究生入学考试的 208

名本科生作为研究对象，采用自我同情量表（self-compassion scale，SCS）、青少年生活事件检查表（adolescent self-rating life event check list，ASLEC）和积极情感消极情感量表（positive and negative affect schedule）探讨自我同情缓解青少年升学压力的方式。研究证实，参加研究生入学考试的本科生所承受的压力确实高于同龄人，自我同情和积极情感呈正相关，与学习压力呈负相关；进一步的分析表明，自我同情中和了慢性学习压力与消极情感的相互作用，提示以自我同情为中心的干预可以协助学生处理学习压力。

三、儿童心理评估应用

目前对于儿童孤独症的评估主要以量表为主，有研究表明，曼陀罗绘画的意象、颜色、线条及阶段能折射出绘画者的心理情感倾向。陈灿锐等发现孤独症儿童早期便表现出绘画偏好，选取被诊断为孤独症的儿童 62 例，正常儿童 59 例，从《心灵之路：曼陀罗成长自愈绘本》曼陀罗模板中挑选出 12 幅作为标准化曼陀罗模板，结合曼陀罗特性量表及孤独症行为量表（autism behavior checklist，ABC）探讨曼陀罗绘画特性及与孤独症的相关性。结果表明，孤独症儿童的曼陀罗作品在总分及安全感、秩序感、凝聚感、整合感、神圣感 5 个维度得分均明显低于正常儿童（$P<0.05$），认为孤独症儿童的自性动力受阻，且孤独症儿童的症状越严重，其曼陀罗特性越不明显，肯定了曼陀罗绘画在孤独症儿童评估中的作用。

近年来儿童行为问题愈发为人们所关注，其通常是指异常行为的严重程度和持续时间都超出了对正常儿童的允许范围。王禹曈等以有行为问题的儿童 71 人和健康体检儿童 142 人作为研究对象，采用儿童行为量表（child behavior checklist，CBCL）、发育性眼动评估量表（developmental eyemovement test，DEM）与快速自动命名和快速交替刺激测试（rapid automatized naming and rapid alternating stimulus tests，RAN/RAS Tests）对其进行视知觉测试。结果表明，行为问题儿童 DEM 测试中的异常检出率高于正常组（$P<0.05$），RAN/RAS 测试中物体、颜色、数字、汉字的命名及交替命名等异常检出率均高于正常组（$P<0.05$），提示行为问题儿童眼球控制能力、数字快速命名能力及对物体、颜色、汉字的感知和命名及交替命名能力差，由此确定了行为问题儿童视知觉发育缺陷的存在，从这个角度解释了行为问题儿童表现出学习困难的原因。

儿童自我意识是指个体对自身心理、生理和社会功能状态的知觉和主观评价，反映了其对自己在环境和社会中所处地位的认识，对其行为、学习和人际交往等各方面影响深远。孙鑫等以河南省上蔡县 319 名儿童作为研究对象，其中艾滋病患儿 159 名，普通健康儿童 160 名，采用 Piers-Harris 儿童自我意识量表对其进行自我意识水平及影响因素研究，发现艾滋病儿童自我意识水平总分显著低于普通儿童且在躯体外貌与属性、合群、幸福满足感因子得分也低于普通儿童，差异具有统计学意义；具体来说，艾滋病女孩更容易产生焦虑情绪，男孩更容易产生行为问题，年龄越大，越为显著，其中父母的生存状态是艾滋病儿童自我意识水平高低的重要影响因素。

（张桂青）

参 考 文 献

[1] 李艳,张振桐,程利. 护生核心能力的比较性研究与分析. 护理研究,2014(33):4131-4133.

[2] Liao R, Liu Y. The impact of structural empowerment and psychological capital on competence among Chinese baccalaureate nursing students: A questionnaire survey. Nurse Educ Today, 2016 (36): 31-36.

[3] 廖瑞雪,刘彦慧,王媛婕,等. 中文版护生核心能力量表的信效度检验. 中华行为医学与脑科学杂志,2014,23(2):172-174.

[4] 刘彦慧,曹晓媛,王珊珊. 中文版护生临床学习效能条件量表的信效度研究. 中国实用护理杂志,2011,27(22):73-75.

[5] 骆宏,赫中华. 心理资本问卷在护士群体中应用的信效度分析. 中华行为医学与脑科学杂志,2010,19(9):853-854.

[6] 涂俊,林平,瞿广桥. 97例肿瘤患者化疗期间的心理状况调查分析. 中华肿瘤防治杂志,2016(S1):236-237.

[7] 李香花,唐小波,黄美珠,等. 恶性肿瘤化疗患者焦虑和抑郁的调查及心理干预. 重庆医学,2016,45(4):538-540.

[8] 中华医学会神经病学分会脑血管病学组缺血性脑卒中二级预防指南撰写组. 中国缺血性脑卒中和短暂性脑缺血发作二级预防指南(2010). 中华神经科杂志,2015,3(4):68-74.

[9] 周婷,李青叶,黄菲菲,等. 多维认知功能评估在急性缺血性脑血管病病人中的应用价值. 中西医结合心脑血管病杂志,2016,14(3):257-259.

[10] 郭丽. 安阳市青少年自杀行为及影响因素分析. 中国公共卫生,2016,32(11):1520-1523.

[11] 傅晓荟,李丽萍. 大学生自杀态度与抑郁情况研究. 中国健康心理学杂志,2007,15(1):42-45.

[12] Zhang S, Chen J, Kuang L, et al. Association between abnormal default mode network activity and suicidality in depressed adolescents. Bmc Psychiatry, 2016, 16 (1): 337.

[13] 陶国泰,郑毅. 儿童少年精神医学(第2版)(精). 南京:江苏科技出版社,2008:291-295.

[14] 王慧,周娱菁,刘靖,等. 青少年精神分裂症患者的健康相关危险行为. 中国心理卫生杂志,2016,30(5):363-368.

[15] 崔丽霞,史光远,张玉静,等. 青少年抑郁综合认知模型及其性别差异. 心理学报,2012,44(11):1501-1514.

[16] 连帅磊,孙晓军,田媛,等. 青少年同伴依恋对抑郁的影响:朋友社会支持和自尊的中介作用. 心理科学,2016(5):1116-1122.

[17] 宫火良,贾会丽,郭天满,等. 青少年自我同情量表的修订及其信效度检验. 心理研究,2014,7(1):36-40.

[18] Zhang Y, Luo X, Che X, et al. Protective effect of self-compassion to emotional response among students with chronic academic stress. Front Psychol, 2016, 7 (595): 1802-1802.

[19]陈灿锐，高艳红，郑琛. 曼陀罗绘画心理治疗的理论及应用. 医学与哲学（A），2013，34（10）：19-23.

[20]陈灿锐，尚鹤睿. 曼陀罗绘画对孤独症儿童的心理评估效果. 医学临床研究，2016，33（8）：1460-1462.

[21]陈灿锐，高艳红. 心灵之镜：曼陀罗绘画疗法. 广州：暨南大学出版社，2014：42-45.

[22]陈灿锐. 曼陀罗的特性、功能及应用. 广州：华南师范大学，2012：42-50.

[23]王秀珍. 儿童行为问题的研究进展. 中华行为医学与脑科学杂志，2006，15（7）：667-668.

[24]王禹瞳，池霞，吴广强，等. 有行为问题儿童的视知觉发育评估. 中国心理卫生杂志，2016，30（11）：840-844.

[25]孙鑫，杨艳杰，郑玉珍，等. 艾滋病儿童自我意识及相关因素研究. 中国临床心理学杂志，2016，24（5）：849-851.

第三节 会诊与转诊的心理评估

一、会诊的心理评估

精神科联络会诊在我国主要采取由请求会诊科室发起系统申请或电话邀请的形式，郭俊慧等研究某综合医院精神卫生中心一年的联络会诊情况，发现主要的临床症状为：急性脑病综合征177例（25.7%）、精神病性症状157例（22.8%）、既往有精神障碍史而目前症状平稳95例（13.8%）、不能解释的躯体症状89例（12.9%）、抑郁状态65例（9.4%）、其他（躁狂状态、戒断症状、慢性脑病综合征、智力低下以及性别认同障碍等）37例（5.4%）；常见诊断为：躯体疾病伴精神障碍147例（21.4%）、精神分裂症和其他精神病性障碍144例（20.9%）、脑器质性精神障碍138例（20.1%）、神经症性障碍88例（12.8%）和心境障碍68例（9.8%），认为阳性精神症状更易引起非精神科医师的关注，焦虑、抑郁等异常情绪的识别率较低。

谵妄又称急性意识障碍，是一种可逆的、具有波动性的急性精神紊乱综合征，在老年人群中较为常见，为探讨联合会诊模式对高龄骨折患者术后谵妄识别率及住院时间的影响，刘利民等选择高龄骨折患者180例，其中观察组90例，在研究开始前由精神科医师对骨科医护人员进行精神卫生知识和谵妄评估量表的培训，每天采用精神错乱鉴定方法（confusion assessment method, CAM）对患者进行评估，对照组90例，接受骨科常规诊疗，出现精神症状后联络精神科医师会诊。结果观察组患者的会诊率为41.11%，而对照组患者的会诊率仅为17.78%，差异有统计学意义，两组患者会诊后谵妄、焦虑障碍、抑郁发作等精神疾病的诊断率比较，差异无统计学意义。观察组患者谵妄的识别率为31.11%，对照组患者谵妄的识别率为11.11%，且观察组患者的住院时间较短，进而认为精神科与骨科联合会诊可提高老年骨折患者术后谵妄的识别率，缩短住院时间。

近年来，在综合医院因躯体疾病而致谵妄的中、老年患者越来越多，为弄清谵妄的致病因素，俞建良等回顾性分析杭州市富阳区第一人民医院心理卫生科联络精神会诊被确诊为谵妄患者 102 例的临床资料，发现主要病因分布在中枢神经系统病变、急性血管性疾病、感染、消化吸收障碍、贫血、内分泌代谢障碍、急性代谢性障碍、外伤、外科术后、精神活性物质及非成瘾药物等，其中中枢神经系统病变和急性血管性疾病及感染最多；70～79 岁和 80～89 岁的年龄段致谵妄的患者分别占到 39.26% 和 30.39%，从而认为综合性医院患者致谵妄因素很多，病情复杂，加强联络会诊具有重要意义。

二、转诊的心理评估

目前国内已经有不少综合医院精神科联络会诊的研究报道，但随着心身医学和生物 - 心理 - 社会医学模式深入人心，普通的心理科或精神科会诊已经不能满足人们的需要，章瑜等回顾性分析杭州市第一人民医院心理科近 2 年通过联络会诊转入患者 68 例的数据，包括来源科室分布、转入后的诊断种类、转归情况等。结果表明，转入心理科前 3 位的科室为神经内科、消化科、心内科，分别占到 22.1%、19.1% 和 16.2%；最终诊断排在前 3 位的是焦虑症、抑郁症和躯体疾病所致的精神障碍，分别占到 20.6%、16.2% 和 14.7%，其中治愈 48.5%，好转 48.5%，总有效率为 97.0%，表明精神疾病已经得到人们的重视，相比于简单的门诊会诊，心理科的病房优势凸显，转入患者反映了疾病谱的改变，其中焦虑和抑郁在转诊中所占比例，进一步说明在综合医院设立临床心理科的重要性。

医学无法解释的躯体症状（medically unexplainedphysical symptoms，MUPS）是指不能用实验医学的生理疾病过程进行合理解释的躯体障碍，是躯体化等以躯体不适感为突出表现的心理障碍诊断标准中的核心条件。李闻天等选取德国弗莱堡大学医学中心 2006—2010 年向心身医学与心理治疗科转诊的住院患者 8695 例，根据向心身医学与心理治疗科转诊的原因分为 3 组，其中应对方式问题（Coping）组 3886 例、当前的心理症状（CPS）组 2261 例和 MUPS 组 573 例，探讨德国综合性医院医学无法解释的躯体症状（MUPS）患者与其他心理障碍患者心理治疗服务时长之间的差异性。结果表明，MUPS 患者接受心理治疗服务时在心理相关病史采集和心理咨询阶段花费时间最长，反映了其对于接受这种模式治疗的依从性，说明 MUPS 患者虽关注躯体不适的感受，但却有较高的潜在获取心理治疗服务的内心需要，对我国 MUPS 患者的治疗有好的借鉴意义。

（张桂青）

参 考 文 献

［1］ 郭俊慧，王高华，朱志先，等. 综合医院精神科联络会诊分析. 临床精神医学杂志，2016，9（3）：140-141.

［2］ 汪春运. 谵妄的诊断和治疗. 国际精神病学杂志，2012，39（1）：51-54.

［3］ 刘利民，孙东红，宋京涛，等. 精神科与骨科联合会诊模式对高龄骨折患者术后谵妄识别率及住院时间影

响. 国际精神病学杂志, 2016 (3): 486-488.

[4] 俞建良, 亢明, 王红祥, 等. 心理卫生科联络会诊 102 例谵妄因素分析. 中国基层医药, 2016, 23 (3): 428-431.

[5] 章瑜, 谢健. 综合医院心理科两年会诊转入患者的特征回顾性分析. 中国现代医生, 2016, 54 (15): 65-68.

[6] 汪新建, 陈子晨. "医学无法解释症状"的界定: 躯体化诊断的本土视角. 南京师大学报 (社会科学版), 2014 (2): 110-116.

[7] 李闻天, Kurt. Fritzsche, 张洁. 德国综合性医院医学无法解释的躯体症状患者与其他心理障碍患者的心理治疗服务时长差异性分析. 中国全科医学, 2016, 19 (32): 3902-3906.

第四章 心身医学基础与临床研究进展

第一节 应激基础与临床研究进展

一、应激的定义

"应激"最初由加拿大学者 Hans Selye 于 19 世纪 30 年代借用物理学的词汇提出，定义为"发生在身体各部分力的相互作用"，随着医学界的逐渐认识，将之定义为机体在各种内、外环境因素及社会文化心理因素刺激时所出现的全身性、非特异性的适应反应。应激既包括急性应激，也包括慢性应激，既有单一性，也有多重性。其中，慢性应激具有多因素综合作用、多系统共同参与、表现复杂多样的特点，是临床多种疾病发生发展过程中的重要参与机制，既非直接的致病因素，也非病理结果，而是介于因果之间的机体的非特异性复杂心身反应过程。心身医学的兴起及社会文化与人类健康关系的研究促使新健康观念形成，肯定了应激源、应激反应与多种疾病之间存在密切联系。

二、应激的基础研究

（一）应激在基础研究中的模式（应激模型）

根据应激理论，研究者利用不同性质、强度、作用时间和方式的各种应激源作用于实验动物，以期在实验动物体上复制人类的应激状态或模拟应激相关性疾病，从而为研究其病理生理机制、相关疾病的预防，以及抗应激损伤药物的研究开发等提供可靠的实验工具。根据应激的模式和机体反应的不同，应激通常分为躯体应激、心理应激和综合应激动物模型。

1. 躯体应激　模拟躯体应激的动物模型主要包括冷应激、热应激、电应激、疲劳应激、创伤应激模型等。

（1）冷刺激：周文芸等将 230 只 SD 大鼠分为 20℃、4℃、−12℃ 3 个环境温度组，每个温度组分非刺激亚组、细菌脂多糖刺激亚组、刀豆素 -A 刺激亚组，每亚组分 1 h、12 h、24 h、48 h 4 个时间点观察组；ELISA 测定血浆促肾上腺皮质激素、肾上腺素、血管紧张素 -2、白介素 -2、干扰素 -γ、白介素 -4 和白介素 -10，探讨冷应激对大鼠外周血应激激素及 T 淋巴细胞因子的影响，结果发现，气温骤降可致大鼠应激激素水平升高以及适应性免疫功能受损。于长青等将 40 只 3 月龄雄性 Wistar 大鼠，随机分成寒冷组和对照组，寒冷组动物置于 4℃ ±2℃ 的冷环境中，每天 4 h，共 8 周。每周测鼠尾血压、心率、体重。8 周后取胸主动脉完整血管环，生理多导记录仪分析血管活性物质对离体血管环舒缩功能的影响，发现冷应激环境因素刺激可导致大鼠高血压和血管功能异常，其机制可能与钙通道异常开放和内皮依赖的舒张功能受损有关。

Xia 等在研究冷应激对大脑发育的影响时，对怀孕的小鼠进行冷应激，观察冷诱导蛋白 RBM3 在胚胎脑中的表达，同时将 RBM3 在冷应激的刺激下进行敲除，观察胚胎脑神经元的分化，并检测孕产妇在冷应激过程中 mRNA 表达的变化。结果发现冷应激可以影响大脑发育，神经元分化异常。

（2）热刺激：Tian 等探讨热应激状态下小鼠睾丸生殖功能的改变，将 24 只雄性 C57 小鼠随机分为热应激组和对照组，分别在 43℃和 25℃水中浸泡 15 min。在热暴露 1 d、7 d 和 14 d，处死所有小鼠，收集睾丸组织，用 TUNEL 法检测生殖细胞凋亡，用免疫组织化学和 Western 印迹检测 PH2AX 蛋白的表达水平。结果发现热应激组小鼠睾丸生精小管中凋亡细胞百分率最高，PH2AX 蛋白在相邻生精小管基底膜的细胞核中表达，并呈动态变化，提示热应激与诱导睾丸生精细胞的增殖和分裂有关。

王超等探讨热应激对小鼠器官指数、小肠形态、胃黏膜 HSP70 mRNA 表达量及糖代谢相关激素的影响。将对照组的昆明小鼠在温度 15～25℃、相对湿度 30% 左右条件下正常生长；实验组小鼠每天中午 12：00～13：00 置于（39±1）℃的热处理箱中，适应期 3 d，预试期 3 d，正试期 10 d。分别测定心、肝、脾、肺、肾重量，小鼠胃黏膜 HSP70 mRNA 表达量、血浆中胰岛素和胰高血糖素浓度以及十二指肠和空肠的绒毛高度、隐窝深度，并对肝、十二指肠和空肠进行病理组织学检查。结果发现，热应激可显著提高小鼠胃黏膜 HSP70 mRNA 表达量，降低血浆中胰岛素的含量，并造成小鼠肝、十二指肠和空肠严重损伤。

（3）电应激：Kao 等选用雄性 C57BL/6NCRL 小鼠，7～8 周龄。先在标准笼子［12：12 h 光暗周期，7：00 熄灭，室温（23±2）℃，湿度 60%］中进行饲养，之后将小鼠置于一个有机玻璃笼（16 cm×16 cm×32 cm）中，笼子底部使用格栅装具连接到冲击发生器上。在适应 198 s 之后，动物在中度照明（40 lx）下足底经历 2 个电动刺激（1.5 mA，2 s 长），其间的间隔为 60 s。动物在接受应激后再呆 60 s，然后回到之前的笼子。通过整合蛋白质组学和代谢组学分析数据，用体内（15）N 代谢标记结合质谱，分析在前皮质（PRL）、前扣带回（ACC）、基底外侧杏仁核、杏仁核的中央核和海马之间的 CA1 之间的变化。硅通道分析显示，前皮质柠檬酸循环途径上调，ACC 和伏隔核（NAC）下调，揭示了能量代谢在创伤后应激障碍（post-traumatic stress disorder, PTSD）发病机制中的作用。

畦建等对 SD 大鼠进行足底电脉冲刺激，刺激时间为 5 s，脉冲宽度为 20 ms、强度为 80～140 V，每次 2 h，每天 2 次、持续 15 d，之后用图像计量分析的方法观察十二指肠组织形态，化学方法检测其功能代谢的改变。同时，他们还观察同样的电应激方式对肝组织形态及功能代谢的影响。

（4）强迫游泳：强迫游泳实验是经典的抑郁症动物模型，目前也常用于疲劳应激模型。Xianchu L 等选取雄性 ICR 小鼠（8 周龄，25 g±2 g），在标准实验室条件下生长（23℃±2℃，湿度 50%～60%，12 h 光 /12 h 暗循环）。采用强迫游泳实验对小鼠进行疲劳训练，建立小鼠运动性疲劳模型。强迫游泳实验之前，小鼠无负荷游泳 3 d（20 min/d）。之后小鼠进行负重游泳，用铅（约 5% 的每只小鼠的体重）连接到小鼠的尾根，在相同条件下（25℃±1℃，30 cm 深）的水中进行训练。时间耗尽（TTE），

（TTE），小鼠未能上升到水面达 10 s，并且缺乏明显的协调运动时被视为力竭，立即记录。力竭游泳后，小鼠腹腔注射麻醉药，收集血液和骨骼肌组织，检测其肌酸激酶、乳酸脱氢酶、乳酸、琥珀酸脱氢酶、Na^+-K^+-ATP 酶、肿瘤坏死因子 -α 和白介素 -1β 水平，观察其炎症反应、线粒体功能等相关指标。

陈夫银等将雄性 SD 大鼠随机分为对照组、单次应激组、2 周应激组和 4 周应激组，应激组大鼠每天早上 9：00 强迫游泳 15 min。单次应激组、2 周应激组、4 周应激组分别接受强迫游泳 1 次、14 次及 28 次，之后进行旷场实验，检测其皮质酮水平，探讨强迫游泳不同应激阶段和应激强度对大鼠行为和内分泌功能的影响，并分析这些改变的精神病理学意义。

（5）创伤应激：卢坤刚、韩雪峰等对 SD 大鼠单侧后足底皮下注射 0.2 ml 甲醛溶液（50 g/L），建立 SD 大鼠的急性疼痛应激模型，观察胃及颌下腺中 annexin 5 mRNA 表达水平的变化。赵中兴等采用束缚、电击、力竭游泳复合应激源刺激（不同于常用的连续单一刺激的 PTSD 模型），探索建立一种新的创伤后应激障碍大鼠模型，在接受复合应激后第 14 天通过大体行为学观察、拒俘反射评分、旷场实验、高架十字迷宫及水迷宫测试，证实复合应激刺激可成功制备较典型的大鼠 PTSD 动物模型。

（6）睡眠剥夺应激：Zhang 等选用 8～10 周龄 C57BL/6J 雄性小鼠进行睡眠剥夺实验。在 12 个平台的充水箱中，将小鼠放置在平台（直径 2.5 cm，水面上 1 cm）上。平台的间距为 5 cm，使小鼠可以自由地从一个平台移动到另一个平台。小鼠可以自由饮水和进食。而当小鼠进入快速眼动（REM）睡眠阶段时，由于肌肉弛缓和小平台大小而落入水中醒来。睡眠剥夺期持续 72 h，在此期间，温度（23±1℃）和光 / 暗周期均保持在受控条件下。这种方法剥夺了 95% 的 REM 睡眠，并有效减少 31% 的慢波睡眠时间。

王胜智等以工程塑料为原料，制作水箱和底部平台，设计箱体尺寸为 110 cm×60 cm×40 cm（长 × 宽 × 高），在对照组水箱内设 8 个直径为 6.5 cm 的圆形平台，平台间隔为 16 cm。实验组水箱内设 12 个直径为 1.8 cm 的小平台，平台间隔为 16 cm，平台高度均为 8 cm，底部设 2.5 cm 排水孔。将水箱中放水至平台下方平面，将大鼠分别置于水箱中平台上，使大鼠平稳地站立于平台上，从而制备改良的水环境多平台睡眠剥夺模型。

2. 心理应激

（1）情绪社会心理性应激模型：这类模型的制备是通过对动物施加一系列非生理性或非躯体性的应激因素，使造模时动物未遭受生理性或躯体性损害，却引发一些与人类类似的恐惧、绝望、愤怒等情绪反应，较为广泛的是愤怒心理应激模型和空瓶刺激应激模型。

1）愤怒心理应激模型：魏盛等应用社会隔离结合居住入侵方法制备愤怒、郁怒大鼠模型，运用 HPLC 检测各组大鼠不同脑区 5-HT 的含量变化。张红梅等参照传统的方法制作出一种新的愤怒动物模型，考虑到传统的夹尾和电击方法带有躯体应激的成分，与心理因素作用掺杂，将雄性 Wistar 大鼠单独饲养于不锈钢笼中（50 cm×30 cm×20 cm），自由饮食、饮水。制造昼夜颠倒环境，每晚 24：00 开灯，中午 12：00 关灯。连续孤独饲养 10 d，第 11 天 13：30～15：30 进行实验，该时间段内大鼠处于夜间兴奋状态。在每只模型组大鼠笼内放进 1 只入侵鼠，开始计时、摄像。前 5 min 为双方适应期，记录第 6～20 分钟大鼠行为变化。第 21 分钟将模型组大鼠从笼中取出，立即放入旷场实验箱内，进行应激后行为学检测（包括搏斗、威吓、攀压、失败等行为），并通过计数粪便的粒数评测其紧张程度。

2）空瓶刺激应激模型：空瓶实验即采用在程序性饮水的固定时间点不确定性给予大鼠空瓶刺激（有瓶但瓶中无水）诱发其情绪反应的应激模式，称为空瓶刺激方法。梁斌等将 16 只雄性 SD 大鼠随机分为对照组、模型组各 8 只，两组第 1 周每天早 9：00、晚 21：00 定时喂水 10 min；第 8～21 天，对照组（群居饲养）早 9：00、晚 21：00 依然定时饮水 10 min，模型组（孤独饲养）早 9：00、晚 21：00 按随机表给予空瓶刺激或喂水 10 min，两组均按体质量腹腔注射生理盐水（200 g/ml），每天 2 次。用旷场实验观察大鼠行为学变化；放射免疫法检测血浆皮质醇（COR），ELISA 法检测血浆肾上腺素（Adr），硝酸还原酶法检测血浆一氧化氮（NO），放射免疫计数法检测血浆内皮素（ET）、6- 酮 - 前列环素 F1α（6-Keto-PGF1α）、血栓素 B_2（TXB_2），化学比色法检测血浆 Adr 代谢产物 H_2O_2，高效液相色谱法检测血浆甲胺（MA）及甲醛（FA）；采用透射电镜观察血管内皮细胞超微结构。证实空瓶刺激心理应激能够造成血管内皮细胞功能和结构的损伤。

Ye 等为了模拟临床情况，开发了一种新的绝经过渡小鼠模型：将双侧卵巢切除术（OVX）和空瓶刺激（EBS）联合，在 OVX 和 21 d EBS 后，进行行为实验和戊巴比妥诱导的睡眠实验。发现（OVX＋EBS）组小鼠的体重增加，子宫脏器指数降低，血清雌二醇浓度降低，行为表现、睡眠质量和形态特征与单独 OVX 组和单独 EBS 组比较均有显著性差异。证实双侧卵巢切除术和 EBS 联合应用可为建立小鼠综合性绝经过渡模型提供一种简便易行的方法。

3）交流箱应激模型：黄飞等制备的交流箱由 48 个小室组成，相互之间用透明有孔塑料薄板隔开，这样既可以防止动物之间的身体接触，又可以让它们获得来自邻居动物的视觉、听觉及嗅觉等方面的信息；其中 24 个小室的底部用直径 2 mm、间隔 5 mm 的不锈钢导电丝组成，可以连接电源给予足部电击刺激；另外 24 个小室的底部覆盖塑料板以避免电击。电刺激发生仪刺激电压为 48 V，频率为 0.5 Hz（即每 2 秒 1 个脉冲），时间为每天 0.5 h，持续 14 d。足部电击组大鼠在受到电刺激后，即出现尖叫、奔跑、排泄物增多等，情绪应激组大鼠则在隔壁小室内可以观望到同类的这些表现，处于高度的紧张、焦虑和抑郁状态，从而制备成情绪应激模型。

4）社交应激动物模型：吴晓等取 C57BL/6J 小鼠（即"C57 小鼠"）作为应激组，将筛选出来的具有攻击性的 CD1 小鼠与之放入同一鼠笼，刺激 5～10 min，并相处过夜 24 h，连续 10 d，每天更换不同的 CD1 小鼠作为应激源，模拟人类在正常交往中遇到挫折并孤立无助的情景，让攻击性 CD1 小鼠对 C57 小鼠进行短暂的攻击，并让 C57 小鼠长期处于攻击性 CD1 小鼠的威胁和恐惧当中，给 C57 小鼠造成一种类似于人类的心理压力，然后通过 Noldus 动物运动轨迹跟踪系统对 C57 小鼠在社交失败动物行为学检测系统中的运动轨迹进行检测和分析，从而得出 C57 小鼠运动轨迹图，建立一种用于模拟人类心理疾病的社交应激动物模型。

Yang 等同样选取 C57BL/6J 小鼠，采取同样的应激模式，将 C57BL/6 小鼠暴露于不同的 CD1 入侵小鼠连续 10 d。当社交失败活动结束时，驻留的 C57BL/6 小鼠和入侵鼠被放置在笼子的一半，由穿孔的有机玻璃分隔器分隔，以允许在 24 h 的剩余时间内进行视觉、嗅觉和听觉接触。随后，所有小鼠分别在最后一次活动后 24 h 单独放置。在第 11 天，进行社会互动测试选择易感和不易受社会失败压力的小鼠的亚组。通过将小鼠置于一个相互作用的测试箱（42 cm×42 cm）中，并在一端设置一个空的丝网笼（10 cm×4.5 cm）。小鼠的运动被跟踪 2.5 min，随后 2.5 min，将一个陌生的入侵者置于金属丝网笼中。用秒表记录受试者存在于"交互区"（定义为绕线笼的 8 cm 宽的区域）的持续时间。相互作用比＝在交互区中有入侵者时花费的时间／交互区中没有入侵者时花费的时间。以 1 的交互率作为截止值：得分＜1 的小鼠被定义为社交失败压力的"敏感者"，得分＞1 的小鼠被定义为"不敏感"。在实验中，70%～80% 的小鼠在 CSDS 后易感。

（2）不可逃避型应激模型：这类模型主要模拟人们生活中无法避免的拥挤、环境嘈杂、挫折等生活状态，将动物置于无法逃脱的应激环境中，并给予一种或多种刺激诱发心理应激反应常用的噪声、束缚等。尤其是束缚应激，可以较好地模拟纯粹的心理挫折应激，成为心理应激的经典模型。根据施加束缚因素的同时是否附加其他刺激可以分为单纯束缚应激和复合束缚应激。单纯束缚应激又可根据束缚时间长短的不同分为短期束缚和长期束缚；复合束缚是在单纯束缚应激的基础上附加不良环境因素的刺激，如冰冷环境下的束缚、在水中束缚动物，该类模型主要用以研究环境因素对心理应激的影响。

束缚应激：Chu 等选取成年雄性 C57/BL6 小鼠（12 周龄）在标准笼子中进行分组饲养，在实验前适应 7 d。将小鼠置于 12 h∶12 h 循环（上午 7∶00 亮灯），温度控制室保持在 25℃，自由饮食、饮水。之后将小鼠置于通风透明的塑料管中（直径 3 cm，长度 10 cm），并在第 2 天上午 10∶00 至晚上 10∶00 进行 24 h 的约束，保持在黑暗中，并通过空调通风口产生背景噪声。在头部和沿着侧壁的孔（直径 0.5 cm）可以通气。动物可以移动头部和前肢，但是身体和后肢不能移动或转身。在束缚期间，不给予食、水。之后检测其短期（约束后 2 d）和长期（35 d 后的约束）的影响。结果发现小鼠表现出抑郁样行为，大脑对于葡萄糖摄取降低，海马神经发生减少。

周科成等采用束缚躯体的方法建立急、慢性应激模型，对急性应激组小鼠给予单次 12 h 束缚应激，早上 7∶00～19∶00 将小鼠置于特制的束缚器内限制其行动自由，对慢性应激组同样给予束缚应激，早上 9∶00～17∶00 将小鼠置于特制的束缚器内限制其行动自由，即 8 h/d，连续 10 d。每日束缚期间禁食、禁水。空白组仅在相同时间禁食、禁水，其余时间不进行任何处理，之后用自发活动实验检测小鼠的情绪状态，避暗实验检测小鼠的学习记忆能力，急性束缚应激会使小鼠产生烦躁情绪，但不会改变其学习记忆能力；慢性束缚应激会使小鼠产生抑郁样情绪，会损害其学习记忆能力。

（3）心理冲突性应激模型：利用动物"前进 - 后退"的心理冲突，模拟人类在生活中面对重大抉择时的心理冲突情景，其经典模型为惩罚性饮水实验。亓晓丽等对 C3H/HeJ 雌鼠给予饮水冲突和限制应激，使电路随机地处于断开或接通的状态，由此造成小鼠在饮水时可能会遭受电击，从而使小鼠产生心理冲突，出现焦虑情绪。限制应激是将小鼠限制在一狭小的容器内（直径 4 cm，长为 8 cm），限制其活动范围，使动物产生无助和抑郁的情绪，每次限制 0.5～1.5 h，每周随机给予 3～4 次。这一方法与前人的方法相比施加了更多的不可预测因素，更客观地拟合了人类产生心理冲突时所形成的应激状态。

3. 综合应激动物模型　综合应激的作用方式既包括躯体应激，也包括心理应激，最常见的是慢性不可预知性应激。

Zhao 等将昆明小鼠制备成慢性不可预知性应激模型，应激方式包括：①24 h 禁食；②24 h 无饮水瓶的禁水；③笼以 45° 倾斜 24 h；④放置在一起作为一组 2 h，然后单独分离；⑤施加束缚应激；⑥夜间照明 12 h；⑦尾部夹持 15 min；⑧在冷水（4～8℃）中强迫游泳 5 min；⑨暴露于外界环境 24 h；⑩空饮水瓶。将上述应激方法随机连续应用 6 周，不连续施加相同的应激方法，以保证小鼠不能预期下一种应激的施加。Yu 等对雄性 SD 大鼠采用包括 1 h 笼式震荡，24 h 水剥夺，24 h 湿润环境，昼夜颠倒周期，24 h 食物匮乏，24 h 斜卧，5 min 游泳 45 ℃，4 ℃束缚 1 h，1 min 的钳尾连续应用 6 周，每天随机抽取 2 种形式，制备抑郁模型。

李仲铭等采用行为限制（2 h）、冰水游泳（4℃，5 min）、食物剥夺（12 h）、饮水剥夺（12 h）合并空瓶刺激、高速水平振荡（45 min）、明暗颠倒（12 h）、湿笼（12 h）、倾斜（45℃，12 h）、足底电击（电压 20 V，电流强度 1 mA，总时间为 10 min）9 种应激源对 BALB/c 小鼠连续 4 周应激处理，期间独笼饲养，每天随机抽取两种应激源作用于小鼠，使之无法预知何种刺激将要发生，经体重、行为学及学习记忆功能等检测证实，传统的慢性不可预见性应激模型加孤养结合的方法可以建立较为稳定的慢性应激模型。

张臣颢等在制备慢性不可预知温和应激抑郁小鼠模型时，将 4 周龄雄性小鼠（C57BL/6）持续 6 周暴露于一系列轻度应激中，每周检测蔗糖水消耗，应激包括：令小鼠恐惧的气味、噪声、饲养笼倾斜、潮湿的垫料、无垫料的新饲养笼、照明过夜以及短暂的同笼饲养，前 3 周模型组每天随机应用 2 个不同的应激，后 3 周应用 3 个不同的应激，舍弃一些会对实验动物的身体造成较大负担的应激（如食物和饮水的剥夺、电击、冷水浸泡），而较多采用改变环境的方法（饲养笼内环境、噪声、光线）来建立模型，一方面更加符合人类抑郁症形成机制，另一方面也反映了尊重动物权益的思想。

尹喜玲等突破以往侧重单因素造模的方式，采用躯体应激和心理应激相结合的方法，通过对 SD 大鼠应用束缚加跑台、悬吊加游泳和束缚加游泳等不同组合应激建立慢性疲劳综合征动物模型，发现多重应激后的动物表现出与人类慢性疲劳综合征的主要临床症状相似的症状，为 CFS 治疗药物的筛选提供工作平台。

（二）应激在基础研究中的观察指标

无论采用哪种形式的应激源，以何种方式进行组合，研究者总会对应激作用后进行一系列的指标评价。而鉴于应激的作用和组合方式不同，尤其是慢性复合性应激，导致的全身性反应复杂，涉及的因素繁多，表现多样，并且一般不具有特异性，因此，目前尚未形成统一公认的评价系统。

1. 基本客观指标　应激导致或诱发疾病的产生或加重与蓝斑 - 去甲肾上腺素 / 交感 - 肾上腺髓质系统（LC-NE/SAS 轴）和下丘脑室旁核 - 促肾上腺皮质激素释放激素 / 下丘脑 - 垂体 - 肾上腺轴（PVN-CRH/HPA 轴）的失调密切相关。而下丘脑 - 垂体 - 肾上腺（hypothalamic-pituitary-adrenal，HPA）轴的过度激活，导致神经 - 内分泌 - 免疫网络（neuro-endocrino-immune network，NIM）平衡失调。能够标志 HPA 轴功能亢进的指标最直接的就是肾上腺糖皮质激素（glucocorticoid，GC）、促肾上腺皮质激素（adrenocorticotropic hormone，ACTH）和促肾上腺皮质激素释放激素（corticotropin-releasing hormone，CRH）分泌增多。

Zhao 等将昆明小鼠制备成慢性不可预知性应激模型，应激连续应用 6 周后，除采用蔗糖偏好实验、强迫游泳实验、尾部悬吊实验和旷场实验对各组小鼠抑郁样行为进行检测，同时，采用酶联免疫法测定 HPA 轴通路中的 3 种关键神经内分泌激素（促肾上腺皮质激素释放激素、促肾上腺皮质激素和皮质酮）和情绪相关的单胺类神经递质（5- 羟色胺和去甲肾上腺素）的水平。发现 HPA 轴中 3 种关键激素升高，而 5- 羟色胺和去甲肾上腺素水平降低。

2. 其他常用指标　其他常用的指标除了模型动物的外观、体重、行为或体能，还包括脑的高级功能如情绪（紧张、焦虑、抑郁、愤怒、易激惹等）、认知（学习、记忆能力）、睡眠状况，躯体局部（神经系统、内分泌系统、免疫系统、消化、循环系统等）症状及全身状态如乏力、疼痛等多种表征。

（1）情绪与认知功能障碍：应激所致的情绪障碍研究较多的是抑郁和焦虑。对于认知障碍，多数研究的是不良应激对认知功能的损害，通过一系列行为学实验如旷场实验、蔗糖偏爱实验、Morris 水迷宫、Y 迷宫实验等进行测定。韩冰等采用慢性不可预知性温和应激对 C57BL/6 小鼠和 APP/PS-1 双转基因小鼠进行干预，然后用 Morris 水迷宫实验评价空间学习和记忆能力，刚果红染色观察海马组织淀粉样蛋白沉积，透射电子显微镜观察海马 CA1 区神经元超微结构，观察慢性应激对 APP/PS-1 双转基因阿尔茨海默病小鼠认知功能和脑组织形态学的影响，发现应激可以加重海马神经元的病理改变。

（2）睡眠时相：对于睡眠的影响方面，叶宸搏等在青春期给予小鼠慢性温和应激模拟青少年阶段存在的日常压力，将 4 周龄雄性 C57BL/6J 小鼠（9～11 只）每天在 14：00～16：00 给予 5 min 束缚，连续 28 d；造模结束后，在小鼠 10 周龄左右时分别记录小鼠睡眠觉醒状态及焦虑和自主活动，探讨青春期的应激对其成年后睡眠的影响，发现开灯期非快动眼睡眠总量增加，特别是在长片段（1～120 s）的出现次数增加，但睡眠深度降低；觉醒总量减少，表现为在短片段（20 s）的出现次数减少。

（3）疼痛：对于疼痛的影响，Li 等发现慢性强迫游泳应激作用于坐骨神经痛分支选择性损伤（SNI）的大鼠，其神经病理性疼痛更加显著，应激加剧其造模后的机械痛敏。黄飞等建立交流箱大鼠心理应激模型，研究情绪应激对大鼠咀嚼肌机械疼痛阈值的影响。根据纤维粗细和动物痛觉反应次数，确定咬肌和颞肌疼痛分值。结果发现应激后大鼠咬肌和颞肌疼痛阈值出现变化，在 7 d 时出现最高峰，12～14 d 时达到稳定状态，但疼痛阈值依然比正常对照组降低，证实情绪应激可以导致咬肌和颞肌痛觉敏感。

（4）心电改变：王胜智等采用改良水环境多平台睡眠剥夺法建立睡眠剥夺模型，设大平台为对照组，小平台为睡眠剥夺 1 d、3 d、5 d、7 d 组，每组 9 只雄性 Wistar 大鼠。记录各组心电图，分析大鼠心率和心电图变化情况。结果发现睡眠剥夺 1 d 后大鼠心率明显下降，睡眠剥夺 3 d 后心电图 PR 间期、T 波波幅均明显增高，并随睡眠剥夺时间的延长而增加，QRS 间期明显缩短，证实睡眠剥夺导致以心动过缓为主要表现的心电图变化，并可导致心肌缺血样心电图改变。

（5）血管形态、血液指标：赵咏梅等用 Wistar 大鼠制备慢性情绪应激模型，于末次应激结束后采集血标本，全自动生化分析仪检测血清总胆固醇（TC）、三酰甘油（TG）、高密度脂蛋白胆固醇（HDL-C）、低密度脂蛋白胆固醇（LDL-C）和超敏 C 反应蛋白（hs-CRP），黄嘌呤氧化酶法检测血清超氧化物歧化酶（SOD）活力、硫代巴比妥酸法测定丙二醛含量、ELISA 法测定血清 Ox-LDL、放射免疫法测定 TNF-α 水平；HE 染色观察大鼠主动脉形态学变化。发现应激组出现明显的脂代谢紊乱、氧化应激损伤和炎症反应，主动脉出现早期动脉粥样硬化性病理改变。

刘莉等采用空瓶刺激法制备情绪应激大鼠模型后，检测其血黏度的改变。结果发现在全血黏度中切速率下，24 h 时应激组明显增高，在全血黏度高切速率下，1 h 和 24 h 时模型组明显增高，证实情绪应激组大鼠的血黏度值增高，血液流变学发生改变。骆益宙等建立慢性心理应激 C57/B6 小鼠荷瘤模型，2 周后检测肿瘤大小、质量、肺部和肝转移病灶数量，免疫组化（IHC）检测肿瘤新生血管局部 CD31 阳性细胞，计数微血管密度（MVD）；并用 ELISA 法检测 VEGF 水平；Western 印迹法检测肿瘤组织局部 VEGFR2（KDR）表达水平；RT-PCT 检测缺氧诱导因子 -1α（HIF-1α）转录水平，结果证实长期慢性心理应激能诱导肿瘤新生血管形成，促进肿瘤增长。

（6）胃肠功能、形态及电活动：蔡莹等通过运用寒冷 - 束缚、饥饱失常等综合方法刺激小鼠 16 d。通过观察小鼠一般状况、胃肠运动、组织病理学及血清促胃液素（Gas）水平变化，发现模型组小鼠胃肠组织病理学检查无器质性病变；饮食量及体质量明显下降，胃排空和小肠推进加快，血清 Gas 水平升高，证实以寒冷 - 束缚为主的慢性应激可导致小鼠胃肠功能紊乱。

许冠荪等观察束缚 - 冷大鼠应激模型胃肠的电活动。以氨基甲酸乙酯 1.0 g/kg 腹腔注射麻醉，剖腹将 3 对直径 1.0 mm 的铂丝电极，分别埋植在胃窦部（距幽门刮约肌 0.5 cm），近端结肠（距蚓突部 5 cm）及远端结肠（距直肠 5 cm 处）的浆膜下肌层，电极导线连接 RM-85 型多导生理记录仪上，参考电极置于切口处皮下，术后 2 h 开始记录胃肠肌电，时间常数 0.3 s，高频滤波 30 Hz，计算肌电的平均频率，幅值和离散度即标准差与均值的百分数。发现应激大鼠的胃结肠电活动呈现明显的抑制效应，包括慢波波幅下降、频率降低、节律率乱、离散度大、快波减少，在肠电相当于消化间期综合肌电Ⅲ相的出现周期延长或消失破坏。

谢慧臣等采用慢性不可预知应激制备胃溃疡大鼠模型，采用透射电镜法观察腺胃区胃黏膜组织细胞及细胞间连接的超微结构改变，并检测胃肠动力变化。发现模型组大鼠胃黏膜上皮细胞间连接松解，胞膜结构部分缺失，胞质中细胞器崩解，基质透明，内质网扩张，线粒体肿胀，胞核形态极不规则，大量畸形核，部分核溶解，染色质明显边集、浓缩或均一化分布，胃排空率及小肠推进比降低。

（7）内分泌、免疫指标：王建红等采用声 - 光 - 电复合刺激引起心理应激制备大鼠卵巢内分泌功能降低模型，之后每天一次定时检查阴道涂片，观察动情周期的动态变化。选择在停止应激刺激后第一个动情期处死动物，如果 7～8 d 未见动情期，则选择第 8～9 d 处死动物，取血清于 −20℃冰箱保存，用放射免疫分析法测雌二醇孕酮；迅速取肾上腺称重后，用 2，4- 二硝基苯肼比色法测抗坏血酸含量；取动物垂体、卵巢、子宫称重；用 10% 甲醛固定卵巢，石蜡包埋做病理切片，观察其形态学变化。

罗来成等用同样的声 - 光 - 电复合应激刺激方法，4 个动情周期后大鼠生殖内分泌紊乱症状出现，通过观测动情周期、血清雌二醇、血清孕酮、血清皮质酮、卵巢形态学变化来确定动物模型，对生殖轴内分泌网络的 6 个重要的生物调节因子做因子分析，建立心理应激下的生殖轴内分泌网络的因子分析模型，发现心理应激状态下的各生物因子之间的调控关系更复杂，集中反映在促性腺激素释放激素（gonadotropin releasing hormone，GnRH）这个关键因子对各个下层因子调控关系减弱，特别是对雌二醇（estrogen，E_2）的调控很弱，而 β- 内啡肽（β-Endorphin，β-EP）对各个下层因子的调控关系却比正常状态下增强，特别是对雌二醇的调控作用非常强，且雌二醇主要受 β- 内啡肽控制。黄文英等在对影响免疫功能的多种心理应激实验模型进行的比较分析中，应用放射免疫法测定白介素 -2、白介素 -6 含量，应用脲酶 -Berthelot 比色法测定血尿素氮含量。

（8）代谢组学：Han 等对 APP/PS1 小鼠采用连续 4 周的慢性不可预知性应激，采用 Morris 水迷宫、ELISA 和气相色谱质谱法，观察慢性不可预见性轻度应激（CUMS）引起的 APP/PS1 小鼠认知、海马神经病理学和代谢组学的变化，探讨认知与代谢组学的相关性。结果发现 APP/PS1 ＋ CUMS 小鼠体内存在 7 种不同的代谢产物。在这些变化中，3- 羟基丁酸、缬氨酸、丝氨酸、β- 丙氨酸和 O- 磷酰乙醇胺参与鞘脂代谢、酮体的合成和降解及氨基酸代谢。提示 APP/PS1 小鼠应激相关认知损害的代谢机制与多个途径和网络有关。

郑兴宇等制备慢性轻度不可预知应激抑郁模型（CUMS）与慢性束缚应激抑郁模型（CRS），以大鼠旷场行为、体重以及糖水偏爱作为常规指标，并采用代谢组学技术对实验 21 d 大鼠尿液进行 NMR 数据采集，运用 SPSS、MatLab7.5、SIMCA-P 软件对数据进行分析。结果发现 CUMS 模型和 CRS 模型共有的标志物有缬氨酸、亮氨酸、异亮氨酸、甘氨酸、酪氨酸、肌酸，CUMS 模型特有标志物为脯氨酸，CRS 模型特有标志物为天冬酰胺及精氨酸。证实代谢组学方法比行为学更灵敏，并且由于代谢组学技术比常规方法具有灵敏、整体、直观性的优点，因此可用于抑郁模型的筛选。

（9）影像学：Chen 等采用大鼠慢性不可预见性轻度应激（CUMS）模型，将 20 只雄性 Wistar 大鼠暴露于各种应激源，用 T$_2$ 加权像（T$_2$WI）动态测量 7T 结构磁共振成像（MRI）下的大鼠海马体积，模拟抑郁症患者海马区体积的改变。结果发现，在 4 周的 CUMS（CUMS-4W）后，行为测试显示大鼠抑郁模型成功建立，2 周后 CUMs 双侧 CA1 体积明显萎缩（左侧 21.09 mm^3±2.31 mm^3、26.16 mm^3±3.83 mm^3；右侧 21.05 mm^3±2.36 mm^3、26.12 mm^3±3.78 mm^3）；CA3、齿状回（DG）和下支的体积在 CUMS-4 W 后出现萎缩（CA3：左侧 12.23 mm^3±1.10 mm^3，右侧 12.20 mm^3±1.14 mm^3；DG：左侧 8.16 mm^3±0.58 mm^3，右侧 8.18 mm^3±0.92 mm^3；下脚：4.30 mm^3±0.52 mm^3，右侧：4.29 mm^3±0.44 mm^3）。大鼠（CUMS-4W）海马 DG 体积恢复（左侧：10.67 mm^3±1.60 mm^3，右侧：10.71 mm^3±1.58 mm^3），通过 MRI 检测证实大鼠在发育和恢复过程中海马亚区体积的改变。

国内对于应激后所致障碍的影像学研究多为创伤后应激性障碍的影像学进展综述。殷灿等使用 3.0T 磁共振成像仪和大鼠专用线圈，对烧伤后 3 h、6 h、12 h、18 h、24 h、48 h、72 h 大鼠行 T$_2$WI 及 DTI 序列扫描，测量对照组和烧伤组各组大鼠双侧额叶、顶叶皮质和尾状核的 FA 值，并比较各组间差异。结果发现烧伤后 12 h 组大鼠额顶叶 FA 值减低，24 h 组达最低值，提示 DTI 可通过定量测量 FA 值来评估大鼠严重烧伤后早期应激性脑损害的损伤程度，并能一定程度上反映组织细胞的自我修复能力。

王曼等对青年雄性 Wistar 大鼠进行慢性不可预知性应激，之后进行旷场分析、体重测定和头部磁共振检查，使用 2% 戊巴比妥钠溶液（40 mg/kg）给予腹腔麻醉，对大鼠头部进行 MR 扫描，具体扫描参数为：①横断面 T$_1$ 加权采用 SE 序列：TR450 ms，TE15 ms，FA70/180，NAQ2.8，FOV9×9 cm，Matrix256×256。②横断面 T$_2$ 加权采用 FSE 序列：TR3500 ms，TE100 ms，FA90/160，NAQ4，FOV9×9 cm，Matrix256×256；横断面扫描范围为鼻尖至外耳孔后方 2 cm 之间的区域。③矢状面 T$_1$ 加权采用 SE 序列：TR450 ms，TE15 ms，FA70/180，NAQ2，FOV9×9 cm，Matrix256×256；矢状面

扫描范围为两侧外耳孔之间的区域。所有图像分辨率为 0.4 mm×0.4 mm，层厚 4 mm。发现应激后大鼠的侧脑室宽度显著增大，中脑导直径显著增大，表现为脑萎缩。

三、应激的临床研究

（一）临床研究中的应激源

在关于应激的临床研究中，研究最多的是创伤后应激障碍（post-traumatic stress disorder，PTSD），指经历了强烈的创伤性应激事件后出现的一种反应性精神障碍，主要表现在心理、生理上的一系列临床综合征。与之类似的还有急性应激障碍（acute stress disorders，ASD），两者的症状几乎相同，后者指在遭遇创伤事件后马上发病，病程为灾害事件发生的 1 个月以内的一过性精神障碍，而前者是在遭遇创伤事件后发病，而症状已经持续 1 个月以上。两者的应激源多为突如其来且超乎寻常的威胁性生活事件和灾难，可分为下列几项。

1. 重大的自然灾害 如强烈地震、特大山洪暴发、大面积火灾、矿难等威胁生命安全的伤害。
2. 严重的生活事件 如严重的交通事故（飞机失事）、亲人突然死亡（尤其是配偶或子女）、遭受歹徒袭击、被强奸、家庭财产被抢劫、不治之症（癌症）等创伤性体验。
3. 战争 由于遭受炮击、轰炸，甚至白刃战的恐惧体验，战斗中的士兵有的可能发病。
4. 其他 在其他关于应激对机体心身的影响的研究中，研究人群包括海员（潜艇艇员）、高原汽车兵、空军飞行员、特勤人员、退休人员、癌症照顾者、农村留守妇女、倒班护士、考试应激源下的学生、手术应激后的患者等。

姜乾金等以自编心理社会应激调查表对 610 例被试者做调查，检验调查表中的条目、应激因素分和总分分别与 SCL-90、SAS、SDS、身体素质和是否病人等多项心身健康指标的相关性，探索这些因素的概念界定及其定量方法。结果发现负性生活事件、对生活事件的消极情绪体验、消极应对方式不利于心身健康。

（二）应激临床研究的检测指标

1. 情绪与认知 徐媛媛等采用军事心理应激自评问卷（PSET）、心理弹性量表（CD-RISC）中文版正负性情绪量表（PANAS-C）和正负性认知偏向量表（APNIS）对 536 名原第二炮兵某部官兵进行抽样调查，探讨军事心理应激水平与军人心理弹性、认知偏向及积极情绪的关系。结果发现心理应激总分与负性情绪、负性认知偏向呈显著正相关，与正性情绪、心理弹性和正性认知偏向均呈显著负相关，负性情绪、负性认知偏向、正性认知偏向和积极情绪可有效预测军事心理应激水平，总解释率为 36%，积极情绪在正性认知偏向对心理应激水平的影响中起部分中介作用，在心理弹性与心理应激水平之间起完全中介作用。

程祺等采用症状自评量表（SCL-90）筛查 572 名军人，挑选出焦虑或抑郁因子分≥3 分者（试验组 17 例），检测血浆皮质醇水平，测状态 - 特质焦虑量表（STAI）、自我和谐量表（SCCS）与对照组比较，评定认知作业成绩与正常对照组进行比较。结果发现在复杂认知试验中，试验组短时记忆、双手协调、双足协调、复杂鉴别反应时间的得分明显降低，证实以血浆皮质醇水平升高为标准，用心理学量表可以较好地检出处于慢性心理应激状态下的军人，该状态下复杂认知功能受到严重影响。

戴晴晴等使用 Neuro Scan 32 Channel ERP System 记录 20 名上海市优秀一线射击运动员应激前后 P300 波幅、潜伏期，用 SCL-90、功能性胃肠病罗马Ⅲ型诊断标准中消化系统躯体化症状条目对运动员测评，并进行比较分析，探讨应激状态下消化系统躯体化症状与 ERP 中 P300 变化的关系。发现在 8 项消化系统躯体化症状中，反酸、恶心、呕吐、腹泻有显著性差异。有反酸症状的运动员应激后 P300 潜伏期明显增高，而有腹泻症状者潜伏期降低；有恶心、呕吐症状的运动员应激后 P300 波幅均显著降低。提示应激状态下不同消化系统躯体化症状发生机制与认知加工过程密切相关。

2. 睡眠　刘伟志等以上海市某窗口单位（从事市政服务工作，不可预期的应激长期存在）1 年以上工龄的员工 100 名作为调查对象，采用匹兹堡睡眠质量指数（PSQI）、艾森克人格问卷（EPQ）和症状自评量表（SCL-90）调查其睡眠质量和人格特征，并比较不同人格特质员工之间睡眠质量和心理健康状况差异。结果发现，长期慢性应激条件下，18.6% 的员工存在睡眠质量问题；其人格特征以情绪稳定型和外向型为主；人格外向、情绪稳定的员工在同样的应激水平下较少出现心理健康问题和睡眠质量问题。

3. 影像学　Niu 等观察并分析创伤后应激障碍儿童患者脑功能网络的拓扑结构，对 22 例儿童 PTSD 患者和 22 例匹配的创伤暴露控制者进行研究，这些患儿经历了中国西部四川省的 2008 年 8 级大地震并幸存下来。在震后 8～15 个月进行了 MRI 脑结构成像，基于区域间 GM 的形态相似性构建脑网络，并用图论方法进行分析，在每个拓扑度量中进行非参数置换测试以评估组间差异。结果发现 PTSD 患者的脑网络特征为特征路径长度减少，聚集系数、整体效率和局部效率增加。PTSD 患者在默认模式、中央执行和显著性网络的节点中表现出中心性增加，涉及内侧前额叶、顶叶、前扣带回、枕叶、嗅皮质和海马。

金圭星等收集 12 例病程＜1 年的首发创伤后应激障碍患者为 PTSD 组，16 名健康志愿者为对照组。PTSD 组应用艾司西酞普兰治疗 3 个月，治疗前后均使用临床应用的 PTSD 诊断量表（clinician administered PTSD scale，CAPS）评估临床症状，威斯康星卡片分类测验（Wisconsin Card Sorting Test，WCST）评定 PTSD 组执行功能。采用基于体素的形态学分析技术比较 PTSD 组治疗前后及对照组的脑结构形态，探讨 PTSD 患者的执行功能损害特点及结构性磁共振的变化。结果发现 PTSD 组治疗前额叶部分脑区灰质体积小于对照组，治疗后 PTSD 患者额叶部分脑区灰质体积较治疗前恢复，但仍小于对照组，可能为其认知功能损害的病理基础。

鲁璐等纳入 67 例符合《精神疾病诊断与统计手册》（第 4 版）（DSM-Ⅳ）诊断标准的 PTSD 患者与性别、年龄匹配的 78 例同样经历创伤事件的对照人群，使用 GE 3.0 T 磁共振采集高分辨结构像，随后使用 FreeSurfer 软件进行海马及亚区的分割并获得海马总体积、各亚区（包括 CA1、CA2-3、CA4-DG、前下托、下托、海马伞及海马沟）体积数据。以年龄、受教育年限、扫描距地震发生时间、颅内总体积为协变量，左右半球、性别、诊断为固定因子，使用协方差分析比较体积的组间差异；用 Pearson 相关探索体积与临床创伤后应激障碍诊断量表（CAPS）评分、病程之间的关系。提示应激事件在 PTSD 患者及对照组均可造成海马损伤，同时在 PTSD 患者中存在性别特异性的偏侧化现象。

赵锋等纳入 20 例 PTSD 患者及 19 例年龄、性别及受教育程度均匹配的健康对照组进行静息态功能磁共振成像扫描，采用低频振幅（ALFF）的分析方法计算两组脑区低频振幅情况。结果发现 PTSD 患者左侧辅助运动区、左侧额中回、中央旁小叶及左侧额下回 ALFF 值明显增高。提示 PTSD 患者的大脑活动异常主要分布在认知和运动相关脑区，这些异常的自发神经元活动可能是 PTSD 患者认知缺陷的神经基础。

国内吴永娟等采用 Alokactl0 超声检测仪、UST-52105 宽频探头、频率 2.5~5.0 MHz，对 60 例应激性心肌病患者进行检查。患者取左侧卧位，保持安静状态后，连接心电图。在被检查者的心尖四腔与心尖左心室长轴观部位，采集动态彩色多普勒血流图像，此外，对患者先后进行 MR 扫描、左心室与冠状动脉造影、核素心肌灌注显像检查，同时行 $^{99}Tc^m$- 甲氧基异丁基异腈（MIBI）单光子发射计算机体层（SPECT）和 ^{18}F- 脱氧葡萄糖（FDG）SPECT 进行对比研究。陈琦珩等选择脑外伤所致精神障碍患者 52 例为研究组，以同期住院有外伤史的 PTSD 患者 49 例为对照组，进行临床资料和 CT 资料的比较，认为两者在临床及影响学方面各有特点。

4. 外周血应激指标　张莉等采用 Spielberger 等编制的状态 - 特质焦虑问卷，测定空降兵群体的特质焦虑及在不同应激强度时（跳伞前 24 h、登机前、着落后即刻）的状态焦虑水平，于跳伞前 24 h、跳伞当日登机前、跳伞结束着陆后即刻分别抽取肘正中静脉血 10 ml。采用放射免疫法测定血液心钠素（ANP）、血管紧张素 Ⅱ、内皮素的含量，探讨空降兵新兵在跳伞应激状态下心钠素、血管紧张素 Ⅱ、内皮素及情绪唤醒水平的变化规律及其对跳伞成绩的影响。

戴书静等选择女性 Colles 骨折患者 85 例，根据 VAS 评分分为轻度组（30 例）、中度组（29 例）、重度组（26 例），分别检测 3 组性激素、应激激素水平。结果中、重度组患者 VAS 评分显著改变，其肾上腺素、去甲肾上腺素水平均显著升高，证实女性 Colles 骨折患者性激素水平失调与疼痛导致的应激状态密切相关。

张中军等对腹部手术患者分别于术后 8 h、24 h、36 h、48 h、60 h、72 h 用视觉模拟评分法（VAS）评定疼痛程度；于术前及术后 1 d、2 d、3 d、4 d、5 d 抽取外周静脉血用来测定血小板表面膜糖蛋白 CD41/CD61、CD62p 及 CD63 的表达量，血小板聚集率，凝血酶原时间（PT）、凝血酶时间（TT）及活化部分凝血活酶时间（APTT），发现术后患者的高血凝状态与血小板活化程度增高有一定关系。术后疼痛应激可促进血小板活化及血小板聚集，缩短凝血时间，使机体处于相对高血凝状态。

查秋云等选择 1100 名新训期战士，新兵训练作为统一心理应激因素进行 SCL-90 症状自评量表及功能性消化不良症状自评量表评分，对确诊为功能性消化不良的新战士进行血浆脑肠肽的检测，发现其血浆血管活性肠肽（VIP）、5- 羟色胺（5-HT）均有不同改变。

程传苗等探讨军事演习对官兵心理和免疫内分泌系统指标的影响。选取参加军事演习部队指战员 126 名，采用放射免疫法（RIA）检测参演前后血清白介素（IL）-2、IL-6、IL-8、肿瘤坏死因子（TNF）、血清皮质醇（cortisol）和醛固酮（aldosterone）水平，应用军人心理应激自评问卷（PSET）进行心理状态调查，将血清学检测结果与军人心理应激自评结果进行相关性分析。发现参加军事演习后，血清 IL-2 降低，IL-6、IL-8、TNF 升高，与军事演习前比较有显著性差异，PSET 分值≥70 分的官兵 IL-2 降低和 IL-6、IL-8、TNF 升高更明显；军事演习后血清皮质醇和醛固酮均升高，PSET 分值≥70 分的官兵皮质醇和醛固酮升高更明显。提示军事演习应激可对免疫系统产生一定的抑制作用，并可引起内分泌激素水平的改变。

5. 唾液　李庆方等探讨考试对小学生情绪与免疫功能的影响，采用心理测试和唾液分泌型免疫球蛋白（SIgA）测定，并分析 100 名小学生的情绪与免疫功能的变化。结果发现考试应激可使焦虑评分增加，唾液免疫球蛋白下降，呼吸道感染的发生率明显升高。

6. 尿液　尿 3 - 甲氧基 4 - 羟基苯乙二醇（MHPG）是中枢去甲肾上腺素的主要代谢产物，它由脑产生而转入脑脊液和血液，最后由尿排出。尿中的 MHPG 主要来自中枢，它可以作为去甲肾上腺素更新的指标。因此，测定 MHPG 在尿中的水平，已成为测定中枢去甲肾上腺素代谢的一种常用方法。王玉凤等将尿 MHPG·504 荧光测定法引进后经过改进，分离柱体积由 13.6 cm^3 减少为 3.25 cm^3，回收率由 65% 提高到 95%，并经正交法优化了试验条件，成为简易可靠的测试方法。

四、机制研究

机体的应激系统位于中枢神经系统和外周，前者包括下丘脑和脑干部位，后者指下丘脑 - 垂体 - 肾上腺皮质（HPA）轴、传出交感 / 肾上腺髓质系统和副交感系统。来自高层皮质、视、听、味及躯体等的神经刺激或激素、细胞因子等体液信号激活该应激系统后，可诱发机体产生一系列的行为和生理反应。在有关应激的基础研究和临床研究中，应激的中介机制涉及神经系统、内分泌系统和免疫系统。

（一）神经系统的直接作用

脑结构与神经网络的异常是应激所致认知功能下降、情绪行为障碍等的生理基础。不良应激作用于脑，可以导致脑结构与脑内神经网络的异常，与学习记忆密切相关的海马、前额叶皮质、与情绪状态和行为关系密切的边缘系统等处可塑性、神经发生模式均发生改变。

Zhang 等对慢性束缚应激制备的小鼠模型，采用共聚焦成像技术，通过逆行示踪和生物素蛋白染色，重建小鼠杏仁核投射神经元（BLA-PNS）的形态；用体外电生理方法测定这些神经元的突触活性，用高架十字迷宫和旷场测试评估小鼠的焦虑样行为。结果发现，慢性束缚应激（CRS）在小鼠 BLA-PNS 上产生树突状肥大，并增加树突棘的大小和成熟树突棘的数量，在 BLA-DMPFC-PNS 中选择性地增加兴奋性谷氨酸传递，并且这种效应与 CRS 诱导的焦虑样行为的增加相关。BLA-DMPC-PNS 靶向于腹侧海马（杏仁核、腹侧海马）或伏隔核（杏仁核 - 伏隔核），显示 CRS 增加杏仁核和腹侧海马投射神经元中的棘密度和谷氨酸信号。

Chen 等通过慢性不可预见的轻度应激模式建立抑郁样行为的大鼠模型。采用蔗糖偏好测验和 Morris 水分测验分别评估抑郁样行为和空间学习记忆功能。通过电生理实验，检测长时程增强（LTP）、长时程压抑（LTD）、去极化，从而评测突触可塑性变化。电生理实验数据显示，应激可以引起 LTP 的低幅度、长期易化的幅度增加、去磷酸化程度的增加和强直后增强的降低。提示 EPS 诱导的学习记忆障碍可能与 LTP 损伤的突触后机制、LTP 的增强和去极化增强及 PTP 损伤的突触前机制有关。

Wang 等选取雄性 SAMP8 小鼠进行慢性应激干预，发现不可预知慢性轻度应激小鼠 Morris 水迷宫测试成绩下降，学习和记忆功能下降，采用转录 - 聚合酶链反应（RT-PCR）和 Western 印迹法分析 SYN 和 PSD95，发现 SAMP8 应激后认知功能障碍的神经机制与海马 SYN 和 PSD95 表达即突触的可塑性的减少有关；同时发现，SAMP8 小鼠作为一种快速衰老鼠，与对照组相比更易受到应激的影响，提示慢性应激的作用亦与个体差异性有关。

Zhang 等采用慢性不可预见性轻度应激（CUMS）方案建立大鼠抑郁症模型。在经历 4 周的 CUMS 后，蔗糖偏好实验和强迫游泳实验证实抑郁样行为。酶联免疫吸附试验显示，大鼠海马和前额叶皮质 ALDH2 活性降低，但在心肌中没有改变。Western 印迹法检测显示 ALDH2 和 PKCε 水平降低，但 4- 羟基 -2- 壬烯醇（4HNE）加合物水平升高。caspase-3 表达无明显改变，但海马和前额叶皮质 caspase-3 活性增强。在心肌中，ALDH2、PKCε 和 4HNE 加合物的表达无明显改变，caspase-3 表达减少，caspase-3 活性形式上调。相关性分析表明，4HNE 加合物的表达与海马和前额叶皮质中 caspase-3 活性形式呈正相关，而在心肌中则不表达。提示慢性应激可损害海马和前额叶皮质 PKCε-ALDH2 信号通路，而不损害心肌，诱导心脑系统线粒体功能的改变和细胞凋亡的激活。

（二）神经内分泌变化机制

神经内分泌系统是指在神经支配和物质代谢反馈调节下释放激素，从而调节体内代谢过程，维持人体内环境的稳态。在应激状态下，可通过下丘脑 - 垂体 - 肾上腺轴，蓝斑 - 去甲肾上腺素轴（LC-NE）、下丘脑 - 垂体 - 甲状腺轴及下丘脑 - 垂体 - 性腺轴的兴奋或抑制，破坏内环境的平衡。

关于应激与 HPA 轴的研究已经比较成熟，已经从不同层面证实 HPA 轴与应激的有效关系。HPA 轴激活引起促肾上腺皮质激素释放激素（CRH）、促肾上腺皮质激素（ACTH）和糖皮质激素（人类主要是皮质醇）的分泌。

正如上文所述的应激后基本的检测指标，多数研究检测了其水平的改变。Wang 等采用慢性不可预知性应激模式制备大鼠抑郁模型，之后进行旷场实验、糖水偏好实验和强迫游泳实验。同时检测 HPA 轴相关指标的改变，对血清促肾上腺皮质激素释放激素（CRH）、促肾上腺皮质激素（ACTH）、皮质酮（CORT）、海马脑源性神经营养因子（BDNF）和糖皮质激素受体（GRα）的水平进行测定，发现此 HPA 轴的这些应激指标均显著升高，GR 和 BDNF 的表达降低。

Han 等采用连续 4 周的慢性不可预见性轻度应激（CUMS）对 APP/PS1 小鼠进行干预，发现 APP/PS1 小鼠出现神经元损伤和认知功能受损。胰岛素的磷酸化受体、胰岛素受体底物 1 和相关信号转导通路（Akt、mTOR、P70S6K、ERK1/2 和 PTEN）与对照组相比呈下降趋势，GSK3 和 TSC2 无明显变化。此外，APP/PS1 小鼠的胰岛素和 Akt/mTOR 信号通路进一步降低。提示慢性应激可能影响胰岛素和 Akt/mTOR 通路，加速阿尔茨海默病在脆弱个体中的进展。

Niu 等将空气中的细颗粒物（PM2.5）作为应激，研究其与下丘脑 - 垂体 - 肾上腺（HPA）轴的关系。将中国上海的 43 名大学生作为受试者，使其在研究期间暴露于每天可入肺颗粒物平均浓度为 41.1 $\mu g/m^3$ 的外界环境中，之后测量血清促肾上腺皮质激素释放激素（CRH）、促肾上腺皮质激素（ACTH）和皮质醇，作为 HPA 轴激活的指标，同时评估 22 个成分，将这些应激激素使用线性混合效应模型进行分析。结果发现，短期暴露于可入肺颗粒物与 3 种应激激素水平升高有关。水溶性无机离子，尤其是硝态氮（NO_3^-）和铵，具有较强的影响；六金属元素，包括锌、铜、铁、锰、钴、铬，影响较强但不稳定；有机碳和元素碳对激素的影响普遍较弱。提示暴露于外界环境应激同样可以激活 HPA 轴。

多数的研究主要集中在应激所致 HPT 轴的改变，而少见对蓝斑 - 去甲肾上腺素轴（LC-NE）的研究。蓝斑主要分泌去甲肾上腺素（NE），其上行纤维主要与杏仁复合体、海马结构、边缘系统和边缘皮质有密切的联系，成为应激时情绪、认知、行为功能变化的结构基础。

Ding 等采用慢性束缚应激建立大鼠模型，探讨应激对 LC-NE 轴的影响。对大鼠进行蓝斑形态学观察，同时检测血清去甲肾上腺素（NE）和去甲肾上腺素合成如酪氨酸羟化酶浓度（TH）、多巴胺 - 羟化酶（DBH）、β 和促肾上腺皮质激素释放因子（CRF）的水平，观察 LC-NE 的应对慢性束缚应激的机制。结果表明，大鼠的蓝斑形态学没有明显的改变。血清 NE 浓度、TH、DBH 蛋白水平、阳性神经元的平均光密度均显著增高。

除了上述两种应激轴，下丘脑 - 垂体 - 甲状腺素轴、下丘脑 - 垂体 - 性腺轴分别是体内的代谢轴和生殖轴，与上述内分泌轴共同调控和影响机体的内环境及外在的身体功能。Sun 等研究应激对下丘脑 - 垂体 - 甲状腺的影响（HPT），选取 50 只雄性 Wistar 大鼠，6～8 周龄、平均体重 190～210 g，采用强迫游泳（10 min、2 h、12 h 和 24 h）作为应激模式，检测血清三碘甲腺原氨酸（T_3）、血甲状腺素（T_4）和促甲状腺激素（TSH）水平，定量反转录聚合酶链反应定量测定垂体 TSHβmRNA 的表达，应用免疫组织化学法检测下丘脑室旁核（PVN）促甲状腺素释放激素（TRH）的表达。结果发现，血清 T_3、T_4、TSH、TSHβ mRNA 的表达、垂体 TRH 表达增加。

Wu 等研究慢性应激对卵母细胞的发育的影响。将小鼠随机分为对照组、应激组、脑源性神经营养因子治疗组和脑源性神经营养因子治疗组。采用慢性不可预知的温和应激模型建立小鼠的心理社会应激模型，并通过旷场实验和下丘脑 - 垂体 - 肾上腺（HPA）轴活动来验证模型的正确性。评价应激后卵母细胞成熟数、卵母细胞成熟率、胚胎卵裂率和囊胚形成率。同时采用免疫组化和 Western 印迹方法检测 BDNF 蛋白水平及分布。结果发现慢性应激降低获卵数和囊胚形成率，并认为可能与应激降低窦腔卵泡中 BDNF 的表达有关。

（三）神经生化

目前已确证有 20 种神经递质与心身疾病有关，其中主要的是神经肽，如 P 物质（SP）、降钙素基因相关肽（CGRP）、神经生长因子（NGF）、神经肽 Y（NY）、血管活性肠肽（VIP）及胃泌肽、缓激肽等，其他还包括神经内分泌激素如 5- 羟色胺（5-HT）、去甲肾上腺素（NE）、多巴胺（DA）、催乳素（PRL）等。大脑神经递质在突触间的浓度相对或绝对不足，会导致整体精神活动和心理功能的全面性低下状态，进而引发不同程度的机体器质性病变。

心身疾病患者往往伴随着中枢单胺类神经递质系统功能紊乱，会引起去甲肾上腺素、5-HT、多巴胺、乙酰胆碱、GABA 等的下降或不足。长期处于慢性应激状态下，患者不仅存在突触前单胺类神经递质含量的减少，还涉及突触后受体的适应性变化及整个神经递质系统功能的改变。Sun 等在研究肠道菌群异常与抑郁症的关系时，选取雄性 C57BL/6 小鼠进行慢性不可预见的轻度应激，并用益生菌进行干预治疗。采用一系列的行为测试评估其抑郁程度，检测脑内 5- 羟色胺（5-HT）、脑源性神经营养因子（BDNF）、肠胰高血糖素样肽 -1（GLP-1）受体的含量。结果发现,5-HT 和 GLP-1 含量下降，下调 BDNF 的表达。

（四）免疫功能变化机制

免疫功能是身体健康的防线。神经 - 免疫 - 内分泌网络学说认为，免疫细胞可分泌激素样物质，免疫应答产物可有激素样功能，许多免疫细胞表面有神经介质或内分泌激素受体等，从而与神经内分泌系统相互作用而促发心身疾病。

上述动物实验研究证明在电击、束缚、噪声等刺激下，其体液免疫与细胞免疫功能下降，如抗体生成下降、淋巴细胞增殖反应受到抑制、自然杀伤细胞活性下降等。而人们在沮丧、失业、考试等应激环境下，亦可见类似的发现，还可见诱导辅助性 T 细胞、抑制性 T 细胞、T 淋巴细胞数明显降低等。

Zhang 等选择慢性不可预知应激（CUMS）诱导抑郁模型。CUMS 暴露 6 周后，进行行为测试。与对照组相比，CUMS 分别增加血清皮质酮浓度和蔗糖消耗量，而强迫游泳和高架十字迷宫实验增加不动时间和焦虑。CUMs 增加小胶质细胞 M1 标志物 CD11b 表达和 TNFα、INF-γ、IL-1β 和 IL-17 浓度，但降低 IL-4、IL-10 和 IL-13 的 M2 细胞因子浓度。同时，CuMs 可抑制星形胶质细胞标志物胶质纤维酸性蛋白（GFAP）、脑源性神经营养因子（BDNF）和 TrkB 的表达。

Xu 等在研究应激对青春期小鼠海马神经炎症的影响时，选择雄性 C57BL/6 小鼠分别于 4℃ 和 12℃ 下暴露，评估胶质细胞数量和小胶质细胞活化，以及炎性细胞因子水平和相关蛋白表达水平。结果发现冷应激后的小鼠有明显的行为改变；神经元细胞核密度较小，总细胞数显著减少；核因子（NF）-κB 和磷酸化 AKT 上调；炎性细胞因子如细胞因子 RLUK6 和 TNF-α 表达上调，小胶质细胞活化，胶质纤维酸性蛋白和离子化钙结合分子 1 蛋白表达增加。表明冷应激诱导促炎性细胞因子上调，GABAB/RAP1B/Akt/NF-κB 途径受到影响，导致青春期小鼠海马出现神经炎症和神经元凋亡。

邹先彪等提出，几乎所有典型的心身疾病都不同程度的、不同方面的免疫功能变化，不少自身免疫性疾病是典型的心身疾病。唐艳萍等认为胃肠道是体内最大的外周免疫器官，人体超过 2/3 的 IgA 来源于肠黏膜固有层的浆细胞。主要以 SIgA 执行体液免疫功能成为黏膜免疫的一大特点。实验证实，在应激状态下，血清中 IgA 及胃液中 SIgA 均明显减少，显示机体局部及全身免疫机制受到抑制。

周渭珩等对白癜风患者和正常人对比研究中发现，白癜风患者血清中 sICAM-1 浓度明显增高，与正常对照组比较差异有显著性，而且，sICAM-l 浓度进展期显著高于稳定期，但稳定期与正常对照组的 sICAM-l 浓度差异无显著性。肖玲等认为神经内分泌免疫网络可能是心理社会应激引发银屑病的重要途径，为了确定精神因素与银屑病的联系，对银屑病患者的神经肽 Y、IL-6、IL-8、皮质醇等神经内分泌免疫指标进行检测统计，发现银屑病患者的抑郁分、焦虑分、TH＋CH 分（时间紧迫感分＋紧张和敌对分）和多伦多述情障碍量表总分与神经肽 Y、IL-6、IL-8 和皮质醇水平有显著相关性。

总之，应激在基础研究与临床研究中已经有了很大的进展，应激通过作用于神经 - 内分泌 - 免疫网络，影响机体的多个系统，进一步明确应激在疾病发生、发展中的机制将对临床疾病的诊治产生积极的推动作用。

（张忠霞　王彦永　王铭维）

参 考 文 献

［1］孙琪，敖海清，王全年，等. 慢性应激动物模型的应用与思考. 广东医学，2012，33（14）：2182-2184.

［2］周文芸，杨思俊，魏辉，等. 冷应激对大鼠激素与 T 淋巴细胞因子的影响. 现代预防医学，2015，42（18）：3361-3367.

［3］于长青，祝之明，王利娟，等. 冷应激高血压大鼠血管舒缩功能的研究. 高血压杂志，2002，10（2）：163-165.

［4］Xia W, Su L, Jiao J. Cold-induced protein RBM3 orchestrates neurogenesis via modulating Yap mRNA stability in cold stress. J Cell Biol, 2018 doi: 10.1083/jcb. 201801143.

［5］Tian H, Xu Y, Ma H, et al. Dynamic changes of pH2AX expression in the reversibility of mouse testicular reproductive function impaired by single heat stress. Zhonghua Nan Ke Xue, 2017, 23 (10): 873-877.

［6］王超，赵传超，施忠秋，等. 热应激对小鼠器官指数、小肠损伤及胃 HSP70 mRNA 表达的影响. 中国实验动物学报，2014，22（5）：63-66.

［7］Kao C, He Z, Henes K, et al. Fluoxetine treatment rescues energy metabolism pathway alterations in a posttraumatic stress disorder mouse model. Mol Neuropsychiatry, 2016, 2 (1): 46-59.

［8］眭建，扬美青，缪亦，等. 电应激对十二指肠组织形态及氧化反应体系的影响. 世界华人消化杂志，2000，8（4）：397-399.

［9］眭建，杨美青，缪亦，等. 电应激对肝组织学及超氧化物歧化酶、丙二醛含量的影响. 南京医科大学学报，2001，21（6）：546-555.

［10］Xianchu L, Ming L, Xiangbin L, et al. Grape seed proanthocyanidin extract supplementation affects exhaustive exercise-induced fatigue in mice. Food Nutr Res, 2018, 62. eCollection 2018.

［11］陈夫银，柳威，赵虎，等. 强迫游泳应激大鼠行为和血清皮质酮的变化. 中国行为医学科学，2006，15（3）：229-231.

［12］卢坤刚，韩雪峰，张艳梅，等. 急性疼痛应激对 SD 大鼠胃及颌下腺中 annexin 5 mRNA 表达的影响. 世界华人消化杂志，2009，17（32）：3328-3331.

［13］韩雪峰，张艳梅，蒋超，等. 急性疼痛应激对雄性 SD 大鼠生殖相关指标的影响. 医学研究生学报，2009，22（5）：455-459.

［14］赵中兴，伍亚民. 一种新的大鼠创伤后应激障碍模型的建立及其行为学检测. 第三军医大学学报，2012，34（10）：928-932.

［15］Zhang K, Li Y, Feng D, et al. Imbalance between TNFα and progranulin contributes to memory impairment and anxiety in sleep-deprived mice. Sci Rep, 2017, 7: 43594.

［16］王胜智，王景杰，马庆久，等. 睡眠剥夺应激对幼鼠海马和视上核中谷氨酸受体及转运体表达的影响.

中国慢性病预防与控制，2011，19（5）：483-485.

［17］魏盛，宗绍波，乔明琦，等. 愤怒、郁怒反应模型大鼠不同脑 5- 羟色胺含量分析. 中华中医药杂志（原中国医药学报），2013，28（5）：1423-1426.

［18］张红梅，刘晓伟，曲宏达，等. 愤怒心理应激动物模型的制作与行为学评估. 中国行为医学科学，2005，14（2）：188-190.

［19］梁斌，黎静，杨晓梅，等. 空瓶刺激心理应激法建立大鼠血管内皮损伤模型的评价. 山东医药，2013，53（20）：11-14.

［20］Ye Y, Liu C, Wang R, et al. A new animal model for menopausal transition: combination of ovariectomy and empty bottle stimulation. Gynecol Endocrinol, 2018, 34(10): 1-5.

［21］黄飞，苗莉，陈永进，等. 情绪应激对大鼠咀嚼肌疼痛敏感度的影响. 华西口腔医学杂志，2008，26（3）：320-323.

［22］吴晓，吴金峰，董竞成，等. 社交应激动物模型的建立及其效果评价. 中国中西医结合杂志，2013，33（6）：800-804.

［23］Yang C, Qu Y, Fujita Y, et al. Possible role of the gut microbiota-brain axis in the antidepressant effects of (R) -ketamine in a social defeat stress model. Transl Psychiatry, 2017, 7 (12): 1294.

［24］Chu X, Zhou Y, Hu Z, et al. 24-hour-restraint stress induces long-term depressive-like phenotypes in mice. Sci Rep, 2016, 6: 32935.

［25］周科成，佳娜提，吴黄，等. 急、慢性束缚应激对小鼠情绪和学习记忆能力的不同影响. 神经解剖学杂志，2013，29（2）：145-148.

［26］亓晓丽，朱熊兆，姚树，等. 热休克蛋白 70 在心理应激诱发的 C3H/HeJ 雌鼠乳腺癌中的表达. 中国行为医学科学，2004，13（3）：244-246.

［27］Zhao J, Niu C, Wang J, et al. The depressive-like behaviors of chronic unpredictable mild stress-treated mice, ameliorated by Tibetan medicine Zuotai: involvement in the hypothalamic-pituitary-adrenal (HPA) axis pathway. Neuropsychiatr Dis Treat, 2018, 14: 129-141.

［28］Yu L, An C, Jia L, et al. Combination therapy of salvianolic acid and fluoxetine improves the cognitive function of rats with chronic stress-induced depression. World Neurosurg, 2016, 86: 173-180.

［29］李仲铭，李静华，祖淑玉，等. 慢性不可预见性应激动物模型的建立与评价. 昆明医学院学报，2009，（2）：49-52.

［30］张臣颢，张曼芳，谢青莲，等. 慢性不可预知温和应激抑郁小鼠模型的建立. 复旦学报（自然科学版），2011，50（3）：390-393.

［31］尹喜玲，肖颖，李可基，等. 多重应激建立慢性疲劳综合征动物模型的研究. 中国运动医学杂志，2005，24（4）：452-456.

［32］韩冰，耿媛，沈莉，等. 慢性应激诱发 APP/PS-1 双转基因阿尔茨海默病小鼠认知损害研究. 中国现代神经疾病杂志，2015，15（8）：631-637.

［33］叶宸博，罗艳佳，孙焕欣，等. 小鼠青春期遭遇慢性温和应激对其成年后睡眠的影响. 复旦学报（医学版），2015，42（4）：451-459.

[34] Li M, Liu L, Chen L, et al. Chronic stress exacerbates neuropathic pain via the integration of stress-affect-related information with nociceptive information in the central nucleus of the amygdala. Pain, 2017, 158 (4): 717-739

[35] 赵咏梅，王希柱，刘宝义，等. 慢性情绪应激对大鼠主动脉损伤的影响. 中国健康心理学杂志，2013，21（1）：152-154.

[36] 刘莉，凤林谱，刘新民，等. 情绪和生理应激对大鼠行为及血黏度的影响. 皖南医学院学报，2010，29（3）：176-178.

[37] 骆益宙，王杰军，郭子姮，等. 慢性心理应激对小鼠肿瘤新生血管形成影响的观察. 中华肿瘤防治杂志，2009，16（11）：845-848.

[38] 蔡莹，刘柏炎，蔺晓源，等. 寒冷 - 束缚应激法对小鼠胃肠功能影响的实验研究. 中国中西医结合消化杂志，2011，19（1）：26-28.

[39] 许冠荪，刘维洲，张群群，等. 应激对大鼠胃肠电活动的影响及针刺调整作用. 针刺研究，1994，19（2）：72-74.

[40] 谢慧臣，刘芬，杨强，等. 加味四逆散对身心应激模型大鼠胃黏膜超微结构及胃肠功能的影响. 世界科学技术—中医药现代化中药研究，2013，15（1）：95-99.

[41] 王建红，王敏璋，伍庆华，等. 心理应激大鼠卵巢内分泌功能降低模型的实验研究. 中国实验动物学杂志，2002，12（4）：204-206.

[42] 罗来成，王建红，马娜，等. 心理应激对生殖轴内分泌网络影响的因子分析模型. 生物医学工程学杂志，2008，25（6）：1368-1371.

[43] 黄文英，周萍，杨晓艇，等. 构建影响免疫功能的慢性心理应激动物模型：不同应激源刺激差异比较. 中国组织工程研究与临床康复，2007，11（51）：10308-10311.

[44] Han B, Wang J, Geng Y, et al. Chronic stress contributes to cognitive dysfunction and hippocampal metabolic abnormalities in APP/PS1 mice. Cell Physiol Biochem, 2017, 41 (5): 1766-1776.

[45] 郑兴宇，高晓霞，刘晓节，等. 基于代谢组学技术应激抑郁动物模型的评价. 药物评价研究，2010，33（3）：175-179.

[46] Chen G, Yang B, Chen J, et al. Changes in male rat sexual behavior and brain activity revealed by functional magnetic resonance imaging in response to chronic mild stress. J Sex Med, 2018, 15 (2): 136-147.

[47] 殷灿，陈自谦，李一辉，等. 大鼠严重烧伤早期应激性脑损害的 DTI 研究. 功能与分子医学影像学（电子版），2017，6（3）：1248-1253.

[48] 王曼，谢守付，金魁，等. 慢性应激导致大鼠颅脑损伤的磁共振研究. 中国临床心理学杂志，2010，18（3）：278-280.

[49] 姜乾金，祝一虹，王守谦，等. 心理社会应激因素与多项心身健康指标的相关性分析. 中国行为医学科学，1996，5（4）：200-202.

[50] 徐媛媛，蔡云，黄伟容，等. 二炮某部军人心理应激水平与心理弹性、认知偏向和积极情绪的关系. 第三军医大学学报，2015，37（7）：698-702.

[51] 程祺，王丽杰，苗丹民，等. 军人慢性心理应激对认知功能的影响. 第四军医大学学报，2008，29（13）：

1213-1215.

［52］戴晴晴，严进，陈晨，等. 优秀运动员应激引起的消化系统躯体化症状与 P300 变化的相关性研究. 中国健康心理学杂志，2010，18（9）：1056-1058.

［53］刘伟志，依宇琴，王伟，等. 长期慢性应激人员睡眠质量和人格特征调查. 第二军医大学学报，2013，34（12）：1345-1349.

［54］Niu R, Lei D, Chen F, et al. Disrupted grey matter network morphology in pediatric posttraumatic stress disorder. Neuroimage Clin, 2018, 18: 943-951.

［55］金圭星，王学义，王岚，等. 早期创伤后应激障碍的执行功能与额叶损害. 中国神经精神疾病杂志，2013，39（50）：257-263.

［56］鲁璐，张帝青，胡心，等. 创伤后应激障碍的海马亚区体积磁共振成像研究. 生物医学工程学杂志，2018，35（2）：252-257.

［57］赵锋，马小敏，江桂华，等. 创伤后应激障碍患者静息态功能磁共振成像低频振幅研究. 功能与分子医学影像学（电子版），2015，4（4）：773-777.

［58］吴永娟，廖乐琴，王敬忠，等. 应激性心肌病的临床表现和影像学特征分析. 中国老年学杂志，2014，34：212-213.

［59］陈琦珩，杨祺昕，高镇松，等. 脑外伤所致精神障碍与创伤后应激障碍临床表现及影像学比较. 社区医学杂志，2013，11（8）：33-34.

［60］张莉，郝文平，齐丽莎，等. 跳伞应激对空降兵情绪及 ANP、Ang Ⅱ、ET 的影响. 中国临床心理学杂志，2001，9（3）：222-225.

［61］戴书静，叶吉云. 女性 Colles 骨折患者疼痛状态下性激素与应激激素水平分析. 昆明医科大学学报，2015，36（1）：133-135.

［62］张中军，刘占立，夏利刚，等. 术后疼痛应激对血小板活化及血凝状态的影响. 深圳中西医结合杂志，2007，17（5）：302-308.

［63］查秋云，李峰，苏昆海，等. 武警新兵心理应激因素与功能性消化不良及脑肠肽水平变化. 武警医学院学报，2008，17（7）：590-593.

［64］程传苗，李兆申，黄文，等. 军事应激对军人心理和免疫内分泌系统的影响. 解放军医学杂志，2007，32（3）：189-190.

［65］李庆方，赵来田，王卫民，等. 考试应激对小学生情绪及免疫功能的影响. 四川精神卫生，2010，23（1）：30-31.

［66］王玉凤，孙丽丽，阮燕，等. 改进后的尿 MHPGSq 荧光测定法——介绍一种测定心理社会应激因素对个体影响的生化方法. 中国心理卫生杂志，1988，2（6）：268-271.

［67］李婷，朱婉儿，姜乾金，等. 心理应激的生物学机制研究进展. 中国行为医学科学，2005，14（9）：862-864.

［68］Zhang J, Liu T, He Y, et al. Chronic stress remodels synapses in an amygdala circuit-specific manner. Biol Psychiatry, 2019, 85 (3): 189-201.

［69］Chen Q, Ren L, Min S, et al. Changes in synaptic plasticity are associated with electroconvulsive shock-induced learning and memory impairment in rats with depression-like behavior. Neuropsychiatr Dis Treat, 2018, 14: 1737-1746.

[70] Wang J, Yuan J, Pang J, et al. Effects of chronic stress on cognition in male SAMP8 mice. Cell Physiol Biochem, 2016, 39: 1078-1086.

[71] Zhang W, Wang K, Li Y, et al. Chronic stress causes protein kinase C epsilon-aldehyde dehydrogenase 2 signaling pathway perturbation in the rat hippocampus and prefrontal cortex, but not in the myocardium. Neural Regen Res, 2018, 13 (7): 1225-1230.

[72] Wang C, Gan D, Wu J, et al. Honokiol exerts antidepressant effects in rats exposed to chronic unpredictable mild stress by regulating brain derived neurotrophic factor level and hypothalamus-pituitary-adrenal axis activity. Neurochem Res, 2018, 43 (8): 1519-1528.

[73] HanB, Yu L, GengY, et al. Chronic stress aggravates cognitive impairment and suppresses insulin associated signaling pathway in APP/PS1 mice. Journal of Alzheimer's Disease, 2016, 53: 1539-1552.

[74] Niu Y, Chen R, Xia Y, et al. Fine particulate matter constituents and stress hormones in the hypothalamus-pituitary-adrenal axis. Environ Int, 2018, 119: 186-192.

[75] Ding X, Zhao X, Tao Y, et al. Xiao Yao San improves depressive-like behaviors in rats with chronic immobilization stress through modulation of locus coeruleus- norepinephrine system. Evid Based Complement Alternat Med, 2014, 2014: 605914.

[76] Sun Q, Liu A, Ma Y, et al. Effects of forced swimming stress on thyroid function, pituitary thyroid-stimulating hormone and hypothalamus thyrotropin releasing hormone expression in adrenalectomy Wistar rats. Exp Ther Med, 2016, 12 (5): 3167-3174.

[77] Wu L, Hu M, Tong X, et al. Chronic unpredictable stress decreases expression of brain-derived neurotrophic factor (BDNF) in mouse ovaries: relationship to oocytes developmental potential. PLoS One, 2012, 7 (12): e52331.

[78] Sun J, Wang F, Hu X, et al. Clostridium butyricum attenuates chronic unpredictable mild stress-induced depressive-like behavior in mice via the gut-brain axis. J Agric Food Chem, 2018, 66 (31): 8415-8421.

[79] Zhang C, Zhang Y, Li Y, et al. Minocycline ameliorates depressive behaviors and neuro-immune dysfunction induced by chronic unpredictable mild stress in the rat. Behav Brain Res, 2019, 356: 348-357.

[80] Xu B, Lian S, Li S, et al. GABAB receptor mediate hippocampal neuroinflammation in adolescent male and female mice after cold expose. Brain Res Bull, 2018, 142: 163-175.

[81] 邹先彪. 神经内分泌免疫与心身性皮肤病. 中国临床医生，2013，41（1）：18-21.

[82] 唐艳萍，武成，李慧吉，等. 应激状态对中枢神经递质及免疫功能的影响及干预. 中国中西医结合消化杂志，2009，17（1）：8-11.

[83] 周渭珩，洪为松，许爱娥，等. 白癜风患者血清可溶性细胞间黏附分子 -1 的检测. 中国中西医结合皮肤性病学杂志，2005，4（1）：20-21.

[84] 肖玲，程自立，王高华，等. 心理社会因素与银屑病患者神经内分泌免疫指标的关系. 中国心理卫生杂志，2004，18（8）：523-526.

第二节　心身消化病学研究进展

一、心身消化病学概述

消化系统心身疾病是指社会心理因素在消化系统疾病的发生、发展、演变及转归中起重要作用的躯体疾病，包括器质性疾病和（或）功能性疾病。广义的消化心身医学还包括消化系统健康事业相关的心理、社会及环境问题。

生物医学模式将消化系统心身疾病分为两类：一为器质性疾病，也称心身病。即存在明显器质性病变，理化检验有特定指标，致病因素中有生物因素和理化因素参与，同时存在社会心理因素，如消化性溃疡、肝硬化、胃食管反流病、炎症性肠病、慢性胰腺炎等。二为功能性疾病，也称心身症。即存在明显消化道症状，症状的出现与消失常与某些社会心理因素密切相关，但各种理化检查阴性，如肠易激综合征、功能性消化不良、神经性厌食、功能性便秘等。其中功能性疾病临床较为多见。

随着社会科技的进步，人们的社会活动和生活方式发生巨大变革，医学模式转变为生物 - 心理 - 社会医学模式，与精神应激相关的消化心身健康问题日益成为消化专科临床实践中的巨大挑战。近年消化系统疾病所涉及的社会心理问题居内科心身疾病的首位，有报道指出有45%～75%的消化系统疾病伴有心身因素，并有逐年升高趋势。一项安徽省某三级甲等医院消化内科 2010—2014 年疾病谱变化趋势的研究，选取 5 年该院消化内科 8415 例住院患者为研究对象，采用分层抽样的方法观察疾病谱变化，结果显示功能性胃肠病的住院人数呈逐年增加的趋势。

国内一项针对慢性消化系统疾病精神心理障碍的多中心横断面流行病学调查，共纳入消化系统 1736 例慢性疾病患者进行问卷，包括一般人口学资料及疾病特征（包括主要疾病、主要症状、持续时间、慢性疼痛、睡眠障碍、日常活动受限等）。结果显示，仅抑郁症状检出率为 31.11%（540/1736），仅焦虑症状检出率为 27.02%（469/1736），抑郁和焦虑共存症状总检出率为 20.68%（359/1736），而且焦虑、抑郁的检出率与疾病对患者生活质量影响的程度有关，排位在前的疾病为恶性肿瘤、肝硬化、功能性消化不良、慢性乙型病毒性肝炎。进一步研究还提示老年人、离异或丧偶、睡眠质量差、BMI 降低是焦虑、抑郁发生的高风险因素。上述慢性疾病病情迁延难愈或反复发作造成患者躯体及精神的双重困扰，不仅降低患者的生活质量，而且不良的情绪及精神心理状态也影响躯体疾病的治疗。

然而，一些心身障碍的患者也可表现为消化系统躯体化症状就诊，应注意鉴别。刘辉采用回顾性研究分析 120 例综合医院躯体化障碍患者的临床资料，采用焦虑自评量表（SAS）、抑郁自评量表（SDS）、自拟躯体化症状调查表，了解患者焦虑、抑郁、临床症状、就诊频率等。结果显示，消化系统症状如腹胀、腹痛、大便异常、食欲缺乏、嗳气占 92.5%，焦虑、抑郁情绪检出率分别为 48.3% 和 81.7%，且以女性（55.8%）、年龄≥60 岁（68.3%）、1 年内就诊频率＞6 次（84.2%）者居多。提示综合医院躯体化障碍患者以年龄较大女性多见，常反复就诊，临床表现多为消化系统症状，伴随明显焦虑、抑郁。这可能与女性特有的心理活动特征、随年龄增长机体各组织、器官功能下降及消化系统神经体液生理基础有关。

综上所述，消化系统无论是功能性疾病还是器质性疾病均合并较高的精神心理障碍，所以在临床工作中应注意识别，一方面依据客观的功能检查、消化道内镜、影像等相关资料做出临床生物学诊断；另一方面，依据标准化的心理测量工具和详细的病史采集获得心理测评诊断，在生物治疗的基础上注意心理干预，只有恰当处置相关的心身健康问题，胃肠道疾病的治疗才能取得理想效果。

二、功能性消化心身疾病

功能性胃肠病（functional gastrointestina1disorders，FGIDs）是指存在消化道症状，但无法用器质性病变或生化异常来解释的消化道疾病，主要包括肠易激综合征（irritable bowel syndrome，IBS）、功能性消化不良（functionaldyspepsia FD）、功能性便秘（functionalconstipation，FC）等。但该病的病因和发病机制尚未完全清楚，目前认为与脑-肠轴介导的胃肠道动力异常、内脏高敏感、肠道免疫炎症反应、肠道菌群失调、心理社会因素以及遗传易感性等多种因素的共同作用有关。因该病症状易反复、迁延难愈，对患者的生活质量及心身健康影响较大，近年来精神心理因素成为研究热点之一。

尚妍妍等选取经罗马Ⅲ标准确诊的FGIDs患者210例，包括功能性消化不良患者78例、肠易激综合征患者79例、功能性便秘患者53例，通过焦虑自评量表（self-rating anxiety scale，SAS）、抑郁自评量表（self-rating depression scale，SDS）对研究组及健康对照组进行筛查，并对研究组SAS ≥ 50分、SDS ≥ 53分的患者通过胃肠道症状分级评分量表（gastrointestinal symptom rating Scale，GSRS）进行胃肠道症状积分。结果显示，3种FGIDs伴焦虑、抑郁检出率明显高于对照组（均 $P < 0.05$ ），但3种疾病组间比较差异无统计学意义，且研究组中相关性分析表明消化道症状严重程度与焦虑、抑郁评分呈正相关（ $r = 0.63$ ， $r = 0.45$ ，均 $P < 0.01$ ），提示焦虑、抑郁等精神心理因素与FGIDs的发生存在直接关系，通过心理因素调查能预测患者消化道症状的严重程度，联合抗焦虑药物、抗抑郁药物和心理干预可提高治疗效果。

（一）肠易激综合征

肠易激综合征是一种以腹痛或腹部不适伴排便习惯改变为特征的功能性肠病，其病理生理机制复杂，目前研究认为社会心理因素可能是IBS多种病理机制中的一个重要诱因及促成因素。社会心理因素可通过脑-肠轴介导，使内脏高敏感、肠动力改变、调节肠道菌群、激活肠道免疫炎症反应、影响肠上皮功能等，导致IBS症状发生，影响IBS症状的严重程度和疾病转归及患者的生活质量。

1. 社会心理应激与IBS 流行病学调查发现，患者早期生活质量、心理创伤等与成年后IBS的发病、病情发展密切相关，并认为儿童时期接受心理压力刺激可显著增加成年罹患IBS的风险。

刘羽等探讨儿童期受虐在IBS发生及患者精神心理状态、生活质量中所起的作用。选取72例IBS患者（患者组）和92例健康人（对照组）进行儿童期虐待问卷（CTQ）评估儿童期受虐情况，该量表是目前世界上公认的测量儿童期虐待的工具之一，包括情感虐待、躯体虐待、性虐待、情感忽视和躯体忽视 5 个方面。同时采用抑郁自评量表（SDS）、焦虑自评量表（SAS）评估患者心理状况，肠易激综合征患者采用生活质量表（IBS-QOL）评估患者生活质量。结果显示，患者组儿童期受虐发生率为 44.4%，高于对照组 27.2%（$P<0.05$），患者组 CTQ 评分显著高于对照组，相比较无儿童期受虐者，有儿童期受虐的 IBS 患者 SAS 评分升高，IBS-QOL 评分降低，差异有统计学意义（$P<0.05$）。说明儿童期受虐可能是 IBS 发生的社会心理学因素之一，对 IBS 患者的心理状况、生活质量产生不良影响。

滕卫军等以新生期母婴分离方式建立 IBS 大鼠模型，将 64 只新生期雄性大鼠随机分为母婴分离组（在出生后第 2～21 天，每天将新生大鼠与哺乳期母鼠分离 3 h）和对照组（不给予上述处理）。成年后（出生后 60 d）两组大鼠均给予结直肠球囊扩张（CRD），用行为学观察和腹部回缩反射（AWR）评分来评估内脏痛反应。结果与对照组相比，母婴分离组 CRD 阈值明显降低，AWR 评分增加，说明母婴分离可造成内脏敏感性增强。新生期母婴分离对大鼠是一种早期生活事件，该大鼠模型成年后应激反应加强，这和 IBS 患者有早期生活事件病史及应激反应加强的特点相似。

以上临床研究及基础研究均说明早期生活应激事件与 IBS 的发生、发展相关。

2. 精神心理应激与 IBS 发生的相关机制

（1）脑 - 肠轴异常：脑 - 肠轴指中枢神经和肠神经系统之间的双向信息交互系统，中枢神经系统包括大脑及脊髓，肠神经系统是外周自主神经系统的一部分，被称为"第二大脑"。大脑的各级中枢和脊髓接受并整合传入信息，通过自主神经系统和神经 - 内分泌 - 免疫网络两大系统调控肠神经系统或胃肠效应细胞，导致胃肠运动、感觉、分泌等功能变化。情感认知中枢可通过脑 - 肠轴引起胃肠功能的改变。

颅脑磁共振成像能够非侵入地观测活体脑组织微结构及功能的变化，为评估脑 - 肠轴的中枢神经机制提供新的视角，可较直观地显示 IBS 患者有关脑区功能活动及神经通路的变化。Qi 等通过功能性磁共振探讨 IBS 的大脑功能，结果与正常健康人对比，IBS 患者双侧大脑半球间存在功能连接障碍而非结构性异常，而且焦虑、抑郁纳入变量后发现下丘脑 - 皮质回路功能紊乱与 IBS 患者内脏疼痛敏感性增强及情绪抑制受损有关。

（2）内分泌激素 -- 炎症反应与 IBS：反复避水应激可诱导大鼠排便增加、结肠动力紊乱及脑肠肽水平紊乱，是研究应激诱导的结肠高动力发病机制的公认模型之一。SP（substance P，SP）是一种兴奋性神经递质，可促进肠道收缩，结肠肌层神经激肽受体 1（NK1R）是 SP 的高亲和受体，广泛分布于中枢神经系统和周围神经系统。研究发现，在中枢神经系统，SP-NK1R 传导的信号与应激诱导的疼痛及慢性焦虑密切相关。余光等采用 SPF 级 Wistar 大鼠，随机分为模型组（WAS 组，即避水应激组）和对照组（SWAS 组，即假避水应激组）。WAS 组采用经典避水应激模型，每天给予避水应激处理 1 h，连续 10 d。造模结束后，用 10% 水合氯醛麻醉大鼠，分别留取心脏采血标本及结肠肌层标本。采用酶联免疫分析法检测血清 P 物质水平，采用实时荧光定量 PCR 技术检测（NK1R）mRNA 的表达水平。此外，应用膜片钳技术检测结肠平滑肌细胞 L 型钙电流的变化。结果：WAS 组大鼠血清 SP 水平显著高于 SWAS 组（$P<0.01$），WAS 组结肠肌层 NK1R mRNA 表达水平明显高于 SWAS

组（$P<0.05$），WAS 组大鼠平滑肌细胞的峰电流加入 SP 前后的比值与 SWAS 组比值相比，差异有统计学意义（$P<0.05$）。提示慢性应激可诱导结肠肌层 NK1R 表达增加，而 SP 可通过作用于结肠肌层的 NK1R 引起结肠动力改变，在肠易激综合征肠动力紊乱中发挥重要作用。

还有研究发现 IBS 患者表现出抑郁和焦虑的状态可能与低度炎症有关。Song 等探讨促肾上腺皮质激素释放激素（corticotropin release factor，CRF）和 toll 样受体（toll-like receptor，TLR）基因表达在 IBS 患者抑郁症低度炎症过程中的作用。结果发现 IBS 患者抑郁表现出低水平的炎症反应和炎症反应的不平衡，抑郁的 IBS 患者 CRF1、CRF2、TLR2、TLR4 明显高于无抑郁的对照者，激活 CRF-TLR 相关通路产生炎症反应，可同时影响消化道和中枢神经系统，诱发相应的消化和精神症状。

（3）肠道菌群与 IBS：肠道菌群是近年研究的热点，IBS 患者伴精神心理障碍是否与肠道菌群有关尚不清楚。Liu 等从 40 例腹泻型肠易激综合征（IBS-D）患者、15 例抑郁症患者、25 例 IBS-D 合并抑郁症患者及 20 例健康人中搜集粪便样本进行焦磷酸测序评估肠道菌群，腹部及精神症状采用量表问卷调查评估，内脏敏感性采用肠内恒压器，结肠炎症通过黏膜活检进行免疫组化测定来评价。结果发现 IBS-D 和抑郁症患者肠道菌群改变相似，其特征是具有高比例的拟杆菌属（Ⅰ型）和普氏菌属（Ⅱ型）或非优势微生物（Ⅲ型），且Ⅰ型和Ⅱ型菌群占优势者更容易出现结肠炎症，而结肠炎症反应与 IBS 的病情严重情况相关。提示 IBS 患者合并抑郁症与肠道菌群改变相关，肠道菌群的变化可以作为诊断 IBS 抑郁症的生物学标志物。

也有研究对 IBS 心理障碍与肠道菌群的关系提出不同观点。Chu 等共纳入 94 例 IBS 患者和 13 例健康志愿者接受 10 g 乳酸氢呼气试验（HBT）进行小肠细菌过度生长（SIBO）的测定，同时进行 $^{99}Tc^{m}$ 闪烁成像。所有参与者同时完成面对面的问卷调查，包括医院焦虑和抑郁量表、生活事件压力（LES）和一般信息，检测血清肿瘤坏死因子、IL-6、IL-8 和 IL-10 水平。结果显示 IBS 患者 SIBO 的患病率高于健康对照组（39% vs. 8%）；IBS 患者焦虑、抑郁和 LES 评分较高，但 SIBO 阳性组和 SIBO 阴性组焦虑、抑郁和 LES 评分相似；SIBO 阳性组血清 IL-10 水平明显低于 IBS 阴性组。该研究结果表明 IBS 的发病机制与小肠细菌过度生长（SIBO）有关，心理社会因素和低度结肠黏膜免疫激活在肠易激综合征的病理生理学中起着重要作用，但 IBS 患者的心理障碍与 SIBO 无关。上述研究结果的差异可能与肠道菌群的研究方法不同及样本量较小有关。

3. 心理治疗　多项研究结果显示 IBS 在常规生活方式、肠道动力、肠道菌群调节药物治疗的基础上联合采取心理干预措施能有效改善临床症状。

（1）抗抑郁药物、抗焦虑药物：倪扬等采用氟哌噻吨美利曲辛联合匹维溴铵治疗腹泻型肠易激综合征 50 d，结果显示治疗组临床治愈率为 70.83%，显著高于对照组的 27.14%；治疗后两组患者腹痛及腹胀的持续时间和排便次数均减少，且治疗组的持续时间和次数减少更明显（$P<0.05$）；治疗组及对照组的 HAMA 评分及 HAMD 评分均有下降，且治疗组评分下降更明显（$P<0.05$）；两组患者均未发现有肝、肾等功能损害。提示氟哌噻吨美利曲辛联合匹维溴铵治疗腹泻型 IBS 能有效改善消化道症状和精神状态，且不良反应少。

冉红梅等检索 Cochrane 图书馆、Pubmed 数据库、维普中刊数据库、万方数据库、中国生物医学文献数据库等，检索出匹维溴铵联合氟哌噻吨美利曲辛与单用匹维溴铵治疗 IBS 的研究，进行资料提取及方法学质量评价，对总有效率、不良反应发生率、汉密尔顿焦虑及抑郁评分进行 Meta 分析。结果共检索出 16 个符合纳入标准的研究，包括 1688 例患者进入本系统评价。14 个试验的 Meta 分析提示，匹维溴铵联合氟哌噻吨美利曲辛治疗 IBS 与单用匹维溴铵比较，联合治疗总有效率优于单用匹维溴铵（$P<0.00001$）。3 个研究的汉密尔顿焦虑及抑郁评分的 Meta 分析提示，联合治疗组低于单用匹维溴铵组（（$P<0.00001$）。6 个试验研究了不良反应发生率，联合治疗组高于单用匹维溴铵组（$P=0.008$），不良反应多表现为头晕、口干、恶心等，多较轻微，治疗 1～2 周后均减轻，对肝功能、肾功能等指标未发现明显影响。表明氟哌噻吨美利曲辛联合匹维溴铵治疗 IBS 的疗效优于单用匹维溴铵，且能改善精神情绪障碍，但还需进一步高质量、多中心的研究。

还有报道对抗焦虑药物、抗抑郁药物的作用机制进行研究。章淼芳等探讨氟哌噻吨美利曲辛辅助治疗肠易激综合征对患者血液学指标及肠道敏感性的影响。对照组给予匹维溴胺及双歧三联活菌治疗，研究组在对照组治疗基础上给予氟哌噻吨美利曲辛辅助治疗。与对照组比较，观察组腹痛、腹胀及腹泻评分降低，血浆生长抑素（somatostatin，SS）、P 物质（substance P，SP）及 5-羟色胺（5-hydroxytryptamine，5-HT）水平均明显降低（$P<0.05$），神经肽 Y（neuropeptide Y，NPY）水平升高，TNF-a 及 IL-4、IL-8 水平降低，IL-10 水平升高，差异均有统计学意义（$P<0.05$）。提示氟哌噻吨美利曲辛辅助治疗肠易激综合征疗效确切，机制可能是通过调节机体内分泌激素及炎症因子改善肠道敏感性实现的。

（2）正念疗法：正念疗法是一组以正念医学、教学实践和瑜伽训练为主的心理干预方法，以建立正确的社会心理取向，培养平和、开放、积极、无偏见的意识态度为主要宗旨，在情感障碍、慢性疾病和亚健康治疗中可以缓解精神心理压力、改善患者症状。国外学者已将其应用于 IBS 的治疗之中，并初步显示在改善 IBS 临床症状和生活质量方面具有积极作用，国内该领域尚处于起步阶段。

林艳妹等前瞻性纳入伴有焦虑、抑郁状态的 IBS 患者 60 例，随机分为对照组和观察组，每组 30 例。对照组给予常规药物治疗和常规护理（健康教育），观察组在健康教育的基础上联合正念疗法心理干预。干预前、干预 4 周后，通过焦虑自评量表（SAS）和抑郁自评量表（SDS）、IBS 生活质量量表（IBS-QOL）分别评估 IBS 患者焦虑、抑郁状态和生活质量改善情况。结果显示，干预后观察组 SAS 评分和 SDS 评分均显著低于对照组，IBS-QOL 评分显著高于对照组（P 均 <0.05）。提示正念疗法心理干预可改善 IBS 患者焦虑、抑郁的心理状态，提高患者生活质量。

（3）认知行为干预：认知行为干预是一种采用认知重建、教育干预、渐进性肌肉放松训练及呼吸训练等多种方法，重建个人正确认知为目标的认知疗法，有助于减轻患者焦虑程度，鼓励其建立健康的行为模式，增加患者对治疗的信心。

贾悦等用便利抽样方法选取 64 例肠易激综合征患者，按照随机数字法将患者分为对照组和干预组，对照组给予常规健康教育，干预组在常规健康教育基础上给予认知行为干预，干预前及干预治疗 1 个月、3 个月、6 个月、9 个月应用焦虑自评量表（SAS）、抑郁自评量表（SDS）、肠易激综合征症状严重程度量表（IBS-SSS）对两组患者进行评价。结果显示，干预后 1 个月、3 个月干预组患者焦虑情绪状态明显改善，在干预 6 个月和 9 个月后有持续好转倾向，而抑郁症状随着时间的推移，于干预于干预后 6 个月和 9 个月有改善。心理因素和躯体症状相互影响，在负性情绪改善的同时，干预后 6 个月、9 个月干预组患者腹痛程度、腹胀频率、腹胀程度症状也得到缓解。表明认知行为干预有助于减轻肠易激综合征患者的负性情绪，帮助其重建生活信心，改善临床症状，提高生活质量，具有远期疗效，同时由于部分患者自身心理调节能力较弱，生活应激事件改变或增加，导致病情反复或加重时，认知行为干预需要持续的督导、评价及再次强化。

（4）IBS 与中医治疗：IBS 在中医上常归属"泄泻""腹痛""郁证"等病症范畴。腹痛、腹泻等症状的出现或加重常与精神因素或应激状态有关。该病位在肠，病机为肝失疏泄，脾胃运化失调，大肠传导失司所致，脾虚为标，肝郁为实。有研究回顾近 20 余年文献，分析 IBS 的中医证型与证候要素分布情况，结果显示肝脾不和是 IBS 的基本病机，所以中医治疗多以疏肝健脾为法。

来毅等选取 80 例 IBS-D 老年患者随机分为对照组和观察组各 40 例，对照组口服双歧杆菌三联活菌肠溶胶囊，观察组在西药治疗基础上联合服用加味痛泻药方，连续治疗 8 周，结果观察组治疗后腹痛、腹胀、大便次数、黏液便、大便性状等症状积分明显低于对照组（$P<0.01$）。同时观察两组脑肠肽水平变化，结果观察组 5-羟色胺 3 受体（5-HT$_3$R）、促肾上腺皮质激素、降钙素基因相关肽（CGRP）水平低于观察组（$P<0.05$）。5-HT$_3$R 是 5-HR 受体，能被肠神经内部神经元利用，受下丘脑-垂体-肾上腺皮质轴等调节；CGRP 是感觉性神经肽，可引起结肠蠕动加快，导致腹痛、腹泻。所以痛泻药方可调节脑肠肽水平，改善临床症状，提高疗效。

还有一些研究在痛泻药方基础上、根据多年经验组成的方剂也显示出治疗 IBS 的良好临床疗效，并进行了基础机制的研究。李莉等观察肠吉泰对肠易激综合征内脏敏感大鼠脊髓背根神经节 5-羟色胺 2A 受体（5-HT$_{2A}$receptor，5-HT$_{2A}$R）、5-羟色胺 7 受体（5-HT$_7$ receptor，5-HT$_7$R）和瞬时感受器电香草酸受体 1（transient receptor potential vanilloidtype-1，TRPV1）表达的影响。选新生 SD 大鼠 60 只随机分为空白对照组、模型对照组、阳性药对照组、肠吉泰低剂量组、肠吉泰中剂量组和肠吉泰高剂量组，每组 10 只。采用 A1-chaer 直肠醋酸刺激法建立内脏高敏感性大鼠模型。造模期间阳性药对照组大鼠醋酸刺激前 30 min 给予 capsazepine（TRPV1 阻断剂）腹腔注射（2 μg/g），造模结束 4 周后，肠吉泰各治疗组每日分别给予低剂量（2.5 g/kg）、中剂量（5 g/kg）和高剂量（10 g/kg）中药灌胃。治疗 4 周后，采用结直肠气囊扩张法记录大鼠的腹部回缩反射（abdominal withdrawalreflex，AWR）计分来评估各组大鼠的内脏敏感性，用免疫组化法检测 IBS 内脏敏感大鼠脊髓背根神经节 5-HT$_{2A}$R、5-HT$_7$R 和 TRPV1 的表达。结果肠吉泰组较模型对照组 AWR 评分及 5-HT$_{2A}$R、5-HT$_7$R 和 TRPV1 的水平均降低，提示肠吉泰可降低 IBS 内脏敏感性，其机制可能与降低脊髓背根神经节 5-HT$_{2A}$R、5-HT$_7$R 和 TRPV1 的表达有关。

（二）功能性消化不良

功能性消化不良（functional dyspepsia，FD）是由胃和十二指肠功能紊乱引起的一组上消化道临床综合征，主要包括上腹痛综合征（epigastric pain syndrome，EPS）和餐后不适综合征（postprandial distress syndrome，PDS），主要表现为餐后饱胀、嗳气、早饱、上腹痛等。其病理生理机制包括幽门螺杆菌（Hp）感染、胃十二指肠运动感觉功能障碍、精神心理因素等。

1. 功能性消化不良的精神心理特征 王慧芬等对一家三级甲等医院消化内科门诊就诊的 273 例 FD 患者进行人口学特征统计，采用焦虑 / 抑郁自评量表评价不同人口学特征组 FD 患者的精神心理状况。结果显示，与男性相比，女性 SAS 评分更高；年龄在 50～59 岁的 FD 患者 SAS/SDS 评分明显高于年龄＜30 岁的患者；离异或丧偶患者 SAS/SDS 评分均明显高于已婚患者；大学本科以上文化程度 FD 患者 SAS 评分明显低于初中以下的患者。FD 不同亚组之间比较发现，EPS＋PDS 组的 SAS 评分显著高于 PDS 组及 EPS 组，SDS 评分显著高于单纯 EPS 组，而 EPS 组和 PDS 组间 SAS/SDS 评分无差异。FD 症状与精神心理的相关性分析发现上腹痛与 SAS、SDS，上腹烧灼感与 SAS，早饱感与 SDS，呕吐与 SAS，嗳气与 SAS、SDS 均呈直线正相关。提示不同的人口学特征的 FD 患者的精神心理状态可能不同，其中女性、离异或丧偶、中年患者及低学历患者可能更易合并焦虑、抑郁，FD 症状与焦虑、抑郁情绪相关，症状越重，SAS、SDS 评分越高。张琴等对 FD 不同亚型患者心理因素的比较研究也发现，EPS 与 PDS 症状重叠患者的焦虑、抑郁、躯体化较 EPS、PDS 患者严重，对生活质量和消化不良的影响亦更大。

2. 精神因素对胃排空影响 FD 餐后腹胀、早饱等症状与胃排空障碍有关。刘立芬等采用超声胃窦面积法检测胃排空时间，探讨精神因素对胃排空的影响。选取 FD 患者为研究对象，健康人为对照组，结果 FD 患者的 SAS 评分、SDS 评分高于对照组，胃排空时间较对照组延长，差异有统计学意义（$P<0.05$）。然后将 FD 患者随机分为对症治疗组和对症治疗＋氟哌噻吨美利曲辛组，比较两组患者治疗前后 SAS 评分和 SDS 评分、症状评分和胃排空时间，并进行 SAS 评分、SDS 评分与症状评分和胃排空时间相关性分析。结果与对照组相比，FD 患者的 SAS 评分和 SDS 评分升高，胃排空时间延长（$P<0.05$），且两组 FD 患者的 SAS 评分及 SDS 评分与症状评分、胃排空时间的相关性具有统计学意义（$P<0.05$）。提示 FD 患者的精神因素与胃排空障碍具有明显的相关性。

3. 心理治疗 很多研究报道抗焦虑、抑郁药物能有效改善 FD 患者消化道症状及精神状况，在药物治疗的同时辅以心理治疗，效果更佳。常用的心理治疗方法包括支持性心理治疗、认知治疗、放松训练、生物反馈治疗等。综合性心理干预是近年来使用较多的一种护理模式，从良性沟通、建立护患关系、饮食及出院指导等多方面进行护理，让患者对本身疾病和治疗过程中的不良反应有所了解，在一定程度上能消除患者内心的负性情绪，让患者养成良好的生活习惯，能提高患者生活质量。

杨振会等观察综合护理对 FD 患者情绪障碍及生活质量的影响，发现综合护理组焦虑抑郁评分及生活质量评分、不良反应发生率均低于常规护理组，FD 患者治疗过程中实施综合性心理护理干预能消除患者的负性情绪，提高患者生活质量，值得推广应用。

4. FD 患者中医治疗 本病属于中医"痞满""胃痛""嘈杂"等范畴，多因情志不畅、肝气郁结或因脾虚久病累及肝等因素，而致肝失疏泄，气机阻滞，横逆犯胃，胃失和降所致。由心理应激产生的情志活动对胃肠动力障碍的影响与中医"情志致病""肝气郁结"经典理论高度关联，疏肝理气法是中医对于肝气郁结证型进行辨证论治的根本治法，具有促胃动力的功效。

陈玲等观察疏肝健脾法治疗肝郁脾虚型 FD 的临床疗效，探讨胃肠激素与 FD 的关系。与治疗前相比，治疗后 FD 患者中医症状总评分及 HAMD 评分降低，胃动素水平升高、生长抑素水平降低、促肾上腺皮质激素释放激素水平升高（$P<0.05$）。说明疏肝健脾方对功能性消化不良肝郁脾虚型疗效确切，能减轻抑郁症状，其机制可能通过调节胃肠激素的分泌实现。

三、器质性消化心身疾病

（一）胃食管反流病

胃食管反流病（gastroesophageal reflux disease，GERD）是胃十二指肠反流物对食管黏膜攻击作用及食管抗反流防御机制减弱（如食管下端括约肌压力下降、食管廓清作用、食管黏膜屏障）的共同结果，主要分为非糜烂性胃食管反流病（NERD）和反流性食管炎（RE）。随着生活方式的改变、胃食管反流病发病率逐年增高，且易反复发作。研究表明，胃食管反流病的发生不仅与上述病因有关，且与精神心理因素有一定联系，通常胃食管反流病患者较健康人群抑郁、焦虑倾向重，在脑-肠轴的作用下，不良情绪使食管高敏感，并诱发下食管括约肌松弛影响食管的生理功能，造成胃内容物反流，导致疾病的发生。

1. 应激与食管炎发病机制　王瑞等为探讨心理因素在反流性食管炎发生发展中的作用及机制，观察应激对反流性食管炎模型大鼠食管下段黏膜血流及 pH 的影响。选用雄性 Wistar 大鼠，采用改良部分贲门肌切开术联合外置幽门部分结扎术制备大鼠反流性食管炎模型，水浸束缚法行应激实验。实验结束后，检测各组大鼠食管下段 pH 及黏膜血流。结果与对照组比较，应激组大鼠食管下段 pH、黏膜血流均下降（$P<0.01$）；与模型组比较，应激-模型组大鼠食管下段 pH、黏膜血流下降，差异有统计学意义（$P<0.01$）。同时该课题组其他研究结果还显示应激可引起食管黏膜肥大细胞数量、脱颗粒率增加，黏膜 SIgA、血清 IgA 水平降低，提示应激可减少反流性食管炎模型大鼠食管黏膜血流、降低食管下段 pH，导致机体全身及靶器官局部免疫功能紊乱，造成食管黏膜炎症损伤。

2. 药物治疗　多项研究证实在常规治疗基础上，加用抗焦虑抑郁药物能显著提高胃食管反流病疗效。

（1）反流性食管炎：王友梅等选取伴焦虑、抑郁的反流性食管炎患者 96 例，采用随机数字表法分为对照组和观察组各 48 例。对照组患者采用雷贝拉唑联合莫沙必利治疗，观察组患者在对照组基础上加用氟哌噻吨美利曲辛治疗，对比治疗前与治疗后两组患者的汉密尔顿抑郁量表（HAMD）评分、汉密尔顿焦虑量表（HAMA）评分、反流性食管炎各项症状积分、黏膜愈合情况、不良反应发生情况。结果治疗后两组患者汉密尔顿焦虑、抑郁评分、食管炎症状积分、黏膜愈合情况均改善，且观察组上述指标改善程度优于对照组（$P<0.05$）；治疗中对照组和观察组患者的不良反应总发生率分别为 5.16% 和 6.24%，差异无统计学意义（$P<0.05$），且未经特殊治疗，轻微头晕、失眠、精神不振的不良反应几天后自行消失。

（2）难治性反流性食管炎：临床上部分患者症状迁延难愈形成难治性病例——难治性反流性食管炎（refractory reflux esophagitis，RRE），依据 2014 年中国胃食管反流病专家共识意见，国内将标准剂量的质子泵抑制药（PPIs）治疗 8 周后症状未明显改善（症状积分下降程度<50%）的反流性食管炎定义为 RRE。很多患者合并精神心理异常，导致常规 PPI 治疗效果不佳。刘芳等针对难治性反流性食管炎进行一项临床观察研究，临床症状评分采用反流性疾病问卷（reflux diagnostic questionnaire，RDQ）量表，焦虑抑郁精神心理状况采用汉密尔顿焦虑抑郁量表评价，治疗 4 周、12 周分别评价临床症状及精神心理积分，结果显示氟哌噻吨美利曲辛联合常规埃索美拉唑及莫沙必利治疗较单纯常规

治疗明显改善临床症状及精神心理状况。

（3）非糜烂性胃食管反流病（NERD）：国内外研究表明 NERD 与精神心理因素密切相关，心理应激可通过下丘脑 - 垂体 - 肾上腺轴引起食管敏感度性常增高，放大内脏敏感性，从而产生胃灼热、反酸及胸骨后疼痛的病态反应。一项氟哌噻吨美利曲辛联合 PPI 治疗伴焦虑、抑郁的非糜烂性胃食管反流病的临床研究，对照组为 PPI 治疗组，观察组为 PPI 基础上联合氟哌噻吨美利曲辛，疗程 8 周，比较分析两组临床疗效、焦虑抑郁及睡眠质量的改善情况、不良反应及复发情况。结果观察组临床疗效、焦虑抑郁及睡眠治疗的改善情况优于对照组，且观察组复发率为 8.9%，显著低于对照组 24.4%（P<0.05）；两组治疗期间均无严重不良反应。在 PPI 常规治疗的基础上，联合氟哌噻吨美利曲辛治疗伴焦虑抑郁的 NERD 患者可改善躯体不适症状，缓解焦虑抑郁等负性情绪及睡眠状况，降低复发，且患者耐受性、安全性高。

多数研究均是在常规治疗基础上联合氟哌噻吨美利曲辛，该药是新型三环类抗抑郁药，其药理研究发现，一方面可作用于突触前膜多巴胺调节受体，促进多巴胺的释放；另一方面，可抑制神经末梢对 5-HT 及去甲肾上腺素的再摄取，提高单胺类神经递质的传导。两者共同调整中枢神经系统的兴奋性，缓解焦虑、抑郁情绪。也有研究观察曲唑酮对胃食管反流患者的精神心理及临床症状疗效，结果表明曲唑酮辅助治疗的观察组焦虑评分减少，胃食管反流症状改善。曲唑酮是三唑酮类药物，为三唑吡啶衍生物，其代谢产物为 mCPP，选择性地作用于 5- 羟色胺，阻断其再摄取，拮抗外周 α- 肾上腺能受体，加快体内多巴胺的更新，从而起到抗抑郁、镇静作用。对心脏及血压影响少。由于其具有中枢作用且合并有轻度肌松作用，因此能有效地延长睡眠时间，改善睡眠结构，减少觉醒次数。

（二）炎症性肠病

炎症性肠病（inflammatory bowel disease，IBD）是一种慢性非特异性肠道炎症性疾病，主要包括溃疡性结肠炎（ulcerative colitis，UC）和克罗恩病（crohn disease，CD），该病发病率和患病率呈上升趋势，我国 IBD 病例数增长迅速，1990—2000 年病例报告数是上个 10 年的 3.8 倍。该病呈慢性迁延反复发作的特点，疾病反复发作及不良结局对患者工作、学习及生活产生巨大影响，心理健康也受到明显损害，焦虑、抑郁的发病率高。有研究发现克罗恩病轻度焦虑患者占 56.3%，中、重度焦虑患者占 26.6%，轻度抑郁患者占 46.1%，中、重度抑郁患者占 15.6%。这些负面情绪的长期存在与疾病的活动存在一定的联系。

疾病常识感知模式（CSM）是一种经过验证的社会认知模型，可以用来探索疾病、疾病认知、应对方式、健康结局之间的内在联系。该模型认为疾病结局可以受到多方面因素的影响。张茂琛等采用疾病常识感知模式研究克罗恩病患者健康状况、疾病认知、应对方式与心理状况之间的关系。结果发现克罗恩病患者健康状况差，疾病认知不良，采取消极应对方式多，与焦虑、抑郁、压力等心理健康问题存在内在联系。患者的健康状况越差、对疾病的认知不良，越易采取消极应对方式，心理健康越差，同时影响患者疾病的结局。所以，心理干预逐渐成为疾病治疗的一部分，对于改善焦虑、抑郁等心理状况，提高患者的依从性及生活质量均有帮助。国外的研究显示接受认知行为疗法、抗抑郁药物治疗的患者疾病活动度、生活质量和焦虑、抑郁均得到改善。所以在关注患者躯体生理健康的同时，要注重心理干预。

有研究采用压力困扰量表（stress distress scale，SDS）对炎症性肠病患者的心理应激进行评估，使用社会支持评定量表（social support rating scale，SSRS）收集患者的社会支持情况，探讨炎症性肠病患者心理应激的相关影响因素。结果显示炎症性肠病患者存在一定水平的心理应激，与患者的疾病严重程度、社会支持水平有密切关系，疾病严重程度越重，SDS 总分越高，焦虑、抑郁等心理压力越大；相反，社会支持水平越高，心理应激水平越低。因此，临床医务人员应动态评估患者的心理应激水平，帮助患者及家属应对 IBD 产生的生活方式改变与情绪障碍，提高患者生活质量，促进患者的身心健康。

（三）消化道肿瘤

身患恶性肿瘤是一重大生活应激事件，临床观察及研究报告显示，与一般人群相比，癌症患者的抑郁、焦虑等精神障碍的发生率显著增加，并可造成机体免疫功能下降。曾莉蓉等为探讨老年胃癌患者心理应激与免疫功能的关系，入选 279 例老年胃癌患者为研究对象，通过症状自评量表（SCL-90）及免疫功能相关指标（白细胞、自然杀伤细胞及 T 细胞亚群）对研究者进行评价。结果处于临床 I 期、II 期、III 期、IV 期的老年胃癌患者 SCL-90 总均分分别为（1.85±20.47）分、（2.01±0.54）分、（2.36±0.66）分、（2.40±0.71）分，得分差异有统计学意义（$P<0.05$）；不同临床分期的患者白细胞数、自然杀伤细胞，以及 T 细胞亚群随分期级数增高而明显降低；SCL-90 各维度得分与白细胞数、自然杀伤细胞数，以及 T 细胞亚群数（包括 $CD3^+$，$CD4^+$，$CD8^+$，$CD4^+/CD8^+$）检测结果呈负相关（$P<0.05$）。提示老年胃癌患者易出现负性心理应激，导致机体的细胞免疫功能紊乱从而加重病情。

结直肠癌（CRC）是消化系统常见的恶性肿瘤，也是患者抑郁发生率最高的恶性肿瘤之一。因此，缓解 CRC 相关抑郁的策略可能会显著提高患者的生活质量和治疗效果。人参皂苷 Rh2（GRh2）已被报道对多种疾病有治疗作用。然而，它是否能在缓解 CRC 患者肿瘤相关抑郁方面发挥潜在作用尚不清楚。Wang 等使用小鼠模型研究 GRh2 在 CRC 抑郁控制中的作用。采用原位置入法诱导小鼠 CRC。在 4 周的时间里，每周 2 次给小鼠喂食 GRh2 或对照品，然后对小鼠进行强迫游泳实验（FST）、尾悬液实验（TST）和蔗糖摄入量实验（SIT）。结果发现，接受 GRh2 治疗的小鼠在所有 FST、TST 和 SIT 测试中均明显改善其行为，可能通过降低与抑郁相关的细胞因子、IL-6、IL-18 和 TNF-a 有关。此外，GRh2 显著增加 CRC 小鼠的生存时间。综上所述，该研究表明，GRh2 可减轻结直肠癌小鼠模型相关抑郁，GRh2 对 CRC 相关抑郁的治疗有益。

（四）慢性肝病

肝硬化患者病情难愈、反复住院对患者的心理状态造成很大的负担，Xu 等为确定肝硬化患者心理困扰的相关因素，招募 208 例肝硬化患者，通过问卷调查评估胃肠道症状、抑郁和焦虑，采用酶联免疫吸附法测定血清脑源性神经营养因子（BDNF）水平，后者被认为是肝硬化患者抑郁和心理困扰的潜在生物学标志物。结果 16.35% 的患者存在抑郁，10.58% 的患者伴随焦虑，合并胃肠道症状（如腹胀、腹痛、食欲缺乏、恶心、呕吐等）、女性更容易出现抑郁、焦虑，但该研究未提示 BDNF 与肝硬化患者的心理异常状态有关。

慢性乙型病毒性肝炎（CHB）肝硬化患者的抑郁会影响患者的生活质量、疾病诊断和病死率。Zhu 等采用汉密顿抑郁量表（HAMD）和汉密顿焦虑量表（HAMA）对 114 例 CHB 患者和肝硬化患者的抑郁情绪状态进行调查，其中 Child-Pugh 分级 A（CPG-A）42 例，CPG-B 分级 38 例，CPG-C 分级 34 例。结果显示，114 例 CHB、肝硬化患者中，心理障碍患者占 33.33%，CPG-A 患者 10 例，CPG-B 12 例，CPG-C 分级 16 例。CPG-C 组患者的 HAMA 评分和 HAMD 评分明显高于 CPG-A 组，CPG-C 组的情绪障碍发生率明显高于 CPG-B 组，CPG-B 组的情绪障碍发生率高于 CPG-A 组。研究表明，相当比例的慢性乙型病毒性肝炎肝硬化患者存在情绪障碍，肝硬化患者的抑郁发生率与肝硬化的严重程度密切相关，且肝功能越差则情绪障碍呈加重趋势。

总之，消化系统疾病多合并精神心理障碍，在临床实践中应注意识别，积极采取心理干预治疗，能有效改善临床症状，提高患者的生活质量。

（康丽丽 唐艳萍）

参 考 文 献

［1］王业流，方海明，章礼久. 安徽省某"三甲"医院消化内科 2010—2014 年疾病谱变化趋势. 安徽医药，2016，20（6）：1098-1102.

［2］Zhang A, Wang Q, Huang K. Prevalence of depression and anxiety in patients with chronic digestive system diseases: A multicenter epidemiological study. World J Gastroenterol, 2016, 22 (42): 9437-9444.

［3］刘辉. 综合医院躯体化障碍患者临床资料分析. 临床心身疾病杂志，2016，22（5）：132-133.

［4］尚妍妍，徐峰. 功能性胃肠病伴焦虑、抑郁状态及其与胃肠道症状积分的相关性. 世界华人消化杂志，2016，24（19）：3051-3055.

［5］刘羽，王彦彦，纪菊英. 儿童期受虐与肠易激综合征关系的临床研究. 中国健康心理学杂志，2016，24（11）：1742-1746.

［6］滕卫军，杜小雪，丁明星，等. 母婴分离致肠易激综合征大鼠模型的建立与评价. 浙江医学，2016，38（6）：412-415.

［7］Qi R, Liu C, Weng Y. Disturbed interhemispheric functional connectivity rather than structural connectivity in irritable bowel syndrome. Front Mol Neurosci, 2016, 6 (9): 141.

［8］余光，全晓静，唐勤彩，等. P 物质与慢性应激诱导的大鼠结肠动力紊乱的关系及其机制. 武汉大学学报（医学版），2016，37（3）：407-410.

［9］Song J, Wang Q, Wang C. Corticotropin-releasing factor and toll-like receptor gene expression is associated with low-grade inflammation in irritable bowel syndrome patients with depression. Gastroenterol Res Pract, 2016, 2016: 7394924.

［10］Liu Y, Zhang L, Wang X, Similar fecal microbiota signatures in patients with diarrhea-predominant irritable bowel syndrome and patients with depression. Clin Gastroenterol Hepatol , 2016, 14 (11): 1602-1611.

［11］Chu H, Fox M, Zheng X. Small intestinal bacterial overgrowth in patients with irritable bowel syndrome: clinical characteristics, psychological factors, and peripheral cytokines. Gastroenterol Res Pract, 2016, 2016:

3230859.

[12] 倪扬，郑仕诚. 氟哌噻吨美利曲辛联合匹维溴铵长疗程治疗腹泻型肠易激综合征 74 例. 临床医药，2016，25（9）：82-84.

[13] 冉红梅，潘涛，何丹端. 匹维溴铵联合氟哌噻吨美利曲辛治疗肠易激综合征的系统评价. 成都医学院学报，2016，11（4）：446-451.

[14] 章森芳，张妙. 氟哌噻吨美利曲辛辅助治疗肠易激综合征对患者血液学指标及肠敏感度的影响. 中国生化药物杂志，2016，36（9）：45-48.

[15] 林燕妹，林益平，邱妹妹. 正念疗法心理干预对伴有焦虑抑郁状态的肠易激综合征患者心理和生活质量的影响. 中国临床研究，2016，29（10）：1431-1433.

[16] 贾悦，秦阳，陈曦，等. 认知行为干预对肠易激综合征病人负性情绪及生活质量的远期影响. 护理研究，2016，30（9B）：3227-3230.

[17] 来毅，徐赛亚. 基于"脑-肠轴"学说探讨加味痛泻要方干预腹泻型肠易激综合征的疗效. 世界华人消化杂志，2016，24（31）：4288-4292.

[18] 李莉，丛军，张正利. 肠吉泰对 IBS 内脏高敏感大鼠背根神经节 $5-HT_{2A}R$、$5-HT_7R$ 和 TRPV1 表达的影响. 上海中医药杂志，2016，50（6）：80-84.

[19] 王慧芬，姚树坤，杜时雨，等. 功能性消化不良患者的社会人口学特征与精神心理状况的研究. 胃肠病学和肝病学杂志，2016，25（7）：791-795.

[20] 张琴，贺国斌，刘平，等. 功能性消化不良不同亚型患者心理因素的比较研究. 胃肠病学，2016，21（9）：554-556.

[21] 刘立芬，李稳，杨冬林，等. 功能性消化不良患者精神因素与胃功能的关系. 国际精神病学杂志，2016，43（3）：502-504.

[22] 杨振会，刘莉. 心理评估＋针对性的护理可提高消化不良患者生活质量. 世界华人消化杂志，2016，24（36）：4820-4823.

[23] 陈玲，金连宁，甘辉虎. 疏肝健脾法对功能性消化不良胃肠激素的调节研究. 中国中医药现代远程教育，2016，14（20）：71-72.

[24] 王瑞，唐艳萍，弓艳霞. 应激对反流性食管炎模型大鼠食管下段 pH 值及黏膜血流的影响. 中国中西医结合外科杂志. 2016，22（1）：42-44.

[25] 王友梅，王德传，慎荣杰，等. 氟哌噻吨美利曲辛联合莫沙必利和雷贝拉唑治疗反流性食管炎的疗效. 世界华人消化杂志，2016，24（18）：2881-2885.

[26] 刘芳，姚树坤，王慧芬. 氟哌噻吨美利曲辛片联合常规方法治疗难治性反流性食管炎的临床研究. 中日友好医院学报，2016，30（2）：67-69.

[27] 徐杲，华娴，徐希. 氟哌噻吨美利曲辛联合质子泵抑制药对伴焦虑抑郁的非糜烂性胃食管反流病的临床疗效. 医学研究杂志，2016，45（1）：138-140.

[28] 黄映惠，吴格怡，黄心蔚. 曲唑酮对胃食管反流病患者的精神心理及临床症状疗效观察. 吉林医学，2016，37（8）：1999-2000.

[29] 张茂琛，洪理文，张天宇. 克罗恩病患者健康状况、疾病认知、应对方式与心理状况之间的关系. 内科理

论与实践，2016，11（5）：296-300.

[30] 魏汉维，彭国萍，姚昌伟. 炎症性肠病患者心理应激评估及其影响因素. 职业与健康，2016，32（4）：519-521.

[31] 曾莉蓉，魏文斌，陈鹏飞. 老年胃癌患者心理应激水平与免疫功能的相关性. 职业与健康，2016，32（12）：1681-1688.

[32] Wang J, Chen Y, Dai C. Ginsenoside Rh2 alleviates tumor-associated depression in a mouse model of colorectal carcinoma. Am J Transl Res, 2016, 8 (5): 2189-2195.

[33] Xu H, Zhou Y, Ko F, et al. Female gender and gastrointestinal symptoms, not brain-derived neurotrophic factor, are associated with depression and anxiety in cirrhosis. Hepatol Res, 2017, 47 (3): E64-E73.

[34] Huang X, Zhang H, Qu C, et al. Depression in patients with chronic hepatitis B and cirrhosis is closely associated with the severity of liver cirrhosis. Med Sci Monit, 2016, 12: 405-409.

第三节　心身内分泌学研究进展

随着社会的进步与发展，人们生活节奏的日益加快，人们工作、学习、生活中承受着各种各样的应激事件，由此而产生的心身疾病的患病率逐年升高，其以惊人的高发病率与高病死率冲击和改变着现代社会的疾病谱和死亡谱。甲状腺作为人和动物最大的内分泌器官，在促进机体的基础代谢、生长和发育等方面至关重要。甲状腺与其他内分泌器官一样，对不同的器官系统有广泛的影响，包括大脑和神经系统。最早的关于甲状腺疾病对神经精神系统损害的报道主要是情绪障碍和认知损伤。有学者在有关黏液性水肿的一项报道中写到："一般以上的病例存在妄想和幻觉，精神错乱与妄想和幻觉占有相似的比例，主要表现为急性或慢性的躁狂、痴呆和抑郁症，以怀疑和自我谴责为主要症状"。与此类似的，英国医学杂志在研究甲状腺毒症中描述了精神症状是该疾病的一个重要临床表现，文中提到：诊断甲状腺功能亢进症最常遇到的困惑就是甲状腺功能亢进症与焦虑状态的鉴别，甲状腺功能亢进症患者经常伴有怕热、体重减轻、食欲增加，经常会觉得不安、亢奋和心动过速，伴有高动力循环状态，焦虑状态的患者通常缺乏亢奋的表现，尽管他们也伴有心动过速，但其血流循环正常。下丘脑 - 垂体 - 甲状腺轴异常是导致神经内分泌功能紊乱的重要原因之一。甲状腺在脑垂体分泌的促甲状腺素（TSH）作用下生成 T_4 和 T_3，甲状腺功能亢进的诊断依据为血清 FT_4 升高，TSH 反馈性降低。相反的，若 FT_4 降低，TSH 反馈性增加则为甲状腺功能减退，血清 FT_4、FT_3 正常，TSH 高于正常诊断为亚临床甲状腺功能减退，血清 FT_3、FT_4 正常，TSH 低于正常诊断为亚临床甲状腺功能亢进。本节主要描述我国近几年来在甲状腺功能异常方向的心身医学进展。

一、甲状腺功能减退

（一）甲状腺功能减退和情绪障碍

甲状腺功能减退症患者可表现出明显的精神症状和认知功能减退，典型的表现为思维缓慢及抑郁。最初的黏液水肿性精神病以妄想、幻觉为主，主要为被害妄想型，常伴随明显的甲状腺功能减退。然而，甲状腺功能减退症患者有着更为广泛的精神损害。流行病学研究表明抑郁症的进展及疗效与甲状腺功能减退症相关。国内张建等对483例抑郁症患者进行研究，发现抑郁症患者甲状腺功能亢进发生率为5.2%（25/483例），甲状腺功能减退发生率为13.3%（64/483例），表明抑郁症患者存在较高的甲状腺功能异常率。黄卫权等研究发现，抑郁症患者FT_4水平降低，经8周治疗后接近正常对照组，FT_3及TSH无显著变化，FT_4水平能较好地反映甲状腺功能，因此抑郁症患者甲状腺功能状况与抗抑郁疗效相关。朱晓红以70例抑郁患者和50例健康者为研究对象，并将患者依据是否有强迫症状分为强迫症状组和无强迫症状组，结果显示两组患者的FT_4水平均高于健康者水平，可将FT_4水平作为判断抑郁严重程度的敏感指标。李强等以34例双相抑郁障碍患者、30例单相抑郁障碍患者及30例正常对照者为研究对象，检测治疗前后血清T_3、T_4和TSH。结果显示两组患者治疗前后T_3均明显高于对照组，单相抑郁障碍治疗后T_4低于治疗前，并恢复到正常范围，而反映抑郁程度的汉密尔顿抑郁量表评分也明显下降，提示抑郁患者甲状腺激素水平的改变与抑郁症状的改善有关。此外，甲状腺功能减退症患者存在不同程度的抑郁症状。翁宇红等研究显示，产后抑郁症组的TSH水平低于非抑郁症组，且差异有统计学意义，但回归分析发现产后甲状腺激素水平对产后抑郁症的发生并没有直接预测效应，而是通过作用于5-羟色胺能神经系统进而影响产后抑郁症状。陈丹等在探讨甲状腺功能亢进与抑郁症关系的临床观察中发现，在甲状腺功能亢进初期，T_3、T_4水平较高时患者表现为高代谢症，抑郁症的发病率极低，在甲状腺功能亢进的治疗过程中，随着病情的好转，血清中T_3、T_4水平下降，TSH水平回升，抑郁症的发病率由6.8%增加至51%。进一步治疗后，甲状腺水平正常或偏低，甚至出现甲状腺减退时，抑郁症的发病率>50%，表明甲状腺激素水平的动态下降参与抑郁症的形成及病程变化。姚以艳等对甲状腺功能减退症患者行心理健康状况及影响因素分析，采用SCL-90症状自评量表、社会支持评定量表（SSRS）及一般情况调查问卷对两组研究对象进行调查，甲状腺功能减退症组患者强迫症状、抑郁、焦虑、精神病性评分及总分均高于健康组，甲状腺功能减退症组患者中焦虑、抑郁、人际关系敏感所占比重较高，且甲状腺功能减退症组患者SSRS评分中主观支持、客观支持、支持利用度评分及总分均明显降低，甲状腺功能减退症患者心理状况较差，存在较严重的焦虑和抑郁情况，在治疗同时应注意健康教育和心理关怀，尤其是对收入低、文化程度低或社会支持程度低的患者，应给予及时的心理治疗，可提高患者的生活质量。郑丹等最新研究表明，心理干预1个月后，甲状腺功能减退症患者汉密尔顿抑郁量表（HAMD）评分、汉密尔顿焦虑量表（HAMA）评分明显下降，TSH水平较未心理干预组下降更明显，干预组TT_4水平提升更明显，故心理干预能有效改善甲状腺功能减退抑郁患者负性情绪，对提升其治疗效果有利。因此，甲状腺功能减退与抑郁相关，同时可合并有明显的焦虑和烦躁情绪，经过T_4替代治疗后情绪障碍可改善。甲状腺功能减退症患者存在至抑郁到躁狂等不同的精神症状，这对于从以急性精神症状为首要表现的患者中筛查出甲状腺功能减退症患者有重要意义。

（二）甲状腺功能减退和认知功能损伤

尽管精神缺陷可以影响认知功能的评估，但认知功能缺损仍被视为甲状腺功能减退的并发症。近期俞淼等对原发性甲状腺功能减退症患者进行认知功能评估，采用简易智力状态检查

（MMSE）和蒙特利尔认知评估量表中文版（MoCA）分别对其定向力、即刻记忆、注意和计算、延迟回忆、语言、视空间及执行、命名、抽象能力等方面进行评估，结果表明甲状腺功能减退患者存在注意和计算、延迟回忆、语言、视空间及执行、命名、抽象力的认知功能损害。同时张妍等收集甲状腺功能减退患者45例和对照组25例，运用蒙特利尔认知功能评估量表（MoCA）及HAMD评定患者的认知功能及抑郁状况，发现甲状腺功能减退组认知功能障碍及抑郁的发生率均高于对照组，甲状腺功能减退组MoCA总分、视空间与执行功能、记忆与延迟记忆分项得分低于对照组，即甲状腺功能减退症患者常存在明显的认知功能障碍。此外，补充甲状腺激素可促进甲状腺功能减退患者认知功能的恢复。李琰等对以轻度认知功能障碍为主要表现的甲状腺功能减退症患者给予左甲状腺素替代治疗，发现甲状腺激素补充治疗可以显著提高患者认知水平，改善甲状腺功能，提高治疗效果，该结果与余爱华的最新研究结果相同，一致表明甲状腺激素替代治疗对甲状腺功能减退症患者的认知功能具有较好的改善作用。

二、甲状腺功能亢进

（一）甲状腺功能亢进和情绪障碍

甲状腺功能亢进症是由甲状腺激素分泌代谢失衡造成的甲状腺激素分泌过多的内分泌疾病，常伴有机体功能紊乱。郭莉研究表明，甲状腺功能亢进症可采取常规抗甲状腺功能亢进药物、放射性治疗及手术切除治疗的方法。但因病情刺激及神经系统兴奋的影响，患者的情绪常处于焦虑应激状态，给其生活质量造成严重影响。同时，大多数甲状腺功能异常患者伴有不同程度的抑郁、焦虑情绪。31%～69%的甲状腺功能亢进症患者伴有抑郁情绪，33%～61%的患者伴有焦虑情绪。袁莉莉基于汉密尔顿焦虑评定量表（HAMA）对安徽医科大学第一附属医院内分泌科门诊确诊为甲状腺功能亢进症、甲状腺功能减退症、亚临床甲状腺功能亢进症、亚临床甲状腺功能减退症的患者进行评定，甲状腺功能亢进症组的HAMA得分最高，而且4种甲状腺功能异常患者的焦虑、抑郁得分均显著高于健康对照组。此外，王琳琪在护理干预中增加心理护理方式：甲状腺功能亢进症患者中枢神经兴奋度常高于正常人，所以患者常因生活中的小事儿而情绪低落或激动，因此需要护理人员与患者进行积极主动的沟通，及时了解患者的心理状态，鼓励患者正视自己的病情，增强患者治疗的信心。观察结果显示，护理后患者生活质量评分明显高于常规护理干预的对照组，焦虑状况则明显低于对照组，差异均具有统计学意义（$P < 0.05$）。甲状腺功能亢进症病程较长，患者如果不能得到及时有效的治疗，会对其心理健康造成严重的影响，患者容易出现焦虑、不安等负性心理情绪，最终影响患者的生活质量。因此，在临床治疗甲状腺功能亢进症过程中，要求临床护理人员注重患者的心理护理、饮食干预、健康指导等。其中心理护理可以缓解患者的焦虑情绪，避免其因不良情绪而加重病情。

（二）甲状腺功能亢进和认知功能损伤

有数据表明，甲状腺功能亢进存在不同程度的认知功能损伤。一项纳入21例甲状腺功能亢进症患者的横断面研究表明，甲状腺功能亢进症患者与甲状腺功能正常者相比，在注意力、集中力、言语记忆和执行能力上有显著的降低。

亚临床甲状腺功能亢进症有一些症状如抑郁、焦虑、易激动等情绪不稳定的状态与甲状腺功能亢进症患者相似。孟媛媛在老年人中挑选 1844 例年龄＞54 岁者对其检测中发现亚临床甲状腺功能亢进症使患痴呆风险增大，在随机调查中发现老年人中 TSH 的水平对于痴呆无影响，但在正常情况下 T_4 和 FT_4 水平越高则痴呆风险就越大。吴玉冰研究选取 86～89 岁老年人研究发现，其行为表现不受 TSH 水平的影响。袁莉莉等研究利用认知行为学测试，观察甲状腺功能减退症和甲状腺功能亢进症患者在药物治疗前后认知神经心理学方面是否发生改变。结果表明，未治疗的甲状腺功能减退症和甲状腺功能亢进症患者焦虑、抑郁得分显著高于健康对照组，规律治疗之后，他们的情绪分数出现显著下降，而且在甲状腺功能亢进症治疗后组中焦虑得分与 TSH 水平呈显著负相关。未治疗的甲状腺功能减退症和甲状腺功能亢进症患者注意警觉网络功能均受损，另外，未治疗的甲状腺功能亢进症患者执行控制网络功能也受损；在治疗之后，甲状腺功能减退症患者受损的警觉网络功能出现可逆性恢复，甲状腺功能亢进症患者的执行控制网络功能得到较好改善，但是警觉网络受损可能仍然存在。因此，甲状腺功能亢进症患者在进行常规临床治疗的同时，应重视并加强其心理行为治疗，这对于消除该病的诱发因素、加快康复具有积极的意义。

支朦朦等采用低频振荡振幅（amplitude of low frequency fluctuation，ALFF）结合局部一致性（regional homogeneity，ReHo）的分析方法，通过发现甲状腺功能亢进症患者的自发性脑活动的改变进一步探究患者情绪及认知功能损伤的神经基础。本研究发现甲状腺功能亢进症患者存在广泛的情绪和认知功能障碍，包括轻度的焦虑、抑郁状态及视空间能力、执行功能的减低，同时该类患者默认网络脑区双侧额内侧回及后扣带回自发性脑活动发生明显改变，且相关脑区改变的自发性神经活动与情绪和认知功能障碍显著相关。李玲等采用度中心度（degree centrality，DC）结合功能连接（functional connectivity，FC）的分析方法，探究甲状腺功能亢进症患者情绪认知障碍的神经基础。本研究发现与正常对照相比，甲状腺功能亢进症患者左侧小脑后叶及双侧额内侧回度中心度显著降低，且左侧小脑后叶与右侧颞中回及双侧额内侧回功能连接显著降低，双侧额内侧回与右侧小脑、左侧枕下回、左侧尾状核及双侧楔前叶功能链接亦显著减低。结果显示，在甲状腺功能亢进症患者组，减低的度中心度及功能连接与焦虑程度、处理速度及甲状腺激素和抗体水平显著相关。

（三）甲状腺功能亢进调节脑功能的机制

王玉霞等对 1 例 67 岁的男性甲状腺功能亢进痴呆患者通过单光子发射计算机断层成像术研究报道，患者的双侧颞顶叶灌注降低，通过抗甲状腺药的应用，病症是可以逆转的，较好地改善了示踪物摄取和相关脑区的认知功能。

核医学成像技术已经证实甲状腺功能亢进症患者大脑代谢存在异常。张利红等通过正电子发射断层成像术发现甲状腺功能亢进症患者颞下部和大脑的海马沟回糖代谢下降，影响顶叶下部和后扣带回的代谢活动。修雁等对甲状腺功能亢进症患者通过单光子发射计算机断层成像术进行脑血流灌注显像，发现影响甲状腺激素、自身免疫抗体水平的因素是患者大脑边缘系统、额叶血流灌注减低。张伟等通过 fMRI 发现甲状腺功能亢进症患者双侧前扣带回皮质、后扣带回皮质与左侧海马，右侧海马与右侧眶额部皮质中线部功能连接减少，这些功能连接与情绪认知相关，抑郁与焦虑评分分别与左侧海马 - 前扣带回及右侧海马 - 前扣带回功能连接大小呈负相关，表明这些脑区减弱的功能连接与甲状腺功能亢进症患者情绪及认知功能损伤相关。

三、结论

甲状腺激素对调节情绪和认知功能起至关重要的作用，对潜在甲状腺功能亢进症或甲状腺功能减退症进行相应的治疗对于情绪与认知功能损伤的恢复有重要帮助。亚临床甲状腺疾病对于情绪与认知功能的影响尚无定论，调整亚临床甲状腺疾病的激素水平是否有必要亦不确定，而亚临床甲状腺疾病在老年人中的发病率更高，随着世界人口老龄化，亚临床甲状腺疾病是否需要治疗成为一个重要话题。现有研究表明亚临床甲状腺功能亢进症及正常高 FT_4 水平与认知功能损害及痴呆发生相关。我们需要更多的研究来证实激素干预治疗是否能改善情绪和认知功能，同时探究正常高 FT_4 水平能否作为老年人认知功能损害的生物学标志物，这将对老年痴呆的预测及治疗产生重要意义。

（李　玲）

参 考 文 献

[1] 张建，岳莹莹，刘玉局，等. 抑郁症患者甲状腺功能异常的流行病学调查. 临床精神医学杂志，2013，23（3）：187-188.

[2] 黄卫权，胡瑾瑾，徐秀湖. 首发抑郁症患者治疗前后甲状腺激素和皮质醇水平变化. 中国高等医学教育，2015，8（2）：123-124.

[3] 朱晓红. 抑郁症患者甲状腺激素水平变化. 中国医药指南，2011，9（29）：119-120.

[4] 李强，亢万虎，王崴，等. 抑郁症患者血清甲状腺激素水平变异分析. 西安交通大学学报：医学版，2004，25（5）：493-494，501.

[5] 翁宇红，陈静，汤稳权，等. 血清甲状腺激素、肾上腺皮质激素水平变化与产后抑郁的关系研究. 四川精神卫生，2014，（5）：390-393.

[6] 陈丹，肖卫民，黄雄，等. 甲亢治疗中甲状腺素水平与抑郁症关系的临床观察. 医学研究通讯，2005，34（8）：35-36.

[7] 姚以艳，徐茂锦，梁松梅，等. 甲状腺功能减退症患者心理健康状况及影响因素分析. 现代生物医学进展，2017，17（31）：6074-6078.

[8] 郑丹，王英瑞. 心理干预对甲状腺功能减退抑郁患者负性情绪的影响研究. 右江医学，2018，46（2）：225-228.

[9] 俞淼，袁鹰，迟松，等. 原发性甲状腺功能减退症患者认知功能障碍的特点. 中华行为医学与脑科学杂志，2013，22（4）：332-334.

[10] 张妍，王晓光，张兰，等. 甲状腺功能减退患者认知功能与抑郁的相关性研究. 医学研究杂志，2017，46（4）：132-135.

[11] 李琰. 以轻度认知功能障碍为主要表现的甲状腺功能减退症临床分析. 中国实用神经疾病杂志，2015，18（6）：61-62.

[12] 余爱华，孙明，余丽芹. 激素替代治疗对老年甲状腺功能减退患者认知功能的影响. 中国民间医药杂志，2014，23（20）：101.

[13] 郭莉. 甲亢患者实施护理干预对自身生活质量和焦虑状况的影响分析. 世界最新医学信息文摘，2017，17（50）：47.

[14] 袁莉莉，田仰华，代芳，等. 甲状腺功能亢进症患者注意网络研究. 中华行为医学与脑科学杂志，2012，21（12）：1089-1091.

[15] 王琳琪. 护理干预对甲状腺功能亢进症患者生活质量和焦虑状况的临床效果. 中国民间疗法，2018，26（6）：107-108.

[16] 孟媛媛，单培彦，刘爱芬，等. 老年患者代谢综合征与轻度认知功能障碍的相关性研究. 山东大学学报（医学版），2010，48（2）：14-18.

[17] 吴玉冰，李秋俐，王磊，等. 非痴呆性血管性认知功能障碍患者的脑电超慢涨落图表现. 中国实用神经疾病杂志，2013，16（20）：3-5.

[18] Yuan L, Tian Y, Zhang F, et al. Impairment of attention networks in patients with untreated hyperthyroidism. Neuroscience letters, 2014, 574: 26-30.

[19] Zhi M, Hou Z, Wei Q, et al. Abnormal spontaneous brain activity is associated with impaired emotion and cognition in hyperthyroidism: A rs-fMRI study. Behav Brain Res, 2018, 351: 188-194.

[20] Li L, Zhi M, Hou Z, et al. Abnormal brain functional connectivity leads to impaired mood and cognition in hyperthyroidism: a resting-state functional MRI study. Oncotarget, 2017, 8 (4): 6283.

[21] 王玉霞，吴志香. 淡漠型甲状腺功能亢进症 27 例误诊分析. 现代预防医学. 2011，38（2）：384-385.

[22] 张利红，张玲，黎海涛，等. 甲状腺功能亢进伴精神神经症状患者脑功能区研究. 第三军医大学学报，2013，35（23）：2573-2576.

[23] 修雁，石洪成，刘文官，等. 甲状腺功能亢进症患者 SPECT 脑血流灌注统计参数图分析. 中华核医学杂志，2010（1）：46-50.

[24] Zhang W, Liu X, Zhang Y, et al. Disrupted functional connectivity of the hippocampus in patients with hyperthyroidism: Evidence from resting-state fMRI. Eur J Radiol, 2014, 83 (10): 1907-1913.

第四节　心身风湿免疫病学研究进展

中国传统医学多把关节、肌肉疼痛不适一类疾病称为"痹症"，而现代的风湿免疫病的广义概念不仅包括"痹症"，也包括免疫系统功能失调导致的一大类自身免疫性疾病，包括类风湿关节炎、强直性脊柱炎、结缔组织病（其中包括系统性红斑狼疮、干燥综合征、系统性硬化病、多发性/皮肌炎等）。这些疾病都是慢性、反复发作的进展性疾病，某些风湿免疫性疾病，如系统性红斑狼疮、系统性硬化病等使容貌改变，类风湿关节炎、强直性脊柱炎等可能使关节或脊柱畸形而致残，从而对心理产生影响；持续的负性情绪和心理问题又反作用于免疫系统，导致免疫系统功能紊乱进一步加重。而纤维肌痛本身就有心理因素直接参与发病，因此心身医学广泛涉及于风湿病领域。

1993 年，有学者对国内风湿病患者和医师对心身相关问题的看法进行初步研究，提示近代的心身医学概念此时开始进入风湿病领域。但近年来国内风湿免疫病领域对心身医学的研究多集中于风湿性疾病患者并发的心理障碍方面，如类风湿关节炎、强直性脊柱炎、系统性红斑狼疮等患者存在的抑郁和焦虑情况，而关于抑郁、焦虑等心理因素所引发的功能性风湿症状方面的关注较少。随着现代医学跨入生物 - 心理 - 社会医学模式，一些风湿病专科医师也开始对此类疾病从心身医学的角度去认识和实践。本文就常见的风湿性疾病继发心理障碍及功能性风湿病在临床实践中被忽视和危害进行探讨，提请广大风湿病专业和其他专业医师重视和共同研究心身医学与风湿病并尽量减少疾病对患者造成进一步的伤害。

一、器质性风湿免疫病并发的心理问题

（一）类风湿关节炎

类风湿关节炎以对称性多关节炎为特征，主要表现为小关节的慢性自身免疫性滑膜炎，初期的主要症状有关节疼痛、肿胀、晨僵，病情进展后可出现关节破坏、畸形、致残，最终丧失劳动力和生活能力。对患者的生理功能、心理功能、社会功能等提出重大的挑战；疾病的长期进展，还给患者及家人带来严重的经济负担和心理压力。另外，该病好发于育龄期妇女，在此期间女性要经历婚姻、妊娠、生育，甚至绝经等生理过程，此类患者的心理活动更加复杂，严重影响患者的生存质量。

类风湿关节炎患者的焦虑和抑郁是最受我国医护人员关注的情绪体验，多项研究集中在这两个方面。有些研究采用焦虑自评量表（SAS）、抑郁自评量表（SDS）进行评价，另一些研究采用症状自评量表（SCL-90）内焦虑、抑郁因子的分值进行评价，均提示类风湿关节炎患者广泛存在不同程度的焦虑和抑郁表现，进一步回归分析提示人口学因素影响患者的情绪体验。老年类风湿关节炎患者更易出现焦虑情绪，疼痛、担心致残是影响老年类风湿关节炎患者的主要因素。一项对女性类风湿关节炎人群中老年女性的亚组研究也提示偏执和焦虑较其他年龄组患者明显增高。

生活质量方面的评价有多种量表可以选择，最常用的主要有健康调查简表（SF-36）、诺丁汉健康调查表、生存质量指数等。姜林娣等为类风湿关节炎患者设计的生存质量量表也有良好的效度和信度，有研究应用其进行生活质量评估，提示类风湿关节炎患者中生存质量较差者占 45.59%，生存质量很差者占 6.82%，尤其表现在生理功能、健康自我认识、社会功能、心理功能等维度。

（二）强直性脊柱炎

强直性脊柱炎是脊柱关节炎中最具代表性的一个亚型，也是一种慢性炎性疾病，以中轴关节受累为主，从下至上累及骶髂关节、腰椎、胸椎、颈椎，也可以累及肩关节、肘关节、膝关节等大关节，晚期可出现脊柱骨性强直和股骨头坏死等，有明显的家族聚集性。一般来说，隐匿出现慢性下腰痛是患者出现最早、最具特征性的临床表现，持续数月，甚至数年。流行病学资料提示其主要于 15～30 岁发病，男性明显多于女性。

这一类患者最常出现的心理症状为焦虑、抑郁、恐惧及疲劳。焦虑和抑郁可明显影响疾病的发

展、转归，并且强直性脊柱炎的疾病活动和负性心理形成恶性循环并进一步相互影响，使患者的生活质量持续下降。

面对慢性疼痛、病情反复、青壮年男性易患等疾病特点，汪四海等采用 SF-36 对此类患者生活质量特点进行评价，同时进行 SAS、SDS 评价情绪状态，结果显示强直性脊柱炎疾病活动状态期较病情稳定期患者的生理功能、生理职能、躯体疼痛、活力、社会功能、情感职能及精神健康积分均显著性降低，且与 SAS、SDS 呈负相关，提示病情活动明确影响生活质量。治疗上除控制病情活动，还应采取相应措施改善患者焦虑、抑郁情绪。而有强直性脊柱炎家族史的患者更易出现躯体化症状、强迫症状、人际关系敏感、恐怖、焦虑、抑郁等情况，值得临床医师重视。

睡眠是生活质量的一个重要组成部分，在强直性脊柱炎患者中伴有睡眠障碍的患者比例达35.5%，明显高于正常人群。而焦虑、抑郁及夜间炎性腰背痛与睡眠质量具有明显的相关关系。

影响强直性脊柱炎患者生活质量的因素，除了病情活动、焦虑抑郁、睡眠以外，对待疾病的方式也很重要。如果患者能够采取"面对"的积极应对方式对待疾病，要比采取"屈服"的消极应对方式的患者生存质量要高。倘若强直性脊柱炎患者长期处于压抑封闭状态，拒绝社会帮助，回避社交，不善于利用已有的社会支持，其生活质量则会下降。

在临床上，入院后给予患者常规的心理评估，并提供针对性的心理疏导、关心和鼓励，指导家属有效地为患者提供社会支持等，是有效改善患者不良情绪常用的护理方法。另外，可以额外增加放松疗法和认知行为干预来改善患者的焦虑、抑郁情绪，提高患者的生存质量。还有部分医疗机构试探在相关护理的临床路径中加入健康教育、心理健康评估和干预，也能有效改善患者的不良情绪。盐酸度洛西汀等抗抑郁药在伴有心理障碍的强直性脊柱炎患者中的应用，也取得良好的疗效。

（三）系统性红斑狼疮

系统性红斑狼疮是一种累及多系统的自身免疫性疾病，病情迁延反复，临床表现多种多样，多见于年轻女性，需要长期应用糖皮质激素、免疫抑制药等药物治疗。

系统性红斑狼疮患者出现心身问题的比例极高，王艳明等调查结果提示与常模比较，SCL-90 中躯体化、焦虑、恐惧、抑郁、精神病性等因子均高，且心理障碍更多见于病程长、文化程度低的患者群体。在青少年女性系统性红斑狼疮患者中，因疾病的皮肤红斑和激素应用后的向心性肥胖等导致的外貌改变与其出现抑郁症状有显著的相关性。与健康人群相比，系统性红斑狼疮患者在乐观、希望、韧性、自我效能等 4 个维度方面的积极心理资本水平明显减低。以上系统性红斑狼疮患者的心理特点提示我们要对此类患者进行广泛的并且有针对性的心理干预。

放松训练法是一项简单易行、在临床上应用已久的干预方法之一，其重点是教会患者从头到足有序的肌肉收缩、松弛，从中得到完全的身心放松，使情绪逐渐平和，改善心理功能的紊乱，对系统性红斑狼疮患者进行放松训练可能对改善疾病的预后有益。另外，合理情绪行为疗法在系统性红斑狼疮患者中能够提高患者治疗的依从性和自我保护能力，防范病情反复，改善患者的生存质量。还有细致贴心的健康教育和品管圈的护理模式都能够有效地改善系统性红斑狼疮患者的负性心理情绪。

二、抑郁或焦虑引发的功能性风湿症状

（一）抑郁或焦虑可以引发多种功能性风湿症状

抑郁或焦虑引起的很多功能性症状与器质性风湿病的症状相同或很相似，例如躯体慢性疼痛、颈肩部僵硬不适、口眼干和低热等；也有很多是国人通俗观念中的"风湿"症状，如怕风怕凉、麻刺感、酸沉感和其他多种感觉异常等，以上两类症状都属于功能性风湿症状，以此类症状为主要表现的疾病状态也可称为功能性风湿病。源于消化领域的功能性胃肠病等概念，梁东风在 2017 年首次提出功能性风湿病这个概念。

疼痛是最为常见的功能性风湿症状。研究显示抑郁障碍患者中慢性疼痛的患病率高达 65.6%，而且这些患者的疼痛程度和抑郁的严重程度呈正相关，焦虑障碍患者疼痛的患病率也较高，是普通人群的 2 倍左右，而抑郁与焦虑障碍共病患者的疼痛患病率可高达 78%。这种疼痛可以发生在全身各个部位，如头部、颈部、腰背部、四肢、关节、胸部、骨盆或腹部等。

因此，在风湿病专科门诊中，对有明显风湿病症状、体征，而经过系统的化验、检查并无客观证据的患者，一定要考虑到可能存在抑郁或焦虑情绪所致的躯体症状，关注患者的情绪状态，详细询问有无心理应激事件发生，及时给予正确的诊治。

（二）功能性风湿症状容易被误诊为器质性风湿病

最常见的功能性风湿症状是慢性疼痛及怕风怕凉、麻刺感等，国人的通俗观念认为这些症状与"风湿"相关，因此多数患者首选去综合医院的风湿免疫科就诊。从而风湿科医师所面对的患者中，不仅包括骨关节炎、类风湿关节炎、脊柱关节炎、结缔组织病等器质性风湿疾病，还包括很多上述功能性风湿症状患者。

风湿病的诊断分类标准大多数是由多条具有临床意义的症状、体征、化验检查等组成，满足其中数条，并排除其他疾病。有些疾病的分类标准，例如脊柱关节炎的诊断分类标准中存在一些由医师来评判的诊断条件，可能在客观依据不充分的情况下也能满足诊断标准，因此目前临床上把疼痛类功能性风湿症状误诊为这类疾病最为常见。

目前诊断中轴型脊柱关节炎的权威标准为国际脊柱关节炎协会（ASAS）发布的中轴型脊柱关节炎分类标准，如果缺乏对功能性风湿症状以及脊柱关节炎的深入认识，则一个普通的抑郁或焦虑引发腰背痛的青年男性患者参照此标准容易会被误诊为中轴型脊柱关节炎。例如，①抑郁或焦虑常导致夜间失眠，此时感觉腰背痛会更加明显，白天注意力分散会感觉疼痛较轻，此时容易被误判为"炎性腰背痛"；②普通人群中 HLA-B27 阳性率为 6%～8%，如果其 HLA-B27 阳性则满足了一条标准；③抑郁或焦虑的患者常出现关节周围、足跟等处疼痛，这容易被误判为附着点炎；④如果医师对骶髂关节 X 线片、CT 或 MRI 检查的读片能力不足（特别是 MRI），可能会将一些正常的影像被解读为异常。于是，该患者就"被"满足了中轴型脊柱关节炎的分类标准，被误诊为脊柱关节炎。

在功能性风湿症状患者被误诊为器质性风湿病时，他们往往因为担心器质性风湿病的不良预后而更加抑郁或焦虑，反过来也导致疼痛等躯体症状愈加严重。此外，不当应用抗风湿药物治疗不但无

法减轻患者疼痛，还会给患者带来不必要的经济负担。这些因素都可能导致患者被动进入一个抑郁 - 疼痛 - 更抑郁 - 更疼痛的恶性循环，对其生活和工作造成严重影响。

（三）纤维肌痛是一种典型的心理相关性广泛性疼痛

纤维肌痛，以前也称为纤维肌痛综合征，是以广泛性疼痛为主要表现的功能性风湿病。尽管香港的一组流行病学调查显示纤维肌痛患病率为 0.82%，但近年应用较新的国际诊断标准获得的纤维肌痛普通人群患病率可达 1.75%～6.4%，在风湿性疾病中仅次于骨关节炎。国内风湿科临床上诊断出的纤维肌痛病例较少，这并非是国人纤维肌痛患病率真的低，而是我们在面对就诊患者时更注意器质性疾病的筛查，而忽略功能性疾病的诊治。

造成这一现象的其主要原因是国内风湿科医师普遍缺乏对抑郁或焦虑可引发疼痛等各种躯体症状现象的认识，没有认识到纤维肌痛的发病与精神心理因素密切相关。另外，我国在纤维肌痛诊断上一直沿用美国风湿病学会 1990 年分类标准，该标准强调全身"压痛点"的数量而忽视其他功能性症状在诊断中的权重，从而导致纤维肌痛的低诊断率。鉴于该标准存在这个问题，美国风湿病学会在 2010 年重新制定纤维肌痛诊断标准并于后期对其进行修订，新标准既包括弥漫疼痛指数也包括对抑郁或焦虑所致躯体症状严重程度的积分，更有益于全面认识纤维肌痛并提高诊断的敏感性。深入理解和应用新的纤维肌痛诊断标准对临床中识别纤维肌痛和功能性风湿病很有帮助。

中国人民解放军总医院风湿科在对国内一组纤维肌痛患者的横断面研究中发现，中国的纤维肌痛患者男、女比为 1∶4.1，常见的躯体症状还有头痛（74.8%）、下腹疼痛和痉挛（54.2%）、关节痛（84.1%）、怕风怕凉（80.4%）和自觉脊柱、关节活动有弹响或摩擦不适感（66.4%），其中后两类躯体症状未见于既往报道。有 67.4% 的患者伴有焦虑状态，87.2% 患者伴有抑郁状态，男性患者比女性患者更为焦虑和抑郁。

纤维肌痛的药物治疗方面是以抗抑郁药为主，度洛西汀及三环类抗抑郁药阿米替林等均能有效地控制纤维肌痛患者的多种症状。普瑞巴林是抑制性神经递质 γ 氨基丁酸的类似物，能够减少谷氨酸、去甲肾上腺素、P 物质的释放，能够有效地降低纤维肌痛患者的疼痛水平。

在非药物治疗方面，国外的多个指南推荐可以采用体育锻炼、睡眠保健、认知行为疗法等综合疗法。国内尚未制定类似的综合诊治指南，但是临床医师可根据自己的经验有选择地采用多种合适的调查问卷量表和评定工具进行疾病治疗进程的监控。

（四）"产后风湿"与产后抑郁或焦虑关系密切

一些女性分娩（或流产）之后出现关节怕风怕凉、周身疼痛、酸沉麻木不适的情况，古代中医理论称为"产后痹"，现又称为"产后风湿"或"月子病"，认为是女性产后气血亏虚、风寒湿邪侵袭等原因导致的疾病状态，为避免患上该病，中国女性有产后避免吹凉风和碰凉水等"坐月子"的习俗。然而，欧美及日本、韩国等国女性产后几天即外出散步，甚至用凉水洗澡、吃冰激凌等，并不忌讳产后遇凉，也未曾见其报道"产后风湿"。实际上，现代医学中并无"产后风湿"的诊断概念和产后遇凉引起风湿症状的观点，但大量研究却发现产后女性容易罹患产后抑郁。笔者运用心身医学的理念诊治所谓"产后风湿"病例，发现大多数患者存在焦虑、抑郁的致病因素，其原因包括哺育婴儿

负担过重、产后生活方式变化过大、产后神经和内分泌系统变化等，应用抗焦虑、抑郁治疗后疗效明显。既往国内的研究也证实产后疼痛性疾病的发生与产褥期遵守关门窗、不碰凉水等传统行为无关，而与患者的心理因素有关。可见，所谓"产后风湿"与产后遇凉无关，而就是产后抑郁导致的功能性风湿病。

三、总结

总体来说，国内风湿病领域对风湿患者心身问题的关注仍相对较少，且更多地集中于器质性风湿疾病继发的心身问题的描述性研究上，其深度和广度相比于消化、心血管等学科还存在较大的差距。因此，风湿科专科医师需要加强对心身医学的了解和学习，能够对风湿免疫病合并的常见心理问题以及由于心理问题所引发的躯体症状进行初步筛查，真实地评价患者疾病状态。合理应用基础的抗抑郁药物，进一步将行为认知疗法、合理情绪疗法、放松疗法等一些有确切效果和持续效应的心理治疗合理地应用于风湿病领域，使就诊于风湿免疫科具有心身问题的患者得到正确的综合诊断和全方位的治疗，对疾病的诊治进入良性循环，减轻患者的痛苦及其对家庭和社会的负担。并从各个方面加速推进风湿领域对患者心身问题的认识和研究。

（梁东风　张　颖）

参 考 文 献

［1］许敬才，陈韧，杨晓燕等. 风湿性疾病的身心治疗探讨——对病人和医生的调查报告. 中国实用内科杂志，1993，13（8）：484-485.

［2］齐慧贞，杨均芳. 类风湿关节炎患者心理健康状况与社会人口学因素的关系. 中国健康心理学杂志，2013，21（6）：876-878.

［3］高进. 女性类风湿关节炎患者心理健康状况与人格特征相关性研究. 山东大学，2014.

［4］吴鸣. 老年类风湿关节炎患者抑郁状态调查及护理干预. 护理实践与研究，2011，8（16）：124-125.

［5］姜林娣，季建林，王吉耀，等. 类风湿关节炎生命质量量表的编制. 中国行为医学科学，1999，8（1）：9-12.

［6］李晏，黄烽. 不容忽视强直性脊柱炎患者的精神心理异常. 中华风湿病学杂志，2012，16（2）：73-76.

［7］汪四海，刘健，黄传兵，等. 活动期强直性脊柱炎患者生活质量特点及其影响因素研究. 中华中医药杂志，2014，10：3151-3154.

［8］Li Y, Zhang S, Zhu J, et al. Sleep disturbances are associated with increased pain, disease activity, depression, and anxiety in ankylosing spondylitis: a case-control study. Arthritis Res Ther, 2012. 14 (5): R215.

［9］吴清香，元英，周陶，等. 强直性脊柱炎患者生存质量与医学应对方式状况及其影响因素. 现代临床护理，2014，13（11）：5-9.

［10］宋琳琳. 社会支持对强直性脊柱炎患者生存质量的影响. 临床护理杂志，2013，12（6）：9-11.

［11］李明珠. 心理护理干预对强直性脊柱炎患者负性情绪的影响. 世界最新医学信息文，2015，15（55）：

219.

［12］王画鸽，杨梅，牛素桃，等. 临床护理路径在强直性脊柱炎患者健康教育中的应用. 齐鲁护理杂志，2016，22（1）：120-121.

［13］李曼，张胜利，米剑，等. 盐酸度洛西汀治疗强直性脊柱炎伴抑郁患者的对照研究. 中华医学杂志，2013，93（13）：966-969.

［14］王艳明，姚建玲，陈成妹，等. 系统性红斑狼疮患者心理健康状况的调查分析. 临床研究，2015（6）：126-128.

［15］李冀. 女性青少年系统性红斑狼疮患者外貌改变与抑郁症状的关系探讨. 北京协和医院，2012.

［16］白璐，宋旭红，徐世林. 系统性红斑狼疮患者和健康人群心理资本特点比较分析. 临床医药实践，2015，24（2）：83-85.

［17］赵娟. 合理情绪行为干预对系统性红斑狼疮患者治疗依从性及心理状态的影响. 山西医药杂志，2015，44（16）：1956-1958.

［18］杨海龙，曹秋云，赵鹏，等. 综合医院心理门诊患者躯体化症状的临床分析. 精神医学杂志，2010，23（2）：103-105.

［19］徐璐，胡竹芳. 品管圈在系统性红斑狼疮女性患者心理护理中的应用. 当代护士，2015，1：103-104.

［20］梁东风，黄烽. 应提高对功能性风湿症状的识别和处理能力. 中华医学杂志，2017，97（25）：1923-1926.

［21］梁东风，黄烽. 重视脊柱关节炎和纤维肌痛症的鉴别及共病的识别. 中华医学杂志，2016，96（29）：2292-2294.

［22］Scudds RA, Li EKM, Scudds RJ. The prevalence of fibromyalgiasyndrome in Chinese people in Hong Kong. J Musculoskelet Pain, 2006, 14: 3-11.

［23］Zhang Y, Liang D, Jiang R, et al. Clinical, psychological features and quality of life of fibromyalgia patients: a cross-sectional study of Chinese sample. Clin Rheumatol, 2018, 37 (2): 527-537.

［24］庄越，刘毅. 纤维肌痛综合征慢病管理模式初探. 四川医学，2014，35（12）：1598-1601.

［25］周穗赞，王晓莉，王燕，等. 河北省某村妇女产褥期传统行为及相关疼痛性疾病研究. 中国妇幼保健，2006，21（19）：2708-2710.

第五节　心身肿瘤学研究进展

一. 我国肿瘤心身医学发展历程

心身合一的医学思想最早起源于我国的中医学，中医学把心理因素致病归入七情病因之内，历来重视情志与疾病发生、发展的关系。远在秦汉时即出现了有关论述，如《管子·内业篇》中说："忧郁生疾，疾困乃死"。《黄帝内经》则确立了包括七情内伤在内的心身相关等重要内容，其中的"天人合一"正是对广义心身医学的高度概括。所谓"心者，五脏六腑之主也……故悲哀愁忧则心动，心动则五脏六腑皆摇"；也早就有"喜伤心，怒伤肝，思伤脾，忧伤肺，恐伤肾"一说。提出了"九气论""五志说"等，认为脏腑气血与情志相关，情志失调多伤及脏腑气机，气郁血瘀，导致包括肿瘤在内的许多疾病。

恶性肿瘤是典型的心身相关性疾病，紧张、抑郁和焦虑等负性心理增加个体发生肿瘤的可能性，而肿瘤一经确诊往往会加剧这些负性心理状态，刺激机体产生非特异性应激反应，从而降低免疫、妨碍治疗并加剧病情发展。

关于肿瘤心身特点的论述，中医学中亦不少见，如《黄帝内经·素问·通评虚实论》曰："膈塞闭绝，上下不通，则暴忧之病也"，其论述明确指出肿瘤的发生是情志失常的结果。《外科正宗·乳痈乳岩论三十三》也认为，乳腺肿瘤的病因是"忧郁伤肝，思虑伤脾，积想在心，所愿不得，致经络痞涩，聚结成核"。历代相关的论述很多，都无一例外地强调了心理因素在肿瘤病因中所占的重要地位。

我国心身医学的研究起步较迟，1981年至1982年两次由卫生部和世界卫生组织（WHO）协作举办了以心身医学为主体的精神卫生讲习班，为在我国开展心身医学的研究工作培养了一批骨干。

20世纪80年代末，在国内一些学术期刊中只能零星查到几篇有关肿瘤患者心身特点方面的文献，如1989年辽宁省人民医院的谢洪和辽宁省肿瘤医院的刘文忠、李奕将艾森克个人问卷作为研究工具所开展的头颈部恶性肿瘤患者的心身医学研究。直到20世纪90年代，有关肿瘤应对方式、生活质量的研究才开始增多。

1991年6月，由《中华内科杂志》《中华心血管病杂志》《中华神经精神科杂志》和《中国心理卫生杂志》联合举办了全国首届心身疾病研讨会，交流的内容涉及各个临床学科以及肿瘤、性医学和计划生育等领域。

1994年，在医学哲学家刘增恒教授的锐意倡导下，迎来了我国心身医学发展史上具有历程碑意义的大事，中华医学会心身医学分会正式成立，并组建第一届委员会，由刘增恒教授担任主任委员。刘增恒教授认为精神卫生和心理卫生工作者，必须责无旁贷的把心身疾病的防治和心身医学的研究作为己任，纳入工作日程。目前我国临床心理医学工作者缺乏，心理医学的任务也主要由精神科医师及其他临床医师来承担。

1998年第七次年会，在世界范围首创群体抗癌新模式的上海市癌症康复俱乐部袁正平会长在会上作了"群体抗癌的社会心理模式探讨"的专题报告。这是他带领5000多例癌症患者贯彻新医学模式精神，根据心身医学观念，探索群体抗癌、心理康复、社会康复的成功经验结晶，其结果不仅大大提高了肿瘤患者的5年生存率，明显改善了他们的生存质量，而且创造了中国人运用心身医学思想战胜肿瘤恶魔的新模式。这些宝贵经验，不仅为整个医护界带来了丰富的养料，并给其他慢性疑难病症的治疗康复，提供了有益的范本；它同时也表明中国的心身医学界已走出了传统的医师、医院狭隘的小圈子，正在探索医院与社会有机结合，医师、患者、护士与社会力量多方面合理互助的新的有效综合性的治疗保健行为。

1999年5月3日—5日，中华医学会第八届心身医学学术年会暨中华医学会心身医学分会全国第一届肿瘤专题学术研讨会在上海浦东新区希爱康复中心召开。本次年会首次以肿瘤患者的心身特点为专题进行研讨，极大提升了与会代表及社会医务人员对这一群体心身特点的广泛关注和研究兴趣，对肿瘤心身医学这一学科的发展影响深远。此次会议是在上海民生健康服务中心和上海市癌症康复俱乐部的大力协助下进行的，来自上海和江浙地区的几十名癌症康复患者也首次列席了研讨会，并就他（她）们各自的抗癌经验和心身康复、社会康复实践做了生动的介绍，给参会代表提供了大量宝贵的"直接经验"。在会议期间，中华医学会心身医学分会主要负责人还与来自日本的气功协会、抗癌团体进行交流与沟通。

这次学术会议的一大主题是癌症领域的心身医学问题，姜乾金教授着重谈了肿瘤科所必须重视的心身问题，认为抑郁是致癌的主要心因，细胞免疫失常是重要的生物学环节。罗健博士介绍了心身医学的重要新分支"心理社会肿瘤学"，并就此新兴学科的作用意义和发展问题做了阐述，不少研究工作涉及癌症患者的个性问题。李玲研究员对 422 例女性肿瘤患者的气质进行聚类分析，认为尽管肿瘤患者存在着不愿流露情感、忍耐等偏于共性的特点，但男、女之间对比，女性患者还是明显较多地表现出情绪不稳、抑郁和焦虑的倾向。关于不同类型的肿瘤患者的个性特点，这次会议也有不少代表做了深入的分析。

随着学科的发展和研究的深入，恶性肿瘤的心身特点得到越来越多的医务工作者的重视。心身医学分会也多次开设"肿瘤心身疾病"主题会场开展专题分享与讨论，为心身肿瘤学的快速发展奠定了良好基础。

陈维萍等随机对化学治疗患者进行认知行为干预（具体方法包括意象诱导和音乐疗法等），结果显示干预组患者在抑郁、焦虑、生活质量等方面评分均较高。敖兵等用播放催眠录音带的方法对颅内肿瘤患者进行随机对照研究，结果显示试验组在匹兹堡睡眠质量指数 7 个因素和总分方面比对照组均有所降低，证明聆听催眠录音带可以改善试验组患者的睡眠质量。刘安敏等对 117 例接受射频消融的恶性肿瘤患者进行随机试验，发现试验组（音乐疗法）患者的焦虑和抑郁程度明显降低。白黎等对化学治疗患者随机进行包括音乐疗法在内的心理干预或常规护理，发现心理干预组（放松疗法＋音乐疗法＋行为阻断疗法）患者化学治疗当天恶心、呕吐情况与对照组（常规护理）无差异，但化学治疗后第 1 天、第 3 天、第 5 天，两组恶心、呕吐情况有显著性差异，心理干预组症状更轻。

2013 年 10 月，中华医学会心身医学分会第 19 届年会暨国际心身医学论坛在苏州胜利召开，吴爱勤教授当选为第五届主任委员。本次年会上，吴教授做了关于心身障碍诊断评估的精彩演讲，指出心身障碍的基本特征为心理社会因素，这是心身障碍 / 疾病（psychosomatic disorders，PSD）重要致病因素和病理条件，性格缺陷等易患生物素质是内在条件和基础。

在肿瘤心身医学成长的同时，随着研究的深入和发展的需要，逐渐诞生了一门新型交叉学科——心身肿瘤学。主要阐述心理因素和社会因素在肿瘤的发生、发展、治疗和预后转归中的作用，其经过 40 多年的发展和在全世界范围推广，已发展成一门相对独立的学科。

二、心身肿瘤学研究现状

肿瘤的病因目前尚未完全清楚，通过多年来的流行病学调查研究及实验与临床观察，发现环境与行为对人类恶性肿瘤的发生有重要影响。据估计，80% 以上的恶性肿瘤与环境因素有关。另外，个体的情绪、人格及社会因素在肿瘤的发生、发展中也起着重要作用。肿瘤作为心身疾病，其发生与发展、治疗和转归均与心理社会因素密切相关。近几十年的行为医学研究显示，除了物理化学因素、病毒及慢性感染以及遗传因素外，负性心理因素（如紧张、抑郁、焦虑、痛苦、忧伤等）、生活事件、个性特征、情绪反应、心理神经免疫力等因素造成机体平衡失调，与癌症的发生有一定关系。而癌症诊断和治疗过程中的压力和情绪反应，又加剧了机体的功能紊乱。我国学者近年来也开始了这方面的研究。

目前，我国的肿瘤心身医学的研究主要集中于如下 3 个方面：①心理因素对癌症发生的影响；②癌症诊疗对患者心理和精神上的影响；③心理治疗对癌症患者病程和生活质量的影响。

（一）心理因素对癌症发生的影响

心理因素作为癌症病因的研究主要表现在以下几个方面。

1. 生活事件与癌症的发生　国内外有不少研究发现，癌症患者发病前的生活事件（life events）发生率较高，其中以家庭不幸等方面的事件为多，例如丧偶、近亲死亡、疾病、离婚、失业、经济状态的改变、暴力事件等。

2. 个性与癌症的发生　根据对疾病的易患程度，将人的个性分为 A、B、C 三种类型，A 型行为类型的人易罹患冠状动脉粥样硬化性心脏病、原发性高血压等身心疾病，表现为强烈的竞争意识、易激怒等；B 型行为类型的人则不易罹患冠状动脉粥样硬化性心脏病和原发性高血压，表现为悠闲自得、抱负小；C 型行为类型的人（取英文 "cancer" 头一个字母）易罹患癌症，表现为需要呵护、感到无助、无希望、过度压抑、过分忍耐、焦虑、抑郁、绝望等消极负面情绪体验过多。有关个性与癌症的研究有不少报道，结果不甚一致，但大多数研究报道显示，乳腺癌患者发病前大多数表现有情感受抑，换句话说，她们大多有负面情绪的经历。

3. 情绪反应与癌症的发生　研究证明，生活事件与癌症发生的关系，取决于个体对生活事件的应对方式。那些不善于宣泄生活事件造成的负性情绪体验者，即习惯于采用克己、消极应对者，其癌症发生率较高。

4. 心理神经免疫力与癌症的发生　心理社会因素是如何影响癌症的呢？心理社会因素对机体各系统的影响，尤其是对免疫系统的影响的研究称为心理神经免疫学（psychoneuroimmunology）。心理神经免疫学研究证明，心理社会因素主要通过下丘脑 - 垂体 - 肾上腺轴的功能紊乱来影响免疫系统，从而影响癌症的发生和转归。下丘脑 - 垂体 - 肾上腺轴影响免疫系统的主要激素是皮质醇（cortisol）和褪黑素（melatonin），紧张刺激使人陷于抑郁、沮丧时，促肾上腺素分泌激素（ACTH）及肾上腺皮质醇分泌增加，抑制免疫系统的正常功能，特别是自然杀伤（natural killer，NK）细胞的功能。动物实验证明，在紧张环境中，小鼠的免疫功能会受到损伤，致使皮下接种淋巴瘤细胞的成功率和生长率提高。目前认为不良情绪对机体免疫功能有抑制作用，从而影响免疫系统识别和消灭癌细胞的"免疫监视"作用。另外，不良情绪也会影响另两个致癌过程，降低损伤 DNA 的修复和细胞凋亡的改变。例如，心理社会应激可导致参与 DNA 修复过程的甲基转移酶（methyltransferase）的合成减少，这样使得损伤的 DNA 不能修复，从而增加应激引起肿瘤的机会。

（二）癌症诊疗对患者精神和心理的影响

1. 癌症诊断对患者精神心理的影响　癌症诊断是对患者沉重的心理打击，这种心理影响贯穿从症状出现、诊断、治疗阶段、长期适应、复发到最终死亡，但各个阶段的表现有所不同。当患者得知自己患癌症后，最初的心理反应往往是危机反应，表现为震惊、焦虑或否认；随着临床治疗的开始，患者会出现急性疼痛、恶心、呕吐、焦虑、抑郁等心理和生理反应；在康复期患者表现为焦虑、抑郁、疑病等反应；临终前患者表现为焦虑、慢性疼痛、抑郁、恐惧、家庭紧张等反应，有时由于不能忍受折磨，患者甚至会出现自杀动机或行为。

癌症患者常见的心理问题有抑郁、焦虑、认知功能障碍等。不同癌症患者患抑郁的比例不一样，一般来讲癌症患者患抑郁的比例为 5%～6%。抑郁是严重影响癌症康复的因素，患者出现的这些心理问题不但可加重患者的某些症状，如疼痛、疲劳等，还对肿瘤的治疗、患者的生活质量及存活时间产生不良影响。对患者的不良情绪提供积极的治疗，抗焦虑和抗抑郁药的使用，均可改变患者的生活质量，还可能会协同减轻患者的疼痛。

2. 癌症治疗对患者精神心理的影响　化学治疗及放射治疗除可引起恶心、呕吐等反应外，还可引起心理问题。但化放疗引起的心理问题的严重程度和持续时间有很大的个体差别。例如，化学治疗患者可出现认知障碍，这些认知障碍包括记忆力、注意力、判断能力下降，但并非所有化学治疗患者都会出现认知能力下降。最近的研究结果发现，化学治疗引起的认知能力下降与遗传因素有一定关系。手术造成的机体的损害，如颜面部改变、截肢、内脏造口、器官切除等都可造成患者心理创伤，这种心理创伤在头颈部肿瘤特别常见。

3. 肿瘤患者心理障碍的机制　当把癌症诊断告诉患者后，患者会出现各种各样的心理问题，如烦躁、疲劳、注意力不能集中、易怒、心悸、肌肉紧张、食欲减退、缺乏活力、体重减轻、缺乏自尊、睡眠障碍和自杀倾向等。患者出现这些心理问题的原因是复杂的，这些心理问题有些是肿瘤本身引起的，如肿瘤引起的脑转移或高血钙；有些是治疗过程中药物引起的，如治疗过程中使用的某些抗癌药或类固醇激素，这些药物本身就可引起抑郁；有些也可能是人际关系引起的，如不良情绪反应和沟通。总之，肿瘤患者出现的各种心理问题或多或少与下丘脑 - 垂体 - 肾上腺轴的功能紊乱有关；另外，下丘脑 - 垂体 - 肾上腺轴的功能紊乱也影响免疫监视功能。

4. 帮助癌症患者和家属应对癌症诊断与治疗　癌症确诊后，患者及家属均需做心理上的调整，以应对这一诊断。目前许多心理学的研究报告显示，在了解患者的具体心理条件和亲属同意的前提下，应有计划地、逐步地告诉患者其病情及相应的各种真实信息。过去对癌症这样的诊断倾向对患者保密，但在实际治疗过程中患者从医务人员的语气、表情、态度一般都能知道自己疾病的诊断。而一旦患者领悟到真相后，反而会产生被欺骗的感觉，甚至会认为自己的病情比实际情况还严重，这样会加重患者的心理问题。让患者了解各种真实情况，可增加医患之间的信任程度，这有利于调动患者个体的潜在抗病能力。

（三）心理治疗对癌症患者的病程和生活质量的影响

癌症患者存在心理障碍是非常普遍的现象，这种心理障碍可通过心理社会干预（psychosocial intervention）来调整或纠正。在众多研究报道中，多数研究报道显示心理社会干预可改善患者的心理状况，提高患者的生活质量和延长患者的存活期。

1. 癌症患者的心理治疗方法　经过 30~40 年的努力，许多心理社会干预的方法已被发展出来以调整癌症患者的心理问题，例如信息与教育、治疗性咨询、精神分析性心理治疗和认知 - 行为治疗等。治疗性咨询是以患者为中心的治疗，通过主动倾听、共情反应、问题解决等方法来达到心理治疗的目的。

2. 心理治疗对癌症患者的影响　临床发现，许多癌症患者不愿或不能表达他们的抑郁和焦虑情绪，有些患者甚至不知道如何与医师交流。如果患者不能有效与医师沟通，其深层次的负性情感无法表达，这对治疗和预后是极为不利的。因此，近年来研究人员对如何通过恰当的心理干预提高患者的生活质量，以及对心理干预可能产生的影响进行大量的研究。研究表明，一般说来，肿瘤患者在 3 个月左右的化学治疗期间，经过心理干预后，在应对疾病的策略上有明显变化。干预组患者在干预后较多运用主动行为和主动认知应对方法；而没有经过心理干预的患者，化学治疗后主动行为和主动认知应对方法没有多大变化。一般来讲，心理干预对患者预后的影响与其增强患者的免疫力有关，它可提高 NK 细胞活性。临床治疗和心理干预的有机结合会对癌症患者的生活质量和疾病过程产生积极影响。临床医师负责临床治疗，而心理医师可通过调整患者的心理状态，使临床治疗最优化，帮助患者坚持治疗，树立战胜疾病的信念。

肿瘤患者的心理治疗有几个重要因素需要考虑：①何时是开始心理治疗的最佳时间。一般认为肿瘤诊断明确，过一段时间（几周至几个月）开始心理治疗比诊断后立即进行心理治疗效果好，这是因为肿瘤诊断对患者的心理冲击较大，这时立即进行心理治疗效果不一定好。等过一段时间后，患者接受这一事实，情绪稍许稳定以后，这时再进行心理治疗容易取得较好的效果。②如何进行心理治疗。在多数情况下，肿瘤的心理治疗是以小组（group）形式展开，而非一对一，因为患者的情况比较类似，容易取得较好的治疗效果。但现在有些研究成果显示，患妇科肿瘤的患者以一对一形式进行治疗比以小组形式治疗效果好。③心理治疗持续多长时间、何时结束心理治疗是不确定的，一般认为肿瘤患者的心理问题可一直持续到死亡，因此最好的办法是将心理治疗持续到患者临终前。总之，肿瘤患者心理干预的时间和方法非常不同，患者的心理问题又是千差万别的，量体裁衣式的个性化治疗是趋势。因此，肿瘤的治疗，不仅要抑瘤，而且要调整人的心理状态，既要延长生存时间，又要提高生存质量，心身兼顾，整体康复。崭新的心身医学抗癌模式正方兴未艾。

当今社会，医学科技不断进步，同时也带来了许多新的问题：医疗服务分科越来越细，对机器的倚赖程度越来越高，医学人文精神却没有同步提高。我国医疗体制改革尚未成型，积累的问题使医患关系仍处于紧张状态，肿瘤临床也是如此。尽管癌症诊疗方面的研究不断有所突破，新药、新方法层出不穷，但是患者所承受的疾病和治疗的双重痛苦及对死亡的恐惧并没有减少，相比于恶性肿瘤的治疗效果的部分提高，医疗对人的关爱和抚慰仍显得不足。因此，社会对医学人文精神的呼唤声浪渐高。从精神、心理层面关爱患者的努力，尽管举步维艰，但从未停止。

另外，我们国家癌症发病率仍持续上升，尽管癌症治疗水平不断提高，但癌症死亡依然是生命的第一威胁。癌症患者心理的创伤不仅影响治疗效果，也极大影响患者的生活质量，甚至可能使患者走上绝路。随着社会需求的改变，医疗观念也经历着转变，临床医师开始认识到不应该只注重对患者机体的治疗，更应该学会关心患者、关注患者的感受。

三、肿瘤心身医学的展望

国际上许多国家或地区已经建立起一整套适合其临床情况的筛查体系，并通过众多研究加以验证，至今，并未能就我国的具体情况适合怎样的筛查工具和筛查方法进行阐述，因为我国在这一领域需要做的研究和工作其实还有很多，为了能够总结出真正适合我国肿瘤临床的筛查工具和方法，一些肿瘤科医护人员已经开始摸索前行。当前，我国正处于经济社会快速转型期，人们的生活节奏明显加快，竞争压力不断加剧，个体心理行为问题及其引发的社会问题日益凸显，引起社会各界广泛关注。加强心理健康服务，开展社会心理疏导，是维护和增进人民群众心身健康的重要内容，是社会主义核心价值观内化于心、外化于行的重要途径，是全面推进依法治国、促进社会和谐稳定的必然要求。

在我国，对恶性肿瘤的心理治疗研究还处在初级阶段，有许多问题要逐步解决。随着生物 - 心理 - 社会医学模式的逐渐接受，心理因素在心身疾病中的地位越来越重要。人们一直在用实证的方法去探讨心理社会因素对心身健康的影响及在各种疾病的发病与转归过程中的作用机制。如心理因素更深的致病机制研究；对患者生活质量评定标准的制定。心理评估相关量表的修订和编制；治疗效果指标的获取和应用；肿瘤患者入院时的信息需求；患者人格与疾病的关系；在面对疾病时患者采取的应对机制的研究；术后患者的长期心理跟踪调查等都需要研究者进行长期和艰苦的探求。

2016 年 3 月 1 日国家卫生计生委最新发布的《关于加强肿瘤规范化诊疗管理工作的通知》指出要丰富肿瘤诊疗服务内涵，落实《进一步改善医疗服务行动计划》，着力做好患者的康复指导、疼痛管理、长期护理和营养、心理支持，重视对肿瘤晚期患者的管理，开展姑息治疗和临终关怀。同时强调要关注患者的心理和社会需求，结合医学模式转变，医疗机构和医务人员要关心、爱护肿瘤患者，了解患者心理需求和变化，做好宣教、解释和沟通。鼓励有条件的医疗机构开展医务社会工作和志愿者服务，为有需求的患者链接社会资源提供帮助。

如何才能让肿瘤心身医学真正落地，真正融入肿瘤整体诊疗工作中呢？扭转现有这几个局面很重要。

1. 完善肿瘤 MDT（multi disciplinary team）。近几年，全国兴起肿瘤的 MDT 治疗模式，众多肿瘤专科医院纷纷建立多学科诊疗平台，为肿瘤患者制定个性化的治疗方案。然而，大部分的 MDT 平台并没有肿瘤心理医师的身影。在国外，每个 MDT 团队都会有心理医师的参与。北京大学肿瘤医院康复科唐丽丽教授指出，肿瘤治疗水平，国内与国外的差距并不在于手术水平、化学治疗方案等方面，而在于软实力——人文关怀这样的艺术实力。医学有个教条式的名言——有时去治愈，常常去帮助，总是去安慰。然而，应该做得最多的却是最不到位的。从肿瘤治疗来说，中国肿瘤总体治愈率<30%。对于 70% 无法治愈的患者，外科医师、内科医师已经束手无策，此时亟需心灵关怀医师和姑息治疗医师。控制症状、给予人文关怀，对这 70% 的患者尤为重要。

2. 扭转医患沟通不良的局面。现阶段首先要重视医患沟通的调整，患者也是人，是人就有心理活动、社会活动，现有诊疗模式就得有所改变，然后才能把心理治疗落地。"知 - 信 - 行"三步曲，每一项都努力去改变，才能改变我们的医疗大环境。

3. 重视肿瘤心身医学青年人才培养。青年医师的培养，在肿瘤心身医学领域显得尤为重要。专业培训很重要，而且最好从医学生阶段、护校阶段就融合进心身社会照顾的内容，在工作后继续教育阶段进一步巩固、强化、深化。值得庆幸的是，在唐丽丽教授的引领下，心理社会肿瘤学在我国已成为一门独立的学科，且部分高校本科、研究生阶段开设了专门课程，为肿瘤心身医学青年人才的培养奠定了坚实的基础。

4. 重视生死教育，全社会建立正确的生死观。有生就有死，生死本就是生命最平常的事情，但由于整个社会大环境缺乏生死教育，每个人从小就缺乏对生命和死亡的正确认识，导致生死观有问题，这对于肿瘤心身医学的开展也是一个极大阻碍。

5. 中国恶性肿瘤患者的巨大需求与中国肿瘤心身医学在临床干预、科学研究、人员培训、经济支持等方面的不足形成强烈的反差。如何识别每位肿瘤患者的心身社会需求，建立规范全面的心身社会服务模型和实施心理社会治疗照护是亟待关注的问题。

肿瘤作为一种心身疾病，心理因素在其发生、发展、治疗及转归过程中发挥着重要作用。在新医学模式的影响下，在国家政策的支持下，在我国肿瘤心身医学工作者近20年的研究和临床经验积累的基础上，必将在肿瘤患者的心理诊断、心理治疗、心理健康教育、完善心理社会支持系统等方面加快步伐，构建适合我国本土的心理行为评价体系和干预方法。从发达国家的经历和经验可以看出，我国肿瘤心身医学进入快速发展阶段是历史的必然，肿瘤心理学专业从一粒种子在中国发芽，也必将茁壮成长，让更多的患者从中受益。

（杜 童 刘 彬 宋丽华）

参 考 文 献

［1］唐丽丽.《中国肿瘤心理治疗指南》解读. 医学与哲学，2016，37（11B）：21-23.

［2］Garssen B. Psycho-oncology and cancer: Linking psychosocial factorswith cancer development. AnnOncol, 2002, 13 (Supp14): 171-175.

［3］谢洪，刘文忠，李奕. 头颈部恶性肿瘤的心身医学研究. 实用肿瘤学杂志，1989，3：46-49.

［4］刘增恒. 心身医学的概念与演变. 中国医师进修杂志. 1991，（1）：45-46.

［5］陈维萍，童建冲，屠萌君，等. 认知行为干预对肿瘤病人化疗间歇期生活质量的影响. 护理研究，2007，21（8）：2214-2215.

［6］敖兵，胡连新，戚芳，等. 聆听催眠录音改善颅内肿瘤患者围手术期睡眠质量的效果. 中华护理杂志，2007，42（6）：508-510.

［7］刘安敏. 音乐放松疗法对恶性肿瘤射频热疗患者心理状态的影响. 护理学杂志，2006，21（4）：60-61.

［8］白黎，方荣华，张琰. 心理护理干预减轻肿瘤化疗患者恶心呕吐的效果观察. 华西医学，2006，21（1）：148-149.

［9］潘芳，吉峰. 心身医学·北京：人民卫生出版社，2016：224-245.

［10］陈丽丽，蔡小莉，徐燕. 心身医学在肿瘤病人情志调护中的应用. 中国中医药现代远程教育，2008，（8）：

872-873.

[11] 李冬华, 朱飞鹏. 肿瘤治疗与康复的心身医学探索. 上海中医药杂志, 2002, (3): 29-30.

[12] 赵志付, 柳红良, 赵鹏. 世界心身医学最新进展. 中华中医药学会心身医学分会成立大学暨第七届 (第26次学术会议) 心身医学新进展论坛, 北京, 2014: 111-121.

[13] 李冬华. 从心身医学的角度探讨肿瘤的治疗与康复. 中华医学会心身医学分会第12届年会论文集, 2006: 70-72.

第六节 双心医学研究进展

一、引言

早在公元前5世纪至公元前3世纪，我国最早的经典医著《黄帝内经》中即有"七情郁结"可引起"气血凝滞"的记载。公元前5世纪蒙医难陀所著《入胎经》认为"感思之心开窍于心"。华佗的《青囊秘录》中写道："昏疲之身心，即疾病之媒介……"。《金匮要略今释》则有"喜伤心，怒伤肝，思伤脾，忧伤肺，恐伤脾"等精辟论述。中医"心主神明，心主血脉"等理论无不强调心理与心脏之间存在着千丝万缕的联系。如果说之前只是停留在自发的经验主义，直至20世纪90年代，胡大一教授正式提出"双心（心理、心脏）医学"，真正掀起了我国的"双心"热潮，与国外模式不同，他提倡心血管医护人员应接受心理学知识和技能的继续教育和培训，倡导心脏科医护人员不仅要关注患者的心脏疾病，同时要关注患者的心理问题，使患者得到心脏、心理全面康复。北京、上海均有国家级"双心医学"继续教育培训班，培养了大量"双心"医师（具有心理学知识和技能的心脏科医师），解决了我国心血管患者心理问题发生率高而精神心理专业人员远不能满足需求的燃眉之急。全国各地的许多专业学术委员会也成立了"双心学组"。2014年发表了"在心血管科就诊患者的心理处方中国专家共识"，对心血管患者心理问题的临床诊治起到了一定的指导作用。基于国人的双心医学原创研究现状如何呢？我们以"抑郁"或"焦虑"或"心理"和"冠心病"或"心肌梗死"或"高血压"或"心力衰竭"或"急性冠脉综合征"或"心血管疾病"为关键词，检索万方、维普（VIP）、中国知网（CNKI）3个中文数据库，共得11 243篇文献。以"depression"或"anxiety"或"psychological"和"coronary heart disease"或"myocardial infarction"或"hypertension"或"heart failure"或"acute coronary syndrome"或"cardiovascular disease（CVD）"和"China"或"Chinese"为检索词在PubMed数据库进行检索，共得124篇文献（包含部分article in Chinese）。病种覆盖冠状动脉粥样硬化性心脏病、心肌梗死、高血压、心脏复律除颤器置入、冠状动脉痉挛、心律失常等，相关心理问题包括焦虑、抑郁、社会支持等。干预方式涉及非药物干预和药物干预，非药物干预以认知行为治疗居多，此外还有心理支持、放松训练、早期保健、正念等。药物包括5-羟色胺再摄取抑制药、氟哌噻吨美利曲辛、曲美他嗪、他汀、中药类的探索。研究类型包括流行病学、临床研究/基础研究及综述等。根据检索结果，意外发现我国第一篇双心原创研究是吴爱勤于1991年发表于 *Psychosomatic medicine* 杂志。

二、研究现状

（一）心血管疾病与社会心理行为因素的关系

1. 流行病学

（1）高血压：高血压是一种公认的心身疾病，临床常见的"白大衣高血压"就是由于患者在诊所时精神紧张导致的血压升高。国内的流行病学调查显示，高血压患者伴发焦虑、抑郁的发生率分别为 11.6%～38.5% 和 5.7%～15.8%。焦虑、抑郁可能是高血压的直接病因，而高血压也可能导致焦虑、抑郁障碍。它们相互影响，互为因果。韩晶等采用病例对照研究，抽取 35 岁以上高血压患者 326 例，健康对照 414 例，使用 Zung 抑郁自评量表（SDS）和焦虑自评量表（SAS）评估调查对象抑郁和焦虑状态，结果发现高血压患者焦虑和抑郁的评分显著高于健康对照组（$P<0.01$）。Logistic 回归分析显示抑郁和焦虑是高血压的可能危险因素（$OR=1.677$，95%CI 1.013～2.776；$OR=2.451$，95%CI 1.228～4.894）。而香港的一项关于高血压与焦虑或抑郁之间关系的研究，招募了 197 例高血压患者和 182 例健康者进行对照，使用医院焦虑和抑郁量表（HADS）进行评估，结果发现高血压与焦虑相关，未发现和抑郁的关联。Pan 等总结评估关于焦虑和高血压关系的横断面研究和前瞻性研究的现有证据，搜索 7 个常见数据库进行 Meta 分析，结果显示搜索得到 13 项横断面研究（$n=151$，$n=389$）中，焦虑使高血压发生率较对照组增加 18%。

（2）冠状动脉粥样硬化性心脏病：冠状动脉粥样硬化性心脏病包括稳定性冠状动脉粥样硬化性心脏病、不稳定性心绞痛和急性心肌梗死，后两者统称为急性冠脉综合征。精神心理异常在冠状动脉粥样硬化性心脏病发生过程中起着重要作用。社会心理因素，特别是焦虑、抑郁与冠状动脉粥样硬化性心脏病发病率增高密切相关。反之，冠状动脉粥样硬化性心脏病人群心理问题高于普通人群。一项关于中国冠状动脉粥样硬化性心脏病患者抑郁症流行病学研究的 Meta 分析纳入 27 项研究，包括 5236 例住院患者和 1353 例社区患者参与者。结果表明冠状动脉粥样硬化性心脏病患者抑郁的总体流行率为 51%，社区冠状动脉粥样硬化性心脏病患病率为 34.6%～45.8%，并且严重抑郁为 3.1%～11.2%。

一项研究纳入 178 例经冠状动脉造影诊断的年轻冠状动脉粥样硬化性心脏病男性患者，并且将 181 例年龄匹配的非冠状动脉粥样硬化性心脏病患者作为对照组。通过感知压力量表（perceived stress scale，PSS）评估感知的压力状态。结果表明，在调整多种心血管危险因素后，高感知压力是中国年轻男性患者冠状动脉粥样硬化性心脏病的独立危险因素（$OR=1.43$；95%CI 0.96～2.13）。研究还发现，冠状动脉粥样硬化性心脏病合并焦虑、抑郁的患者精神应激诱发心肌缺血的发生率更高，提示精神应激可以诱发心肌缺血。抑郁也被证明是影响冠状动脉斑块稳定性的独立危险因素。马文林等用 HADS 量表在上海 4 家医院对 782 例急性冠脉综合征住院患者进行焦虑抑郁症状评估，结果显示，焦虑症状构成比例 57.2%，抑郁症状构成比例 47.6%，焦虑并抑郁症状构成比例 49.9%。显著高于自然人群（$P=0.000～0.014$）。

急性心肌梗死患者焦虑、抑郁状态的相关影响因素可能有很多，陈立颖等对 214 例急性心肌梗死患者采用综合医院焦虑抑郁评分量表对所有患者行心理测评，结果发现，女性是发生焦虑的主要影响因素（OR＝4.725），女性（OR＝2.719）、报销比例≤40%（OR＝2.595）和合并糖尿病（OR＝1.487）是发生抑郁的主要影响因素。并且 CCU 环境对急性心肌梗死患者的焦虑、抑郁情绪也能产生一定的影响。

（3）心律失常：门诊心律失常患者中抑郁焦、虑情绪的发生率为 20%～30%，住院患者中的发生率可达 40%～60%，11.5% 的心房颤动患者合并严重焦虑。近年研究发现，心理障碍尤其是焦虑和抑郁在心律失常的发生、发展过程中发挥重要作用。吴爱勤等纳入 108 例冠状动脉粥样硬化性心脏病患者，全部完成精神状况检查和量表评定并接受 24 h Holter 监测。结果发现阵发性室性心动过速发生率在抑郁组（28.5%）显著高于非抑郁组（3.7%），抑郁组患者心脏变异性明显低于非抑郁患者，提示抑郁作为危险因素对室性心动过速的发生具有显著影响。焦虑、抑郁还可使患者的期前收缩发生率增加。

毛家亮等研究结果显示，室性期前收缩患者采用抗焦虑、抑郁治疗后，虽然室性期前收缩程度无明显改善，但胸闷、心悸等躯体症状明显改善，房性期前收缩发作次数明显减少，提示胸闷、心悸等躯体症状可能是由焦虑、抑郁引起，房性期前收缩可能与焦虑、抑郁有关。祝玫玉等研究发现，急性心肌梗死患者房性期前收缩、短暂阵发性房性心动过速、室性期前收缩、心室颤动及房室传导阻滞的发生与焦虑密切相关，分析原因可能为急性心肌梗死患者因体验到剧烈疼痛和濒死感，且在对自身病情、治疗费用及预后等情况了解后不可避免地产生焦虑、抑郁甚至恐惧等心理障碍。

（4）有创治疗后：随着置入型心脏复律除颤器（implantable cardioverter defibrillator，ICD）功能的日渐成熟及应用，越来越多的心脏性猝死患者的生命得到挽救，但是，ICD 置入后心理问题也时有报道，尤其是焦虑和抑郁。并且 ICD 装置可能对健康相关的生活质量产生负面影响。Wong 等使用 SF-36 简明健康状况调查表对 139 例 ICD 患者的健康生活质量进行评估，多变量回归分析显示性别、自我依赖、教育程度、心房颤动、糖尿病、焦虑和抑郁与生理或生活质量显著相关。同时，Wong 还发现年龄≥60 岁和自我照顾依赖程度较高与 ICD 患者抑郁呈显著正相关，而结婚和患有缺血性心脏病与抑郁呈负相关。

研究发现，冠状动脉粥样硬化性心脏病患者经皮冠状动脉介入（percutaneous coronary intervention，PCI）术后抑郁和焦虑发生率增加。陈海苗等将 115 例 PCI 术后患者于治疗前 1 周及治疗后第 6 个月采用自制问卷、汉密尔顿焦虑量表（HAMA）、汉密尔顿抑郁量表（HAMD）各测评 1 次，结果发现老年冠状动脉粥样硬化性心脏病患者 PCI 后抑郁、焦虑评分有所下降（$P < 0.001$）。有研究表明，职业、人际关系、血管病变支数、并发症、术后心功能分级是中、青年 PCI 患者术后发生焦虑、抑郁的独立危险因素（$P < 0.05$ 或 $P < 0.01$）。而睡眠质量是老年 PCI 患者焦虑、抑郁的影响因素。

（5）其他：李果等调查中国 5 个城市（北京、上海、广州、成都、长沙）综合医院心内科门诊患者抑郁障碍和焦虑障碍的患病率，完成调查的患者共 2123 例，经失访校正后现患总患病率：抑郁和焦虑为 4.05%，抑郁或焦虑为 14.27%，抑郁或焦虑或共病达到 14.37%。而对基层医院中的多中心横断面调查结果显示，心血管疾病就诊患者中，抑郁、焦虑、抑郁和焦虑共病的校正患病率分别为 19.10%、13.59% 和 10.92%。无论是在综合医院还是基层医院，心血管疾病患者焦虑和（或）抑郁的患病率都很高，需注意对抑郁、焦虑的识别诊断。

韩蓓蓓等以胸痛为主诉的 310 例患者作为胸痛组，选择年龄、性别匹配的 48 例健康体检者作为对照组；采用广泛性焦虑症状量表 -7（GAD-7）和 9 条目患者健康问卷（PHQ-9）评估焦虑和抑郁状况，结果发现胸痛患者焦虑、抑郁的发生率均高于对照组。并且多因素 Logistic 回归分析结果显示，生活压力大、社会支持少是焦虑的危险因素，有吸烟史则可以降低焦虑发生率；而胸痛病程长、合并多种症状、失眠是抑郁的危险因素（$P < 0.05$）。

肖云采用乙酰胆碱诱发冠状动脉痉挛的手段，通过 Logistics 回归分析发现心理应激因素是冠状动脉痉挛的独立危险因素，使冠状动脉痉挛的风险增加 4.2 倍（95%CI 2.9～5.3）。

2. 社会心理因素对心血管患者预后的影响

（1）对生活质量的影响：研究表明，心肌梗死后抑郁使心肌梗死患者的生活质量明显降低，心肌梗死后出现明显抑郁症状的患者生活质量不但低于健康人，而且低于心肌梗死后不伴明显抑郁的患者，生活质量的多个维度（包括生理纬度、心理纬度、环境维度）都表现下降，且以心理维度最甚。马文林等前瞻性队列研究使用简易健康调查量表（SF-36）中文版对连续收集的 782 例急性冠脉综合征患者进行生活质量的量化评估，并进行中位时间（7.99±5.75）个月的随访。结果显示，对于急性冠脉综合征患者急性期（发病 1 周内）生活质量，女性、焦虑症状、抑郁症状为急性冠脉综合征急性期躯体健康和精神健康的独立危险因素；PCI 干预和入院时心率则为急性期躯体健康的保护性因素；而 PCI、IL-6、高血压疾病史则为急性期精神健康的保护性因素。对于急性冠脉综合征患者恢复期（距基线 3 个月以后）生活质量，急性期的情感职能、社交功能、精力、焦虑情绪均为恢复期精神健康的保护因素，而糖尿病既往史则为恢复期精神健康的独立危险因素。而对于恢复期的躯体健康，躯体生理功能、生理职能即因为躯体健康所致的角色限制、入院时的舒张压、急性期的焦虑情绪均为保护性因素，而既往心肌梗死病史则为独立危险因素。PCI 对于急性冠脉综合征患者早期的生活质量具有保护作用，有利于基线期抑郁情绪的缓解，但对于 3 个月以后的情绪及生活质量却无显著影响，有趣的是焦虑在急性期是生活质量的危险因素，在恢复期却是保护因素，其原因背后的机制值得深入探索。

（2）对预后的影响：国内已有不少证据表明焦虑、抑郁与心肌梗死患者健康相关生活质量差有关。一项研究对 531 例急性冠脉综合征患者完成 12 个月的随访，Logistic 回归分析结果显示严重的抑郁和焦虑是 12 个月的非致命性心肌梗死和心脏再住院治疗的独立预测因子。而在急性冠状动脉事件发生后的 6 个月内，患者对焦虑、抑郁和自尊方面的感知明显改善。吴爱勤等研究发现，情绪应激的急性心肌梗死患者有更高水平的敌意、焦虑和抑郁及较低水平的社会支持。

Wang 等招募 1007 例冠状动脉粥样硬化性心脏病患者。在冠状动脉造影或经皮冠状动脉介入治疗后 2 天内，采用焦虑自评量表对焦虑症状进行调查。采用改良的 Gensini 评分评估冠状动脉粥样硬化的严重程度。出院约 1.5 年后，评估患者全因死亡和非致死性心肌梗死情况。在已矫正的 Cox 比例危险模型发现，焦虑症状可预测全因死亡和非致死性心肌梗死（$OR = 2.43$，$P = 0.009$）。这表明焦虑与冠状动脉粥样硬化的严重程度独立相关，并可预测冠状动脉粥样硬化性心脏病患者的不良预后。另外，严重的抑郁和焦虑可能预示着 12 个月的心脏再住院治疗。Gu 等的研究中共纳入 633 例冠状动脉粥样硬化性心脏病患者，随访时间为 3 年。Kaplan-Meier 曲线显示抑郁与全因死亡率（log-rank $P < 0.001$）和心血管事件显著相关（$P < 0.001$）。多重 Cox 回归确定新诊断的抑郁是全因死亡率和心血

管事件的独立预后因素。

（3）对急性心肌梗死院前延误的影响：急性心肌梗死是由于供应心脏血供的冠状动脉严重狭窄或完全闭塞导致心肌缺血坏死。所以早期再灌注治疗至关重要。然而，国内外普遍存在救治延误。总延误时间包括院前延误（pre-hospital delay，PHD）、院内延误（in-hospital delay，IHD）。随着我国绿色通道、胸痛中心建设逐步推广完善，院内延误时间（in-hospital delay time，IHDT）逐渐缩短。院前延误时间（pre-hospital delay time，PHDT）仍长于欧美国家。国内关于 PHD 的研究不多，且集中于人口学变量、患者症状等。马文林团队进行多中心横断面 MEDEA FAR-EAST 研究（ChiCTR-EOC-16008615），首次引进德国评估患者环节延误相关社会心理因素的整套评估工具并且本土化，旨在系统探究国人 PHDT 相关社会心理因素。未来多中心大样本的研究，有望为缩短患者环节的 PHDT 提供依据。

（二）心血管患者伴发心理问题的临床特点及评估

1. 临床特点　临床实践中观察到单纯的心理疾病和心血管患者所引发的心理问题临床特点不同，但究竟怎样，尚缺乏大样本研究。侯景玉等将 65 例急性心肌梗死患者入院后 7～10 天进行临床精神卫生症状自评量表（SCL-90）评估，并与他们的急性期临床表现指标（梗死面积大小和有无并发症）比较。结果显示，急性心肌梗死患者 SCL-90 评估中的躯体化、强迫、抑郁、焦虑、恐怖、偏执和精神病性等因子评分明显高于常模。梗死面积大组的肌酸激酶同工酶和躯体化、强迫、抑郁、焦虑、恐怖和精神病性等因子评分明显高于梗死面积小组。另外，在冠状动脉粥样硬化性心脏病患者中，研究表明患者的自由回忆、动作再认和认知计划能力受损，且高胆固醇血症、舒张压升高是动作记忆损伤的危险因素，肌酐是计划认知损伤的危险因素。石炜祺等对 131 例接受心脏康复等稳定性冠状动脉粥样硬化性心脏病患者通过 SCL-90 评估，结果显示，冠状动脉粥样硬化性心脏病伴发焦虑、抑郁患者的躯体化更为明显，且往往表现为多个系统（循环系统、呼吸系统、消化系统等）症状，其中以"胸痛"最多见。同时焦虑、抑郁患者的强迫症状与恐怖症状十分明显，并且存在明显的睡眠障碍。陈颖敏等发现心血管疾病伴发焦虑、抑郁症状与单纯抑郁症伴焦虑者其焦虑抑郁症状程度无明显差异，各类心脏疾病间的焦虑抑郁症状程度差异不大。

2. 评估　在中国的双心疾病识别率和治疗率较低。研究显示，急性心肌梗死后抑郁的及时诊断率<10%。对于不熟悉双心患者临床特点的非精神专科医护人员而言，心理学量表无疑是帮助快速识别的有力工具。有研究证明 PHQ-2 和 PHQ-9 是心血管患者中抑郁的可靠和有效的筛查评估工具，有较高的排除诊断价值，PHQ-9 诊断抑郁的敏感度和特异度分别为 87.1% 和 83.5%，阳性预测值和阴性预测值分别为 58.7% 和 95.6%，PHQ-2 诊断抑郁的敏感度和特异度分别是 85.7% 和 69.2%，阳性预测值和阴性预测值分别为 57.7% 和 93.6%。

有研究对我国冠状动脉粥样硬化性心脏病患者心肌梗死维度评定量表（MIDAS）进行心理测量学评价；心绞痛（$n=162$）、心肌硬死（$n=124$）或心力衰竭（$n=95$）的所有患者在基线时均采用中文版 MIDAS（C-MIDAS）、医院焦虑抑郁量表（HADS）和 SF-36 进行评估，7 天后和 3 个月后再进行 C-MIDAS 测试。结果显示，C-MIDAS 符合原版本中提出的 7 因子结构。α 值在 0.73～0.94 可靠。4 个分量表（体力活动、不安全感、情感反应和依赖）与每个诊断组中的 SF-36 和 HADS 显著相关，并且在性别、情绪障碍和感知健康恶化方面具有良好的辨别性。Ren 等系统地回顾各种筛查工具在抑郁症识别中的表现，纳入 8 项旨在鉴别冠状动脉粥样硬化性心脏病患者抑郁症的研究，共有 10 份自我报告问卷，结果表明对于单独的抑郁症，各种筛选工具在有效性和最佳切割点的敏感度和特异度在 0.34～0.96 和 0.69～0.97 变化。结果显示 PHQ-9、BDI 和 HADS-D 广泛用于冠状动脉粥样硬化性心脏病患者的抑郁筛查。重庆的一项研究从当地的 4 家当地医院招募 782 例急性冠脉综合征患者，同样发现中文版 PHQ-9 和 HADS-D 是急性冠脉综合征可靠有效的抑郁筛查工具。

毛家亮等根据多年的双心临床实践所编制的专用于心血管患者常见心理问题筛查的躯体症状自评量表，在临床实践中被广泛使用，易于对双心患者的筛查。应鼓励适用于我国双心患者的原创量表，运用科学的方法，从信度、效度、常模及筛查和诊断阈值点等反复论证和检验，达到较好的信度和效度方可运用推广。

（三）发病机制研究

1. 血小板活性　血小板活性是动脉硬化、冠脉综合征和栓塞发生的重要因素，抗血小板治疗已被用于冠状动脉粥样硬化性心脏病的二级预防。同时，横断面研究发现在健康人群和冠状动脉粥样硬化性心脏病人群中，血小板反应性增加会提高抑郁的水平。5- 羟色胺在血小板功能和抑郁中所起的作用也提示血小板活性与抑郁的关系。

2. 炎性免疫机制　免疫功能的改变和炎症可能对冠状动脉粥样硬化性心脏病的发展和临床症状的产生有影响，尚玉秀等在中、老年冠状动脉粥样硬化性心脏病患者研究中发现，抑郁组 TNF-α 水平显著高于非抑郁组，表明冠状动脉粥样硬化性心脏病患者血清炎症细胞因子 TNF-α 与抑郁有一定相关性。Ma 等的工作提示 IL-1β、同型半胱氨酸与冠状动脉粥样硬化性心脏病患者伴发的抑郁程度呈正相关，机制有待进一步深入。杨继敏等探究 CRP、TnT、及 NT-proBNP 与焦虑、抑郁之间的关系，Logistic 回归分析显示，CRP 水平与稳定性冠状动脉粥样硬化性心脏病合并焦虑、抑郁障碍显著相关（P 均 <0.05）。有研究证明合并焦虑、抑郁的冠状动脉粥样硬化性心脏病患者炎症反应及血管内皮功能损伤更严重，且炎症细胞因子水平与焦虑、抑郁水平呈正相关，血管内皮功能与焦虑、抑郁水平呈负相关。抑郁情绪会导致机体炎症细胞因子水平增高，并通过降低内皮依赖性血管舒张因子的生物学活性，抑制内皮细胞一氧化氮合酶的活性，从而使一氧化氮（NO）合成减少，进而影响血管内皮功能。另外，抑郁症和焦虑症患者大都具有不良的生活习惯，这些因素均可对内皮细胞造成一定的损伤，诱发及加重心血管疾病。

3. 神经内分泌机制　社会心理因素可通过丘脑 - 垂体 - 肾上腺（HPA）轴及自主神经系统激活促进动脉粥样硬化形成。后者可导致更多情绪如恐惧、焦虑、压力等的产生。HPA 轴激活可降低海马体积和前额皮质活动，加重抑郁状态。抑郁与 HPA 的过度激活有关。冯强等将 232 例非典型冠状动脉粥样硬化性心脏病患者进行冠状动脉造影检查，根据造影结果分为慢血流组（$n=92$）和对照组（$n=140$），结果显示冠状动脉慢血流患者中抑郁症或焦虑症的合并比例明显高于对照组，且慢血流组患者的血小板、5- 羟色胺、去甲肾上腺素、多巴胺水平均高于对照组。提示可能与焦虑症或抑郁症患者血清 5- 羟色胺功能和分泌水平异常及 HPA 轴的过度激活有关。有研究发现，长期焦虑、抑郁可使交感神经过度激活，副交感神经过度抑制，自主神经的调节功能受到损害，使心率和血压失去其正常的昼夜节律性。孤独和社会孤立也有 HPA 轴及交感神经系统激活参与其中，进而影响心血管系统。与单纯高血压患者相比，合并有焦虑、抑郁的高血压患者血压升高幅度更大，心率变异性更低，以白昼血压变异性影响更为显著，并且一氧化氮水平更低，内皮素 -1 更高。

（四）治疗

1. 非药物治疗　随着传统医学模式向"生物 - 心理 - 社会"医学模式的转变，临床医师越来越重视心理因素对患者的影响。胡大一等心血管医师角色关注精神心理问题的重要性，从躯体疾病的器官功能评估到结合患者精神心理问题的评价，从单纯症状学分析到结合患者的精神状态、家庭社会支持系统对疾病的影响，从而实现保护公众健康、患者利益和医患的和谐。

国内已有许多研究表明心理干预可以改善患者的情绪障碍，并缩短住院时间。谢怀全等将 160 例伴有情绪障碍的急性心肌梗死患者随机分成干预组（80 例）和对照组（80 例），对照组予以常规药物治疗，干预组在常规药物治疗的基础上进行健康教育和心理干预，1 个月后干预组焦虑程度明显减轻（$P<0.01$），躯体症状明显缓解（$P<0.05$），心律失常、病死率、平均住院天数显著减少（$P<0.01$），心功能明显好转（$P<0.05$）。

一项纳入 7 项随机对照试验的 Meta 分析表明，动机访谈可以通过行为改变来控制血压，是一种有效的心理学方法。认知行为疗法是目前治疗心血管疾病患者焦虑、抑郁最常用的方法之一，多项研究论证了该方法的有效性。黄华磊等将社区 599 例高血压患者随机分为干预组（$n=302$）和对照组（$n=297$），干预组采用药物加认知行为技术的综合治疗，对照组采用常规降压药物治疗，随访 6 个月，发现认知行为综合干预能改善社区高血压患者生理心理状况，利于血压、血脂、血糖控制。谌莹莹等就认知行为疗法对置入型心脏复律除颤器患者生活质量影响进行 Meta 分析，共纳入 4 篇文献 504 例患者，发现认知行为疗法可以改善 ICD 患者焦虑症状，但是与常规心脏护理相比，患者的抑郁症状及身心健康状况未见明显改善。另外给予心肌梗死后患者社会支持，对其焦虑、抑郁情绪也具有良好的缓解作用。

心脏康复（cardiac rehabilitation，CR）已被证明可为心血管疾病患者康复提供最佳的社会、心理和生理条件。Zheng 等使用相关关键词、MeSH 术语和 Emtree 标题系统地检查截至 2017 年 8 月发表的文献，以搜索 PubMed、Embase、CINAHL（Ebsco）、Cochrane 对照试验中心注册（CENTRAL）和 Web of Science。对纳入研究分析显示，基于运动的 CR 可以缓解不同时期的焦虑和抑郁症状。

正念是近年来发展起来的一种新型心理护理方法，主使能观和所观成为一体，最终达到缓解患者心理焦虑、抑郁情绪的目的。正念减压疗法虽不是治疗疾病的主要方式，但作为辅助治疗，目前受到国内外临床医学和心理学学者的高度重视。研究表明，正念干预对改善老年高血压患者和冠状动脉粥样硬化性心脏病患者的焦虑、抑郁情绪都有明显的效果。

研究发现，音乐疗法用于心血管疾病的辅助性治疗对于改善情绪障碍也有很好的效果。刘安梅将年龄 65～85 岁的 50 例患者随机分为对照组和试验组（各 25 例）。对照组单纯使用降压药物氨氯地平控释片治疗，试验组联合音乐疗法（要求患者听音乐时音量控制在 20～40 dB，每次 30 min，每天 2 次）；研究表明音乐疗法联合氨氯地平控释片对老年性高血压降压和缓解焦虑抑郁状态均效果显著。

2. 药物治疗 对于有器质性心脏病患者心理疾病的药物治疗也格外关注心血管安全性和药物之间的相互作用。有研究表明帕罗西汀、氟西汀、舍曲林联合降压药治疗高血压伴焦虑、抑郁障碍具有肯定疗效。

持续存在心脏症状的期前收缩患者常伴有焦虑、抑郁障碍，应用抗焦虑、抑郁药物治疗，能有效缓解患者的临床症状，同时减少房性期前收缩的发生。毛家亮等将心脏期前收缩患者 138 例分为抗焦虑抑郁药物治疗组和安慰剂组，进行 6 周的双盲治疗。结果发现治疗组较安慰剂组缓解患者临床症状的疗效更明显，并且房性期前收缩明显减少（$P<0.05$）。

冠状动脉粥样硬化性心脏病伴心理障碍患者加用抗焦虑、抑郁药物治疗后也能有效减少再次发病和再次住院次数。虽然不同类型的抗焦虑、抑郁药物在不同的心血管疾病患者中使用的安全性和有效性存在很大差异，但国内已有多项研究表明早期使用抗焦虑、抑郁药物能明显改善患者症状，取得良好的治疗效果。陆露等将 120 例冠状动脉粥样硬化性心脏病心绞痛伴心理障碍患者，随机分为对照组（单纯抗心绞痛治疗）和干预组（抗心绞痛治疗基础上加用抗焦虑、抑郁药物），进行 12 个月的随访。发现干预组再次发病次数、再次住院次数较对照组均明显减少（$P<0.05$）。另外，研究表明盐酸舍曲林、阿普唑仑联合氟哌噻吨美利曲辛、氟哌噻吨美利曲辛片应用于患者心肌梗死后焦虑、抑郁治疗具有显著效果，能够有效改善患者焦虑、抑郁情况。Liu 等发现心肌代谢药曲美他嗪治疗显著增加心肌梗死、抑郁和心肌梗死合并抑郁（$P<0.05$）亚组中的血清和血小板 5-HT 水平，5-HT 及其受体、转运体有调节作用，反映其调节心肌代谢的作用与 5-HT 有关。

中医药的探索在我国可谓得天独厚。研究显示，中西医结合的治疗方法较单一的西医治疗或中医治疗更为有效。冯琳等将 60 例患者随机分为治疗组和对照组，对照组应用高血压的常规疗法，治疗组在对照组基础上加用清眩解郁汤治疗，疗程 2 周。治疗组疗程结束后，SDS 评分、SAS 评分显著降低（$P<0.05$）。Xiong 等对 17 项试验进行系统评价和 Meta 分析，包括 1460 例高血压患者。研究显示逍遥散联合抗高血压药物治疗可能有助于高血压患者降低血压、改善抑郁、调节血脂和抑制炎症。另外，冠心静胶囊、益心舒胶囊、疏肝益心方联合常规治疗也可降低不稳定型心绞痛、心肌梗死、心律失常发生，并改善循环和焦虑、抑郁状态。

研究发现，某些中药在心血管疾病患者情绪障碍方面确实有疗效。例如，心可舒片可以通过提高抗炎药物促炎细胞因子的血液比例来改善焦虑和抑郁症状，从而有效地解决冠状动脉粥样硬化性心脏病患者的问题。传统中药柴胡龙骨汤可以促进骨髓间充质干细胞的动员，抑制炎症反应，从而改善急性心肌梗死患者的心脏损伤和焦虑。

一项随机对照试验还观察到振腹疗法对双心病患者精神状态具有明显改善作用。另外，中医护理干预可以降低急性心肌梗死患者的焦虑、抑郁程度，缩短住院时间，减少并发症，提高治愈率。

在动物实验方面，也有研究证实中药对小鼠的抗抑郁作用。Liu 等通过给心肌梗死小鼠施用人参皂苷、美托洛尔或盐水 4 周。评估心脏功能和抑郁样行为，Masson 染色用于评估心肌纤维化，同时进行免疫组织化学、Western 印迹法、ELISA 和 qPCR 分析 5-HT 和相关基因的水平。结果发现人参皂苷和美托洛尔治疗均显著改善心脏功能并减少心肌纤维化，同时，人参皂苷能增加皮质中 5-HT 的水平并缓解心肌梗死小鼠的抑郁样行为。

三、存在的不足

虽然所检索的文献数量超出预期，然而仔细审视却发现高质量的文章屈指可数。由于缺乏总体规划，所以无法提供双心医学作为亚学科应有的全貌。共存缺陷：大样本研究、多中心研究不多；缺乏长期随访；部分结果可信度低；概念不清，如焦虑（抑郁）症状误认为焦虑（抑郁）障碍；量表使用随意，如汉尔密顿焦虑（抑郁）量表本属他评量表，应由有资质的专业人员评估，但在文中并无说明；一些药物并没有被充分证明具有良好的心脏安全性，却被用于器质性心脏病的干预性研究；仅有抗焦虑、抑郁药对心血管疾病影响的研究，缺乏心血管疾病用药对精神心理的影响；缺乏人口社会环境因素与心血管疾病的相关研究，如儿时不良经历、自然灾害等创伤后应激等均未见报道；覆盖的疾病谱不全，如未见结构性心脏病、先天性心脏病、终末期心脏病临终关怀、死亡管理等。因此，我国的双心研究任重道远！

四、展望

双心研究之所以缺乏高质量的原创，究其原因可控、不可控因素错综复杂，今后该如何发展？或许来自国外翔实的证据能够带来启示。其实国外双心研究起步并不早，1985 年美国 Wisconsin 大学精神医学系 JAMES W. Jefferson 教授首次发文："Psychocardiology：Meeting place of heart and mind"，强调应由心脏病学、精神心理学、基础医学、医师、护士等不同专业人员共同协作，以更好地理解心血管疾病与心理问题的关系，从而给予心血管疾病患者更完善的治疗，使之正式成为一门亚学科。掀起双心研究热潮的是加拿大学者 Frasure-Smith Nancy 和她的同事于 1993 年在 *JAMA* 上发表了关于急性心肌梗死后抑郁患者的死亡率显著高于非抑郁者。2005 年，Rozanski 等明确提出"行为心脏病学"。2008 年，首届心脏与心理主题会在意大利中部美丽的小镇普拉托召开，会议由澳大利亚墨尔本的贝克心脏研究所主办，这也是心脏病学家 Murray Esler 教授与临床心理学家 Marlies E. Alvarenga 两人之间多效合作的成果。国际上来自多种学科背景近 150 位科学家和临床医师共同探讨心血管疾病相关心理因素的证据。会议论文集作为一个特别主题被收录在精神科医师 Graham Burrows 教授主编的《压力与健康》期刊。之后在 2010 年和 2012 年又举行了两次会议，当时被简单而亲切地称为"普拉托会议"。会议用清晰的术语界定心理心脏学这一全新的、激动人心的领域，并提出将这些知识和智慧记录在册。于是，目前唯一涵盖大量数据翔实而全面地涉及心理行为因素在广义心血管疾病的成因、临床过程和管理方面的应用手册于 2016 年诞生。心脏心理学之父 Ray Rosenman 参与其中，主编力图寻找在基础生物医学、心脏病学、心血管生物学、精神病学、心理学及流行病学等每一个领域享誉国际的卓越科学家和临床医师的文章作为每章内容。整本手册共计 1156 页，引用文献约 5786 条。开篇从历史的视角，概述了成因、病理生理学、吸烟、乙醇（酒精）和其他生活方式的作用。接着心血管疾病与相关的精神病理学描述，包括抑郁、焦虑、压力、精神疾病以及更具体更现代的问题，如创伤后应激、职业压力、与心脏病本身相关的压力，以及各种治疗方法相关的压力，特别是外科手术。特殊人群特别容易患心血管疾病和抑郁症，有些章节涉及土著居民、难民、穷人、儿时不良经历和无家可归者。关于人格和患心脏病倾向的讨论是本书其他章节的主题。最后，还有一个雄心勃勃的尝试，试图通过心理学和心血管疾病的神经生物学来解释这些联系。对这一复杂但重要的问题，作者们没有回避任何先天的、社会的、环境的、心理的或生物医学的因素。这本著作的译版有望今年年底与大家见面，希望能给我国双心医学亚学科的发展带来启示。

（张悠扬　马文林）

参 考 文 献

[1] Wei J, Zhang L, Zhao X, et al. Current trends of psychosomatic medicine in China. Psychother Psychosom, 2016, 85 (6): 388-390.

[2] 中国康复学会心血管病专业委员会，中国老年学学会心脑血管病专业委员会. 在心血管科就诊患者的心理处方中国专家共识. 中华心血管病杂志，2014，42（1）：6-13.

[3] Wu AQ. The influence of emotional stress on prognosis in acute myocardial infarction patients. Psychosomatic medicine, 1991, 53: 211-245.

[4] 吴宪明，孙跃民. 焦虑抑郁与高血压. 中华高血压杂志，2016，24（2）：188-192.

[5] 刘粹，于雅琴，康岚，等. 北京市和吉林省高血压共病抑郁及焦虑障碍患病率和心理社会因素分析. 中华精神科杂志，2015，48（2）：86-91.

[6] 韩晶，殷晓梅，徐斐，等. 南京市浦口地区高血压人群抑郁和焦虑状况的病例对照研究. 中华流行病学杂志，2008，29（2）：125-127.

[7] Cheung BM, Au T, Chan S, et al. The relationship between hypertension and anxiety or depression in Hong Kong Chinese. Exp Clin Cardiol, 2005, 10 (1): 21-24.

[8] Pan Y, Cai W, Cheng Q, et al. Association between anxiety and hypertension: a systematic review and meta-analysis of epidemiological studies. Neuropsychiatr Dis Treat, 2015, 11: 1121-1130.

[9] Ren Y, Yang H, Browning C, et al. Prevalence of depression in coronary heart disease in China: a systematic review and meta-analysis. Chin Med J (Engl), 2014, 127 (16): 2991-2998.

[10] Yang Y, Bi M, Xiao L, et al. Perceived stress status and sympathetic nervous system activation in young male patients with coronary artery disease in China. Eur J Intern Med, 2015, 26 (9): 726-730.

[11] 刘梅颜，张丽军. 心肌代谢药对心肌梗死合并抑郁大鼠 5- 羟色胺系统的调节作用. 中华内科杂志，2018，57（1）：48-53.

[12] 程方满，林平，于淮. 冠心病患者焦虑抑郁与冠状动脉斑块稳定性的关系研究. 护理学杂志，2018，33（3）：1-4.

[13] Ma W, Hu D, Liu G, et al. Predictors of quality of life in Chinese patients with acute coronary syndrome. Asian Cardiovasc Thorac Ann, 2010, 18 (5): 469-475.

[14] 陈立颖，刘文娴，吴勤，等. 急性心肌梗死患者焦虑抑郁状态分析. 心肺血管病杂志，2013，32（2）：

155-157.

［15］牛玉玉. CCU 环境对急性心肌梗死患者焦虑抑郁的影响. 首都食品与医药，2018，25（6）：80.

［16］刘红彬，宋春丽，任巧彦. 抑郁和焦虑与心律失常. 医学与哲学，2014，（14）：19-20，38.

［17］陶红，朱锐，吴校林，等. 抑郁、焦虑症状对房颤患者健康相关生活质量影响的研究. 现代医学，2015，43（7）：888-890.

［18］吴爱勤，吴彩云，蒋文平，等. 冠心病后抑郁与室性心律失常的相关性研究. 中国心理卫生杂志，1995，1:1-3.

［19］管耘园，华守明，龚和禾. 不明原因频发室性早搏患者心理障碍及心理治疗的临床价值. 中华精神科杂志，1999，32（2）：112.

［20］毛家亮，鲍正宇，李春波，等. 对心脏早搏患者伴发的焦虑抑郁症状的治疗及其意义. 中国心脏起搏与心电生理杂志，2008，22（3）：206-209.

［21］祝玫玉，李晓红，徐坤，等. 急性心肌梗死患者焦虑情绪对心电图的影响分析. 国际精神病学杂志，2015，42（1）：38-40.

［22］Wong FM, Sit JW, Wong EM, et al. Factors associated with health-related quality of life among patients with implantable cardioverter defibrillator: identification of foci for nursing intervention. J Adv Nurs, 2014, 70 (12): 2821-2834.

［23］Wong MF. Factors associated with anxiety and depression among patients with implantable cardioverter defibrillator. J Clin Nurs, 2017, 26 (9-10): 1328-1337.

［24］涂清鲜，姜黔峰，刘丹，等. 冠心病患者 PCI 术治疗前后抑郁焦虑的特点及心理干预. 中国老年学杂志，2019，39（5）：1230-1232.

［25］陈海苗，雷璐，林宁，等. 老年冠心病患者冠脉介入治疗后抑郁焦虑状况及影响因素. 中国老年学杂志，2019，39（1）：213-215.

［26］刘霞，丁飚，章雅青. 经皮冠状动脉介入治疗老年患者焦虑、抑郁情绪与睡眠质量及生活质量的相关性. 上海交通大学学报（医学版），2018，38（9）：103-109.

［27］李燕，张松雨，刘江波，等. 中青年冠心病患者 PCI 术后心理状况及影响因素研究. 临床心身疾病杂志，2019，25（2）：76-79，85.

［28］李果，姜荣环，郭成军，等. 综合医院心内科门诊患者抑郁和焦虑障碍患病率调查. 中华心血管病杂志，2014，42（12）：1035-1038.

［29］宋文信，谭力，李洪林，等. 基层医院心血管疾病患者就诊者中抑郁焦虑障碍的患病率调查. 重庆医科大学学报，2012，37（10）：911-913.

［30］韩蓓蓓，李永光，李帅，等. 胸痛患者焦虑和抑郁发生情况及其影响因素研究. 中国全科医学，2018，21（36）：4515-4520.

［31］肖云. 心理应激因素与冠状动脉痉挛关系的研究. 中外医疗，2010，29（6）：16-19.

［32］高书勤，石丹，沐楠，等. 心肌梗塞后抑郁与生活质量的相关研究. 中国心理卫生杂志，2003，17（6）：388-390.

［33］Xia K, Wang LF, Yang XC, et al. Comparing the effects of depression, anxiety, and comorbidity on quality-of-life, adverse outcomes, and medical expenditure in Chinese patients with acute coronary syndrome [J]. Chin Med J (Engl) , 2019, 132 (9): 1045-1052.

[34] Wang W, Thompson DR, Ski CF, et al. Health-related quality of life and its associated factors in Chinese myocardial infarction patients. Eur J Prev Cardiol, 2014, 21 (3): 321-329.

[35] Chan DS, Chau JP, Chang AM. Psychosocial outcomes of Hong Kong Chinese diagnosed with acute coronary syndromes: a prospective repeated measures study. Int J Nurs Stud, 2007, 44 (6): 945-952.

[36] Wang G, Cui J, Wang Y, et al. Anxiety and adverse coronary artery disease outcomes in Chinese patients. Psychosom Med, 2013, 75 (6): 530-536.

[37] Gu XH, He CJ, Shen L, et al. Association between depression and outcomes in Chinese patients with myocardial infarction and nonobstructive coronary arteries. J Am Heart Assoc, 2019, 8 (5): e011180. DOI: 10. 1161/JAHA. 118. 011180.

[38] Zhang B, Zhang W, Huang R, et al. Gender and age differences associated with prehospital delay in Chinese patients presenting with ST-elevation myocardial infarction. J Cardiovasc Nurs, 2016, 31 (2): 142-150.

[39] Peng YG, Feng JJ, Guo LF, et al. Factors associated with prehospital delay in patients with ST-segment elevation acute myocardial infarction in China. Am J Emerg Med, 2014, 32 (4): 349-355.

[40] Hoschar S, Pan J, Wang Z, et al. The MEDEA FAR-EAST Study: Conceptual framework, methods and first findings of a multicenter cross-sectional observational study. BMC Emerg Med, 2019, 19 (1): 31.

[41] 侯景玉. 急性心肌梗死患者心理特征与临床表现的相关性. 中国临床康复, 2004, 8（3）: 404-405.

[42] 王玥, 韩布新. 冠心病患者认知功能特点及影响因素. 中国老年学杂志, 2018, 38（19）: 4829-4832.

[43] 石炜祺, 刘如辉, 倪奕, 等. 冠心病伴焦虑抑郁患者的临床特点研究. 中国全科医学, 2019, 22（18）: 2166-2171, 2175.

[44] 陈颖敏, 毛家亮, 王彬尧, 等. 心血管疾病患者伴焦虑抑郁症状的临床特征与治疗. 上海第二医科大学学报, 2001, 21（1）: 79-81.

[45] 王历, 陆凯, 李建超, 等. 患者健康问卷在心血管门诊抑郁障碍筛查中的价值. 中华心血管病杂志, 2015, 43（5）: 428-431.

[46] Yu DS, Thompson DR, Yu CM, et al. Assessing HRQL among Chinese patients with coronary heart disease: angina, myocardial infarction and heart failure. Int J Cardiol, 2009, 131 (3): 384-394.

[47] Ren Y, Yang H, Browning C, et al. Performance of screening tools in detecting major depressive disorder among patients with coronary heart disease: a systematic review. Med Sci Monit, 2015, 21: 646-653.

[48] Yuan J, Ding R, Wang L, et al. Screening for depression in acute coronary syndrome patients: A comparison of Patient Health Questionnaire-9 versus Hospital Anxiety and Depression Scale-Depression. J Psychosom Res, 2019, DOI: 10. 1016/j. jpsychores.

[49] 庄琦, 毛家亮, 李春波, 等. 躯体化症状自评量表的初步编制及信度和效度研究. 中华行为医学与脑科学杂志, 2010, 19（9）: 847-849.

[50] 区丽明, 耿庆山. 心血管疾病患者抑郁／焦虑障碍机制与干预研究进展. 中华医学会心身医学分会全国第十四届学术年会论文集, 2008: 228-232.

[51] 尚玉秀，高兵，田永福. 中老年冠心病患者炎症因子、同型半胱氨酸与抑郁的相关性. 中国老年学杂志，2018，38（19）：4616-4619.

[52] Ma W, Shen D, Liu J, et al. Statin function as an anti-inflammation therapy for depression in patients with coronary artery disease by downregulating interleukin-1beta. J Cardiovasc Pharmacol, 2016, 67 (2): 129-135.

[53] 唐鲜娥，潘江其，周发伟，等. Hcy、IL-1β 与冠心病患者伴发抑郁的相关性研究. 同济大学学报（医学版），2017，38（1）：90-93.

[54] 杨继敏，苏亚玲. 稳定型冠心病患者血清生化指标与焦虑抑郁状态的相关性研究. 中国基层医药，2016，23（24）：3781-3785.

[55] 张晓蕾，赵永峰，任岩春，等. 冠心病患者焦虑抑郁与炎症反应、血管内皮功能的关系. 中国循证心血管医学杂志，2018，10（2）：199-202.

[56] 许晶晶，李向平，陈名杰. 焦虑抑郁情绪对冠心病患者血清炎症因子及血管内皮功能的影响. 中国循环杂志，2011，26（6）：426-429.

[57] 郭瑾，王哲，秦纲，等. 焦虑合并抑郁与内皮细胞功能的关系. 中华临床医师杂志（电子版），2017，11（20）：2340-2343.

[58] Zhang Y, Chen Y, Ma L. Depression and cardiovascular disease in elderly: Current understanding. J Clin Neurosci, 2018, 47: 1-5.

[59] 李鸿飞，张林，陈刚，等. 高血压与焦虑抑郁障碍相关性的研究进展. 心血管病学进展，2010，31（6）：918-921.

[60] 冯强，李中中. 冠状动脉慢血流患者焦虑或抑郁状态分析及其潜在机制探讨. 中国循环杂志，2018，33（12）：1189-1192.

[61] 李益民，何胜虎，乔华. 交感神经系统与高血压的研究进展. 中华高血压杂志，2011，11：1016.

[62] Xia N, Li H. Loneliness, social isolation, and cardiovascular health. Antioxid Redox Signal, 2018, 28 (9): 837-851.

[63] 张帆. 高血压合并焦虑、抑郁的特点及与心率变异性的临床关系探讨. 黑龙江医学，2018，42（8）：753-755.

[64] 李修英，潘雨利，孙艳伏. 老年性高血压伴有焦虑抑郁与血压变异性、内皮素及一氧化氮的相关性研究. 中国中药杂志 2015/ 专集：基层医疗机构从业人员科技论文写作培训会议论文集，2016.

[65] 胡大一，丁荣晶. 关注心血管疾病患者精神心理卫生的建议. 中华心血管病杂志，2012，40（2）：89-91.

[66] 吴海燕，潘媛媛，吴红英，等. 心理护理干预对急性心肌梗死患者的不良情绪及心理状态的影响研究. 四川医学，2017，38（10）：1221-1225.

[67] 王素珍，王新彩，仲宁，等. 认知行为干预对急性心肌梗死患者焦虑和抑郁情绪的影响. 现代临床护理，2014，（6）：64-66.

[68] 施海燕. 社会支持对缓解心肌梗死后患者焦虑抑郁情绪的干预效果. 中国健康心理学杂志，2014，22（3）：357-358.

[69] 田春娟，张利. 心理干预治疗高血压合并焦虑抑郁的效果分析. 保健医学研究与实践，2018，15（4）：

80-82.

［70］周建军，马克娟，刘梅颜. 心理干预对冠心病介入治疗患者焦虑、抑郁情绪的影响. 中华现代护理杂志，2017，23（31）：4020-4023.

［71］谢怀全，徐创贵，张燕，等. 急性心肌梗死患者心理干预的临床观察. 临床心血管病杂志，2007，23（11）：873-875.

［72］Ren Y, Yang H, Browning C, et al. Therapeutic effects of motivational interviewing on blood pressure control: a meta-analysis of randomized controlled trials. Int J Cardiol, 2014, 172 (2): 509-511.

［73］祁述善，方臻飞，刘启明，等. 认知行为疗法对心律转复除颤器植入患者抑郁焦虑症状的调节作用. 中国临床康复，2005，9（8）：220-222.

［74］黄华磊，周缨，王宏伟，等. 认知行为综合干预对社区高血压患者心理生理状况的作用. 中华行为医学与脑科学杂志，2013，22（4）：335-337.

［75］谌莹莹，郑翔，刘伯毅，等. 认知行为疗法对植入型心脏复律除颤器患者生活质量影响的 Meta 分析. 疑难病杂志，2018，17（5）：503-506，510.

［76］盖延红，栾晓东，李越凡，等. 冠心病 PCI 术后抑郁焦虑患者心脏康复的对比研究. 中国循证心血管医学杂志，2018，10（10）：1244-1246.

［77］马跃文，刘畅. 心脏康复对于冠心病患者抑郁、焦虑情绪改善的研究进展. 中国康复理论与实践，2012，18（2）：141-143.

［78］谢晓华，彭卫平，梁珍玲，等. 心脏康复治疗在老年心血管病伴焦虑抑郁情绪患者中的临床效果. 中国循证心血管医学杂志，2018，10（11）：1332-1334.

［79］Zheng X, Zheng Y, Ma J, et al. Effect of exercise-based cardiac rehabilitation on anxiety and depression in patients with myocardial infarction: A systematic review and meta-analysis. Heart Lung，2019, 48 (1): 1-7.

［80］缪苏，邓小岚，钱蕾. 正念干预对老年高血压病患者焦虑抑郁水平的影响. 护理实践与研究，2017，14（10）：139-140.

［81］韩缘峰. 正念减压疗法对冠心病患者焦虑抑郁情绪的影响. 心脑血管病防治，2016，16（6）：479-481.

［82］刘安梅. 音乐疗法联合氨氯地平治疗老年高血压合并焦虑抑郁效果探讨. 中西医结合心脑血管病杂志，2017，15（12）：1534-1536.

［83］邢红专，杜万红，刘小阳，等. 降压药物联合帕罗西汀治疗老年原发性高血压伴焦虑抑郁患者的疗效. 心血管康复医学杂志，2014，23（1）：61-64.

［84］杨阳，马建华，赵晓玲，等. 氟西汀联合氨氯地平治疗老年性高血压合并焦虑抑郁的临床研究. 河北医学，2015，（11）：1853-1856.

［85］马晓英，赵晓玲，马建华，等. 舍曲林治疗高血压合并焦虑抑郁的临床疗效. 临床荟萃，2014，（6）：683-684，688.

［86］龚山，王龙飞，余国龙. 心血管疾病患者使用抗抑郁焦虑药物效益与风险评估. 医药导报，2018，37（10）：1194-1198.

［87］赵东旭. 抗焦虑抑郁药物治疗冠心病伴心理障碍患者的临床研究. 医学信息，2016，29（17）：361-362.

［88］伍永根. 抗焦虑抑郁药物治疗冠心病伴心理障碍患者的临床研究. 大家健康（中旬版），2015，（12）：146-147.

［89］陆露，毛家亮，赵焕昌，等. 抗焦虑抑郁药物治疗对心绞痛伴心理障碍患者再发病及再入院的影响. 中国全科医学，2013，16（27）：3176-3178.

［90］刘钊. 探讨盐酸舍曲林治疗心肌梗死后焦虑抑郁的临床疗效. 养生保健指南，2018，（45）：57.

［91］尚良，董平栓，杨旭明，等. 阿普唑仑联合氟哌噻吨美利曲辛治疗急性 ST 段抬高型心肌梗死 PCI 术后合并焦虑抑郁患者的疗效及对生活质量的影响. 解放军预防医学杂志，2019，37（3）：28-29，32.

［92］马芷琴，吴艳. 氟哌噻吨美利曲辛片治疗陈旧性心肌梗死伴焦虑抑郁的疗效观察. 中西医结合心脑血管病杂志，2014，（4）：418-419.

［93］Liu M, Wei W, Stone CR, et al. Beneficial effects of trimetazidine on expression of serotonin and serotonin transporter in rats with myocardial infarction and depression. Neuropsychiatr Dis Treat, 2018, 14: 787-797.

［94］闫思雨. 中西医结合治疗心血管疾病伴焦虑症. 中国循环杂志，2017，32（z1）：219.

［95］冯琳，陈苏宁. 清眩解郁汤治疗高血压合并焦虑抑郁状态的临床疗效观察. 实用药物与临床，2018，21（6）：677-679.

［96］Xiong X, Wang P, Duan L, et al. Efficacy and safety of Chinese herbal medicine Xiao Yao San in hypertension: A systematic review and meta-analysis. Phytomedicine, 2019, 61: 152849.

［97］李文星，刘建国，李雪清，等. 冠心静胶囊治疗冠心病伴焦虑抑郁的临床疗效. 中西医结合心脑血管病杂志，2018，16（24）：3694-3695.

［98］高建步，李玉东，杨守忠. 益心舒胶囊对急性心肌梗死后焦虑抑郁情绪及生活质量影响. 世界中医药，2017，12（5）：1068-1071.

［99］黄佳. 疏肝益心方治疗不稳定型心绞痛合并抑郁焦虑的临床研究. 中西医结合心脑血管病杂志，2018，16（18）：2677-2679.

［100］Ma H, Wang Y, Xue Y, et al. The effect of Xinkeshu tablets on depression and anxiety symptoms in patients with coronary artery disease: Results from a double-blind, randomized, placebo-controlled study. Biomed Pharmacother, 2019, 112: 108639.

［101］Wang C, Du H, Hou J, et al. Chaihulonggumulitang shows psycho-cardiology therapeutic effects on acute myocardial infarction by enhancing bone marrow mesenchymal stem cells mobilization. Sci Rep, 2018, 8 (1): 3724.

［102］李伟，蒲琳倩，臧冬梅，等. 振腹疗法对冠心病伴焦虑和（或）抑郁患者精神状态改善作用研究. 吉林中医药，2018，38（1）：113-116.

［103］于利娜，钱文茹. 中医护理干预对急性心肌梗死患者心理和疗效的影响研究. 河北医学，2015，（10）：1734-1736. DOI:10.3969/j.issn.1006-6233.2015.10.059.

［104］Liu M, Liu J, Zhang L, et al. Antidepressant-like effects of ginseng fruit saponin in myocardial infarction mice. Biomed Pharmacother, 2019, 115: 108900.

［105］Jefferson JW. Psychocardiology: meeting place of heart and mind. Psychosomatics, 1985, 26 (11): 841-

842.

[106] Frasure-Smith N, Lespérance F, Talajic M. Depression following myocardial infarction. Impact on 6-month survival. JAMA, 1993, 270: 1819-1825.

[107] Rozanski A, Blumenthal JA, Davidson KW, et al. Psychosocial risk factors in cardiac practice: The emerging field of Behavioral Cardiology. J Am Coll Cardiol, 2005, 45 (5): 637-651.

第七节 神经内科疾病研究进展

与脑器质性病变伴发情感障碍不同，神经内科常见心身症状障碍（躯体症状障碍 DSM-5，躯体不适障碍 ICD-11），与急、慢性社会心理因素（即社会生活应激事件）密切相关，患者具有一定的人格基础，症状主要出现在自主神经分布区，既往常被诊断为"精神性……、心因性……、功能性……和神经性……"，在临床上表现为神经系统相关的一个或多个躯体症状，例如头痛、头晕、耳鸣、头鸣、肢体麻木或疼痛、重要感官的不适或疼痛，如鼻部不适、咽部不适、视物模糊、眼干涩、会阴部疼痛、总是有便意（小便和大便）、外生殖器疼痛、游走性疼痛、乏力和睡眠障碍。患者由于躯体症状而焦虑或忧郁，躯体症状治疗好转后患者的情感障碍可随之缓解。一般而言，症状没有可证实的器质性病变作基础，或者虽然相关症状检查有或多或少的异常，但症状的严重程度与患者的检查（影像学检查，神经电生理检查，脑血流检查，血液生化、常规检查等）异常程度不相符，患者被躯体症状困扰，反复思考或者为躯体症状及健康焦虑，多次到很多医疗相关机构求诊、求治，感到痛苦和无能为力。不符合现有的情感障碍诊断标准。神经生物学因素和社会心理因素是心身疾病与神经内科疾病联系的基础。随着医学的发展，DSM-5 将心身疾病定义为躯体症状障碍，ICD-11（国际疾病分类，2016）将其定义为躯体不适（痛苦）障碍。在临床上由于心身疾病简洁，容易上口，大家熟悉，所以在本文中沿用"心身疾病"的名称。目前由于自主神经相关检查不完善，临床上患者表现的症状很难得到检查确诊，因此在临床上神经系统心身疾病的诊断常被冠以"精神性""心因性"或"神经性"，甚至"功能性"。

刘晓云等将神经系统心身疾病分为紧张性头痛、肌痉挛症、偏头痛、癫痫、脑卒中后抑郁及帕金森综合征。癫痫、脑卒中后抑郁及帕金森综合征按照目前心身疾病（即躯体不适障碍）的定义是否属于心身疾病范畴有待进一步探讨。吴爱勤教授指导编写的中国心身症状量表（Chinese mind body symptoms scale, CMBS）26 项条目中涉及神经内科疾病相关症状包括：头痛及躯体疼痛，头晕、头昏、头胀、眼干涩、视物模糊，耳鸣或脑鸣，四肢颤抖发麻，乏力，会阴部不适感，部位不定的烧灼感、紧束感，阵热、阵汗或怕冷，疼痛，睡眠障碍等。本部分主要围绕头痛及躯体疼痛、头晕有关的神经内科疾病在心身医学方面的研究进展进行回顾。

一、头痛

头痛是指局限于头颅上半部，包括眉弓、耳轮上缘和枕外隆突连线以上部位的疼痛统称头痛。

颅内外的痛敏结构受到物理、化学炎症等生物性刺激，产生异常的神经化学和神经电生理改变，经感觉神经和自主神经末梢通过相应的神经通路传达到大脑而被感知。头痛的病因复杂，分类繁多，按国际头痛学会（international headache society，IHS）的分类法，大致可将头痛分为功能性头痛和症状性头痛两类。我国1988年起，将国际头痛疾病分类（ICHD）- I 引入并广泛用于临床。最新版国际头痛疾病分类第3版（ICHD-Ⅲ beta 版），将头痛分为14类，其中原发性头痛4种，继发性头痛8种，痛性脑神经病、其他面部疼痛和其他类头痛2种。冯智英等对其中原发性头痛部分进行解读。头痛和心理因素的关系可分为3类：①心理因素使由于器质或功能障碍引起的头痛加重；②心理因素可引起器质或功能性障碍，并由此产生头痛；③由于心理因素，在无器质及功能障碍的部位发生头痛。从心身疾病的角度来看，仅②型的头痛，如常见的原发性头痛（紧张性头痛、偏头痛），属于心身疾病或心身相关障碍范畴。蒋春雷等、王铭维等指出，头痛在社会心理因素（应激）启动下，必然伴随脑边缘系统 - 下丘脑 - 内分泌轴和自主神经 - 免疫系统的紊乱，继而出现大量肾上腺皮质激素、肾上腺素等神经递质和免疫因子的紊乱，导致内环境紊乱和自主神经功能障碍、免疫紊乱，出现血液中炎症因子升高和自主神经损害，从而激发神经系统痛敏结构和继发颅内外血管舒缩障碍，诱发头痛的发生、发展。

临床工作中所见头痛绝大部分为功能性或由精神性因素所引起，"精神性因素"是与应激相关的脑活动的结果。过去常提及的"心因性头痛""神经性头痛"，主要表现为持续性的头部闷痛、压迫感、沉重感，有的患者自诉为头部有"紧箍"感，大部分患者为两侧头痛，多为两颞侧、后枕部及头顶部或全头部，以顽固性头痛为主症，多种检查确无器质性病变，久治不愈。头痛中作为典型心身病症的是紧张性头痛和偏头痛。

（一）紧张性头痛

紧张性头痛（tension headache）是临床最常见的一种原发性头痛类型，约占门诊头痛患者的50%。很长一段时间以前没有精确的定义，使用"肌肉紧张性头痛""紧张性头痛"或"应激性头痛"等名称。紧张性头痛是1988年国际头痛协会在"头痛疾病、脑神经痛和面部疼痛分类和诊断标准"中制定的诊断名称，现已在国际上广泛采用。紧张性头痛包括"肌收缩性头痛"和"精神性头痛"的内容。紧张性头痛的临床特征是头部呈钝痛，无搏动性，头痛位于顶部、颞部、额部及枕部，有时上述几个部位均有疼痛，头痛程度属轻度或中度，不因体力活动而加重，常诉头顶重压、发紧或头部带样箍紧感，另在枕颈部发紧、僵硬，转颈时尤为明显，无畏光或畏声。

黄焕新对52例紧张性头痛患者，使用症状自评量表（SCL-90）调查心理健康水平，使用艾森克个性量表（EPQ）评定个性特征，通过多元逐步回归法分析各种社会因素对其心理健康的影响因素，结果显示与健康对照组比较，紧张性头痛患者的心理健康水平各因子分都较差，其个性与正常人相比有偏移，呈神经质；各项心理健康水平差的指标分别与个性特征、年龄、职业、文化程度密切相关，证实紧张性头痛与心理社会因素关系紧密。目前国内外很多学者均认为紧张性头痛属于心身疾病的范畴。

王军民等提到有关紧张性头痛的病理生理机制目前还有很多不明之处，包括头痛和肌肉之间的关系、头痛和抑郁之间的关系，甚至"紧张"是指肌肉紧张还是精神心理学的概念，均存在着不同的认识。传统观念中关于紧张性头痛的发生机制多限于对肌筋膜触痛的研究，紧张性头痛一直被称为"肌紧张性头痛"，因为人们一直认为头颈部肌肉紧张在紧张性头痛发展过程中有重要作用。然而，很多试验发现其肌电描记正常或仅有轻微的肌电活性增加。这可能不会导致肌肉缺血，而且肌肉活性增加可能只是正常的保护性适应。

疲劳、感染、睡眠障碍、精神紧张和心理应激都可诱发紧张性头痛，是紧张性头痛发生的最重要的原因。石楠等收集 61 例头痛患者，其既往的治疗只单纯针对头痛，治疗效果不佳；而给予抗焦虑药物黛力新治疗 4 周，未同时应用其他镇痛类药物，患者的头痛明显减轻，焦虑、抑郁情绪也得到明显改善。证实肌肉收缩与焦虑有关，焦虑情绪可以增加肌肉的收缩以及三叉神经的敏感性，降低疼痛的阈值和耐受性。对于情绪和发作性紧张性头痛之间关系的研究发现，发作性紧张性头痛患者的焦虑水平高于对照组，即使在不发作时，焦虑水平仍很高。抑郁可促使紧张性头痛患者情绪紧张从而诱发头痛，而这种头痛与颅周围肌肉的触痛相关。

情感障碍如焦虑、抑郁、恐惧等负性情绪都可引起肌电活动的改变，控制这些情绪，使心理状态趋向平衡、稳定，则肌电活动正常化。1994 年申迎建等对 51 例头痛患者应用肌电图生物反馈治疗，取得了很好的疗效。2003 年张巧俊等用肌电图仪进行肌电图生物反馈疗法治疗 34 例紧张性头痛患者，训练他们观察肌电显示屏上的肌紧张电位，学会收缩与放松肌肉以降低肌电值和声响，要求患者在家按此方法进行放松训练，早、晚各 1 次。治疗前后评定患者症状，并用 SCL-90 症状自评量表进行评定。以性别、年龄、病程相匹配患者为对照，结果显示治疗组紧张性头痛的总有效率为 100%，治愈率 53%，显效率 41%，有效率 6%，无效率 0；对照组总有效率为 82%，治愈率 15%，显效率 25%，有效率为 42%，无效率 18%。治疗前患者 SCL-90 各因子中，躯体化、强迫、抑郁、焦虑、人际关系敏感和恐怖因子分明显高于常模，治疗后各因子分均有降低，其中以躯体化、抑郁、焦虑症状减轻为著，两组 SCL-90 差值相比，治疗组疗效明显高于对照组。提示利用肌电图仪行肌电图生物反馈疗法同样能有效地缓解紧张、焦虑和抑郁情绪，明显提高紧张性头痛的疗效。

中枢调节机制异常观点认为，中枢感受痛觉抑制能力减退可引起紧张性头痛。外感受抑制（ESP）试验对三叉神经上、下颌支支配区进行电刺激，引起颌闭合肌自主收缩活动反射性抑制，被认为是研究紧张性头痛中枢调控机制的最佳途径。朱浩静等实验证实，ESP2 潜伏期延长、时限缩短是抑制性中间神经元抑制过度所致，导致边缘系统发放的神经冲动传导不良或阻断，客观反映中枢性疼痛调控机制异常。梁瑞华等对偶发性、不同亚型紧张性头痛患者进行外感受抑制试验及神经心理评估，测定第一、第二外感受抑制期（ESP）的潜伏期、时程及焦虑评分、抑郁评分，结果发现偶发性紧张性头痛患者无明显心理障碍及中枢调控异常；慢性紧张性头痛患者存在中枢性疼痛调节机制异常及焦虑状态，频发性紧张性头痛患者存在相对轻微的中枢调控异常；指出心理因素参与紧张性头痛中枢调控机制，促进中枢调控机制的异常。

心理情绪因素在慢性紧张性头痛发生中的重要作用，中枢致敏是慢性紧张性头痛产生和维持的关键。情感障碍伴随紧张性头痛的神经生物学机制可能是痛觉上行控制通路的中枢致敏导致，包括神经递质 5-羟色胺（5-HT）和去甲肾上腺素（NE）等的失调。王路等阐述紧张性头痛患者中存在中枢性抑制功能减弱的相关机制。王铭维等论述当机体受到生理以及情感、焦虑、认知及冲动控制障碍等各种心理应激时都可伴随有脑内 5-羟色胺及去甲肾上腺素的合成及代谢的改变。5-HT 和去甲肾上腺素的功能紊乱可以导致脊髓神经元的兴奋性增加和脊髓背侧角传递的伤害性冲动的抑制减少或易化增加，引起中枢敏感性增加，导致中枢致敏。另外，脊髓背侧角的生化改变可能会引起感觉传入性质的改变，例如 P 物质和降钙素基因相关的蛋白，是肌筋膜组织感觉末端释放的炎性介质，持续刺激易化脊髓背侧角神经元的兴奋性，引起恶性循环。因此，即使诱发因素消失，中枢致敏仍旧存在。

李英杰等研究发现，紧张性头痛患者的皮肤交感反应（SSR）潜伏期明显长于正常对照组，而波幅显著低于对照组；紧张性头痛患者存在皮肤交感神经兴奋性减低，且在慢性紧张性头痛患者中表现得更为明显。李明欣等报道紧张性头痛患者的心率变异性（HRV），NN50 和 PNN50 在不同时域均减低，提示交感神经功能活性增强，副交感神经活性减低。然而，也有交感神经功能减退的报道。不同研究对于紧张性头痛的自主神经功能测定所用方法不同，得出结果也并不完全一致，但总体来说，紧张性头痛患者的自主神经功能是不稳定的。

王铭维等提出紧张性头痛的发生和迁延还与个体的情绪状态和认知行为方式有关。患者对于头痛的行为以及认知模式（心理加工模式）影响对疼痛知觉感受、引起情绪改变，甚至直接加剧头痛。反复经历疼痛的患者对疼痛存在注意偏移。注意力集中时，导水管周围灰质区域活化，而注意力的分散可以降低一些与疼痛调节相关的区域（如丘脑、岛叶、扣带回前部）的兴奋性。人们在经历疼痛的同时，也开始对疼痛形成一定的认识、理解。面对疼痛时的孤独无助感，很容易使人产生沮丧、悲观的情绪，而对疼痛的过度关注也让他们很难对外界事物产生愉悦感，无助感和内在的心理失衡也很容易使患者产生愤怒情绪。而灾难化认知的这种负性态度，包括无助、夸张及反复思考疼痛带来的负性感受的这种自动化思维，否定了对未来的乐观态度并加重对疾病的恐惧和焦虑。头痛导致的不适或者痛苦的感受往往增强患者的主观焦虑、持续激活交感神经系统，扰乱神经内分泌系统的正常生理活动，造成神经系统的兴奋抑制过程的失衡，从而出现持续头痛发作，甚至加重头痛。头痛患者对头痛的负性评价越多，头痛的感受程度越严重。处于疼痛状态下的患者更容易对疼痛印象深刻，并且更容易把注意力集中于疼痛。此外，这种疼痛或应激记忆的活化都可引起生理觉醒，同时可伴随过度警觉。因此，只要讨论疼痛体验或回忆疼痛感觉，都可以引起肌肉紧张度增加、心率加快和皮肤传导性增加。

王铭维等还阐述了情绪变化可以作为应激源参与引发和加重紧张性头痛的发作和使头痛成为一个慢性过程，持续的头痛也会加重患者的情绪变化，并作为新的应激源再一次激活脑内的应激系统，周而复始，维持这样的恶性循环，临床上表现为持续性头痛。

Cao 等的研究通过五因素模型的角度证实患者的个性特征对头痛亦有影响。有些人对自己要求较高，追求完美，过分谨慎，对人们一般议论过分敏感，容易长期处于慢性应激的情绪紧张、恐慌和焦虑中，所以易患紧张性头痛。Chen 等对 18 名患有慢性紧张性头痛的患者进行 Zuckerman-Kuhlman 人格问卷（ZKPQ）、Zuckerman 感觉寻求量表（SSS）测评，使用 Plutchik-van-Praag 抑郁量表（PVP）测量抑郁趋势，发现与健康对照组相比，慢性紧张性头痛组在 ZKPQ 神经质 - 焦虑和 PVP 上得分显著较高，神经质 - 焦虑和抑郁的较高得分与慢性紧张性头痛相关。头痛患者在面临困难时更倾向于启动内部的防御机制，社会支持的利用度降低。在控制了人格、焦虑及抑郁情绪等因素后，相较于对照组，头痛患者更倾向于压抑愤怒情感。患者以头痛表达他们的感情体验，对应激恐惧越重头痛越重。

赵丽丽等通过随机分组、临床对照研究，对紧张性头痛的心理治疗与药物治疗的综合治疗模式进行客观评价，也发现常规药物治疗的同时，由具备心理治疗技巧的医师给予心理治疗，总有效率及显效率均明显高于单用常规药物治疗。紧张性头痛的行为及心理治疗可以显示与药物治疗一样的疗效。

（二）偏头痛

偏头痛（migrine）是一种常见的慢性神经血管性疾病，其病情特征为反复发作、一侧或双侧搏动性的剧烈头痛且多发生于偏侧头部，可合并自主神经系统功能障碍如恶心、呕吐、畏光和畏声等症状，约 1/3 的偏头痛患者在发病前可出现神经系统先兆症状。2016 年，中国偏头痛防治指南报道我国偏头痛的患病率为 9.3%，女性与男性之比约为 3 ∶ 1。偏头痛的患者伴发焦虑、抑郁高于一般人群单发焦虑或抑郁的发生率，74% 的慢性偏头痛患者伴有抑郁，约 80% 的慢性偏头痛患者伴有焦虑。屈远等研究表明有 34%～57% 的偏头痛共病抑郁症，比健康人群患抑郁症风险高 2.2～4 倍，共病风险优势比为 2.8～3.4。同时抑郁症也是偏头痛慢性化和偏头痛进展为药物过度使用性头痛的危险因素，也是加重头痛程度和残疾的预期指标。

偏头痛与心境障碍、焦虑障碍、应激相关障碍及人格特征有关。与心身障碍相关的多为功能性头痛，其机制与脑内多种神经递质失调有关。王铭维等认为偏头痛的发作是由于中枢神经系统紊乱所引起的，而血管的改变是继发于自主神经调控异常的影响，如有些患者在头痛发作前有情绪不稳、睡眠障碍等，头痛发作期可有如恶心、呕吐、腹泻、面色苍白、出汗等自主神经系统症状，并发现有许多神经介质及肽类物质含量的改变，代谢紊乱。偏头痛患者皮肤交感反应（SSR）异常，也表明其存在自主神经功能的障碍。自主神经功能障碍可能是造成偏头痛发生及病情发展的直接原因之一。

偏头痛的病理生理机制，目前存在三叉神经血管痛觉通路学说、皮质扩布性抑制学说、脑干功能异常学说等学术假说，其中三叉神经血管痛觉通路的激活学说是研究偏头痛发生和反复发作的主流学说。5-HT 神经通路在偏头痛病理生理机制——下行疼痛易化、抑制通路失调中起重要作用。偏头痛与 5-HT 的关系包括外周 5-HT 和中枢 5-HT 两个方面。一方面，由于外周 5-HT 大部分储存在血小板致密颗粒内，血小板激活后释放 5-HT 进入血浆产生强烈的缩血管作用，继而迅速分解可引起颅内血管扩张导致头痛发作。赵斌等研究发现偏头痛患者存在精神状态异常、颅内血流增快和血浆 5-HT 浓度升高。黄清根研究显示偏头痛患者血浆 5-HT 升高可能是引发血流速度变快的原因。另一方面，偏头痛患者中枢 5-HT 功能低下，打破兴奋性和抑制性神经通路的平衡，神经递质（如 P 物质）、神经激肽 A（NKA）和降钙素基因相关肽（CGRP）释放增加，使脑膜血管过度扩张和三叉神经疼痛敏感性增加，引起硬脑膜蛋白外渗，最终导致偏头痛发作并逐渐转为慢性病程。在偏头痛发作前期时，中枢神经系统中的中缝核出现功能紊乱，从而在偏头痛发作前期促使 5-HT 能神经纤维释放大量的 5-HT，使脑内细小血管内皮细胞上的钙离子通道开放，促使细胞内的钙离子升高，增加内皮细胞通透性，所以出现神经源性炎症，导致血管扩张，硬脑膜血管蛋白外渗；5-HT 水平下降使丘脑的痛阈值降低，疼痛的敏感性增强，从而引起偏头痛的发作并逐渐转为慢性偏头痛的病程。实际临床上有很多治疗偏头痛的药物，比如曲坦类药物是通过作用于 5-HT 递质或受体来预防和改善偏头痛发作的。Yao 等研究表明在偏头痛发作期间，内源性疼痛调节系统中 CGRP 和 CCK 的表达可能增加，这进一步拮抗内源性阿片肽的镇痛作用并诱导持续的偏头痛；利扎曲普坦显著降低 CGRP 和 CCK 的水平，通过内源性疼痛调节系统增强对疼痛信号的抑制，从而有效治疗偏头痛。Wang 等在麻醉的雄性 Sprague-Dawley 大鼠中进行硬脑膜的单侧电刺激，通过激光多普勒血流计测量脑膜中动脉（MMA）的血流量，证明 5-HT$_7$ 受体激动可诱发偏头痛的神经源性硬脑膜血管舒张。

情感障碍与长期慢性偏头痛密不可分，可诱发并加重偏头痛。患者的情绪、饮食、睡眠可能均受 5-HT 功能降低的影响，同时也导致患者内分泌失调。抑郁症患者中枢神经系统内生物胺平衡失调，包括 5- 羟色胺（5-HT）、去甲肾上腺素（NE）和多巴胺（DA）。从前面所述偏头痛发病机制中也描述了 5-HT 参与疼痛的发生机制。焦虑和抑郁患者共同的神经生化基础有 5-HT 的异常改变。吴光亮及林锦魁等分别对 48 例及 32 例偏头痛患者给予黛力新，发现与治疗前比较，治疗 4 周后患者除焦虑、抑郁评分外，头痛发作的次数和强度均得到明显的改善。陈日坚等对 28 例偏头痛患者给予氟西汀 20 mg，持续 16 周治疗后发现患者头痛完全消失，氟西汀通过刺激血小板释放 5-HT，提高了血浆 5-HT 浓度，改善了颅内外血管扩张，从而起到防治偏头痛的作用。

皮质扩布性抑制（cerebral，spreading depression）是指各种生化物质等原因刺激大脑皮质后，产生的皮质电活动抑制由刺激部位向周围脑组织弥漫性扩布，这种形式与偏头痛的先兆发生机制非常相似。邱恩超等建立偏头痛大鼠皮质扩布性抑制模型，研究皮质扩布性抑制对大鼠血浆降钙素基因肽（CGRP）和 P 物质（SP）的影响，发现皮质扩布性抑制使血浆 CGRP、SP 水平增加，说明皮质扩布性抑制可能通过一定的机制激活三叉神经血管反射，进而导致偏头痛的发生。

此外，袁浩龙等对 42 例偏头痛患者的研究发现，偏头痛患者的精神质分高，情绪稳定性差，内倾个性者多；其负性生活事件较正常对照者多；紧张、焦虑情绪亦比对照者明显。偏头痛发作期的血清胆固醇（Tch）和高密度脂蛋白（HDL-C）水平均明显高于间歇期和正常对照者，发作期与间歇期的血脂下降值同心理社会因素呈显著正相关。羊毅等采用诱发电位（BAEP）及艾森克个性量表检测 30 例偏头痛患者，探讨偏头痛患者发作期和间歇期脑干听觉诱发电位及个性测定。结果显示偏头痛患者 BAEP 异常率为 53%。Ⅰ、Ⅲ、Ⅴ波潜伏期及Ⅲ～Ⅴ峰间期延长。个性测定性格内向型 3 人（10%），外向型 12 人（40%），中间型 17 人（56%），表明偏头痛患者有脑干传导功能障碍，且与个性有关。

正念冥想对控制头痛有潜在作用，如偏头痛和紧张性头痛。2018 年 Gu 等的 Meta 分析文章选取 2016 年 11 月以来，根据研究纳入标准筛选标题、摘要和全文文章，分析对患有原发性头痛的成年患者进行结构化冥想程序的对照试验，使用 Yates 质量评定量表评估 Meta 分析中包括的研究质量，使用 Revman 5.3 进行 Meta 分析。纳入 10 项随机对照试验和 1 项对照临床试验，总共研究人群 315 例。与对照组数据相比，正念冥想可使疼痛强度和头痛频率显著改善。在不同冥想形式的亚组分析中，基于正念的应激减低对疼痛强度显示出显著的积极影响。此外，8 周的干预有显著的积极作用。提示正念冥想可以降低原发性头痛的强度和频率，而没有相关的不良反应。

二、慢性躯体疼痛

心身相关疼痛障碍在本进展中另有专门章节介绍，在这里主要简介应激相关躯体疼痛及相关机制。除上述原发性头痛外，慢性躯体疼痛在某些自主神经功能紊乱的患者中非常明显，多表现为身体某些器官局部疼痛或全身游走性疼痛。王铭维等指出人体的大脑是感受痛觉的唯一中枢。内脏疼痛与内脏神经丛有关。在内脏神经丛里，自主神经和内脏感觉神经交织在一起，自主神经感受到的痛觉在神经之间传递时，会通过内脏感觉神经传递到脊髓最终通向大脑，从而感受到痛觉。

临床流行病学资料显示，在慢性疼痛患者中，有 31.6% 的患者呈抑郁状态，23.3% 的患者为焦虑状态，34%～66% 的抑郁障碍患者伴有慢性疼痛；两者常常相互伴随、相互影响。一方面，慢性疼痛使患者痛苦不堪，引起各种躯体不适与精神痛苦，增加焦虑和抑郁出现的风险；另一方面，抑郁障碍也会伴随着各种躯体症状，且多数以疼痛为主要表现。最近，有越来越多的研究都显示慢性疼痛与抑郁障碍之间存在着一系列共同的神经生物学机制。目前对于这些机制的多数研究都集中于中枢神经系统痛觉中枢及神经内分泌和免疫调节机制等方面。

在中枢神经系统中，慢性疼痛与抑郁障碍存在着共同的上行或下行通路，表明疼痛与情感中枢是共同的。当患者表现为抑郁状态时，中枢 5-HT 和 NE 活性显著降低，其双向调控的能力也明显降低，导致躯体内部感受器发出的微弱刺激信号会被放大，各种躯体的不适感以及疼痛信息更容易被感知并引起过度的关注。这就是为什么抑郁患者有如此普遍的关于疼痛及各种躯体不适的主诉，他们对疼痛更加关注、更加敏感，更容易与负性情绪联系起来。能够使 5-HT 和 NE 两者水平提高的抗抑郁药有着更好的缓解疼痛的效果，如 5-HT、NE 再摄取抑制药和三环类抗抑郁药等。余寒等发现持续性躯体形式疼痛障碍患者在治疗后 4 周、6 周末其疼痛较治疗前显著缓解，通过脑涨落图测定大脑中枢神经递质，发现 5-HT、NE 实测功率、相对功率与治疗前相比有明显增加，持续性躯体形式疼痛障碍生理病理机制可能与 DA、5-HT、NE 等多种神经递质有关。

与情感活动相关的脑区（如前额叶皮质、岛叶和边缘系统等）与参与疼痛信号调节的脑干结构之间的功能活动有着相当密切的联系。这些脑部结构主要以 5-HT 和 NE 能神经递质神经元为主，其功能活动的改变影响对痛觉信号的调节，放大抑郁状态下各种躯体不适感及疼痛信号，使抑郁症患者更易出现躯体不适及疼痛症状。

关于抑郁与疼痛的神经内分泌调节机制的研究，多年来主要集中在下丘脑 - 垂体 - 肾上腺轴（HPA）的功能活动方面。一些经典的研究认为应激和疼痛之间存在因果关系，慢性疼痛的发生与 HPA 轴功能的改变相关；慢性疼痛和抑郁症患者的 HPA 轴功能改变类似，应激被认为是导致两者发生的主要诱因。王铭维指出应激可以导致 HPA 轴功能的紊乱，大量肾上腺素细胞因子释放后导致免疫炎症，进一步引起慢性疼痛和抑郁的出现，因而提出两者共同的发病机制可能是 HPA 轴功能紊乱。在神经内分泌系统中，一方面，HPA 轴的激活为交感神经系统的活动提供一定的能量基础；另一方面，HPA 轴、交感肾上腺素能系统及大脑边缘系统、大脑皮质系统相互作用、相互影响，提高认知、觉醒及处境评估功能。当人体处于应激状态时，HPA 轴活动被激活，并通过对神经递质的释放、肾上腺活动、糖皮质激素水平增加等一系列的调节，从而维持机体内环境的稳定、自主神经系统的反应和躯体症状。而在慢性应激反应状态下，多种信息反复作用于上述神经内分泌系统，可能会破坏 HPA 轴的负反馈，从而出现焦虑、抑郁情绪和慢性疼痛等症状。

综上所述，大量的研究已经证实，原发性头痛及慢性躯体疼痛与心理因素及情绪之间关系极为密切，头痛和抑郁焦虑在神经病理学的基础方面有部分共同点，影响头痛的主要生化物质是 5- 羟色胺、去甲肾上腺素能的神经元通路。下丘脑 - 垂体 - 肾上腺素轴出现神经内分泌功能和免疫炎症的调节障碍，与 5- 羟色胺及去甲肾上腺素的神经递质功能紊乱，三者可互为因果、相互影响。

三、慢性主观性头晕

王铭维等总结发现引起头晕的原因有很多，前庭系统、感觉系统、视觉系统传入功能障碍均会引起头晕。有研究发现，在以头晕为主诉的患者中，以社会 - 环境 - 心理因素为起因的发生率高达63%，提示精神性因素在头晕的病因中占有非常重要的地位，尤其对于慢性或反复发作的头晕患者，在没有神经系统阳性体征和除外内耳前庭功能障碍时，应首先考虑心身疾病相关头晕的可能，在临床上常诊断为功能性头晕或神经性头晕（慢性主观性头晕）。伴有情绪障碍的头晕患者较单纯由器质性疾病导致的头晕患者其主观不适要严重得多，严重影响其工作和生活，因而这类患者求医意识更强烈。与心身疾病相关的头晕患者大都伴有焦虑情绪。在临床上，医师往往过于关注患者的器质性疾病，而对其心身相关头晕即神经性头晕的诊断及处理则相对忽略，这也是导致病情迁延的原因之一。

传统上由非器质性因素引起的功能性头晕名称多样，诸如"精神性头晕""心理性头晕""心身性头晕"或"躯体化头晕"和"神经性头晕"以及"慢性主观性头晕"。Lin 等报道，有些发病原因不明的头晕患者，尽管进行了全面的诊断性检测，其结果往往显示正常，无法通过神经耳科学疾病解释，既往将这类头晕笼统称为"心因性头晕"。由于传统的"心因性头晕"概念及诊断标准缺乏相关的科学依据，也没有大量研究数据支持，因此不能及时识别和诊治。2007 年的诊断标准将各种心因性头晕及恐惧性姿势性眩晕重新统一命名为慢性主观性头晕（chronic subjective dizziness，CSD）。CSD 主要表现为慢性非旋转性头晕或主观不平衡感，同时患者对运动刺激高度敏感，对复杂视觉刺激或精细视觉任务耐受差，不伴有前庭功能疾病。CSD 的诊断标准：①主观性头晕或不稳，持续时间 > 3 个月；②对运动高度敏感，持续时间 > 3 个月；③视觉受到刺激加重，在有复杂视觉刺激（如购物中心）或完成精细的视觉任务时（如操作电脑）症状加重；④无客观证据，影像正常、平衡正常、神经系统检查正常。

Li 等回顾性分析 2012 年 12 月至 2015 年 7 月上海长征医院神经内科眩晕专病门诊患者资料，对所有患者按照目前公认的诊断标准进行诊断。结果显示眩晕专病门诊各类头晕、眩晕患者 5348 例（排除复诊患者），其中男、女比例为 1∶1.52，年龄 16～93 岁。各类头晕、眩晕疾病所占比例依次为良性阵发性位置性眩晕 1902 例（35.56%）、慢性主观性头晕 1329 例（24.85%）、前庭性偏头痛 624 例（11.67%）。其他较为常见的疾病为梅尼埃病、多感觉性神经病、前庭阵发症、良性复发性前庭病。晕厥前状态、后循环缺血、前庭神经炎、突发性聋伴眩晕相对少见。仍有一定比例患者不能明确诊断。巩忠等收集北京航天总医院神经内科门诊 2012 年 9 月至 2013 年 9 月 1120 例以头晕为主诉的患者，男性 400 例，女性 720 例。根据临床特点结合辅助检查，分析头晕病因构成及性别差异，发现精神心理障碍性头晕及前庭周围性眩晕在所有病因中最常见，分别占 35.8% 和 32.1%。Pan 等对中国重庆医科大学第一附属医院 2016 年 1 月至 2017 年 6 月间的 392 例患者进行分析，发现其中 16.3% 为心因性眩晕患者。戚晓昆等收集 367 例以眩晕为主诉的门诊就诊患者，根据病史、临床症状和体征、相应的辅助检查结果，分析确定病因并随访观察，结果前 5 位病因依次为：良性阵发性位置性眩晕（BPPV）219 例（59.7%），后循环缺血（PCI）65 例（17.7%），偏头痛 31 例（8.4%），高血压病 18 例（4.9%），精神性眩晕 17 例（4.6%）。对 253 例眩晕患者，进行 UCLA 眩晕问卷、HAMA 量表和 HAMD 量表调查评估患者的精神心理状态，在接受测试的 253 例眩晕患者中有 122 人（48.22%）HAMA 结果异常，85 人（33.6%）HAMD 结果异常，随着病程逐渐延长，HAMA 的平均分值逐渐增高，随着眩晕发作频率逐渐增高，焦虑、抑郁的比率有增高趋势，以焦虑为主。女性患者容易出现精神心理情绪问题，眩晕发作频率会影响患者的心理感受。

在进一步的调查研究中，逐渐明确了慢性主观性头晕的发病机制及治疗策略，证实了慢性主观性头晕是心身双向交互作用而导致的一种功能障碍。王铭维等阐述了该类平衡障碍的病理生理学机制涉及前庭系统及控制精神的脑区之间的联系，既是身心性的也是心身性的：焦虑可以引起心身性头晕，前庭功能障碍也可以引起身心性焦虑。这一相互作用是由前庭系统、自主神经系统、情感反应和焦虑的共同神经通路调控的。调节心理 - 头晕的通路主要有 3 条：第 1 条是前庭 - 臂旁核（PBN）网络，包括臂旁核、杏仁核、边缘下区和下丘脑，此条通路是调节情感和自主反应相对特异性的通路；秦灵芝等观察大鼠前庭神经核复合体内 5-HT 样阳性终末与表达 5-HT$_{1A}$ 受体的前庭 - 臂旁核投射神经元之间的联系，发现 5-HT 可能通过 5-HT$_{1A}$ 受体对前庭神经核复合体 - 臂旁核间的信息传递发挥调控作用。第 2 条通路包括蓝斑尾部及邻近核团，这些核团发出去甲肾上腺素神经纤维到前庭神经核。第 3 条通路包括中缝背核和中缝隐核，这些核团及前庭神经核上都含有 5-HT$_{2A}$ 受体。中脑多巴胺能系统分布神经至臂旁核网络，多巴胺能神经递质也可能参与调节前庭神经核、杏仁核和边缘下区的神经反应。平衡与焦虑之间的单胺能递质调控通路中去甲肾上腺素、5-HT 和多巴胺可能通过这些通路调控前庭系统功能，引起头晕。此外，由于自主神经系统调节血压高低，部分头晕患者，尤其是在体位变化时出现头晕者，与交感神经调节有关。

袁天懿等阐述中枢神经系统中平衡控制通路与威胁系统交互反应敏感性增高是 CSD 的可能机制之一。威胁评估系统所引发的威胁反应在焦虑症、惊恐障碍发病过程中起重要作用，也是 CSD 病理生理过程中的一个重要组成部分，神经解剖学的临床研究也显示从脑干至皮质的多个神经通路，通过威胁评估影响姿势控制和运动。焦虑不仅是空间知觉或运动的原因和结果，也是人体威胁评估系统对所感觉到的威胁产生的表现之一。当人体威胁评估系统感知到威胁或恐惧时会产生不同程度的焦虑，焦虑状态是个体恐惧性警觉水平的体现，是焦虑障碍影响前庭反射、平衡功能、躯体姿势与眼动控制的基础，因此，该系统又称为威胁 - 焦虑系统。外周和中枢前庭通路本身没有威胁感受器直接感知威胁，但威胁评估系统在从皮质至脑干的重要神经网点与前庭系统发生联系，所以前庭系统受行为因素影响，而行为因素是控制步态、姿势、眼动的神经系统的重要组成部分。

5-HT 再摄取抑制药（SSRIs）通过调节 5-HT 神经递质和双通道抗焦虑抑郁药（SNRIs）通过调控 5-HT 和 NE 神经递质，降低杏仁核对威胁刺激的反应，并影响第二级前庭神经元的活动性，其中 85% 的神经元对前庭神经核内 5- 羟色胺张力水平改变有反应，SSRIs 和 SNRIs 可能通过杏仁核和中枢前庭通路在两个层面对 CSD 发挥治疗作用。陈芸等对 32 例慢性主观性头晕患者给予盐酸舍曲林早期短程联合佐匹克隆治疗，观察 8 周，采用眩晕残障程度评定量表（DHI）、汉密尔顿焦虑量表（HAMA）及汉密尔顿抑郁量表（HAMD）评估治疗疗效，结果显示治疗8周后患者DHI、HAMA、HAMD评分较治疗前明显下降。唐宇凤等收集121例心因性头晕患者，对研究组60例给予舒肝解郁胶囊治疗，对照组61例给予舍曲林治疗，结果显示舒肝解郁胶囊与舍曲林治疗心因性头晕的效果相当，但舒肝解郁胶囊的安全性更好。常铉等收集以神经症性头晕为主诉的焦虑抑郁症患者100例，观察组给予黛力新治疗，对照组给予文拉法辛治疗，治疗12周后，使用HAMA、HAMD并结合症状评定疗效，结果显示黛力新治疗神经症性头晕起效快、效果好，但其治疗以头晕为主诉的焦虑抑郁障碍的总体效果比文拉法辛弱。秦玲等将136例CSD患者分为试验组（71例）和对照组（65例），两组均给予常规的前庭功能康复训练，试验组给予艾司西酞普兰10~20 mg/d，对照组给予氟桂利嗪胶囊10~20 mg/d，疗程为4周，于治疗前和治疗后1周、2周、4周末评价DHI、HAMA、HAMD及不良反应症状量表（TESS），结果显示艾司西酞普兰对慢性主观性头晕患者的早期疗效显著，起效较快、安全性高。杨明等对142例CSD患者进行研究，发现西酞普兰、前庭康复训练联合认知行为疗法的复合治疗方案对慢性主观性头晕的临床疗效确切，不良反应少。目前国内尚未见SSRIs和SNRIs治疗CSD的大样本随机对照研究数据，但国外Staab等综合了既往的研究数据，显示在60%~70%的参与临床试验和80%完成了至少8~12周治疗的患者中，CSD主要症状至少减轻50%。

此外，姜凤英对98例有头晕主诉的无症状脑梗死（ACI）患者采用汉密尔顿焦虑量表、汉密尔顿抑郁量表进行筛查，并根据ICD-10的诊断标准做出诊断后，给予抗焦虑药、抑郁药物治疗和支持性心理治疗，以治疗前后的汉密尔顿焦虑量表（HAMA）的减分率和临床症状缓解程度来评定疗效。结果发现处于焦虑状态的无症状脑梗死患者，医检证实均有脑血管系统的轻微病损，头晕史0.5~7年，有心悸、气短、眩晕发作、失眠等自诉躯体症状，67.55%的患者伴有高血压；经帕罗西汀和支持性心理治疗，100%的患者显效，临床症状缓解。诸如此类以头晕为主诉的ACI患者，经改善脑血流循环治疗无效，实施调节神经递质的抗焦虑药或抗抑郁药物治疗和支持性心理治疗，可获得良好疗效。

四、其他心身相关障碍

从广义范畴来看，由于社会心理因素导致的睡眠障碍、肌肉痉挛、耳鸣、神经性皮炎、神经性呕吐、眼干燥症与青光眼等均可属于神经内科心身相关障碍，由于睡眠障碍另章阐述，其余国内仅有少量个案病例报道，仍需进一步的系统归纳，本文暂不做详细探讨。

（王铭维　耿　媛）

参 考 文 献

［1］刘晓云，胡嘉滢，吴爱勤，等. 心身相关障碍的分类与处置. 实用老年医学，2017, 31（10）: 903-905.

［2］Yu S, Liu R, Zhao G, et al. The prevalence and burden of primary headaches in China: a population-based door-to-door survey [J]. Headache, 2012, 52 (4): 582-591.

［3］冯智英，邹静，华驾略，等．国际头痛疾患分类第 3 版（试用版）——原发性头痛部分解读．神经病学与神经康复学杂志，2013，（2）：121-140.

［4］竹川隆．心身疾病性头痛．日本医学介绍，2001，22（1）：9-12.

［5］Liu Y, Wang Y, Jiang C. Inflammation: the common pathway of stress-related diseases [J]. Front Hum Neurosci, 2017, 11：316.

［6］王铭维，王彦永，耿媛．心身疾病临床荟萃．北京：中国医药科技出版社，2015.

［7］郑艳华，阿拉坦高勒，董亚强，等．常见的原发性头痛及其与焦虑抑郁发病机制．世界最新医学信息文摘，2015，（75）：49-51.

［8］黄焕新．紧张型头痛 52 例心理社会因素分析．南通大学学报（医学版），2006，26（2）：141-142.

［9］王军民，驰欣杰，王金成．紧张型头痛临床发病机制及治疗手段研究进展［J］．吉林医药学院学报，2013，34（4）：266-269.

［10］石楠，金嘉翔，李威，等．功能性头痛的非止痛剂治疗．临床荟萃，2000，19：888.

［11］申迎建，江洋．肌电生物反馈治疗头痛 51 例报告．交通医学，1994，1：60-61.

［12］张巧俊，向丽，张凤，等．肌电图生物反馈疗法在神经科心身疾病治疗中的应用价值．中国临床康复，2003，7（16）：2334-2335.

［13］朱浩静，于生元，李丽萍，等．紧张型头痛患者咀嚼肌外感受抑制试验研究．中国疼痛医学杂志，2008，14（6）：323-326.

［14］梁瑞华，张素平，王慕真，等．不同亚型紧张型头痛的心理因素及中枢调控机制研究．中华老年心脑血管病杂志，2013，15（7）：735-737.

［15］王路，彭淼，池丹妮，等．紧张型头痛的心身机制．中国疼痛医学杂志，2011，17（5）：309-311.

［16］李英杰，李亚楠，郭英俊，等．慢性紧张型头痛患者的抑郁和交感神经皮肤反应相关性的研究．脑与神经疾病杂志，2014，22（6）：466-468.

［17］李明欣，刘洪昌．紧张型头痛病人自主神经功能测定．国际神经病学神经外科学杂志，1995，1：63-68.

［18］吕振勇，纪晓蕾，黄丽，等．疼痛恐惧对疼痛的影响及其认知机制．心理科学进展，2013，21（5）：817-826.

［19］Cao M, Zhang S, Wang K, et al. Personality traits in migraine and tension-type headaches: a five-factor model study. Psychopathology, 2002, 35 (4): 254-258.

［20］Chen W, Yu S, Zhu J, et al. Personality characteristics of male sufferers of chronic tension-type and cervicogenic headache [J]. J Clin Neurol, 2012, 8 (1): 69-74.

［21］赵丽丽，李承晏．紧张性头痛的心理与药物综合治疗临床观察．中国心理卫生杂志，2002，16（10）：690-692.

［22］中华医学会疼痛学分会头面痛学组，中国医师协会神经内科医师分会疼痛和感觉障碍专委会．中国偏头痛防治指南．中国疼痛医学杂志，2016，22（10）：721-727.

［23］屈远，胡华，周冀英．偏头痛与抑郁症的共病研究现状．重庆医学，2012，（10）：1029-1030.

［24］赵斌，朱玉媛，王世凤，等．偏头痛患者精神状态异常与血浆 5-HT 水平的关系．中国康复，2010，25（3）：193-194.

［25］赵斌，董军立，秦碧勇，等. 偏头痛患者脑血流动力学与血浆 5- 羟色胺的关系. 广东医学,2008,29(12)：2022-2023.

［26］黄清根. 偏头痛患者血浆 5- 羟色胺与脑血流速度变化的相关性研究. 健康研究，2014，34（6）：638-640.

［27］Yao G, Han X, Hao T, et al. Effects of rizatriptan on the expression of calcitonin gene-related peptide and cholecystokinin in the periaqueductal gray of a rat migraine model [J]. Neurosci Lett, 2015, 587: 29-34.

［28］Wang X, Fang Y, Liang J, et al. 5-HT$_7$ receptors are involved in neurogenic dural vasodilatation in an experimental model of migraine. J Mol Neurosci, 2014, 54 (2): 164-170.

［29］吴光亮，吴延林. 黛力新治疗偏头痛的疗效观察. 中国现代应用药学，2003，（2）：158-159.

［30］林锦魁，梁美凤. 黛力新治疗偏头痛 32 例疗效分析. 华北煤炭医学院学报，2008，（6）：789-790.

［31］陈日坚，林焕怀，徐丽珊，等. 氟西汀对偏头痛的防治作用和机理. 中国临床医学，2002，9（2）：142-143，146.

［32］李凤鹏，于生元. 皮质扩布性抑制与偏头痛. 中国疼痛医学杂志，2009，15（3）：175-176，180.

［33］邱恩超，于生元，李凤鹏，等. 皮质扩布性抑制对血浆降钙素基因相关肽与 P 物质的影响. 中国疼痛医学杂志，2014，20（6）：379-382.

［34］袁浩龙，张莉，赵玉山，等. 偏头痛患者心理社会因素及其血清脂质水平变化的初步探讨. 中国心理卫生杂志，1996，（3）：128-129.

［35］羊毅，李萍，叶海翠. 偏头痛病人脑干诱发电位及个性测定. 湖南医科大学学报，2000，1：63-64.

［36］Gu Q, Hou J, Fang X. Mindfulness meditation for primary headache pain: A Meta-analysis. Chin Med J (Engl), 2018, 131 (7): 829-838.

［37］余寒，龙珊珊. 持续性躯体形式疼痛障碍神经递质功能的脑涨落图分析. 四川医学，2015，（2）：228-229.

［38］谢晓燕，张娟，赵莉. 疼痛和抑郁共患机制的研究进展. 中国疼痛医学杂志，2016，22（1）：50-54.

［39］王铭维. 心身疾病——精神疾病还是躯体疾病. 医学与哲学，2012，33（2）：11-13.

［40］Lin Y, Wang J, Qiu J, et al. Chronic subjective dizziness. Zhonghua Er Bi Yan Hou Tou Jing Wai Ke Za Zhi, 2016, 51 (11): 869-872.

［41］袁天懿，曹效平，查曹兵. 慢性主观性头晕的发病机制及治疗进展. 医药导报，2017，9：1015-1020.

［42］陈胜茹，朱创，宋英利，等. 慢性主观性头晕的诊疗现状. 实用医药杂志，2017，34（10）：943-945.

［43］姜树军，单希征. 头晕眩晕临床研究热点. 武警医学，2016，11：1081-1084.

［44］Li F, Wang X, Zhuang J, et al. Etiological analysis on patients in department of vertigo and dizziness oriented outpatient. Zhonghua Yi Xue Za Zhi, 2017, 97 (14): 1054-1056.

［45］巩忠，郑典刚，蒋初明，等. 神经内科门诊主诉头晕患者病因分析. 中西医结合心脑血管病杂志，2015，（3）：409-410.

［46］Pan Q, Zhang Y, Long T, et al. Diagnosis of vertigo and dizziness syndromes in a neurological outpatient clinic. Eur Neurol, 2018, 79 (5-6): 287-294.

［47］Dong Q, Qi X. An analysis of clinical features and therapies of patients with psychogenic dizziness. Zhonghua Nei Ke Za

Zhi, 2014, 53 (10): 768-771.

［48］秦灵芝，张富兴，李金莲，等. 大鼠前庭神经核复合体内 5-HT 能终末与表达 5-HT$_{1A}$ 受体的前庭 - 臂旁核投射神经元之间的联系. 解剖学报，2007，38（4）：390-393.

［49］陈芸，杨秀红，白琼. 盐酸舍曲林联合短程佐匹克隆治疗慢性主观性头晕的临床疗效. 中西医结合心脑血管病杂志，2017，15（23）：3073-3074.

［50］唐宇凤，施剑，张献文，等. 舒肝解郁胶囊与舍曲林治疗心因性头晕的临床对照试验. 四川精神卫生，2016，29（1）：55-57.

［51］常铉，倪道灿. 黛力新及文拉法辛治疗焦虑抑郁症伴发神经症性头晕的疗效对比研究. 吉林医学，2013，34（22）：4483-4484.

［52］秦玲，袁天懿，唐建良，等. 艾司西酞普兰治疗慢性主观性头晕的早期疗效分析. 现代实用医学，2017，29（4）：432-433，481.

［53］杨明，段作伟，张新江，等. 西酞普兰与前庭康复训练联合认知行为疗法治疗慢性主观性头晕的临床疗效观察. 西部医学，2018，30（6）：888-891.

［54］姜凤英. 以头晕为主诉的无症状性脑梗死患者焦虑状态的临床分析. 中国心理卫生杂志，2004，18（6）：429-431.

第五章 心身相关障碍研究进展

第一节 综合性医院抑郁障碍研究进展

一、概述

随着我国经济社会的快速发展，价值观念的改变，家庭结构和人口结构的变化以及社会竞争压力不断加剧，社会矛盾日益增多，导致了生活中心理应激因素增加，各种精神心理疾病的患病率呈明显上升趋势。而随着生物 - 心理 - 社会医学模式的转变，综合性医院中患者的精神障碍和情绪心理问题与躯体疾病之间的内在联系也逐渐受到关注，躯体疾病与精神障碍的共病问题也是常见的现象。

抑郁障碍是最常见的精神障碍之一，也是最常见的与躯体疾病共病的精神障碍，在综合性医院患者中的发生率较高。据世界卫生组织（World Health Organization，WHO）估计，全球抑郁障碍发病率约为 11%，全球约有 3.4 亿抑郁障碍患者。2017 年国家卫生健康委员会组织公布了由北京大学第六医院社会精神病学与行为医学研究室主任黄悦勤教授负责的"中国精神障碍疾病负担和服务利用研究"项目的主要调查结果，结果显示，我国心境障碍患病率为 4.06%，其中抑郁障碍患病率 3.59%。抑郁障碍往往与焦虑障碍、精神活性物质使用障碍、人格障碍和冲动控制障碍等共病，其中共病焦虑障碍最多见（36.1%～57.5%）。

抑郁障碍具有发病率高、复发率高、致残率高的特点，每年抑郁障碍都会给社会造成惊人的经济损失。根据 WHO 全球疾病负担的研究，抑郁障碍占非感染性疾病所致失能比重的 10%，预计到 2020 年将成为仅次于心血管病的第二大疾病负担源。2018 年 10 月发表在 *Lancet* 上的一篇报告指出，全球日益严重的精神健康危机或会给公众、社区，以及全球经济带来持久的危害。如果不能妥善解决，那么从 2010—2030 年，精神健康问题会给全球经济造成高达 16 万亿美元的损失。

（一）综合性医院抑郁障碍患者就诊现状

综合医院中患者躯体疾病伴发或共病焦虑、抑郁与躯体化较为常见。研究显示，目前国内综合性医院住院患者中超过 26% 的内、外科就诊者有焦虑和抑郁，其中有抑郁症状的患者占 33.2%。综合医院就诊患者焦虑障碍、抑郁障碍、抑郁和焦虑共病的校正患病率分别为 8.6%、12.0% 和 4.1%，能达到上述任一诊断的患病率为 16.5%。

总体来说，综合医院就诊患者中有抑郁情绪患者的比例较高；总体呈现出就诊率高（33.2%）而检出率低（16.5%）的特点。

1. 抑郁障碍患者主要就诊于综合医院　抑郁患者多伴有全身症状或多个系统自主神经功能失调症状，大多主诉躯体不适出现在综合医院不同临床科室，可独立或与躯体疾病共同出现。在存在抑郁情绪的患者当中，约有80%的抑郁患者首诊选择在综合医院进行治疗；约有70%的抑郁患者在非精神科就诊，如神经科、心血管科、消化科等临床各科，且转诊率低。

2. 抑郁障碍与躯体疾病的关系

（1）抑郁障碍与心血管系统疾病：研究报道，有27%～35%的冠状动脉粥样硬化性心脏病患者表现出恶劣心境，抑郁症在该人群中的诊断率为16%～23%。冠状动脉粥样硬化性心脏病中症状表现与抑郁症状相重叠，包括过度疲乏、精力不足、易激惹和意志消沉。高血压具有发病率高、病死率高、致残率高、并发症多等特点，抑郁障碍患者会出现更大的情绪反应性和更大的血压波动，不利于高血压的控制。

（2）抑郁障碍与神经系统疾病：约有50%的帕金森病患者表现出有临床意义的抑郁症状，大多数伴有抑郁的帕金森病患者表现为心境恶劣、轻度抑郁和非精神病状态的悲伤。

卒中是人类第3位的死因，住院的卒中患者中抑郁症的患病率平均为19.3%，在门诊病例为23.3%。阿尔茨海默病的症状中，如情感脆弱很容易被误认为是抑郁，而其他症状如情感淡漠在两种情况下都可出现。抑郁也是癫痫患者中最为常见的一种精神障碍，在反复发作的癫痫患者中抑郁症的患病率为20%～55%，在病情得到很好控制的患者中患病率为3%～9%；抑郁与癫痫之间的联系似乎是双向的。在多发性硬化的患者中，抑郁障碍的患病率高达50%，尤其是在急性恶化期或是作为发展性病程的一部分。亨廷顿病作为一种常染色体显性遗传病，以不自主运动和认知损害为特征，抑郁症的比例高达32%，9%的患者为双相情感障碍。

（3）抑郁障碍与消化系统疾病：中枢神经系统与肠道之间的相互作用与联系是通过神经-内分泌机制组成的"脑-肠轴"来实现的，说明心理（即脑的高级功能）与肠功能相互影响。

消化性溃疡是一种常见的消化道疾病，容易导致情绪障碍，主要为抑郁障碍。消化性溃疡患者常伴有抑郁、悲观、失望、情绪不稳定、紧张焦虑、易怒等心理问题。胃食管反流的发病常与心理因素相关，包括胃灼热、反酸、胸骨后灼痛等症状，且胃食管反流患者常存在明显的抑郁症状。肠易激综合征是一种肠功能紊乱性疾病，主要表现为腹胀、腹痛、腹部不适伴排便习惯改变等，70%～80%的肠易激综合征患者均伴有抑郁、焦虑等症状。

（4）抑郁障碍与内分泌系统疾病：1型糖尿病是一种慢性躯体疾病，抑郁症在1型糖尿病和2型糖尿病中所占比例至少是一般人群的2倍。抑郁与糖尿病相关的躯体并发症的风险增加相关，包括视网膜病变、性障碍、神经病变、卒中和心脏病。甲状腺功能亢进症发病常与心理因素相关，甲状脉功能亢进症患者常伴有抑郁症状，且抑郁症状并不一定随着甲状脉功能亢进症病情好转而改善。代谢综合征是多种代谢成分异常聚集的病理状态，患者常表现出消极、悲观、抑郁、烦躁、易怒、敌对等症状。

（5）抑郁障碍和癌症：疲乏和食欲缺乏几乎是所有癌症患者的合并症，所以很难在患有癌症的基础上做出抑郁的诊断；而且许多放射治疗与化学治疗的不良反应也难以用抑郁的相关症状区分开来。

（6）药物导致的抑郁：有报道显示，抑郁可以是很多药物的不良反应；在一些情况下，如抗癫痫药物，抑郁主要发生在高的血药浓度水平；而其他药物，如干扰素，经常在常规剂量下就导致抑郁。

3. 综合性医院抑郁障碍检出率低的原因

（1）很多躯体疾病症状，如疲劳、失眠、体重下降、注意力下降和精神运动迟滞与抑郁的表现相似。

（2）患有晚期疾病而无抑郁情绪的患者也会报告死亡的意愿和想法；与非躯体疾病患者相比，患有晚期躯体疾病的患者中丧失生活的意愿并非抑郁的可靠症候。

（3）在没有共患抑郁障碍的情况下，残疾和躯体疾病会降低患者体验快乐的能力。

（4）许多因素会使抑郁症在躯体疾病患者中的诊断不足和过度诊断，如躯体疾病患者的抑郁症状会表现为隐匿的或不典型的症状，包括躯体症状的放大，对躯体治疗的拒绝或不依从。

（5）非病理性的哀伤反应与临床抑郁之间的界限常难以确立；如严重的躯体疾病的发生均与严重的丧失感相关，这种丧失感与居丧反应和哀伤中观察到的丧失感相似。

（二）综合性医院抑郁障碍的特点

1. 综合性医院抑郁障碍患者主诉以躯体症状为主　有 69% 在综合医院就诊的抑郁患者自诉躯体症状是唯一的就诊理由，仅 31% 的患者主诉包括心理症状和躯体症状。研究显示，76% 的抑郁症或焦虑症患者具有"躯体表现"（躯体主诉）。抑郁障碍会导致患者出现各种躯体症状，甚至会掩盖抑郁核心症状。

躯体化症状临床表现多种多样，多涉及多个系统多种症状。常见有头部、腹部、背部、关节、四肢、直肠等疼痛症状；打嗝、反酸、恶心、腹痛、腹胀、食欲缺乏、腹泻、便秘等胃肠道症状；吞咽困难、抽搐、抽动、失眠、步态不稳、视物模糊或复视、瘫痪或肌无力、失聪等假性神经系统症状；性冷淡、勃起或射精功能障碍等性症状；瘙痒、烧灼感、刺痛、麻木感、酸痛等异常的皮肤感觉症状；心率快、呼吸不畅、咽部异物感、喉头或胸部紧缩感、疲劳、无力、睡眠障碍、体重减轻等其他症状。

2. 抑郁和躯体症状相互伴随　患者抑郁情绪与躯体疾病相互伴随，互为因果。抑郁可能是躯体疾病的一种直接后果；抑郁可能诱发或促发躯体疾病；躯体疾病可有抑郁等精神症状表现；抑郁亦可表现为各种躯体不适的症状；抑郁、焦虑加重躯体疾病的痛苦，患者常因伴有抑郁情绪而延误躯体疾病的治疗甚至导致疗效不佳。

3. 抑郁、焦虑共病问题　抑郁障碍共病焦虑障碍较为多见，患者往往存在以下特点：①主诉较多，各种躯体症状尤为突出；②主要症状与抑郁症相似，但躯体化症状具有焦虑症特征；③共病患者的某些症状较重，如社交不适、自责自罪，某些症状频率较高，如早醒、快感缺乏、自杀等，某些症状较轻，如精神运动性阻滞和精神病性症状；④与自杀具有显著关系；⑤加重或继发躯体疾病；⑥常存在对抗焦虑药物的耐受和依赖性；⑦病程多数慢性迁延，容易反复发作或加剧，疗效不稳定，不经治疗难以自愈；⑧治疗依从性差，易产生医源性精神负担；⑨治疗的预后差。

二、综合性医院抑郁障碍的识别与临床评估

识别临床症状是诊治的第一步。综合医院抑郁障碍的识别主要依据病史、症状问诊、精神检查以及临床心理量表的评估。当然，与躯体疾病相鉴别是至关重要的。常用的抑郁评估量表有 Zung 抑郁自评量表、病人健康问卷（PHQ-9）、医院焦虑抑郁自评量表（HAD）和汉密尔顿抑郁量表（HAMD）等都是常用的基本工具。尤其 PHQ-9、HAD 等自评量表简单易行，更适合在临床实践中常规使用，其中 PHQ-9 与美国《精神障碍诊断与统计手册》第 5 版（DSM-5）的 9 条症状学标准一致，既可用于抑郁症的筛查，也可用于评估抑郁严重程度。由于 DSM-5 认识到很多综合医院非精神科医师经常面对各种精神障碍，而他们需要量化评估工具让他们能像测血压、量血脂一样评估阈值，所以，DSM-5 提供了相应的模式（如 PHQ-9、GAD-7 量表）。因此，DSM-5 的对象不仅仅是精神科医师，很大比例的是非精神科医师。在实际临床上，美国 DSM-5 的诊断标准对于综合医院的医师更易于掌握，更有可行性。因此，DSM-5 推荐使用 PHQ-9 评估抑郁严重程度，同时采用该量表对患者进行评估，既可提供量化指标，也可帮助医师制定临床决策。

1. 在综合医院非精神科中，可以通过以下两种方法中任意一种帮助内科医师初步识别抑郁症状。

（1）通过 PHQ-2 即患者健康问卷抑郁量表（PHQ-9）的前两项（表 5-1）对患者进行询问。

表 5-1 患者健康问卷抑郁量表（PHQ-9）的前两项

	完全不会	好几天	一半以上天数	几乎每天
做事时提不起劲或没有兴趣	0	1	2	3
感到心情低落、沮丧或绝望	0	1	2	3

如果以上 2 项均为阳性，则需进一步精神检查。

（2）通过抑郁的"90 s 4 问题询问法"（表 5-2）快速初步筛查。

表 5-2 90 s 4 问题询问法

问 题	阳 性
过去几周（或几个月）是否感到无精打采、伤感，或对生活的乐趣减少了	是
除了不开心之外，是否比平时更悲观或想哭	是
经常有早醒吗（事实上并不需要那么早醒来）	每个月 1 次以上为阳性
近来是否经常想到活着没意思	经常或"是"

如果回答皆为阳性（即是或有），则需进一步精神检查。

若 PHQ-2 量表 2 项均为阳性或"90 s 4 问题询问法"4 项均为阳性，则需进一步临床评估。

2. 美国心脏协会（2008）和美国临床肿瘤协会（2014）等多个专业协会及 DSM-5 均推荐 PHQ-9 量表（表 5-3）用于综合科抑郁症状的严重程度评估。

表 5-3　抑郁症筛查量表 PHQ-9

	完全不会	好几天	一半以上天数	几乎每天
①做事时提不起劲或没有兴趣	0	1	2	3
②感到心情低落、沮丧或绝望	0	1	2	3
③入睡困难、睡不安或睡眠过多	0	1	2	3
④感觉疲倦或没有活力	0	1	2	3
⑤食欲缺乏或吃太多	0	1	2	3
⑥觉得自己很糟——或觉得自己很失败，或让自己或家人失望	0	1	2	3
⑦对事物专注有困难，例如阅读报纸或看电视时	0	1	2	3
⑧动作或说话速度缓慢到别人已经觉察？或正好相反——烦躁或坐立不安、动来动去的情况更胜于平常	0	1	2	3
⑨有不如死掉或用某种方式伤害自己的念头	0	1	2	3

在过去的 2 周里您生活中以下症状出现的频率有多少？把相应的数字总合加起来。

对于 PHQ-9 结果的分析，表 5-4。

表 5-4　对 PHQ-9 结果的分析

分值	结果分析	处理意见
0~4 分	没有抑郁症	无，注意自我保重
5~9 分	可能有轻微抑郁症	建议咨询心理医师或心理医学工作者
10~14 分	可能有中度抑郁症	最好咨询心理医师或心理医学工作者
15~19 分	可能有中、重度抑郁症	建议咨询心理医师或精神科医师
20~27 分	可能有重度抑郁症	一定要看心理医师或精神科医师

对于在非精神专科就诊的中度以上抑郁患者，该科医师可邀请精神专科医师进行会诊或转诊。

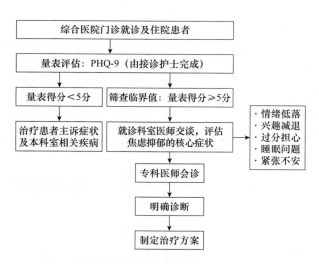

图 5-1　综合性医院抑郁障碍快速识别流程

图 5-1 为综合性医院抑郁障碍快速识别流程。

对门诊就诊或入院的所有患者由护士进行简单的心理问卷评估（PHQ-9），疑有抑郁障碍的来诊者交由本科室的医师进行交流，然后再通过与患者家属及其本人较为详细的交谈，发现其有明确的焦虑、抑郁表现者请心理卫生中心医师会诊，使用专科诊断标准列出的靶症状做出评定，以此确定诊断，最后制定治疗方案。

综合医院的医师拥有丰富的综合学科诊断知识，尽快掌握抑郁障碍的临床表现、国内外诊断标准及排除标准就可以快速识别和发现抑郁障碍患者，从而更快、更好地将抑郁障碍与躯体疾病鉴别开来。

3. 综合性医院抑郁障碍的处理与临床治疗。综合医院抑郁障碍的治疗关键在于非精神科医师能快速、准确地筛查和识别出抑郁障碍患者，同时开展基于评估的治疗和开展会诊联络精神病学服务（consultation-liaison psychiatric service，CLPS），以此促进抑郁症、焦虑症的规范化治疗。美国麻省总医院开展的会诊联络医学，呼吁全院积极参与，使全院 1/8 的患者得到服务，同时使全院的平均住院日明显缩短。综合性医院的医师需要对患者的情况进行全面的评估。患者同时存在躯体和精神障碍，实施精神科治疗前必须对患者的躯体和精神状态以及影响因素做出全面评估，充分考虑治疗的必要性、安全性和可行性。评估的主要内容包括躯体疾病及其治疗药物的影响、抑郁的严重程度、精神药物治疗的获益与风险、治疗的耐受性、依从性及监测措施。对于症状较轻患者仅需予以关注或心理支持；症状明显影响躯体疾病的治疗或康复，给患者造成精神痛苦，可考虑药物治疗或心理治疗；精神症状严重患者建议申请精神科医师会诊或转精神科治疗。

抑郁障碍的治疗主要包括药物治疗、心理治疗以及物理治疗方法。SSRIs 是治疗抑郁障碍的首选药物，SNRIs 通常被作为二线治疗，在 SSRIs 无效时使用；心理治疗包括认知行为疗法和问题解决疗法等；物理治疗主要包括经颅磁刺激治疗（rTMS）和电休克治疗（electroconvulsive therapy，ECT）等，其中 ECT 是治疗重度抑郁最有效的方法之一。尽管抗抑郁药治疗是一线治疗，倘若患者出现自杀、抗抑郁药治疗无效、药物治疗不良反应严重或抑郁严重到威胁到自身的独立生活能力等情况时，ECT 是需要被考虑的疗法。一个基于 6 项研究的 Meta 分析对比了经颅磁刺激和 ECT，结果显示，ECT 具有更高的缓解率。美国精神病学会（APA）和英国国家卫生与临床优化研究所（NICE）推荐的慢性躯体疾病合并抑郁症的阶梯式分层治疗方案图 5-2 所示。

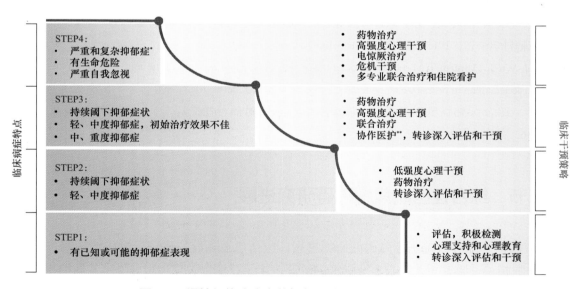

图 5-2　慢性躯体疾病合并抑郁症的阶梯式分层治疗

* 复杂抑郁症包括多种治疗疗效不佳，还有精神病性症状和（或）伴有明显的精神症或心理社会因素；

** 仅指同时有慢性躯体问题并伴功能损害

总之，抑郁障碍是综合性医院最常见的精神障碍之一，但现有的数据表明，综合医院抑郁障碍的识别率和治疗率并不高，且治疗疗程和用药并不规范，因此，综合医院需要加强对非精神科医师进行相关的教育和培训，加强综合医院临床医师对抑郁障碍的识别和治疗，同时积极开展会诊联络精神病学服务，从而提高综合性医院抑郁障碍的识别率与治疗率。

（况　利）

参 考 文 献

［1］谢鹏，况利，等. 神经系统疾病与精神疾病［D］北京：人民卫生出版社，2017.

［2］李凌江，马辛，等. 中国抑郁障碍防治指南［D］第 2 版. 北京：中华医学电子音像出版社，2015.

［3］利文森（James L. Levenson）（编者），吕秋云（译者）. 心身医学［D］2010.

［4］孙学礼、况利，等. 精神病学［D］北京：高等教育出版社，2013.

［5］吴爱勤，袁勇贵. 中国当代心身医学研究［D］南京：东南大学出版社，2015.

［6］Phillips MR, Zhang J, Shi Q, et al. Prevalence, treatment, and associated disability of mental disorders in four provinces in China during 2001–05: an epidemiological survey [J]. Lancet, 2009, 373 (9680): 2041-2053.

［7］李果，姜荣环，郭成军，等. 综合医院心内科门诊患者抑郁和焦虑障碍患病率调查［J］中华心血管病杂志，2014，42（12）：1035-1038.

［8］袁勇贵，张心保，吴爱勤，等. 焦虑和抑郁障碍共病患者的临床特征对照研究［J］中华精神科杂志，2002，35（4）：255-256.

［9］刘传新，段明君，李斌，等. 综合医院就诊患者躯体疾病与抑郁焦虑障碍共病的影响因素［J］中华行为医学与脑科学杂志，2012，21（7）：616-618.

［10］Bair MJ, Wu J, Damush T M, et al. Association of depression and anxiety alone and in combination with chronic musculoskeletal pain in primary care patients [J]. PsychosomMed, 2008, 70 (8): 890.

［11］李玉琴. 综合医院临床医师抑郁 / 焦虑障碍识别的对照分析［J］中国实用神经疾病杂志，2014，22：036.

第二节　综合性医院焦虑障碍研究进展

该章节回顾了综合医院焦虑障碍的研究进展，包括焦虑障碍的病理机制、现状调查、治疗进展的研究，睡眠相关、激素相关、心率变异性的研究，以及在综合医院与焦虑障碍共病的相关研究。计算机检索万方、CNKI 等中文数据库，共检索相关文献 88 篇，文献集中在 2016—2017 年，通过筛选，最终纳入在焦虑障碍各领域研究具有代表性的 26 篇文献进行回顾。

一、焦虑障碍发病相关的病理机制

（一）功能磁共振研究进展

目前，广泛性焦虑障碍（generalized anxiety disorder，GAD）的发病机制尚不明确，多认为情绪调控异常可能与 GAD 发病机制有重要关系，而背外侧前额叶（dorsolateral prefrontal codex，DLPFC）结构和功能异常则是"情绪调节异常"假说的神经基础。

李伟等采用磁共振成像技术，探索 GAD 患者灰质皮质厚度的变化，并利用感兴趣区分析静息态数据，分析功能连接是否异常。该研究设立 GAD 组 21 人，对照组 22 人，对受试者进行结构像和静息态的磁共振数据采集，采用 FreeSurfer 软件对灰质皮质厚度进行全脑探索性分析，采用 DPABI 软件进行感兴趣区功能连接分析。结果发现：① GAD 患者在右侧额中回喙部和右侧颞下回皮质厚度较正常对照组明显增加；②以右侧额中回喙部为感兴趣区，发现 GAD 组中其与右侧枕上回、右侧枕中回及右侧中央前回的功能连接较对照组减弱（$P<0.05$），而右侧额中回喙部与右侧角回间的功能连接较对照组增强（$P<0.05$）。以右侧颞下回为感兴趣区进行功能连接组间比较，差异无统计学意义（$P<0.05$）。因此，提示额中回喙部在 GAD 的发病机制中具有重要作用。这也为今后的临床物理治疗提供新的治疗靶点理论依据。

王玮等观察 GAD 患者全脑神经活动及功能连接变化，并评估其与临床严重程度的相关性。本研究分为 GAD 组和对照组，所有受试者入组时完成焦虑自评量表（self rating anxiety scale，SAS）、汉密尔顿焦虑量表（Hamilton anxiety scale，HAMA）、广泛性焦虑障碍量表（generalized anxiety disorder，GAD-7）和汉密尔顿抑郁量表（Hamilton depression scale，HAMD）评估及静息态功能磁共振数据采集。采用数字分析软件和统计分析后，结果显示，GAD 组双侧背侧前额叶、左楔前叶 / 后扣带回和双侧背外侧前额叶标准化全脑体素低频振幅（amplitude of low frequency fluctuation，ALFF 值）较对照组升高（$P<0.05$）；GAD 组右侧眶额叶 / 岛叶 - 背内侧前额叶、左侧眶额叶 / 岛叶 - 背内侧前额叶、左侧背外侧前额叶皮质 - 右侧海马的功能连接与 HAMA 评分和 GAD-7 评分均有相关性。因此认为，背侧前额叶皮质及楔前叶 / 后扣带回脑活动、前额叶 - 边缘组织回路异常可能是 GAD 情绪失调的重要原因。

人类的情绪加工主要受两个网络系统的相互作用：情绪反应网络（MRC）和认知监控网络（CCN）。MRC 主要参与情绪的知觉、反应等；CCN 主要参与注意和工作记忆的调节，以及对情绪的认知监控等。

李鸿磊等采用任务态功能磁共振成像技术，比较 GAD 患者与正常人认知监控网络（CCN）脑区的功能差异，分析其在不同情绪图片刺激下的脑功能变化。该研究采用 60 张中性、高兴、恐惧图片组成的 12 个组块（block）模式，对试验组（GAD 患者 20 名）和健康对照组（14 名）均进行任务态的功能磁共振扫描，对采集的数据应用 SPM 8 软件进行预处理、分析和统计。结果提示，与对照组相比，在观察恐惧图片时，试验组的右背外侧额上回激活增强；在观察高兴图片时，试验组的左岛盖部额下回、左顶下小叶、左侧补充运动区出现激活减弱。因背外侧额上回是 CCN 的重要结构，右背外侧额上回主要负责情绪的认知监控，当受试者在观察恐惧情绪图片时，其自身的反应出现异常，使得情绪调节失败。因此认为，CCN 对情绪的监控能力减弱可能与 GAD 发病有关。

扣带回作为边缘系统的重要组成部分在 GAD 的发生中可能起重要作用。近几年来国内外对 GAD 患者不同脑区中胆碱化合物（choline，Cho）、肌酸（creatine，Cr）、乙酰天冬氨酸（N-acetyl-aspartate，NAA）3 种代谢物质进行分析，但结论不一，这可能与采用的仪器设备不一、检测方法不一、有无共病、是否用药等因素有关。

郭家羽等为探究 GAD 的发病相关病理机制及其与临床特征的相关性，用磁共振质子波普成像技术（'H-magenetic resonan-ce spectroscopy，'H-MRS）检测 GAD 患者脑扣带回前、后部位相关物质代谢水平。纳入 19 名确诊为 GAD 患者作为试验组，20 名条件匹配的健康志愿者作为对照组。用 'H-MRS 技术检测其扣带回前后 Cho、Cr、NAA 物质水平测定，并行两组间比较，并对受试者评估 HAMA。统计分析显示，与正常对照组相比，试验组右扣带回前部皮质中的 Cho、Cr，白质中的 Cho、Cr、NAA，左扣带回前部皮质中的 NAA，右扣带回后部皮质中的 Cho、Cho/Cr，左扣带回后部皮质中的 Cho、Cho/Cr 及白质中的 Cho、Cr、NAA 水平均较高（$P < 0.05$），且物质代谢水平的增高与 HAMA 总分呈正相关。所以认为，GAD 患者左、右脑扣带回前后部白质、皮质物质代谢水平较正常人明显增高，且水平越高，焦虑症状越明显。

（二）免疫功能相关研究进展

近年来，研究者更多开始关注免疫功能对焦虑障碍的发病机制的影响，但迄今为止，焦虑障碍与免疫功能改变的心身交互作用及其因果关系尚不明确，研究结论也不一致。

叶刚等探索首发 GAD 患者外周血炎症细胞因子的特点，并探讨其与临床焦虑症状和不同焦虑维度（特质焦虑及状态焦虑）的相关性。该研究抽取 48 名 GAD 组受试者及 48 名对照组受试者同一时间段的静脉血 10 ml，测定离心血中炎症细胞因子（包括 IL-1、IL-2、IL-4、IL-5、IL-6、IL-8、IL-10、IL-12p70、GM-CSF、IFN-γ）和 C 反应蛋白（CRP）的血浓度，且所有受试者均评定 GAD-7、状态 - 特质焦虑量表（state-trait anxiety inventory，STAI）。采用 t 检验成组比较，Pearson 相关分析法分析其相关性。结果发现，GAD 组 CRP、IL-1、IL-2、IL-4、IL-5、IL-6、IL-8、IL-10、IL-12p70、GM-CSF、IFN-γ 血浓度均高于对照组，且 GAD 组 CRP、IL-1a、IL-4、IL-6、IL-8、GM-CSF、IFN-γ 等炎症细胞因子与 GAD-7 得分呈显著正相关（$r = 0.25 \sim 0.92$，$P < 0.05$），状态焦虑 SAI、特质焦虑 TAI 都和 IL-1a、IL-2、IL-6、IL-8、IL-12、GM-CSF 呈显著正相关（$r = 0.24 \sim 0.76$，$P < 0.05$）。因此认为首发 GAD 患者可能存在免疫功能异常，且与其焦虑症状相互影响。

同样，叶刚等也分别探讨首发 GAD 患者外周血炎症细胞因子与其记忆功能、执行功能的相关性。该研究应用 GAD-7 评估焦虑水平，剑桥神经心理自动化成套测试软件（CANTAB）中的内外空间成套转换测验（IED）测定执行功能，以及 CANTAB 中的延迟匹配测验（DMS）评估记忆功能，再采用相关实验室方法测定炎症细胞因子浓度。结果均显示首发 GAD 患者存在炎症细胞因子、记忆功能和执行功能的异常，且存在相关性。

（三）遗传基因研究进展

在 5- 羟色胺的众多受体亚型中，5- 羟色胺 1A 受体（5-HT$_{1A}$ receptor，5-HT$_{1A}$R）被认为在调节情绪和焦虑有关的行为中起重要作用。

谢正等收取 GAD 患者 210 例，惊恐障碍（panic disorder，PD）患者 109 例，共 319 例作为病例组，选取 300 例健康人群作为对照组，探究 5- 羟色胺 1A 受体（5-HT$_{1A}$R）基因 C（-1019）G（rs6295）单核苷酸多态性（Single nucleotide polymorphisms，SNP）是否与中国汉族人群焦虑障碍相关。该研究采用连接酶反应技术（LDR）检测 5- 羟色胺 1A 受体（5-HT$_{1A}$R）基因 C（-1019）G（rs6295）SNP 在病例组和对照组的分布，采用 SPSS 16.0 统计软件进行数据分析。结果显示，经 X^2 检验，各组 SNPs 位点基因型和等位基因分布的频度差异没有统计学意义。因此认为，5-HT$_{1A}$R 基因 C（-1019）G（rs6295）可能不是汉族人群焦虑障碍有标志性意义的位点。

MicroRNA 的作用机制主要是通过与特定的 mRNA 结合，对靶 mRNA 造成降解或抑制其翻译，进而在转录后阶段负调控靶基因的表达。由于 miRNA 血浆含量稳定，尤其便于进行生物标记，近年来对其研究逐渐增多。多项研究均提示，miRNA 既可能参与精神疾病的病理过程，也有希望成为治疗的潜在靶点。

吴正言等为探索 GAD 诊断和预后可能的新标志物，研究 GAD 患者治疗前后血浆 MicroRNA-34c（MiR-34c）表达水平及其与临床特征的相关性。该研究设立研究组（42 例 GAD 患者）和对照组（40 例健康对照组），在基线时均采用 HAMA 评估症状，实时荧光定量 PCR（RT-PCR）技术检测 MiR-34c 的表达水平，研究组应用帕罗西汀片有效治疗量治疗 12 周后，再次用 HAMA 评估疗效，PCR 技术检测 MiR-34c 表达水平。结果提示研究组 HAMA 评分治疗后较治疗前有显著下降，血浆 MiR-34c 表达水平较治疗前显著升高，治疗前后 MiR-34c 表达水平均显著低于对照组。研究组治疗前后血浆 MiR-34c 的表达水平与 HAMA 总分和总病程呈显著负相关，而与年龄、首次发病年龄、本次病程均无相关性。因此认为，焦虑程度越重、总病程越长，血浆 MiR-34c 表达水平越低，而且帕罗西汀药物对其表达造成影响。因此，血浆 MiR-34c 有潜力成为 GAD 的新标记物，并为其潜在的治疗靶点提供依据。

二、综合医院焦虑障碍的现状调查

焦虑障碍的就诊主体在综合医院，患者个体及非精神专科医务人员缺乏精神卫生知识导致无法及时准确识别，患者负担大，造成医疗资源浪费。

吴秋霞等调查湖南省两市综合医院非精神专科医师对 GAD 知识的知晓情况。该研究采用案例分析调查法，给 374 名非精神专科医师（两市共 6 所综合医院）一个 GAD 的经典案例。结果发现，两市综合医院非精神科医师对 GAD 的正确识别率（患者最有可能的诊断）仅为 31.8%。病因方面，认为工作和经济困难、近期的创伤性事件以及日常矛盾是最常见的 3 个致病原因。三级医院医师、二级医院医师对 GAD 的正确识别率分别为 35.3%、22.5%，差异有统计学意义。对于 GAD 的治疗理念，三级医院医师认为精神科医师、临床心理治疗师、抗焦虑药物等有益的比率均明显高于二级医院，差异有统计学意义。三级医院医师认为脑内化学物质失调等问题是可能危险因素的比率明显高于二级医院医师，且差异有统计学意义。综上可以看出，综合医院非精神科医师对 GAD 知识的知晓存在多方面不足，且二级医院较三级医院有明显差距，提高精神卫生知识知晓率势在必行。

因为焦虑障碍本身的疾病特点，患者常会由于担心治疗中存在的种种问题而停药，脱落率很高，导致疾病预后不良及各项医疗成本增加，成为一个重大的公共卫生问题。

杨旭姣等调查 GAD 患者门诊用药依从性情况。该调查利用上海市精神卫生中心门诊电子信息系统随机抽取 19 789 例患者，以药物持有率（medication possession ration，MPR）量化其药物依从性。结果提示，随访期内，患者的 MPR 随着时间的推移不断降低。同时，探讨各临床特征患者药物依从性之间的差异：男性和女性患者之间年 MPR 值差异不具有统计学意义；青年、中年、老年 3 个年龄段患者的年 MPR 值存在显著差异，且老年患者年 MPR 值显著大于中年患者及青年患者，中年患者年 MPR 值显著大于青年患者；各亚型患者的年 MPR 值差异具有统计学意义，其中惊恐障碍患者年 MPR 值最高；在药物使用中，单药治疗的患者年 MPR 值显著低于联合用药治疗的患者；选用 SSRIs 或 SNRIs 的患者年 MPR 值显著高于选用其他精神药物的患者，而选用 SSRIs 的患者与 SNRIs 的患者年 MPR 值之间差异不显著。所以认为，GAD 患者的药物依从性较低，且各临床特征患者之间药物依从性差异较大，可为医师制定个体治疗方案及预测疾病转归提供依据。

由于焦虑障碍躯体主诉复杂，涉及多个系统，患者会到各种科室反复就诊，形成"逛医"现象，患者的功能受损严重、生活质量明显下降。

鲁文兴等为了解综合医院门诊焦虑障碍患者的就诊特点及其被识别率，调查 2074 例来自北京市 3 所综合医院神经内科、消化内科、心内科和妇科的门诊患者，采用一般筛查问卷、医院焦虑抑郁量表（HADS）、患者健康问卷（PHQ-15）进行筛查，对 HADS 评分≥8 分的就诊者做出精神科诊断。结果显示，共有 110 例诊断为焦虑障碍者（焦虑障碍组），其中 57 例（51.8%）共患抑郁障碍；无精神障碍者（正常组）1538 例；焦虑障碍组的 PHQ-15 总分高于正常组，差异有统计学意义（$P<0.01$）；焦虑障碍组患者 PHQ-15 中出现频率前 3 位的条目为：感到疲劳 37.3%（41 例）；睡眠问题 37.3%（41 例）；虚弱感 30.0%（33 例）；与正常组相比，焦虑障碍组的误工天数、目前疾病造成的功能损害（对家庭生活和家庭责任的影响、对工作和学习的影响、对社交生活的影响）间差异有统计学意义（$P<0.05$）；焦虑障碍组有自杀倾向者占 32.7%（36 例），只有 22 例患者（20.0%）被建议转诊到精神科（16 例，14.5%）或给予精神类药物（6 例，5.5%）。所以认为，综合医院门诊焦虑障碍患者共病抑郁障碍患病率高、躯体主诉多，多为疲劳、睡眠差及虚弱感、功能损害明显，且自杀率较高。

三、焦虑障碍治疗相关的研究进展

（一）集体认知行为治疗

心理治疗、药物治疗均为 GAD 的有效治疗方式，在各种心理治疗中，认知行为治疗（cognitive behavioral therapy，CBT）是治疗 GAD 最有效的心理学方法。

陈淑燕等探索集体认知行为治疗对 GAD 的临床疗效。该研究为随机对照研究，纳入 58 名 GAD 患者，分为干预组（$n=33$）和对照组（$n=25$），两组均用度洛西汀 30～120 mg 治疗，干预组还接受 8 次集体认知行为治疗，设为每周 1 次，每次 90 min。在基线、第 4 周、第 8 周采用

HAMA、HAMD、临床疗效总评量表（clinical global impression，CGI）评估临床症状。结果提示，干预组 HAMA 第 4 周及第 8 周的相对于基线的减分值大于对照组，而第 4 周的痊愈率及有效率高于对照组；在第 8 周测评点时，干预组 HAMD 相对于基线的减分值大于对照组，而 CGI 的病情严重程度（SI）与 CGI 疗效指数（EI）评分低于对照组。所以认为，与单独的药物治疗相比，在药物治疗基础上结合集体认知行为治疗能够早期起效，更为显著地改善广泛性焦虑障碍患者的焦虑症状、抑郁症状和总体病情。

（二）虚拟现实暴露疗法

暴露疗法通过想象或真实的接触唤起个体的恐惧或焦虑情绪，并在这一过程中进行去条件化，让个体意识到焦虑并不会导致其失去控制；相反，焦虑或恐惧的情绪会随着暴露的进行而逐渐减小。

丁欣放等使用 Meta 分析探讨虚拟现实暴露疗法（virtual reality exposure therapy，VRET）对焦虑障碍的治疗效果及其影响因素。同时考察 VRET 和传统暴露疗法的差异以及 VRET 治疗效果的长期效应。该分析通过检索文献，收集 31 篇通过随机化对照试验法考察 VRET 对焦虑障碍治疗效果的文献，样本量为 1231 人。结果提示，与等待组相比，VRET 组在主要结果指标上有大的效应量，即 VRET 可显著降低个体与症状直接相关的焦虑水平。同时，VRET 组在整体主观痛苦程度、认知、行为、生理指标上也表现出中等程度至较大程度的提升。治疗效果在 6 个月或 1 年后依然得以保持，且 VRET 可以取得和传统治疗方法相同的治疗效果。因此可以得出：VRET 对于焦虑障碍及其症状有较好的治疗效果。

（三）重复经颅磁刺激

李丽君等用 Meta 分析的方法系统评价重复经颅磁刺激（repetitive transcranial magnetic stimulation，rTMS）治疗 GAD 患者的疗效和不良反应，应用计算机检索 Pubmed 等数据库所有关于 rTMS 治疗 GAD 患者的随机对照试验（RCT），共纳入 10 个 RCT 研究进行 Meta 分析，纳入 732 人，根据研究内容的不同对患者进行亚组分析。结果显示，在 rTMS 治疗结束后的短期随访研究中疗效优于对照组；rTMS 干预治疗能早期改善 GAD 患者的焦虑症状，且干预组较对照组不良反应较少。所以认为，rTMS 干预 GAD 患者治疗结束时及短期随访疗效较好，rTMS 干预后起效较快，干预组不良反应少。

四、焦虑障碍患者的睡眠问题研究

焦虑障碍患者多主诉有睡眠问题。大部分焦虑障碍伴随睡眠紊乱。对 GAD 伴失眠的相关因素的研究有助于对 GAD 易致失眠的人群进行筛查和早期干预。

赵文清等探讨 GAD 共病失眠的可能危险因素和保护因素。该研究收集 178 例 GAD 患者，收集其人口学资料，并进行 APGAR 家庭功能问卷、HAMA、GAD-7、匹兹堡睡眠质量指数（Pittsburgh sleep quality index scale，PSQI）量表。将 178 例 GAD 患者分成 GAD 伴失眠组（PSQI>7 分，129 例，占 72.5%）和不伴失眠组（PSQI<7 分，49 例，占 27.5%），在年龄、家庭功能总分、GAD-7 的部分

症状（不能停止或控制担忧、对各种各样的事情担忧过多、很难放松下来、由于不安而无法静坐、变得容易烦恼或急躁、感到似乎将有可怕的事情发生而害怕）及焦虑障碍严重程度上两组差异有统计学意义。提示年龄大、家庭功能差、焦虑程度重及 GAD 的部分临床症状严重者更易出现失眠问题。对单因素分析中有显著性差异的因素进行多元 Logistic 回归分析，结果显示，年龄、HAMA 总分及 APGAR 家庭功能总分进入回归方程。所以认为，焦虑程度高、年龄偏大是 GAD 伴失眠的独立危险因子，良好的家庭功能是 GAD 伴失眠的保护因子。

五、焦虑障碍患者心率变异性研究

心率变异性（heart rate variability，HRV）指逐次心动周期间的时间变异数，常用于评估心脏自主神经功能活动。交感神经张力增高时 HRV 下降，迷走神经张力增高时 HRV 增高。

为观察冠状动脉粥样硬化性心脏病共病焦虑障碍或抑郁障碍患者的自主神经功能损害情况，以及使用舍曲林治疗后患者精神心理状况及自主神经功能的改善情况。张焱等对 92 例确诊冠状动脉粥样硬化性心脏病的患者进行焦虑自评量表（SAS）、抑郁自评量表（SDS）评估和动态心电图（DCG）检查。并按量表评分结果分为 A 组（冠状动脉粥样硬化性心脏病伴焦虑组）、B 组（冠状动脉粥样硬化性心脏病伴抑郁组）、C 组（冠状动脉粥样硬化性心脏病伴焦虑抑郁组）和 D 组（单纯冠状动脉粥样硬化性心脏病组），对各组患者 HRV 各指标进行比较分析。将 56 例冠状动脉粥样硬化性心脏病伴焦虑和（或）抑郁患者分为干预组（舍曲林＋心理干预）和对照组（心理干预），并比较两组治疗前后 SAS、SDS 评分和 HRV 各指标变化情况。所有数据经统计学分析后，得出结论：冠状动脉粥样硬化性心脏病伴焦虑和（或）抑郁患者自主神经系统功能降低，且常规用药联合心理治序和抗精神病性药物治疗可改善冠状动脉粥样硬化性心脏病焦虑和（或）抑郁患者自主神经功能。

六、焦虑障碍患者的内分泌研究

目前国外不少学者对 GAD 的皮质醇等生物学指标进行研究，但是国内关于皮质醇与心理健康状况、人格的关联性研究较少。

周田田等为探讨 GAD 患者人格障碍与血浆皮质醇水平的相关性，收集 38 例确诊为 GAD 的患者作为病例组，另选取同等条件健康对照者 39 例作为对照组，采用 HAMA、GAD-7、宾州忧虑问卷（Pennsylvania worry questionnaire，PSWQ）、症状自评量表（SCL-90）、艾森克人格问卷（Eysenck personality questionnaire，EPQ）评估 GAD 患者及正常对照者的焦虑严重程度、人格特点及心理健康水平等，并采血检测其血浆皮质醇水平。统计学分析后结果显示，GAD 患者 EPQ 中 N 分显著高于对照组（$P<0.05$）；GAD 患者血浆皮质醇浓度显著高于正常对照组（$P<0.01$），且血浆皮质醇浓度与 N 分、GAD-7 评分、PSWQ 评分、HAMA 评分、SCL-90 总分、躯体化、人际关系敏感、抑郁、焦虑均呈正相关（$r=0.501\sim0.995$，$P<0.01$）。所以认为，广泛性焦虑障碍患者血浆皮质醇较正常人升高，且升高的皮质醇与神经质的人格倾向及心理健康水平有关。

七、焦虑障碍患者的共病研究

（一）急性白血病

许多心理测量方面的研究发现急性白血病患者伴有明显的情绪压力（如焦虑、抑郁），这些情绪因素在治疗及康复过程中发挥重要的作用。

为早期识别和干预白血病患者中焦虑障碍，曲姗等研究急性白血病患者焦虑障碍的检出率和危险因素。该研究为横断面研究，选取548例确诊白血病患者，应用一般资料问卷采集被试人口社会学资料及白血病病史，应用GAD-7为焦虑症状的筛查工具，应用简明国际神经精神访谈（MINI）作为焦虑障碍的诊断筛查工具。分析社会人口学资料及白血病分型，了解急性白血病患者中焦虑症状检出阳性者和焦虑障碍检出阳性者的危险因素，并比较两种检查工具的一致性。结果显示，白血病患者焦虑症状的检出率（筛查阳性率）为19.2%（105/548），各类焦虑障碍检出率（诊断阳性率）为13.3%（73/548），女性、非在职者和分型为急性淋巴细胞白血病患者焦虑症状的检出率更高；女性和非在职者焦虑障碍检出率更高；筛查阳性率高于诊断阳性率，两者一致性评价Kappa值为0.43，$P<0.001$。所以结论认为，白血病患者各类焦虑症状的检出率为19.2%，验证了GAD-7适合应用于综合医院焦虑症状筛查的结论。应注意性别、职业状态、白血病临床分型等风险因素。

（二）慢性乙型病毒性肝炎

来燕红等探讨慢性乙型病毒性肝炎合并焦虑障碍患者的生存质量及其免疫指标的变化情况。该研究分为观察组（48例慢性乙型病毒性肝炎合并焦虑障碍患者）和对照组（48例慢性乙型病毒性肝炎患者），应用世界卫生组织生存质量测定简表（WHOQOL-BREF）评估两组患者的生存质量（包括生理方面、心理方面、社会关系及环境领域），并分别检测两组的红细胞免疫（包括ATER、NTER、RBC-C3bRR及RBC-ICR）和细胞免疫指标（$CD3^+CD4^+$、$CD8^+$、$CD4^+$及$CD4^+/CD8^+$），结果显示，观察组生存质量方面（包括生理方面、心理方面、社会关系及环境领域）的评分分别低于对照组；观察组细胞免疫方面（包括$CD3^+CD4^+$、$CD4^+$及$CD4^+/CD8^+$）评分低于对照组，而$CD8^+$则高于对照组；观察组红细胞免疫方面（包括ATER、NTER、RBC-C3bRR及RBC-ICR评分低于对照组，而RBC-ICR则高于对照组；且观察组轻度、中度及重度焦虑症患者的生存质量及红细胞免疫、细胞免疫指标均存在明显差异。所以认为，慢性乙型病毒性肝炎合并焦虑障碍患者生存质量及免疫指标相对较差，且与焦虑严重程度有关。

（三）2型糖尿病

为早期识别焦虑障碍患者共病糖尿病的危险因素并及时干预，刘璨璨等探讨下丘脑-垂体-肾上腺轴（HPA轴）、下丘脑-垂体-甲状腺轴（HPT轴）在焦虑障碍合并糖尿病中的可能中介作用。选取562例住院焦虑障碍患者作为研究对象。对入组患者空腹12 h以上，次日晨8：00抽取静脉血进行口服葡萄糖糖耐量试验（OGTT），同时根据OGTT值计算胰岛素抵抗指数（HOMAIR）和胰岛素敏感指数（WBISI）。测定促甲状腺激素（TSH）、总三碘甲状腺原氨酸（TT_3）、游离三碘甲状腺原氨酸（FT_3）、总四碘甲状腺原氨酸（TT_4）、游离四碘甲状腺原氨酸（FT_4）、促肾上腺皮质激素（ACTH）、皮质醇（PTC）等神经内分泌指标。结果提示，焦虑障碍共病糖尿病患者83例（14.8%）。在<40岁人群中，FT_4、HPT轴异常与焦虑障碍患者糖尿病患病率有关。年龄、FT_4、PTC是焦虑障碍伴发糖尿病的影响因素。当PTC、HPA轴异常时，HOMAIR增高、WBISI降低；当ACTH、HPT轴、FT_4、TT_3异常时，WBISI降低。结论：HPA或HPT轴的异常可能是焦虑障碍伴发糖尿病的中介机制，早期关注并干预神经内分泌异常可能有助于防范焦虑障碍患者糖尿病的发生。

（四）乳腺癌

内分泌治疗已经成为乳腺癌综合治疗重要的一部分，且由于治疗时间较长，患者治疗期间心理和生活质量都有可能受影响。

为探讨乳腺癌患者内分泌治疗过程中的社会支持领悟能力与其焦虑程度及生活质量水平之间的关系，徐海萍等纳入174例接受内分泌治疗的乳腺癌患者，采用HAMA、领悟社会支持量表（perceived social support scale，PSSS）、生活质量评价量表（SF-36）对患者进行现场调查。对3组数据进行统计学分析后，结果提示，具有临床意义的焦虑症状者，即HAMA≥14分的患者有51例患者；HAMA评分与PSSS评分呈线性负相关关系，r^2线性$=0.161$，$r=-0.401$，$P<0.05$；HAMA评分与SF-36评分呈线性负相关关系，r^2线性$=0.186$，$r=-0.431$，$P<0.05$。所以认为，应积极加强对患者的心理干预，抗焦虑治疗，对患者家属进行健康宣教，加强社会支持，对提高临床治疗效果和患者身体恢复及生活质量水平具有重大意义。

（五）人格障碍

已有研究发现焦虑障碍经常共病一种或数种人格障碍，且共病者的临床问题更加复杂和严重。国内研究较少，且多为小样本数据。

为研究调查国内焦虑障碍共病人格障碍的发生率和临床特点，黄建军等对127例符合焦虑障碍诊断的患者进行人格障碍的评估与诊断，并进行HAMA、HAMD、疾病严重程度（CGI-SI）、社会功能缺陷（SDSS）的评估，结果发现焦虑障碍患者共病人格障碍的比例为73.2%，进一步对共病患者的数据进行分析，发现共病者的焦虑障碍的发病年龄更早（$P<0.01$），焦虑障碍病程更长（$P<0.05$），疾病严重程度更明显（$P<0.01$），其抑郁、焦虑评分也更高（$P<0.05$；$P<0.05$），社会功能更差（$P<0.01$）。所以该研究认为，焦虑障碍共病人格障碍的比率较高，且共病人格障碍患者对其临床特征如病程、发病年龄、疾病严重程度、社会功能均产生负性影响，所以要积极评估焦虑障碍患者是否合并人格障碍。

（六）脑卒中

精神症状与很多躯体疾病有关，可相互影响，尤其是长期的精神障碍。已有研究显示适度的慢性焦虑对缺血性脑血管病的发生、发展有延缓或减轻的作用，过度抑郁会增加脑萎缩风险。老年期认知功能障碍是在老年人群中高发的智力障碍性疾病，病因复杂。目前慢性焦虑、抑郁与老年期认知功

能障碍发生、发展间关系的研究较少。

为研究慢性焦虑、抑郁对老年轻型急性缺血性卒中患者伴发认知功能障碍之间的影响，高智玉等选取 98 例老年轻型急性缺血性卒中患者，并对其进行 HAMA、HAMD 评定，并结合其临床特征判定其是否有慢性焦虑、抑郁，并分为两组。并采用简易智力状态检查量表（MMSE）对患者进行认知功能评分，比较不同分组患者 MMSE 评分，并采用 Pearson 相关分析探讨年龄与 MMSE 评分的相关性，采用多元线性回归分析 MMSE 评分的影响因素。结果显示，年龄与 MMSE 评分呈线性负相关（$r = -0.221$，$P = 0.029$），且女性 MMSE 评分高于男性，在均衡年龄和性别后，焦虑组 MMSE 评分高于无焦虑组，差异具有统计学意义（$P < 0.05$）。抑郁组和无抑郁组评分差异无统计学意义。多元线性回归分析显示，焦虑和年龄为 MMSE 评分的影响因素（$P < 0.05$）。所以该研究认为：高龄可能是老年患者认知功能障碍的危险因素，而慢性焦虑可能是老年患者认知功能障碍的保护因素。

（七）慢性偏头痛

慢性偏头痛是现代社会常见的非器质性病变头痛疾病之一，该病与遗传因素及心理社会因素联系紧密，同时该病还常伴发抑郁、焦虑等精神障碍。

为探讨慢性偏头痛患者出现焦虑、抑郁等精神障碍的影响因素，谭春琼等选取 90 例慢性偏头痛患者作为研究组，同时对照组为同期健康体检者 60 例。对研究组和对照组受试者均采用焦虑自评量表（SAS）、抑郁自评量表（SDS）、匹兹堡睡眠指数量表（PSQI）、偏头痛残疾程度评估量表（MIDAS）、头痛影响测验（HIT-6）进行评估，采用二分类 Logistic 回归模型分析其影响因素。结果显示研究组各项评分均高于对照组，差异有统计学意义（$P < 0.05$），回归分析显示，较高的文化程度是患者焦虑情绪的保护因素，而有家族史、剧烈头痛、频繁发病、病程较长、压力大是焦虑、抑郁的危险因素。所以认为，在治疗慢性偏头痛的同时，应关注患者的情绪及其社会心理因素，积极处理，提高疗效。

（八）冠状动脉粥样硬化性心脏病

随着双心医学诊疗模式的转变，心理因素在诊疗过程中愈发重要。已有研究表明，焦虑状态是冠状动脉粥样硬化性心脏病（coronary atherosclerotic heart disease，CHD）发生、发展的危险因素，同时影响疾病的治疗疗效、预后。

为观察 CHD 患者伴发焦虑的发生情况，并分析各种因素与 CHD 伴发焦虑的关系，王一然等收集 120 例确诊为早发性 CHD 患者，根据 HAMA 评分分为焦虑组和非焦虑组，记录基本临床资料，并检测 C 反应蛋白等生化指标，行心脏彩超及冠状动脉造影，并随访 180 d，记录其用药依从性和临床事件发生。研究结果显示，焦虑组与非焦虑组相比，女性、高血压、吸烟史、心肌梗死、血管病变、支架置入治疗（PCI）、高中以上文化程度所占比例及 C 反应蛋白均较高（$P \leqslant 0.05$，且随着焦虑程度增加而增加；高血压、心肌梗死、PCI 治疗、双支或双支以上血管病变为早发 CHD 患者伴发焦虑的危险因素，且焦虑状态影响早发 CHD 患者短期预后。

（周　波　杨程惠）

参 考 文 献

［1］李伟，崔慧茹，朱智佩，等. 广泛性焦虑障碍患者全脑皮质厚度和静息态功能连接的脑影像研究. 中华行为医学与脑科学杂志，2017，11：989-993.

［2］王玮，钱绍文，刘锴，等. 广泛性焦虑障碍发病机制的静息态功能磁共振成像. 中国医学影像技术，2016，32（3）：358-362.

［3］李鸿磊，王纯，滕昌军，等. 广泛性焦虑障碍患者认知监控网络异常的功能磁共振研究. 临床精神医学杂志，2016，5：299-301.

［4］郭家羽，谭立文，张德清，等. 广泛性焦虑障碍患者脑扣带回物质代谢特点研究. 中国临床心理学杂志，2015，1：60-62、66.

［5］叶刚，汤臻，李歆，等. 首发广泛性焦虑障碍患者外周血炎性细胞因子与焦虑症状的相关性. 中华行为医学与脑科学杂志，2016，8：709-712.

［6］叶刚，汤臻，潘明志，等. 首发广泛性焦虑障碍患者外周血 C- 反应蛋白 / 白细胞介素 -6 水平与记忆功能的相关性［J］神经疾病与精神卫生，2016，3：293-296.

［7］叶刚，汤臻，钱正康，等. 首发广泛性焦虑障碍患者外周血炎性细胞因子与执行功能的相关性. 精神医学杂志，2016，3：161-163.

［8］谢正，王娜，李恒芬，等. 5- 羟色胺 1A 受体基因 C（-1019）G（rs6295）单核苷酸多态性与中国汉族人群焦虑障碍的关联分析. 中国现代医学杂志，2016，11：29-33.

［9］吴正言，李洁. 广泛性焦虑障碍患者治疗前后血浆 microRNA-34c 表达水平研究. 临床和实验医学杂志，2016，4：327-330.

［10］吴秋霞，陈淑宝，罗小阳，等. 综合医院非精神科医师对广泛性焦虑障碍的知晓情况调查. 中国临床心理学杂志，2016，5：894-899.

［11］杨旭娇，宋立升. 上海市焦虑障碍患者门诊服药依从性现况调查. 中国临床心理学杂志，2018，1：86-88.

［12］鲁文兴，陈星，姜荣环，等. 综合医院门诊焦虑障碍患者的特点分析. 中国全科医学，2014，13：3748-3751.

［13］陈淑燕，谢稚鹃，黄薛冰，等. 集体认知行为治疗对广泛性焦虑障碍疗效的随机对照研究. 中国心理卫生杂志，2017，3：177-182.

［14］丁欣放，李岱. 虚拟现实暴露疗法治疗焦虑障碍的随机对照试验 meta 分析. 中国心理卫生杂志，2018，3：191-199.

［15］李丽君，胡卫疆，高雅坤，等. 重复经颅磁刺激治疗广泛性焦虑障碍的疗效及不良反应的 Meta 分析. 中华行为医学与脑科学杂志，2016，7：662-666.

［16］赵文清，杨旭娇，宋立升. 广泛性焦虑障碍患者伴失眠症状及相关因素的研究. 临床精神医学杂志，2017，6：397-399.

［17］张焱，周勇杰．伴不同焦虑和（或）抑郁障碍的冠心病患者心率变异性情况及舍曲林的应用效果．临床用药研究，2017，14：2219-2223.

［18］周田田，孔伶俐，刘春文．广泛性焦虑障碍患者人格特征与血浆皮质醇水平的相关研究．中华行为医学与脑科学杂志，2015，12：1113-1116.

［19］曲姗，陈育红，许兰平，等．急性白血病患者焦虑障碍的现况调查．中国心理卫生杂志，2016，12：891-895.

［20］来燕红，黄晓玉，李彦博，等．慢性乙型肝炎合并焦虑症患者生存质量及免疫指标的变化研究．中华医院感染学杂志，2017，4：788-791.

［21］刘璨璨，再全，周亚玲，等．HPA、HPT轴在焦虑障碍合并糖尿病中的作用研究．四川大学学报（医学版），2017，48：895-899.

［22］徐海萍，储嘉慧，秦超，等．乳腺癌内分泌治疗患者焦虑情况与领悟社会支持和生活质量的相关性分析．中华肿瘤防治杂志，2016，14：909-912.

［23］黄建军，柏晓利，杨蕴萍．焦虑障碍与人格障碍的共病．中国临床心理学杂志，2012，20（4）：480-484.

［24］高智玉，杨团峰，朱莎，等．慢性焦虑、抑郁对老年轻型急性缺血性卒中患者伴发认知功能障碍的影响研究．中国全科医学，2018（7）：874-878.

［25］谭春琼．慢性偏头痛伴焦虑抑郁障碍分析研究．重庆医学，2017．A01：336-338.

［26］王一然，王春燕，李鹏．早发冠状动脉粥样硬化性心脏病患者焦虑状态危险因素的分析．中国现代医学杂志，2018，28（12）：69-74.

第三节　睡眠障碍研究进展

随着人们生活节奏的不断加快，生活方式的转变，城市化进程不断加快，精神压力也随之增大。由此造成的睡眠障碍则越来越受到人们的关注，成为影响人类生存质量和健康的重要影响因素。睡眠障碍正日益成为较为突出的公共卫生及社会问题。据世界卫生组织统计，全球约有1/3的人长期遭受睡眠障碍的困扰。长期的睡眠障碍可使脑功能发生衰退，大脑的感觉和认知敏感度降低，记忆力和分析判断逻辑功能减低。也是造成机体的精力和体力状况不佳的主要原因，从而造成劳动力丧失和间接的经济损失。

一、睡眠障碍的流行病学特征

睡眠障碍是指睡眠量的异常及睡眠质的异常或在睡眠时发生某些临床症状，如睡眠减少或睡眠过多、睡行症等，其中以失眠症最为常见。现代化带来的快速生活和工作节奏，已经对人类的睡眠产生了巨大的影响。全球约有1/3的人群受到失眠的困扰。据调查，5%～35%的成年人患有睡眠障碍，妇女、老年人及慢性疾病患者患病比例更高。睡眠障碍不仅降低生活质量、影响工作效率，还增加事故隐患及精神疾病危险。成年人出现睡眠障碍的比例高达 35%。57% 的 60 岁以上的老年人会出现睡眠障碍。调查结果显示，睡眠时间不足、睡眠质量不好等问题人数占相当大的比例。睡眠障碍中有 55.5% 的患者存在不同程度的社会功能障碍。

二、睡眠障碍的诊断和分类

《美国精神障碍的诊断与统计手册》第 5 版（Diagnostic and Statistical Manural of Mental Disorders-V，DSM-V）将睡眠障碍分为 3 类，分别为睡眠 - 觉醒障碍，与呼吸相关的睡眠障碍和异常睡眠。睡眠 - 觉醒障碍包括失眠障碍、过度嗜睡障碍、发作性睡病。与呼吸相关的睡眠障碍包括阻塞性睡眠呼吸暂停低通气，中枢性睡眠呼吸暂停，睡眠相关的通气不足，昼夜节律睡眠 - 觉醒障碍。异常睡眠包括非快速眼动睡眠唤醒障碍，梦魇障碍，快速眼动睡眠行为障碍，不宁腿综合征，物质（或药物）所致的睡眠障碍，其他特定的失眠障碍等。《国际疾病及有关健康问题的统计分类》（Interna-tional Statistical Classification of Diiseases and Related Health Problems，10th Revision，ICD-10）将睡眠障碍分为睡眠失调和睡眠失常 2 类。睡眠失调指的是一种原发性心因性状态，其中睡眠紊乱包括失眠、嗜睡及睡眠觉醒节律障碍；睡眠失常是在睡眠中出现异常的发作性事件，包括睡行症、睡惊及梦魇。《中国精神障碍诊断标准》第 3 版（Chinese Classification of medical disorders-3，CCMD-3）将非器质性睡眠障碍定义为各种心理社会因素引起的非器质性睡眠障碍与觉醒障碍，包括失眠症、嗜睡症、睡眠 - 觉醒节律障碍、夜惊、睡行症及梦魇等。有研究对这 3 种诊断标准进行比较，结果发现 3 类标准在对睡眠障碍的归类、诊断标准的侧重点及各类型睡眠障碍的描述略有差异。ICD-10 中对每种睡眠障碍是由器质性因素、精神障碍或躯体障碍所引起的症状进行鉴别诊断。DSM-5 强调睡眠障碍患者个体主观感受和社会功能受损情况，而 CCMD-3 的诊断中对各种类型睡眠障碍的症状描述较前 2 种诊断标准更为详尽。第 2 版国际睡眠障碍性疾患分类法 ICSD2（2005）把睡眠障碍疾病分为 8 大类：①失眠；②与睡眠相关的呼吸障碍；③非呼吸睡眠障碍所致过度睡眠；④昼夜睡眠节律障碍；⑤异态睡眠；⑥与运动相关的睡眠障碍；⑦单独症候群，正常变异和尚未定义的项目；⑧其他睡眠障碍。

三、睡眠障碍的病因

（一）生物学因素

1. 遗传因素　对嗜睡症的家族研究发现，10%～30% 的患者存在家族遗传性。人们发现，如果患者的双亲之一患有失眠障碍，则患者的同胞中约有 1/2 会患病，而性别差异不大，并且连续几代都有发病者。此外，其他一些异态睡眠，如梦行症、夜惊和梦魇的发生也有一定的遗传倾向，但机制不明。发作性睡病的病因与遗传和环境因素有关。近年，谌剑飞研究表明几种睡眠障碍与遗传、基因之间存在明显的关联，如发作性睡病与人类白细胞抗原及 *hypocretin* 基因缺乏，致死性家族性失眠症患者有元蛋白（PrP）基因（PRNP）的突变，睡后原因不明的猝死，或与 *LQTS* 基因异常有关等。

2. 体温变化　通常失眠症与人体生物钟对人体体温的控制等问题有关。晚上不能入睡的人，可能是因为体温调节节奏出现延迟——身体的温度并没有下降，因此直到深夜才会感到困倦。失眠症患者似乎比正常人具有更高的体温，并且他们的体温变化不大。可能正是这种波动性的缺乏干扰了他们的睡眠过程。

3. 生物节律　国内韩芳研究显示，昼夜节律性睡眠障碍（CRSD）是由于睡眠 - 觉醒周期与人体的 24 h 生物节律失调所致的一类睡眠疾病。它以失眠和（或）白天过度嗜睡，影响生活质量为主要临床表现。因内源性昼夜节律系统变化而引起者包括睡眠时相延迟综合征（DSPS）、睡眠时相前移综合征（ASPS）、非 24 h 节律睡眠障碍和无昼夜节律的睡眠障碍；因环境改变导致者主要包括时差和轮班相关的睡眠障碍。控制人昼夜节律的中枢生物钟位于视交叉上核（SCN），可以产生、维持昼夜节律。内源性昼夜节律由遗传决定，并随自然环境、社会因素和工作时间的变化而进行适应性调整。光线是人类昼夜节律最强的同步化因子，非光线因素，如褪黑素、生理和社会性活动等也起一定作用。褪黑素由松果体腺产生，它在黑暗中分泌，一有光线分泌就停止。研究者认为光线和褪黑素对生物钟的设置起作用。

4. 躯体疾病　任何躯体不适均有可能导致睡眠障碍，特别是心血管疾病、关节炎或关节痛及前列腺增生。心血管疾病引发的胸痛，由此导致焦虑是临床睡眠障碍的重要原因。

5. 精神疾病　精神科住院患者中发生睡眠障碍的概率很大，其发生的原因是多方面的，一旦患者出现睡眠障碍，将会对疾病的恢复进程产生不良影响。精神分裂症等精神障碍，包括神经症（神经衰弱、强迫症等）、精神分裂症以及某些人格障碍。

（1）焦虑障碍：学者赵文清、宋立升指出，失眠症不仅是焦虑障碍患者最早和最常见的主诉，而且为临床诊断提供重要参考价值的同时，失眠与精神疾病在病程中有着相互的影响，不同焦虑障碍的亚型都有不同的睡眠紊乱临床表现，焦虑障碍可持续多年，呈慢性状态，与之相关的失眠问题也可持续多年。尽管焦虑障碍可能是引起失眠的最重要的病因，但仅 15% 的睡眠障碍患者符合焦虑症的诊断标准。50% 以上的睡眠障碍患者都存在高焦虑的特点；而有近 70% 的广泛性焦虑障碍患者存在失眠问题。

（2）抑郁障碍：国内翟晓杰等研究显示，抑郁症和睡眠障碍常共患发生，流行病学分析表明，抑郁症患者出现睡眠异常的频率高于正常人群，表现睡眠障碍者发生抑郁症的风险也高于正常人群。研究抑郁症和睡眠障碍共病对防治和患者生活质量的改善都十分重要。约 90% 的抑郁症患者存在某种程度的睡眠异常，而它会强化患者的抑郁。抑郁症患者睡眠模式的改变主要在第 1 个 REM 睡眠期的减少和夜晚第 1 个 REM 睡眠期持续时间的增加上。日间睡眠或嗜睡也与抑郁相关。抑郁症患者普遍存在睡眠持续时间减少，睡眠等待时间加长，以及慢波睡眠减少的情况。由于严重抑郁患者倾向于花更多的时间在床上，所以这可能是他们日间睡眠较多的一个原因。另外，由于抑郁症患者对时间判断能力的下降，对真实睡眠时间的估计往往偏低，从而造成对睡眠更多的抱怨。

6. 药物原因及物质依赖　可能引起睡眠障碍的药物，如氨茶碱、阿托品、异烟肼等；催眠药或嗜酒者的戒断反应。长期服用催眠药者，突然停药常会产生入睡困难；长期习惯饮酒催眠者，一旦停饮则会出现不同程度的睡眠障碍。陶莹等研究指出，一些精神活性物质，如吗啡、海洛因、可卡因、甲基苯丙胺、氯胺酮等物质与机体相互作用，引起睡眠不足和精神兴奋等在多巴胺系统上有相似的神经生物学效应。

（二）心理社会因素

1. 睡眠期待　研究显示，很多失眠者是对睡眠需要的时间期待不现实。
2. 内心冲突　失眠可以由任何原因引起的情绪冲突而诱发。
3. 不良睡眠习惯　行为主义者认为，睡眠障碍的出现是不良学习的结果。
4. 不良的认知　认知行为理论认为，患者对偶然发生的失眠现象的不合理信念是导致失眠长期存在的重要原因。

（三）应激与环境

1. 生活应激　急性应激是引起短期失眠的最常见因素。
2. 睡眠环境　虽然存在一定的个体差异，但随着年龄的增长，人们对睡眠环境的敏感度会逐渐提高。

（1）睡眠环境的突然改变：每个人都有一个相对稳定和习惯的睡眠环境，如果因为种种原因而改变了这个环境，有些人则会造成睡眠障碍。例如：到外地出差、开会、观光旅游、走亲访友，到一个新的环境，可能影响睡眠。

（2）强光：绝大多数人习惯在黑暗的环境里睡眠。如果睡眠环境光线明亮，甚至在强光的照射下，除非过于疲劳，一般来说是难以入睡的。有的人可能有一点光亮也会睡不着。

（3）噪声：安静是睡眠的必要条件，在睡眠的环境里如果产生较大的噪声（有时强烈的音乐也难以承受），自然会影响睡眠的导入。但也有人能习惯一定程度的某种噪声，以至于缺乏此噪声的干扰反而不能入睡，如妻子对丈夫的鼾声可能没有烦恼，安之如怡，甚至没有了这种鼾声反而不能入睡。

（4）温度异常：高温或寒冷都会影响正常睡眠。在 $>28℃$ 或 $<4℃$ 就会影响睡眠。在此种异常的温度条件下，即使增加被褥也难免对睡眠产生不良影响。

3. 生活行为原因

（1）不良的生活行为中以睡前饮茶、吸烟、喝咖啡对睡眠的影响最为常见。还有些人喜欢在睡觉前看恐怖、战争电影，这些对睡眠也有影响。

（2）良好睡眠习惯没有养成。生物有按时间有节奏地调节自己活动的本领，称为"生物钟"。如果我们扰乱了这种"生物钟"的正常运行作息规律，就会造成睡眠障碍。例如，过度的夜生活、熬夜工作，刚开始的"三班倒"等。

四、睡眠障碍的检查与评估

（一）一般采用的睡眠质量衡量标准

对睡眠质量的测定，目前还缺乏准确的量化标准。我们通常采用的衡量标准是：只要入睡快、睡得深、睡得香、醒后自觉浑身轻松、精神饱满、精力充沛，其睡眠时间就是够的，质量就是高的；反之，如果睡得慢（很难入睡），睡眠表浅，醒后自觉疲劳、头晕、精神不振则为睡眠不佳或称出现了睡眠障碍。

睡眠质量的评定：睡眠质量的评定是通过计算睡眠率，并根据睡眠率的百分数来确定睡眠质量。睡眠率＝实际入睡时间／床上时间 × 100%。睡眠质量可分为 0～5 级：0 级，表示睡眠质量佳，其睡眠率＞80%；1 级，表示睡眠尚可，睡眠率为 70%～80%；2 级，表示睡眠困难，睡眠率为 60%～70%；3 级，表示轻度睡眠障碍，睡眠率为 50%～60%；4 级，表示中度睡眠障碍，睡眠率为 40%～50%；5 级，表示重度睡眠障碍，其睡眠率＜40%。

（二）睡眠障碍的检查评估方法

1. 评估方法 包括：①临床会谈，直接观察；②个体的主观感受：Epwoth 量表、视觉类比量表（VAS）、日记、疲劳严重度量表（FSS）；③客观的评估（生理／行为）：多次睡眠潜伏期试验（MSLT）、清醒状态维持试验（MWT）、活动记录检查（actigraphy）；④临床表现：精神运动警戒性试验（PVT）、数字符号替代试验（DSS）、Walter-Reed 加减法测验（WRAST）。

2. 多导睡眠描记评估（polysomnography，PSG） PSG 是在全夜睡眠过程中，连续并同步地描记脑电、心电、呼吸等 10 余项指标，全部记录次日由仪器自动分析后再经人工逐项校正。监测主要由 3 部分组成：①分析睡眠结构、进程和监测异常脑电；②监测睡眠呼吸功能，以发现睡眠呼吸障碍，分析其类型和严重程度；③监测睡眠心血管功能。PSG 是睡眠障碍性疾病诊断的金标准，可早期诊断睡眠障碍疾病，有针对性的治疗，减少其并发症，有利于整体改善患者预后，降低病死率，提高患者的生活质量。

3. 睡眠障碍的评定量表 段莹等将常用的评定量表加以整理，总结如下。

（1）匹兹堡睡眠质量指数（Pittsburgh sleep quality index，PSQI）：PSQI 是目前应用比较广泛的睡眠质量量表。共有 24 个问题，其中包括 19 个自评题目和 5 个他评题目。他评问题仅供临床参考，不计入总分。其中前 4 题是开放式问题，其余自评题中针对 7 类指标进行评分，包括主观睡眠质量、睡眠潜伏时间、总睡眠时间、睡眠效率、睡眠紊乱、用药和日间功能情况。每题的评分范围为 0～3，总分为 0～21 分。得分越高，说明睡眠质量越差。总分＜5 分，代表睡眠质量好；总分＞5 分，代表睡眠质量差。PSQI 适用于评价近 1 个月的睡眠质量。

（2）阿森斯失眠量表（Athens insomnia scale，AIS）：AIS 是基于 ICD-10 失眠诊断标准设计的自评量表。共 8 个问题，前 5 个问题针对夜间睡眠情况评估，后 3 个问题针对日间功能进行评估。AIS 适用于评价近 1 个月的睡眠情况。

（3）失眠严重程度指数（insomnia severity index，ISI）：ISI 是由 7 个问题组成的自评量表，较多用于失眠筛查、评估失眠的治疗反应。每个问题有 0 ～ 4 分 5 个选项，总分为 28 分，0～7 分无失眠，8～14 分轻度失眠，15～21 分中度失眠，22～28 分重度失眠。ISI 适用于评价 2 周内的睡眠情况。

（4）睡眠信念与态度（dysfunctional beliefs and attitudes about sleep，DBAS）：DBAS 有 30 个项目和 16 个项目两个版本，DBAS-16 相对使用较多。该量表主要用于评价睡眠相关的认知情况，是针对错误睡眠观念的自我评价。包括 4 个方面的内容，即对失眠造成影响的认识、对失眠的担忧、对睡眠的期待、用药情况。针对量表中的观点，受试者以视觉量表的形式做出评价。在一条 100 mm 长的线上标有 0～10 的 11 个数字。0 表示强烈不同意，10 表示强烈同意。

4. 睡眠日记　此法操作简单，患者容易接受，可用于了解患者 1 周内的睡眠模式情况，并了解患者睡眠障碍的性质、频率、持续时间以及强度等信息。

五、睡眠障碍的治疗

（一）药物治疗

1. 对于多眠的药物治疗

（1）中枢神经兴奋药：对网状激活系统产生激活作用，发挥很强的兴奋效果。对于治疗过度睡意与睡眠发作有效。常用药物有安非他明、哌甲酯、匹莫林等。

（2）抗抑郁药：用于治疗猝倒发作、睡眠麻痹、入睡前幻觉等。如氯米帕明、阿米替林、氟西汀、文拉法辛等。

（3）作用于多巴胺受体的药物：可产生唤醒作用，改善白天过度睡眠。

（4）单胺氧化酶抑制药：通过抑制 REM 睡眠而起到治疗作用。

（5）镇静催眠药物：发作性睡病患者在白天应用兴奋药后，可加重夜间睡眠障碍，可选用镇静催眠药物。

2. 对于失眠的药物治疗

（1）苯二氮䓬类药物：是非选择性 GABA- 受体复合物激动药，可缩短入睡潜伏期、延长总睡眠时间，其不良反应包括逆行性遗忘、停药效应、宿醉效应、头晕、嗜睡、精神运动活动损害等，长期大量使用会导致成瘾。因此，对于初次就诊的睡眠障碍患者不主张首选苯二氮䓬类药物来治疗，而对于第一次就诊的患者应选择短半衰期药物，顽固性睡眠障碍患者则应选择长半衰期药物。

（2）非苯二氮䓬类药物：选择性 γ- 氨基丁酸受体激动药，血药浓度达峰值速度迅速、半衰期短，能快速诱导入睡，次日无明显宿醉效应，停药反应小，不易产生耐受性和依赖性，可作为苯二氮䓬类药物的替代；不良反应主要有头晕、头痛、口干、记忆力减退等，代表药物有唑吡坦、佐匹克隆、扎来普隆。

（3）部分抗抑郁药及抗精神病药：部分抗抑郁药物具有一定的镇静作用，可用来改善患者的失眠情况。镇静催眠类抗抑郁药，适用于伴抑郁的失眠患者，其应用剂量一般小于抗抑郁治疗剂量。代表药物有三环类抗抑郁药如阿米替林、多塞平，其中小剂量多塞平（3～6 mg）已被随机双盲对照临床试验证明有效，经美国食品与药品管理局批准用于治疗失眠。调节 5- 羟色胺（5-HT）表达的抗抑郁药曲唑酮，也被随机双盲对照临床试验证实小剂量（25～50 mg）即可有效改善失眠症状。另外，已有多项研究证明，米氮平可有效改善伴不同程度抑郁的失眠患者的临床症状。而选择性 5- 羟色胺再摄取抑制药（SSRI）虽无明显镇静效果，且部分药物还常在应用早期引起失眠，但可通过与 γ- 氨基丁酸受体激动药联合应用而改善抑郁相关性失眠。抗精神病药（如奥氮平、奎硫平）、抗组胺药（如苯海拉明及缬草属植物）目前临床证据不足，不建议使用。

（4）褪黑素：是由松果体分泌的一种神经内分泌激素，可通过特异性褪黑素受体（melatonin receptor，MT）介导，发挥调节睡眠 - 觉醒周期的独特作用。研究表明，褪黑素可减少睡眠潜伏期和每晚觉醒次数，增加睡眠时间。MT 激动药雷美尔通可选择性作用于 MT_1 受体和 MT_2 受体，可增加睡眠时间，有效防治失眠。但在治疗继发性睡眠障碍或伴有睡眠限制的睡眠障碍中，褪黑素虽有很好的耐受性，但疗效较差。

（5）中（成）药：大量实验研究证明，部分中（成）药对睡眠障碍有效。归脾汤合酸枣仁汤具有养心安神作用，对睡眠障碍综合征有明显的抑制作用，血府逐瘀汤加减治疗对失眠患者的疗效优于安定治疗。同时，一些动物实验证明，乌灵胶囊能增强谷氨酸脱氢酶的活性，使抑制性神经递质 - 氨基丁酸的合成增加，提高大脑皮质 r- 氨基丁酸受体的结合活性，从而增强中枢的镇静作用，调节中枢神经功能，具有脑保护作用。也有研究表明，枣仁安神胶囊主治肝血不足、血不养心的虚烦不眠。此外，有学者认为薰衣草、甘菊、香水树、西番莲、蜜蜂花及蛇麻花等均能改善睡眠，但缺乏相应的临床实验证据。

（二）非药物治疗

1. 心理治疗　多数睡眠的发生和持续与心理 - 社会因素有很大关系，如果这种刺激因素长期存在，睡眠障碍会慢慢发展成慢性睡眠障碍，因此，对睡眠障碍患者应进行早期心理干预。此外，有研究显示，通过心理疏导、背部按摩、音乐疗法、暗示、冥想等方法可促进身体和精神放松，提高睡眠障碍患者的睡眠质量。

2. 刺激控制疗法　刺激控制疗法是一套帮助失眠者减少与睡眠无关的行为和建立规律性睡眠 - 觉醒模式的程序，是美国睡眠医学会推荐的为治疗入睡困难和睡眠维持困难较好的非药物疗法。主要操作要点：坚持在固定的时间起床；除睡眠和性生活外，禁止在床上看电视、吃东西、读书，不要带着焦虑上床，床只用于睡觉；如果上床后 30 min 不能入睡，起床去别的房间放松自己；不要躺在床上强迫自己入睡，只在想睡的时候上床。

3. 认知行为疗法　可通过纠正睡眠障碍患者对于睡眠和睡眠不足的错误认识，减轻焦虑症状，改善患者睡眠。研究表明，认知行为疗法在缩短入睡时间和维持睡眠这两方面均有明显的疗效。认知行为疗法与药物治疗相比具有安全性高、不良反应少等优点。

4. 物理治疗　物理因素通过对局部的直接作用和神经、体液的间接作用引起人体反应，调整血液循环，改善营养代谢，提高免疫功能，调节神经系统功能，从而进一步改善睡眠障碍。常见的物理疗法包括电疗法、声疗法、磁疗法及光疗法等。物理疗法相对于药物相比，具有无不良反应、无依赖性、疗效显著的特点。

5. 时间疗法和光照疗法　时间疗法即让患者在一段"自由时间"里按照既定的睡眠时间表来安排睡眠。所谓的光照疗法就是让患者处于光亮环境中，按照既定的时间和周期（该周期是依照人体觉醒 - 睡眠节律而设计的）进行光照治疗，该方法对调节患者的生物钟比较有效，非常适合用于治疗昼夜节律失调的患者。

6. 生物反馈疗法　是一种引导机体进行放松的方法，通过自我调节，降低自主神经的兴奋性，把平时察觉不到的微弱生理信号加以放大，患者可以通过操纵这种信号，达到控制全身肌肉活动，使之紧张或放松的目的。通过有意识的训练，可降低患者肌肉兴奋的水平，抑制神经中枢的觉醒水平，从而达到改善睡眠障碍者睡眠质量的目的。

（张　义　邹绍红）

参 考 文 献

［1］郭立君，董燕．睡眠障碍研究进展及临床护理现状．实用医药杂志，2016，33（3）：279-282.

［2］National Institutes of Health. National institutes of Health State of the Science Conference statement on Manife estations and Managementot Uhronc Insomniain Adults. Sleep, 2005，28: 1048-1057.

［3］李鹏翔，刘诗翔．睡眠障碍诊断与治疗研究进展．疑难病杂志，2007，6（9）：571-573.

［3］美国精神医学学会．精神障碍诊断与统计手册．张道龙，译．5 版．北京：北京大学出版社，2014：155-172.

［4］谌剑飞．睡眠障碍的现代病因病机探索．中国中西医结合杂志，2012，32（2）：151-152.

［5］韩芳．昼夜节律性睡眠障碍．生命科学，2015，27（11）：1448-1454.

［6］杜小静，孙桂平，李艳玲，等，老年人睡眠障碍与相关因素研究．现代预防医学，2013，40（6）：1007-1010.

［7］路霞，张卫琴，朱玉娟．精神科住院患者睡眠障碍的原因及护理．世界最新医学信息文摘,2016,16（38）：16-17.

［8］赵文清，宋立升．焦虑障碍患者的共病失眠问题．精神医学杂志，2016，29（5）：392-396.

［9］翟晓杰，王帆，刘彦隆，等．抑郁症与睡眠障碍共病研究．世界睡眠医学杂志，2016，3（6）：330-333.

［10］陶莹，王帆康毅敏，等．代谢相关因子在物质依赖睡眠障碍中的研究进展．世界睡眠医学杂志，2016，3（3）：180-186.

［11］周亚竹，梅风君．多导睡眠图在睡眠障碍诊断中的应用．现代电生理学杂志，2016，23（1）：24-28.

［12］段莹，孙书臣．睡眠障碍的常用评估量表．世界睡眠医学杂志，2016，3（4）：201-203.

［13］Buysse DJ, Reynolds CF, Monk TH, et al. The pittsburgh sleep quality index: A new instrument for psychiatric practice and research. Psychiatry Res, 1989, 28 (2) , 193-213.

［14］Soldatos CR, Dikeos DG, Paparrigopoulos TJ. Athens Insomnia Scale: Validation of an instrument based on ICD-10 criteria. Psychosom Res, 2000, 48 (6): 555 -560.

［15］Morin CM, Belleville G, Belanger L, et al. The insomnia severity index: psychometric indicators to detect insomnia casesand evaluate treatment response. Sleep, 2011, 34 (5): 601 -608.

［16］Morin CM, Vallieres A, Ivers H. Dysfunctional beliefs and attitudes about sleep (DBAS): validation of a brief version (DBAS-16), Sleep, 2007, 30 (11): 1547-1554.

［17］Zammit G. Comparative tolerability of newer agents for insomnia. Drug Saf, 2009, 32: 735-748.

［18］Krystal AD, Lankford A, Durrence HH, et al. Efficacy and safety of doxepin 3 and 6 mg in a 35-day sleep laboratory trial in adults with chronic primary insomnia. Sleep, 2011, 34: 1433-1442.

［19］Schutte-Rodin S, Broch L, Buysse D, et al. Clinical guideline for the evaluation and management off chronic insomnia in adults. J Clin Sleep Med, 2008, 4: 487-504.

［20］林金财，林素桔，陈燕，等．中西医结合治疗睡眠障碍综合征临床疗效．实用中西医结合临床，2016，16（7）：10-11.

［21］李娟，刘凌，李梦秋，等．睡眠障碍的循证治疗．中国现代神经疾病杂志，2013，13（5）：398-404.

第四节　躯体化症状研究进展

躯体化症状（somatization symptom）指体验和表述躯体不适，但不能用已知的生理学或医学知识解释，将其归咎于躯体疾病，从而不断寻求医学帮助，亦称医学难以解释的症状（medically unexplained symptom，MUS）。随着心身医学的发展和心理卫生知识的普及，近年来对躯体化症状的识别率越来越高，逐步引起国内外研究者的重视。现将躯体化症状的发生机制、流行病学特征、临床表现特点及诊断与治疗综述如下。

一、发生机制

迄今为止，躯体化症状发生机制仍不清楚，其发病基础、症状特点及病情演变可能与遗传因素、负性生活事件、人格特征、防御机制、认知特征、病理生理与脑影像学机制等多种因素有关。因此，新医学模式将躯体化症状的发病机制视为生物、认知、情绪、行为和环境因素相互作用。

（一）遗传及环境因素

遗传因素、童年期创伤经历及患者早年的躯体疾病史可能增加患者躯体化症状的易感性。多数躯体化症状源自生理疾病期的记忆。父母的不良健康状况以及父母或其他长辈对疾病的态度，童年期过度保护或缺乏照顾均为躯体化症状的促发因素。周晓琴等研究表明，父母的养育方式与躯体形式障碍发病相关，并可能是通过影响患者的应对方式。父母的同情支持、情感温暖养育方式较母亲的惩罚、严厉及偏爱的养育方式及父亲过度保护的养育方式更可能引起患者躯体化、抱怨、退缩等。

（二）人格特征基础

躯体化症状患者常具有固执、焦虑、神经质、社会抑制等人格特征。这类患者通常难以区分自身感受和身体感觉，具有明显的外向性思维。马闯胜等研究表明，躯体形式障碍患者的人格倾向性较明显，人格障碍筛查阳性率达58.62%，强迫型、回避型、偏执型及表演型人格障碍的筛查阳性率较高。

述情障碍属于人格特征的一部分，存在"情感表达不能"，躯体化障碍患者可能存在述情障碍，不能适当地表达情绪、缺少幻想、很难将各种情绪与身体感觉区分开。患者缺乏对自身情绪体验的自我感觉与言语表达的一致性，最终倾向通过躯体症状表达精神及情绪障碍，而此述情障碍加剧对躯体不适的表达，且自身躯体不适被患者过度关注，甚至夸大躯体体验。张瑞星等及李武等通过对躯体形式障碍患者进行问卷调查，发现患者存在明显述情障碍，描述情感的能力较低。描述情感的能力越差，其躯体化症状的严重程度越高。

（三）认知特征

归因方式一直被认为是躯体形式障碍较核心的认知特征，影响疾病进展和结局，并具有一定的预测价值。躯体形式障碍普遍具有将躯体化症状归因于器质性原因的归因方式。而国外研究表明，躯体形式障碍还可能存在对既往的医疗经验存在抱怨等归因方式，因此具有多维度归因特征。赵长银等学者的研究表明，躯体化障碍患者倾向固守病因起源为人口不可控制因素，且躯体化障碍患者的归因特征为外归因型，患者对治疗效果态度体现其"向外归因"的认知归因类型。

躯体形式障碍患者对躯体化症状的选择性注意是自动化、内隐的过程，表现出对其躯体化症状的注意偏向，患者对健康状况的过分焦虑，极端关注躯体化症状，使其注意力自动定位于与所选择的躯体化症状相一致的环境信息，高水平注意力亦可降低感觉的激活阈值。至今国内学者尚无相关研究报道。

（四）防御机制

从心理动力学角度解释躯体化症状的发病机制，躯体化症状可能是一种自我防御，即当社会压力和情感压力达到一定程度成为无法理解的内心冲突时，转化为象征内心冲突愿望的躯体反应。此时，内心冲突强烈的个体可能对身体内部感受有更高的敏感性，将轻微的身体不适放大而成为巨大的内心痛苦。心理动力学解释还认为，躯体化症状使患者获得更多关心照顾，可能回避不愿承担的责任，存在获益性。国内对于躯体化症状与防御方式的相关研究较少，刘果的研究表明，青少年躯体形式障碍患者更多地使用不成熟及中间型防御机制，具有不安全依恋特征和较高的依恋相关回避及焦虑水平，并认为防御方式可能在依恋特征及躯体化症状之间具有中介作用。阎峰等对成年患者的研究发现，躯体形式障碍患者也多使用不成熟或中间型的防御方式。

（五）神经内分泌机制

创伤和慢性心理社会应激可致下丘脑 - 垂体 - 肾上腺轴功能改变，出现肾上腺皮质功能减退，这可能成为躯体化症状的易感因素和促进因素。国外研究表明，较低的皮质醇水平可能导致广泛的疼痛和疲劳，但皮质醇水平并不能很好地预测躯体化症状的发生和种类。目前国内尚无相关报道。

（六）神经生物学与脑影像学机制

有关影像学研究显示，躯体化症状患者可能存在多处脑功能和结构异常，并认为这可能揭示了躯体化症状的中枢致病机制。有学者的研究也表明，未分化躯体形式障碍存在大脑功能非对称性，可能引起免疫功能的异常。因此，推测躯体化症状可能是机体免疫应答过强所致，左侧顶下小叶和左侧缘上回参与免疫功能的调节。孙达亮等研究发现，躯体化障碍和未分化型躯体形式障碍患者右后内、外侧顶叶，右颞叶及前额叶等脑区葡萄糖代谢增高，左后外侧顶叶、左颞叶及前额叶等脑区代谢减低，认为双侧大脑半球糖代谢不对称性可能是患者大脑自身代偿的结果，也可能是造成其躯体化症状反复的原因；研究还发现疑病症患者存在顶叶、岛叶、丘脑及中脑、豆状核等多处脑区葡萄糖代谢异常。Li 等研究者团队对躯体化障碍患者进行结构和静息态功能磁共振成像研究有以下发现：①患者的躯体化症状与其皮质边缘、双向皮质小脑和边缘小脑连接异常有关。默认模式网络（default-mode network，DMN）的脑区存在异常神经活动；②躯体化障碍患者的小脑 DMN 连接性增加，且与躯体化症状严重程度和患者的人格基础相关；③基于一致性的区域同质性（coherence-based regional homogeneity，Cohe ReHo）方法可能用于区分识别躯体化障碍患者；④躯体化障碍患者皮质区及皮质下区体素的连接性强度（functional connectivity strength，FCS）明显变化；⑤首发未治的躯体化障碍患者大脑半球间休息功能连接（functional connectivity，FC）减少。

二、流行病学特征

由于调查使用的诊断标准不同，躯体形式障碍等患病率不同。有研究结果显示，躯体形式障碍在普通人群中是仅次于心境障碍和焦虑障碍的第3类常见的精神障碍。孟凡强等调查发现，综合医院门诊就诊患者中18.2%为躯体形式障碍，其中躯体化障碍占门诊总就诊数的7.4%。躯体化障碍患者以女性多见，女性人口中的患病率约为1%，起病多在30岁之前。躯体形式疼痛障碍多见于女性，常起病于成年期或成年早期。疑病障碍男、女比率相当，男性多起病于30～40岁，女性多于40～50岁起病。儿童的躯体化症状以未分化躯体形式障碍与躯体形式自主神经功能紊乱为主，而青少年则以躯体化障碍为主。Liu等研究发现，躯体形式障碍的1个月患病率为1.56%，未分化躯体形式障碍、疼痛障碍、疑病症和躯体化障碍患病率分别为0.68%、0.44%、0.38%和0.06%。综合医院女性躯体化症状的患病率高于男性。

三、临床特征

（一）常见症状

躯体化症状临床表现多样，躯体化症状可能仅为单一症状或同时涉及多系统的多种症状，包括胸闷、胸痛、心悸、咽部异物感、喉部或胸部紧缩感等循环系统和呼吸系统症状；胃肠道症状有胃痛、饱胀、腹部不适、腹胀、食欲缺乏、打嗝、反酸、恶心、呕吐、腹泻、便秘等；假性神经系统症状有头痛、头晕、吞咽困难、抽搐、步态不稳、视物模糊或复视、瘫痪或肌无力、失聪等；异常皮肤感觉有瘙痒、烧灼、刺痛、麻木、酸痛等；泌尿生殖系统症状有尿频、尿急、排尿困难、生殖器及周围不适、性冷淡、勃起或射精障碍等；疼痛及全身性症状有腹部、背部、关节、四肢、直肠等疼痛症状，以及疲劳、无力、睡眠障碍、体重减轻等全身症状。

各种躯体不适或疼痛是患者就诊的主要原因。竺仁亚等对躯体化症状临床特征的研究结果显示，74%以上的患者出现疲劳，70%以上的患者存在睡眠障碍及心悸，60%以上的患者出现头晕、头痛，50%以上的患者存在胸闷、颈腰痛、关节疼痛、肢体麻木等不适。

（二）焦虑与抑郁症状

患者存在躯体化症状的同时，多伴不同程度的焦虑和抑郁。对躯体不适的焦虑或过度担心是患者的重要特征。姚玉芳等的研究表明，躯体化症状患者普遍伴抑郁症状（72.26%）或焦虑症状（59.35%）；董丽平等研究发现，综合医院患者的躯体化症状与抑郁和焦虑症状具有较高的共病率，且抑郁症状越严重、躯体化症状种类越多。竺仁亚等对躯体化症状患者的研究结果显示，114例患者中69例轻度抑郁，24例伴有中度抑郁。有焦虑症状者50例，同时合并有抑郁和焦虑症状者48例，无抑郁症状的患者人均躯体化症状数量为 9.3 种,合并有轻度抑郁的患者人均 13.2 种躯体化症状,中度抑郁的患者人均约 17.4 种躯体化症状。

(三)生活质量及预后

躯体化症状可以累及任何系统或器官,可单独出现,亦可出现在心脏病或癌症等疾病患者中,病程常呈慢性或波动性,严重者预后欠佳。躯体化症状具有高水平焦虑和灾难化解释倾向,所以躯体化症状患者伴严重焦虑和抑郁症状者预后更差、生活质量更低。竺仁亚等和董丽平等研究均发现,躯体化障碍患者生命质量较低,并在躯体健康、精神健康、社会功能等方面存在严重损害,且伴有的抑郁、焦虑症状越重,生命质量受损越明显。

四、诊断

躯体化症状的诊断应结合病史、体格检查和实验室检查结果以及临床症状综合判断,如果临床症状不能由躯体疾病完全解释,应进一步询问有无社会心理因素、精神障碍史、有无服用精神活性药物等,并对患者的人格特征、认知特点等进行分析和评价。目前国内通用的诊断标准是《国际疾病分类》第 10 版(international classification of diseases,ICD-10),该分类中的躯体形式障碍(F45)、分离[转换]性障碍(F44)、伴有生理紊乱及躯体因素的行为综合征(F50-F59)等均涉及躯体化症状的范畴。另外,焦虑障碍、抑郁障碍也常存在躯体化症状。

《美国精神障碍诊断与统计手册》第 5 版(diagnostic and statistical manual of mental disorders,DSM-5)中的躯体症状及相关障碍(139)、喂食及进食障碍(145)、排泄障碍(153)、睡眠-觉醒障碍(155)、性功能失调(173)等诊断均涉及躯体化症状。需要强调的是,DSM-5 已把一部分以躯体化症状为主要表现的疾病统一命名为躯体症状障碍(somatic symptom disorder),并对症状种类和数量不再做严格要求,对症状严重程度的判断也不再基于患者躯体症状的数量,而是基于其心理行为特征的严重程度。

五、治疗

躯体化症状患者常存在多种生理症状,通常选择非精神科作为其首选诊疗科室,再加上其临床症状的多样性、复杂性,因此,患者在被确诊前往往都有很长的就诊经历,这不仅会导致患者病情被延误,而且会因过度的检查和就医浪费各种医疗资源。所以,对躯体化症状的患者,早期明确诊断并给予适当的心理治疗、行为治疗和药物治疗非常必要。

(一)心理治疗

心理治疗可以减轻临床症状,改善认知,减少就医次数。心理治疗主要做好以下几点:①建立相互信任的医患关系是治疗成功的关键。在这个过程中既要求治疗者有基本的共情能力,又要避免过度认同患者的症状。②通过浅显易懂的语言,阐述心-身之间的联系,构建不同的患者可以理解的疾病模型。③帮助患者寻找健康、可行的获得帮助的方法，强化患者的行动和决定的能力。④与患者相关人员建立起治疗联盟同样重要。患者的症状往往是有意义的，其意义大多体现在处理和周围人的关系上，因此通过关系的调整，可以达到治疗和防止症状复发的目的。⑤运用不同的心理治疗方法，针对患者的社会 - 心理因素以及临床症状进行系统的干预和治疗。

认知行为疗法（cognitive behavioral therapy，CBT）是通过帮助患者校正不良认知，从而达到改善患者症状的目的。精神分析治疗通过帮助患者发现自己潜意识的冲突，促进自我的成长，从而达到改善临床症状的目的。另外，团体治疗、人际心理治疗、森田疗法意象对话等心理治疗方法也尝试用于躯体化症状的治疗，并取得良好疗效。

（二）药物治疗

躯体化症状患者的躯体症状与焦虑、抑郁等不良情绪往往互相影响，互为因果，药物治疗躯体化症状的理论基础即在此。躯体化症状患者一般对自身不适感高度关注，对药物不良反应敏感性较高，因此，选择治疗药物时应慎重，尽量选择不良反应轻微的药物，且以小剂量为宜。

1. 抗抑郁药物　大量的临床研究结果显示，选择性 5- 羟色胺再摄取抑制药（SSRI）既能够减轻患者的躯体化症状，又可以改善患者伴随的焦虑、抑郁情绪。同时因其受体作用单一，该类药物还具有不良反应小的优点。选择性 5- 羟色胺和去甲肾上腺素再摄取抑制药（SNRI）具有起效快、疗效好、不良反应小、安全性高等临床优势。因此，该类药物可以通过快速地缓解患者抑郁、焦虑等症状，从而间接达到治疗躯体化症状患者相关症状的目的。其中的度洛西汀还可以通过阻断通往大脑的疼痛信号，有效缓解躯体形式障碍的疼痛症状。去甲肾上腺素能和特异性 5- 羟色胺能抗抑郁药（NaSSA）也已被证实对躯体化症状有疗效。三环类抗抑郁药（TCAs）因其有口干、便秘、嗜睡、视物模糊及心血管系统等不良反应，目前在临床上已较少使用。

2. 抗精神病药物　躯体化症状患者对药物不良反应敏感性较高，因此应尽量避免选用不良反应较大的抗精神病药物，但对一些难治性或伴明显精神症状的患者，可以选择小剂量非典型抗精神病药物。研究发现，该类药物与抗抑郁药物联合使用，不仅可以改善患者的躯体不适，同时对躯体化症状患者的优势观念和疑病观念等也有治疗作用。

3. 其他药物　丁螺环酮与抗抑郁药物度洛西汀联合使用治疗躯体形式障碍患者的效果优于单用度洛西汀治疗，且并未增加患者的不良反应。劳拉西泮也可以改善躯体形式障碍患者自主神经紊乱症状。另外，黛力新也可用于躯体化症状的治疗。

（三）物理治疗

重复经颅磁刺激（rTMS）已被尝用于治疗躯体形式障碍，并取得了一定疗效。焦虑症状严重的患者可以考虑辅以生物反馈治疗。有研究发现，无抽搐电休克治疗（MECT）也可以改善躯体化症状患者临床症状。另外，中医针刺疗法、冥想疗法、放松疗法等对改善躯体化症状患者的症状也有积极作用。

（唐茂芹　米国琳　简　佳　李翠鸾）

参 考 文 献

［1］周晓琴，全艳玲，杜晓玮，等. 躯体形式障碍患者防御方式与父母养育方式的相关性. 安徽医科大学学报，2011，46（5）：459-462.

［2］马闯胜，邵玉单，邱松伟，等. 躯体形式障碍患者人格倾向与临床疗效. 中国健康心理学杂志，2016，24（7）：986-989.

［3］张瑞星，Koen Sevenants，赵山明，等. 持续性躯体形式疼痛障碍患者压力应对特征的调查与分析. 中国疼痛医学杂志，2013，19（9）：515-518.

［4］李武，贾裕堂，杨冬林，等. 躯体形式障碍的临床特征及相关因素分析. 中华临床医师杂志（电子版），2011，5（14）：4084-4088.

［5］赵长银，沈学武，耿德勤. 躯体化障碍的防御机制与认知归因特征. 中国行为医学科学，2003，12（2）：159-161.

［6］Kandel ER. Biologyand the future ofpsychoanalysis：anewintellectual framework for psychiatry revisited. Am J Psychiatry, 1999, 156: 505-524.

［7］TakLM, Bakker SJ, Rosmalen JG. Dysfunclion of the hypothalamic-pituitary-adrenalaxisand functional somaticsymptoms：a longitudinal cohort study in the general population [J]. Psycho neuroendocrinology, 2009, 34: 869-877.

［8］刘果. 青少年躯体形式障碍的依恋关系与防御方式的研究. 北京：中国医科大学，2010：1-57.

［9］阎峰，许俊亭. 50 例躯体形式障碍患者心理防御机制的分析. 中国医药指南，2014，（20）：243-244，245.

［10］Lemche E, Giampietro VP, Brammer MJ, et al. Somatization severity associated with postero-medical complex structures [J]. Sci Rep, 2013, 3: 1032.

［11］孙达亮. 躯体形式障碍和广泛性焦虑障碍脑葡萄糖代谢改变的 PET 显像研究. 上海：复旦大学，2013：1-108.

［12］Li R, Liu F, Su Q, et al. Bidirectional causal connectivity in the cortico-limbic-cerebellar circuit related to structural alterations in first-episode, drug-naive somatization disorder. Front Psychiatry, 2018, 26 (9): 162.

［13］Ou Y, Liu F, Chen J, et al.Increased coherence-based regional homogeneity in resting-state patients with first-episode, drug-naive somatization disorder. J Affect Disord, 2018, 235: 150-154.

［14］Guo W, Liu F, Chen J, et al. Anatomical distance affects cortical-subcortical connectivity in first-episode, drug-naive somatization disorder. J Affect Disord, 2017, 217: 153-158.

［15］Wang H, Guo W, Liu F, et al. Clinical significance of increased cerebellar default-mode network connectivity in resting-state patients with drug-naive somatization disorder. Medicine (Baltimore), 2016, 95 (28): e4043.

［16］Su Q, Yao D, Jiang M, et al. Decreased interhemispheric functional connectivity in insula and angular gyrus/supramarginal gyrus: Significant findings in first-episode, drug-naive somatization disorder. Psychiatry Res Neuroimaging, 2016, 248: 48-54.

［17］Wei S, Su Q, Jiang M, et al. Abnormal default-mode network homogeneity and its correlations with personality in drug-naive somatization disorder at rest. J Affect Disord, 2016, 193: 81-88.

［18］Song Y, Su Q, Jiang M, et al. Abnormal regional homogeneity and its correlations with personality in first-episode, treatment-naive somatization disorder. Int J Psychophysiol, 2015, 97 (2): 108-112.

［19］Zhang J, Jiang M, Yao D, et al. Alterations in white matter integrity in first-episode, treatment-naive patients with somatization disorder. Neurosci Lett, 2015, 599: 102-108.

［20］Su Q, Yao D, Jiang M, et al. Increased functional connectivity strength of right inferior temporal gyrus in first-episode, drug-naive somatization disorder. Aust N Z J Psychiatry, 2015, 49 (1): 74-81.

［21］Su Q, Yao D, Jiang M, et al. Dissociation of regional activity in default mode network in medication-naive, first-episode somatization disorder. PLoS One, 2014, 9 (7): e99273.

［22］姚玉芳，胡波．躯体化障碍的临床特征、治疗及临床转归的研究．国际精神病学杂志，2011，38：10-14.

［23］孟凡强，崔玉华．沈渔邨．综合医院躯体形式障碍临床特点的初步研究．中国心理卫生杂志，1999，13：67-69.

［24］竺仁亚，王莹．躯体化障碍临床特征及药物治疗对提高患者生命质量的作用．中国基层医药，2014，21（12）：1874-1876.

［25］董丽平，胡波，孙圣刚．躯体化障碍患者的生命质量及其相关因素研究．中国全科医学，2009，12（7）：579-582.

［26］温东玲．艾司西酞普兰与舍曲林治疗躯体形式障碍疗效观察．中国实用医药，2011，6（10）：133-135.

［27］苏旭江，袁宏伟，易峰，等．帕利哌酮对文拉法辛治疗躯体形式障碍的增效作用研究．精神医学杂志，2013，26（1）：3446.

［28］张政，王露．度洛西汀治疗躯体形式障碍的 Meta 分析．大家健康，2016，10（10）：14.

［29］朱建中，王群松，周兆新．米氮平与西酞普兰治疗躯体形式障碍的对照研究．中国健康心理学杂志，2009，17（8）：899-900.

［30］常双海，邵国艳．帕罗西汀与多虑平治疗躯体形式障碍的对照研究．中国健康心理学杂志，2007，15（1）：26-27.

［31］陆占峰，杨伟，孙永勋．文拉法辛联合喹硫平治疗躯体形式障碍的临床研究．世界临床医学，2016，10（5）：110-111.

［32］陈洪来，朱静．米氮平联合氨磺必利治疗躯体化障碍疗效观察．临床合理用药，2016，9（1A）：14-15.

［33］郑振宝．盐酸文拉法辛合并奥氮平治疗躯体形式障碍的临床对照研究．精神医学杂志，2011，24（5）：333-335.

［34］李一云，季建林．西酞普兰联合小剂量阿立哌唑治疗躯体形式障碍的临床分析．四川精神卫生，2009，22（1）：8-10.

［35］王秀芳，郭红丽，张宏伟．度洛西汀合并阿立哌唑治疗躯体形式障碍的临床对照研究．精神医学杂志，2013，26（3）：209-210.

［36］韩跃平，石顺治．度洛西汀联合丁螺环酮治疗躯体形式障碍患者的疗效及安全性观察．中国民康医学，

2016，28（9）：10-11.

[37] 孟庆瑞，徐涛，张彦恒，等. 万拉法新、帕罗西汀、黛力新治疗躯体形式障碍的对照研究. 中国健康心理学杂志，2008，16（7）：785-787.

[38] 薛芬，彭正午，张华，等. 重复经颅磁刺激结合帕罗西汀治疗躯体形式障碍疗效观察. 精神医学杂志，2012，25（6）：414-416.

[39] 史少丽，赫利寒. 文拉法辛联合生物反馈治疗躯体形式障碍的对照研究. 精神医学杂志，2016，29（4）：284-286.

[40] 阮燕山，叶秀儿，杨茂增，等. 舍曲林联合无抽搐电休克治疗躯体形式障碍临床疗效观察. 临床心身疾病杂志，2017，23（6）：172-174.

第五节　进食障碍研究进展

进食障碍（eating disorder，ED）是以进食行为异常，对食物和体重、体型的过度关注为主要临床特征的一组综合征。主要包括神经性厌食症（anorexia nervosa，AN）、神经性贪食（bulimia nervosa，BN）和暴食症障碍（binge eating disorder，BED）。

进食障碍曾被认为是西方文化的产物，在改革开放前，进食障碍在中国并不多见，未引起卫生科研人员的足够重视。但随着我国经济的持续发展及西方文化的影响，我国进食障碍患病率逐年上升，目前已成为影响公众健康，尤其是青少年心身发育的突出问题。然而与欧美发达国家相比，我国无论是专业人员对进食障碍的认识，还是患者能够得到的医疗服务等方面均存在一定的差距。并且由于人种、地域、文化因素及卫生政策的差异，国内外患者在病因、临床表现、治疗方案、对治疗的反应及预后等方面也存在不同，因而除了学习国外的先进经验，开展针对中国进食障碍患者的科研工作也刻不容缓。近年来随着对该问题的重视，国内学者对进食障碍的研究报道也逐年增多。

本文就迄今国内学者所研究的有关进食障碍的流行病学、病因与发病机制、诊断与评估、治疗、跨文化研究等几个方面的研究现状做一系统回顾和介绍。

一、流行病学研究进展

根据若干大城市精神卫生机构的研究数据，发现我国进食障碍的患病率呈逐年上升趋势。例如，在北京大学精神卫生研究所张大荣等 2002 年发表的一项研究中，纳入 1988 年 12 月至 2000 年 12 月的 13 年间收治的进食障碍患者 51 例；在上海市精神卫生中心方华等 2007 年发表的一项研究中，纳入 1980—1996 年收治的神经性厌食症患者共 31 例；而该中心陈珏等 2017 年发表的另一项研究中，纳入 2010—2016 年收治的进食障碍患者共 379 例。钱洁等（2013）对世界各地关于进食障碍的流行病学研究进行系统综述，纳入的 15 项研究中无国内研究，仅一项来自于亚洲国家（韩国）。

来自各地大学的问卷调查研究也显示，我国进食障碍的患者数量呈不断增长的趋势。1992年国内一项对上海和重庆两地的医学院女大学生有关进食障碍患病率的问卷调查，结果显示509名大学生中有6名符合DSM-Ⅲ中进食障碍的诊断标准，患病率为1.1%。殷茵采用进食障碍问卷-1（eating disorder inventory 1，EDI-1）对武汉3所大学8520名大一女生进行筛查，并用进食障碍检查（eating disorder examination，EDE）和DSM-Ⅳ轴Ⅰ障碍用临床定式检查——研究版量表对可疑学生进行访谈诊断，最终得出进食障碍的患病率为0.88%，其中AN为0.035%、BN为0.117%、未加标明的进食障碍（eating disorder not otherwise specified，EDNOs）患病率为0.728%。王木生等采用整群随机抽样法从高职院校专业大学生中抽取560名女大学生，采用EDI-1进行调查，根据EDI量表的瘦身倾向分量表分（drive for thinness）得分，采用进食障碍估计患病率（%）＝[（瘦身倾向分量表分≥14分人数×3/4）/有效调查样本人数]×100%，得出进食障碍的患病率约为1.47%。王银（2016）选取河南高校的402名本科生作为研究对象，采用与王木生类似的患病率计算方法，发现标本研究有约13人（3.23%）罹患进食障碍。

关于中学生的流行病学调查同样反映了我国青少年人群中进食障碍患病率逐渐增加的严峻形势。范轶欧等采用三阶段分层随机整群抽样的方法，对北京、上海、广州、西安、南宁、济南和哈尔滨7个大城市14～18岁的3544名中学生开展进食障碍状况调查，采用EDI-1中"贪食（bulimia）"分量表上得分≥5分为标准，结果显示有20%～30%的中学生被认为是"有贪食倾向"者。褚成静等采用分层整群随机抽样法抽取广东省东莞市7所普通中学11～18岁的3351名中学生，采用与王木生类似的患病率计算方法对样本进行EDI-1量表的评估与计算，调查发现东莞市中学生进食障碍估计患病率为2.06%，其中，男生和女生患病率分别为1.42%和2.16%。侯安娴等以北京市4所中学714名初中生为研究对象，运用EDI-3 referral form（EDI-3 RF）来评估进食障碍患病风险（EDI-3 RF是由EDI-3衍生的进食障碍风险评估工具，它根据BMI、瘦身倾向及贪食分量表、5个关于进食障碍行为的问题这三方面的制定标准进行评价），研究显示39.5%的初中生存在患进食障碍的风险。

此外，还有一些针对特殊人群的进食障碍流行病学研究。张丽娟等以北京市3所高校的447名舞蹈专业及304名普通专业女大学生为研究对象，根据与侯安娴研究中类似的EDI-3 RF评定标准对研究对象的进食障碍患病风险进行评估，结果显示舞蹈专业女大学生中共有60.9%的女生具有较高的进食障碍患病风险，而普通专业女大学生中这一比例为29.3%，两组之间的患病率差异具有显著统计学意义。汤静对70名10～19岁的青少年女子体操运动员采用EDI-1进行问卷调查，发现该人群的进食障碍总发生率高达37.1%。

需要指出的是，目前大部分的研究中关于进食障碍的患病率数据是来自于自评问卷调查的估算，缺少基于精神科诊断性访谈的流行病学调查，导致数据存在偏移。因此，开展中国进食障碍的流行病学调查研究十分必要。

二、病因及发病机制研究进展

进食障碍是复杂的多因素疾病，其病理机制至今未被完全阐明。目前国内对进食障碍的病因学研究处于起步阶段，多集中于遗传、生化、脑影像及环境因素等几个方面。

（一）遗传学研究进展

国内对进食障碍的遗传学研究主要集中在对神经性厌食症的候选基因研究上，且多聚焦于神经递质和神经内分泌系统，如 5- 羟色胺转运体基因（serotonin-transporter-linked polymorphic region，5-HTTLPR）、5-HT$_{2A}$ 受体基因、多巴胺受体 2 基因（Dopamine receptor D2，DRD2）和儿茶酚 -O- 甲基转移酶（catechol-O-methyltransferase，COMT）、雌激素受体基因等。

目前国内对进食障碍的候选基因研究主要见于上海市精神卫生中心的陈珏研究团队，具体介绍如下。2012 年，该团队对 198 例神经性厌食症患者和 225 例正常健康对照者（normal control，NC）进行基因分型和关联分析，认为 *5-HTTLPR* 基因的 LA 等位基因及 S/LA 基因型为神经性厌食症的保护等位基因及基因型。同年，该团队对 198 例神经性厌食症及 147 例 NC 的 5-HT$_{2A}$ 受体基因 102T/C 进行基因分型，未发现该位点基因多态性与汉族人群神经性厌食症患者存在直接关联，但通过与人格特性进行关联分析后发现该基因多态可能与神经性厌食症的易感人格特性存在关联，明尼苏达多项人格测试（Minnesota multiphasic personality inventory，MMPI）中心理病理性偏离量表 T 分很可能是神经性厌食症的人格特性内表型。2013 年，该团队对 195 例神经性厌食症及 93 例 NC 的雌激素受体 1 基因 rs2295193 基因多态性进行基因分型，未发现该位点基因多态性与汉族人群神经性厌食症患者存在直接关联。2015 年，该团队扩大研究样本量（病例对照研究，AN＝249 例，NC＝228 例），并纳入家系研究（198 个家系），进一步证实 5-HTTLPR 与神经性厌食症发病易感性的关系。2016 年，该团队对 260 例神经性厌食症患者和 247 例 NC 的 DRD2（rs1800497）和 COMT（rs4680，rs4633，rs4818）进行基因分型，研究发现 DRD2 rs1800497 和 COMT rs4633 与神经性厌食症的易感性相关，而 DRD2 rs1800497 的 C 等位基因是一个保护性因子。2017 年，该团队分析 5-HT$_{2A}$ 受体基因另一位点 -1438G/A 的基因型（AN＝249 例，NC＝228 例），未发现两组存在基因多态性差异，但携带 5-HT$_{2A}$-1438AA 的患者与临床症状严重程度有关。

（二）神经生化研究进展

国内学者对进食障碍的神经生化研究主要涉及 5-HT、瘦素、催产素等。赵咏桔等通过比较分析神经性厌食症患者（n＝16）与 NC 的血清瘦素水平，并分析神经性厌食症患者治疗前后瘦素的变化，发现神经性厌食症患者的血清瘦素水平较正常人群显著降低，治疗后瘦素水平上升，提示瘦素是神经性厌食症的状态性指标。陈珏等分别测定 37 例神经性厌食症患者和 34 例 NC 的血小板 5-HT 水平，发现神经性厌食症患者血小板 5-HT 水平低于 NC 组，与国外的数项研究结果一致，支持神经性厌食症患者 5-HT 能活性降低的观点。韦旻等分析 30 例年轻神经性厌食症患者的内分泌功能特点，发现黄体生成素、卵巢刺激素、雌激素、孕激素水平降低，泌乳素水平升高，睾酮基本正常，游离三碘甲状腺原氨酸、游离甲状腺素降低，反 T$_3$ 升高，促甲状腺激素正常，皮质醇节律消失，多数患者促肾上腺皮质激素水平正常。陈珏研究团队分别测定 41 例首发未治疗神经性厌食症患者和 44 例 NC 的血浆催产素含量，发现神经性厌食症患者血浆催产素水平低于正常对照组，支持神经性厌食症患者存在催产素水平低下的假说。

（三）脑影像学研究进展

近年来，随着脑成像技术的发展，一些神经影像学手段也被应用于进食障碍神经机制的研究中。目前，国内进食障碍的脑影像学研究较少，且样本量偏小。该类研究多使用磁共振成像（magnetic resonance imaging，MRI）技术，分析进食障碍患者的脑功能及脑结构，试图寻找与进食障碍相关的神经生理学特征。总的来说，目前研究发现，进食障碍患者存在认知控制、奖赏相关脑区的功能或结构异常，且不同的进食障碍类型具有不同的脑影像特点。以下按照进食障碍的不同类别分别概述国内的脑影像学研究进展。

1. 神经性厌食症　金珏等使用单光子发射计算机断层显像技术（single photon emission computed tomography，SPECT）观察 3 名成年女性神经性厌食症患者及 25 名 NC 的局部脑血流灌注情况，发现神经性厌食症患者的额叶、顶叶、颞叶和小脑有弥漫性血流降低，主要涉及前扣带和前额叶内侧区域、背外侧额叶（前运动区、双侧额眼区、背外侧前额叶）、后顶叶、颞上回和小脑区域；此外，下丘脑、双侧颞叶中下部血流灌注增高，提示神经性厌食症患病可能存在神经解剖层面的生物学基础。Hu 等利用 MRI 的弥散张量成像技术，对 8 名女性神经性厌食症患者及 14 名 NC 的全脑范围内的白质完整性进行研究，发现神经性厌食症患者左侧额上回、额叶内侧回、前扣带、额中回、额下回、丘脑及双侧脑岛的白质完整性受损，且左侧额下回、脑岛及丘脑的白质完整性与体重指数呈正相关。这些白质异常脑区与认知控制、情绪、奖赏功能等有关，故它们可能参与神经性厌食症患者的认知功能受损、情绪不良等病理过程。

2. 神经性贪食症　申远等应用功能性磁共振成像技术（functional magnetic resonance imaging，fMRI），观察 7 名神经性贪食症患者及 7 名 NC 在加工食物图片时的全脑功能活性特点，发现神经性贪食症患者双侧前额叶和左侧边缘系统（杏仁核、海马、海马旁回）、纹状体（右侧尾状核）、小脑及前扣带回激活增强，提示神经性贪食症患者对食物刺激的认知评价、情绪及行为调制能力异常。该研究团队还发现，应用氟西汀治疗 3 个月后，神经性贪食症患者杏仁核激活减少，前额叶激活减弱，同时暴食症状改善，提示氟西汀的作用机制可能与前额叶及边缘系统的 5-HT 系统功能变化有关。应用基于图论的全脑功能网络分析手段，司天梅等发现，神经性贪食症患者（$n=44$）静息态下局部与整体水平的脑功能效率（global and local efficiency），以及节点与网络水平的脑功能连接（nodal-and network-level connectivity）均存在异常，异常脑区主要分布于感觉运动、视觉、边缘、旁边缘以及皮质下系统，提示神经性贪食症患者存在广泛脑区的功能整合不良，这些特征性的脑功能改变有助于更全面地了解贪食症的异常进食行为、体象感知障碍等症状，可进一步帮助确定潜在的新治疗靶点。

额叶 - 纹状体神经环路的功能或结构异常与神经性贪食症患者抑制功能受损具有相关性，已被多项国外研究证实。王钰萍等应用静息态 fMRI 技术，研究 27 名神经性贪食症患者、27 名 NC 额叶 - 纹状体环路的静息态下功能连接情况，发现神经性贪食症患者壳核与右侧辅助运动区、运动前区间的功能连接减弱，且与抑制功能受损有关。该研究从功能整合的角度，验证了神经性贪食症患者额叶 - 纹状体神经环路这一执行控制系统的功能异常在神经性贪食症病理机制中的作用。

3. 暴食症　Lyu 等发现，相较于 NC（$n=26$），处于急性应激状态［冷加压试验（cold pressor test）］

的暴食症患者（n＝18）在观看高热量食物图片时，其抑制功能相关脑区－海马的活性降低，且海马的活性可以预测 MRI 扫描结束后患者的食物摄入量，提示急性应激可导致抑制控制脑区的活性低下，进而诱发失控性进食行为。临床上，有暴食症状的进食障碍患者常在应激或出现愤怒、沮丧等不良情绪时更易出现暴食行为，该研究提示海马的活性与暴食行为有关，这对于阐明该临床特征的脑机制具有重要意义。

4. 限制性饮食者　Dong 等发现，健康女性中限制性饮食者（restrained eaters，REs）与非限制性饮食者（unrestrained eaters，UREs）间也存在一些脑功能差异，这些脑功能差异对于阐明长期限制性饮食（restrained eating）后更易继发暴食行为这一临床现象具有重要意义。

比如，Dong 等应用延迟折扣任务（delayed discounting task）研究 27 名 REs 的脑功能变化，发现其限制性饮食程度与认知控制相关脑区背外侧前额叶（dorsolateral prefrontal cortex，dlPFC）及奖赏相关脑区（纹状体）的活性（activity）均呈正相关。该研究团队还发现，相较于 UREs，REs 静息态下奖赏（眶额皮质、dlPFC）、注意（舌回、楔叶、顶下小叶）及躯体感觉加工（中央旁小叶、前脑岛）相关脑区的活性增加，左侧 dlPFC 活性与抑制功能（信号停止任务表现）呈正相关；dlPFC 镜像同伦功能连接（voxel-mirrored homotopic connectivity，VMHC）及 dlPFC 与奖赏评价脑区（腹内侧前额叶、后扣带回）间的功能连接减弱，且与暴食倾向相关。总之，以上研究均提示，REs 存在认知控制、奖赏等脑区的功能异常，这些功能异常可能是其更易出现暴食行为的重要神经基础。

（四）脑电生理学研究进展

脑电生理学技术是神经精神科研究中的重要技术手段，其常用的诊断检测技术为事件相关电位（event-related potential，ERP）。ERP 是一种特殊的脑诱发电位，它反映了认知过程中大脑的神经电生理变化（也被称为认知电位）。常用的 ERPs 成分包括 N2、P3（P300）、N4（N400）、失匹配负波（mismatch negativity，MMN）、关联负变化（contingent negative variation，CNV）等。

国内关于进食障碍脑电生理学的研究主要集中于神经性厌食症。陈珏等发现（AN＝43 例，NC＝34 例），神经性厌食症患者 P300 中靶 P3 的潜伏期延长、波幅降低，CNV 潜伏期延长、波幅 B 降低、反应时间延长。刘萍等发现（AN＝35 例，NC＝42 例），未经治疗的神经性厌食症患者的 MMN 潜伏期延迟、波幅降低，神经性厌食症患者经抗抑郁药物治疗 24 周后，MMN 潜伏期恢复、波幅无改变，提示神经性厌食症患者存在认知缺陷，而 MMN 变化只是一种状态性改变。岳玲等研究神经性厌食症患者在反应抑制任务（信号停止任务）中的 ERP 改变（AN＝27 例，NC＝30 例），发现神经性厌食症患者 P3 波幅低于 NC，提示神经性厌食症患者只需调动较少的认知资源就能对停止信号做出正确而快速的反应，反应抑制功能过度可能是神经性厌食症的特征性神经认知内表型。

（五）环境因素研究进展

1. 家庭环境调查研究　国内针对进食障碍的病因的家庭环境因素研究多集中于神经性厌食症患者。赖平妹等使用家庭功能量表（family assessment device，FAD）及 EDI-1 评估 29 例神经性厌食症及在校大学生的家庭功能及进食障碍症状。发现神经性厌食症患者存在家庭功能失调，且在心理

上与神经性厌食症患者求瘦等信念有关，在生理上与体重指数有关。曹思聪等对 23 名进食障碍患者家庭关系的质性研究发现，进食障碍患者原生家庭中存在较多问题，妇女关系中最突出的特征包括交流差、相处少、情感疏离，母女关系中突出的特征为交流差、过度紧密、冲突多，父母关系中存在较严重的矛盾；进食障碍大多出现在不良的家庭关系背景下。亢清等使用家庭环境量表中文版（family environment scale Chinese version，FES-CV）及进食态度量表（eating attitude test 26，EAT-26）评估 93 例神经性厌食症患者及 86 名 NC 的家庭环境及进食态度特点。研究发现神经性厌食症患者的家庭环境具有低亲密度、低情感表达和高矛盾性等特点，且神经性厌食症患者的家庭亲密度越低，其进食态度量表得分越高、病程越长。罗珊霞等使用父母教养方式问卷（egna minnen barndoms uppfostran，EMBU）及个人对应方式量表调查 30 名神经性厌食症及 30 名 NC 的父母教养方式及个人对应方式，研究发现神经性厌食症患者父亲的惩罚严厉、过分干涉、拒绝否认和过度保护行为，以及母亲的过分干涉和过度保护是神经性厌食症患者低积极应对、高消极应对的影响因素。王国平等则以某医科大学大一女生整群抽样 1621 人为研究对象，使用 EDI-1、心理一致感量表、EMBU 进行施测，结果发现母亲过度保护、过度干涉下的女生更容易有瘦身倾向，而心理一致感可以作为进食障碍的保护因素。以上研究均表明家庭环境在进食障碍中的重要作用，尤其是父母的过度保护、过度干涉等教养方式。这与家庭 / 系统的理论一致，即神经性厌食症患者的家庭存在纠缠、过度保护、僵化和回避冲突等特点，未来对神经性厌食症的早期干预应着重在改善家庭教养环境，强调家庭治疗在神经性厌食症治疗当中的地位。

2. 负性生活事件研究　国内对进食障碍患者负性生活事件研究较少。赵丽珠等对 50 名进食障碍女大学生及 60 名健康女大学生进行对照研究，发现进食障碍女大学生很多存在父母离异或父母重病情况；经历失恋、与异性有难以处理的关系；经历挫折和惩罚等。2017 年的一项研究抽取了安徽某市 384 名青少年作为研究对象，调查青少年进食障碍状况，发现对自己要求较低、学习成绩较差、学习负担较重、与同学关系较差、遇困难从不向同学或朋友求助者进食障碍评分较高。综上所述，青少年期经历负性生活事件与进食障碍患病风险升高有关。

四、诊断与心理评估研究进展

（一）诊断与分类

中国精神卫生专业人员在诊断进食障碍时，所参考的诊断分类系统主要有《国家疾病分类第 10 版（ICD-10）》、美国《精神障碍诊断和统计手册第 4 版 / 第 5 版（DCM-Ⅳ/DSM-5）》和《中国精神障碍分类与诊断标准（第 3 版）（CCMD-3）》。

检索国内近十年来以进食障碍患者为研究对象的原创性研究文献，对采用的诊断标准进行分析。发现在较早期的文献中，更多采用《中国精神障碍分类与诊断标准（第 3 版）（CCMD-3）》的诊断标准，而近年来，较多使用 ICD-10 诊断分类系统和 DSM-Ⅳ 诊断标准，由于 DSM-5 在 2013 年才出版，中文版于 2016 年正式发行，目前国内较少有进食障碍相关研究使用该诊断标准。另一方面，根据 2013 年颁布的《精神卫生法》规定，国内精神科医师需参照 ICD-10 指南中的诊断标准进行诊断，故目前临床使用最多的为 ICD-10 诊断指南。临床和科研的指南使用现状均提示，中国对进食障碍的分

类和诊断标准日渐与国际接轨。

另外，《国际疾病和相关健康问题分类（第 11 版）》（international classification of diseases，11th revision，ICD-11）目前已完成修订，正在筹备出版，但喂养和进食障碍部分在中国进食障碍患者中的适用性尚不明确。为此，陈珏研究团队采用自制问卷和 EDI-1 量表对 379 名 2010—2016 年于上海市精神卫生中心就诊的进食障碍患者的症状进行评估，通过潜类别分析，研究新版 ICD-11 指南中进食障碍相关部分在中国的跨文化适用性。结果发现，根据症状，中国的进食障碍患者可以分成 5 个潜类别：极低体重限制进食组（23.17%）、无怕胖暴食 - 清除组（21.54%）、低水平怕胖暴食组（19.27%）、怕胖暴食组（19.27%）、极低体重无怕胖组（16.76%），基本符合 ICD-11 喂养和进食障碍的诊断分类；但进食障碍患者的怕胖观念标准和中国人群的低体重标准有待进一步完善。

（二）评估工具

国际上进食障碍的评定量表主要分为：①临床访谈量表；②自评量表；③辅助检查量表。目前国际上使用最为广泛的进食障碍评估工具包括：进食障碍检查量表（eating disorder examination，EDE）、进食障碍检查自评问卷（eating disorder examination questionnaire，EDE-Q）、进食障碍调查量表（eating disorder inventory，FDI）和进食态度问卷（eating attitudes test，EAT）。国内学者已对上述量表进行了标准化的研究。

1. 临床访谈量表　主要使用 EDE。该量表是评估进食障碍认知和行为症状的结构式访谈，并可用于做出符合《美国诊断与统计手册第 4 版修订版》（DSM-Ⅳ-TR）标准的进食障碍诊断。该工具现被认为是评估和诊断进食障碍的金标准，得到广泛的研究与应用。EDE 含有 4 个亚量表，分别从饮食限制（restriction）、进食顾虑（eating concern）、体形顾虑（shape concern）及体重顾虑（weight concern）方面去评估进食障碍的核心心理病理特征。每个分量表分数代表该方面症状的严重程度，4 个分量表分数加和平均后可得到一个代表进食障碍症状严重程度的总分数。此外，EDE 还评估过食及体重控制行为的频度，如暴食的次数、限制饮食的天数等。最后，根据 EDE 中诊断项目所提供的信息，访谈者可依照 DSM-Ⅳ-TR 标准做出进食障碍的诊断分型。EDE 访谈一般需要 45～75 min。Jun 等在 41 名进食障碍患者和 43 名健康对照中对中文版 EDE 进行信效度研究，结果显示中文版 EDE 具有良好的内部一致性、重测信度、评分者信度，且具有较高的敏感性和特异性。

2. 自评量表

（1）EDI：该量表为自评量表。该量表从认知行为以及心理方面对厌食或贪食行为进行评定，是由 Garner 等在 1983 年编制的。包括 8 个分量表，其中对瘦的追求、贪食、对身体不满意这 3 个分量表对有关进食、体重和身材的态度和行为进行评定；另外 5 个分量表——无效感、完美主义、对他人不信任、内省及成熟恐惧则评定与进食障碍有关的临床心理问题。1990 年，Garner 又将 EDI-1 量表增加了禁欲主义、冲动调节、社交不安全感 3 个分量表（共 27 个条目），形成 EDI-2 量表，目前已有 EDI-1（Garner，1983）、EDI-2（Garner，1991）、EDI-3（Garner，2004）3 个版本。

EDI-1 量表总共有 64 项条目。分为瘦身倾向、不满体形、贪食、完美主义、人际不信任、恐惧成熟、内感受意识和无效感 8 个因子，采用 1(从不)～6(总是)6 点计分。项目的得分总和即为总分。得分越高，表示越有可能患上进食障碍。北京师范大学王建平等学者翻译引进了该量表并对 2256 名

12～18 岁的香港中学女生进行调查，采用项目 - 总体相关、同质信度、结构效度等指标对 EDI 进行评定。结果显示 EDI-1 是一种可靠、有效的评估进食障碍行为及相关心理特性的测查工具，本研究提供的华人少女特定年龄常模也为该问卷的应用提供了可靠的基础。

（2）EAT：EAT 是标准化的、进食障碍症状自评筛选表，有两个版本，即 EAT-26、EAT-40。EAT 主要衡量厌食症状，不能反映厌食症或贪食症多维的心理生理表现，而且该量表不能将厌食症与贪食症区分开。但因为填写简单，常用来作为自我筛查问卷。香港地区已经有评定标准。近年来国际上提出了简版（EAT-8）的可行性。哈尔滨师范大学的陈健芷等在大学生样本中对 EAT-26 进行修订，修订后 19 个项目的进食态度问卷（EAT-19）在大学生样本中具有良好的效度和信度。上海市精神卫生中心陈珏研究团队使用中文版 EAT-26 在 396 名女性进食障碍患者和 406 名健康对照中进行信效度研究，结果显示中文版 EAT-26 在女性进食障碍患者中具有良好的内部一致性、重测信度和聚合效度。

（3）EDE-Q：该量表是由 Fairburn 和 Beglin 于 1994 年根据 EDE 改编而成，作为 EDE 的自评问卷版本，与 EDE 具有相同的因子结构，反映了《精神障碍诊断与统计手册》第 4 版（diagnostic and statistical manual of mental disorders，DSM-Ⅳ）中对进食障碍类疾病的诊断标准。EDE-Q 评估了过去 28 d 的核心进食障碍行为（6 项诊断项目，评估暴食发作的频率和不恰当的补偿行为），以及进食障碍的核心态度方面（4 个分量表：限制、进食关注、体重关注和体形关注）。共 28 项，分量表中的每道题目都是 7 点评分，0 代表没有这样的症状，6 代表症状相当严重。4 个分量表分数加和平均后可得到一个代表进食障碍症状严重程度的总分数。上海市精神卫生中心陈珏研究团队已对最新版本 EDE-Q6.0 进行了信效度研究，在 248 例女性进食障碍患者和 296 例健康对照施测，结果显示该量表具有良好的实证效度和较高的敏感性、特异性，具有良好的心理测量属性，能够有效区分进食障碍患者与健康人群，同时能够准确评估临床症状的严重程度。但由于该量表结构效度不佳，近年来有学者提出了简版的可行性。

3. 辅助检查量表

（1）荷兰进食行为问卷（Dutch eating behavior questionnaire，DEBQ）：由 Van Strien 等于 1986 年编制的 33 项自评问卷，主要用于评估成人的 3 个显著进食行为，即情绪性进食、额外进食和限制进食。中南大学湘雅二医院蔡太生等在中国正常、超重和肥胖青少年群体中进行相关研究，结果显示 DEBQ 能有效评估中国青少年的进食行为。

（2）情绪化进食量表（emotional eating scale，EES）：Arnow 等编制的自评问卷，主要用来评估由消极情绪所导致的进食行为的状况。国内中南大学湘雅二医院蔡太生等在中国青少年群体中进行了修订，结果显示 18 个条目三因子结构的情绪化进食量表（中国青少年版）结构稳定，各项心理学测量指标良好。

上述评估工具已在国内临床及科研中广泛应用，但目前尚缺乏国内自主研发的、适合中国人特点的进食障碍相关评估工具，值得进一步开发适应中国人群的评估工具。

（三）临床症状及心理评估研究

1. 临床症状研究　与国外的众多文献报道相一致，神经性厌食症的躯体损害十分普遍，如营养不良、闭经等。蒲素等总结 52 例神经性厌食症患者的主要躯体临床特点：多发于青少年女性；一般症状可有体重减轻、脱发、皮肤干燥、颜面部及双下肢水肿，消化道症状包括厌食、恶心、呕吐、便秘、腹泻，伴有低体温、心动过缓、低血压、低血糖，对下丘脑 - 垂体 - 性腺轴的影响主要表现为雌二醇、卵泡刺激素及黄体生成素水平降低，可能与营养不良相关。席巧真等对 104 例住院神经性厌食症和神经性贪食症患者的临床特征进行回顾性分析并比较，结果发现，神经性厌食症和神经性贪食症在怕胖观念、减肥方法上具有一致性，但神经性贪食症较神经性厌食症普遍发病年龄早、体象障碍多见，而神经性贪食症患者抑郁主诉多、多社会功能影响更大，该研究支持国外关于此两种综合征可能是同一疾病的不同阶段的观点。席巧真等对 27 例神经性厌食症患者的临床资料进行分析，结果表示，怕胖观念是神经性厌食症患者病态心理的核心，其不仅躯体损害明显，社会功能也严重退化。为了解神经性厌食症青少年的健康危险行为特点，张晓丽等选取 33 例儿童神经性厌食症患者及 66 例 NC，使用青少年健康相关危险行为问卷及青少年健康相关危险行为问卷父母版进行评定，发现神经性厌食症儿童少年存在较多的自伤、自杀的观念和行为、暴食行为、暴食后呕吐行为及因过度节食而出现躯体不适。

2. 心理评估研究　神经性厌食症不仅给患者带来了躯体上的痛苦，也严重损害了其社会功能，影响其生命质量，给个人及家庭带来极大的负担，而神经性厌食症患者在疾病发生、发展过程中常常也显现出其独特的心理、人格特点。赵斌等对 40 例神经性厌食症患者和 40 例 NC 进行防御方式问卷（defense style questionnaire, DSQ）、EMBU 和艾森格人格问卷调查，发现神经性厌食症患者更多使用回避、投射、被动攻击、躯体化等中间型和不成熟型防御机制，并与个性缺陷和父母不良的教养方式密切相关，可能是神经性厌食症患者症状产生的病理心理基础，也是心理治疗中应该注意解决的主要问题。谢贞等采用症状自评量表及艾森克个性问卷对 36 例神经性厌食症及 36 例 NC 的心理及人格特质进行分析，发现进食障碍患者存在较明显的心理障碍，特别表现在抑郁、焦虑等方面，对环境压力调节能力较差。韩自力等探讨 23 例女性神经性厌食症患者发病相关的个体人格特征以及心身状态，使用卡特尔 16 项人格问卷、90 项症状自评量表、焦虑自评量表、抑郁自评量表、自我接纳问卷等量表评估，发现神经性厌食症患者存在明显的性格缺陷，具有紧张性、忧虑性、强迫症状及人际关系敏感、偏执性，自我评价偏低等特点。陈超然等则使用自编神经性厌食症症状量表和大五人格量表作为工具，调查 73 名神经性厌食症及 160 名 NC 的人格特质，发现与 NC 相比，神经性厌食症患者在外倾维度得分较低、在神经质维度得分较高；限制型神经性厌食症、暴食 - 清除型神经性厌食症在宜人性和责任心两个人格维度上存在差异。陈珏研究团队使用健康状况调查问卷对 49 名神经性厌食症患者的健康相关生命质量进行测评，发现神经性厌食症患者的生命质量较正常人群差，病程越长，生命质量越低。陈珏研究团队对 94 例神经性厌食症患者及 76 例 NC 进行 MMPI、汉密顿抑郁量表、汉密顿焦虑量表测查，研究结果提示神经性厌食症患者有其特定的人格特征，尤其是精神病态和抑郁更为突出。该研究团队对 92 例神经性厌食症患者及 92 例 NC 使用 DSQ 及 EAT-26 分析神经性厌食症患者患者的心理防御机制特征及其与临床进食态度间的关系，发现神经性厌食症患者患者防御机制偏向于更多使用不成熟型和中间型的防御机制，暴食 - 清除型神经性厌食症患者患者较限制型患者使用更多的不成熟型防御机制；不成熟型和中间型的防御机制与进食态度相关；不成熟的防御机制与病程相关。

3. 随访与临床转归研究　盛苏娜等在 10 例神经性厌食症的随访发现其中 3 例预后良好，6 例中等，1 例较差，慢性率 10%，未发现某一厌食症状或症状群可作为预测预后差的指标。但由于本研究样本量较少，可能存在一定统计学差异。Lee 等对 88 例香港神经性厌食症患者进行 4 年以上的随访追踪，研究期间 3 人死亡，病死率是同期同年龄、性别人群的 10.5 倍，发现疾病晚发和肥胖恐惧是临床结局差的独立预测因子；不典型神经性厌食症（如无肥胖恐惧）患者在症状表现上具有稳定性，出现贪食症状的可能性较低，且比典型神经性厌食症患者的临床结局好；研究认为该疾病临床结局总体特征与西方研究报道的相似，支持神经性厌食症的跨文化疾病有效性；还认为肥胖恐惧的观念不仅是神经厌食症的表现，而且增加疾病的慢性化程度。李雪霓等首次对 114 例神经性厌食症患者出院后 3～9 年的临床结局进行随访研究，随访到的患者客观评定临床痊愈率为 36.8%，主观评定痊愈率 56.1%，客观痊愈率低于香港（45%）及国外数据（42%～60.3%），主观痊愈率高于国外研究（15.3%～27.5%），该研究发现住院期间 BMI 的恢复有助于更好的临床转归，而合并各项躯体症状、自伤、自杀史、暴食清除行为则提示预后不良，这和国外数项研究发现一致。马周等通过对 45 例儿童青少年神经性厌食症患者出院后的临床结局进行 1～5 年电话随访发现，随访患者中无死亡病例，随访客观结局好于出院时客观结局，认为青少年神经性厌食症患者住院治疗后 1～5 年的总体预后较好，男性患者预后好于女性患者，病前性较好强的患者预后相对更差。

　　综上，了解进食障碍的临床结局及影响其转归的因素对于精神科医师及心理相关从业者至关重要，做到早发现、早治疗，避免躯体合并症的出现或恶化，并给有自伤、自杀倾向者及时干预。此外，消除对"胖"的文化恐惧的公共卫生干预将有助于改善神经性厌食症的结局。

五、进食障碍的跨文化差异研究

　　进食障碍的发病率增加与社会历史环境有关。不同的社会文化观念里进食障碍的发病率不同。

　　从 20 世纪 90 年代开始，中国香港的 Lee 就表示出对不同文化中神经性厌食症患者临床特征的兴趣，并做了大量相关研究。不同于近现代西方对"瘦"的狂热痴迷，在中国传统文化中，"胖"总是代表着福气和财富，形容一个人胖并非贬义，在这种文化差异的背景下，Lee 等对 1581 名香港大学生进行"身体不满意问卷"（body dissatisfaction questionnaire，BDQ），发现大多数受试女性认为自己下半身肥胖并且有意识地倾向于减肥，即使她们并不肥胖，她们希望自己的腹部、大腿、腰部、臀部能更瘦而同时维持胸围，过去一年中曾有过节食史的女性对自己身体的不满意更为强烈，结论指出随着西方模式中对身材的不满意已经取代了中国对女性美的传统观点（如面容以及其他非躯体的特点），在快速城市化的中国社会背景下，会导致更多的女性出现体重控制和进食障碍。Lee 对香港神经性厌食症患者进行描述性研究，提出中国神经性厌食症患者主要具有以下特点：呕吐和暴食情况相对发生较少，分析其原因可能和中国人自小接受"谁知盘中餐，粒粒皆辛苦"等珍惜食物的教育有关，而儒家文化中的"中庸、适度"更利于滋生限制型神经性厌食症发展。神经性厌食症患者病态肥胖者较少，对"苗条"的追求并无很大压力，患者更多地将食物摄取量减少归因于到腹胀等原因，而非对肥胖和身体形象扭曲的强烈恐惧。Davis C 和 Katzman MA 对 501 名在中国香港和美国的年轻华人进行自我报告量表（self-report measures）的评定，发现和美国华人相比，中国香港华人对身体、体重有更多的不满意，并且自尊较低，抑郁情绪更多见，他们会更多地采用节食减肥，较少运动。Lai 对 16 名香港青少年进行临床和社会心理学特征报道，发现 80% 的患者有肥胖恐惧，认为神经性厌食症具有西方的模式，即对体重的担忧受到西方化的病理塑形（pathoplastic）影响。Gunewardene 等对 100 名中国北京女性、60 名居住在澳大利亚悉尼的华裔女性，以及 100 名非华裔澳大利亚女性进行西方化暴露目录（exposure to westernization index）及节食状态量表的评估，发现西方化的暴露是节食状态的重要预测因子，且居于中国的被试者比起澳大利亚的华裔女性，受到节食更多的影响，即使其 BMI 更低。Leung 等比较中国香港和西方青少年女性的 EDI 得分，发现前者对身体的不满意程度和后者类似甚至更高，但与后者相比有着较低的瘦身动力，这可能和中国女孩原本就相对低的 BMI 有关；该研究还发现中国女孩表现出更明显的对成熟的害怕和能力缺乏，这可能与要求表现谦卑、传统的家长权力文化、社会压力等中国传统文化相关。Todd Jackson 等对 456 名中国女性进行进食障碍自评量表等评估，研究中国 / 西方大众传媒体验和体像障碍及进食失调的关系，发现中国女性从中国媒体感受到更多的对于外貌描述的压力，虽然西方媒体的体验同样和进食等问题相关，但是中国 / 亚洲媒体的影响更为突出。Agüera 等与中国陈珏团队合作，对 544 名诊断为神经性厌食症的成年人进行进食障碍问卷、90 项症状清单的评估，其中包括 72 名中国人、117 名英国人和 355 名西班牙人，发现西方患者更多表现出神经性厌食症的精神病理性相关的表现，西方人更多表现出对身体的不满意、躯体化症状，而中国患者更倾向于否认或最小化抑郁、焦虑和其他精神症状。法国 Marion vu-augier 等和中国陈珏团队合作，针对中国进食障碍患者进行跨文化质性研究，提出神经性厌食症和神经性贪食症可能和社会文化的快速变革相关，文化冲突和文化适应可能是影响该疾病发生的重要因素。

进食障碍是时代和文化产物，国内的临床模式也在随着西方文化的影响而发生改变。目前尚缺乏在中国大陆人群更大样本量、更广泛社会阶层的研究，完善这些工作无疑将极大地推进中西进食障碍的跨文化研究。

六、中国进食障碍治疗进展

进食障碍是与生物、心理和社会文化密切相关的、复杂的多因素疾病，因此对进食障碍的治疗需在全面评估的基础上进行综合性治疗，包括营养治疗、药物治疗、心理治疗等综合治疗手段。以下按照不同的治疗方式介绍国内进食障碍的治疗研究进展。

（一）心理治疗

心理治疗在进食障碍的治疗中发挥着重要的作用，其中家庭治疗、认知行为治疗（cognitive behavioral treatment，CBT）是目前获得最多循证证据支持的疗法，近年来新的疗法如以家庭为基础的治疗（family based therapy，FBT）、辩证行为治疗（dialectic behavioral therapy，DBT）、人际心理治疗（interpersonal psychotherapy，IPT）等也不断的被应用于临床，并取得良好的效果。我国学者在进食障碍的心理治疗的研究方面也做了自己的探索。如钱英等曾报道开放式团体对于住院进食障碍患者的干预效果，发现该独特的治疗模式有助于改善患者的症状及家庭或社会功能，是住院综合治疗的有益补充。Ma 等多年从事进食障碍患者的家庭治疗，2008 发表就患者与父母间的冲突类型以及意义进行的质性研究，发现父母与子女间的冲突主要包括 3 种类型：①代际间的控制和权利争夺；②长大与继续做孩子间的冲突；③按照父母的愿望长大和追求个人目标间的冲突。陈志清等发现与神经性厌食症患者一同绘制及探讨家谱图有助于揭示家庭结构和功能的不良、规划治疗的方向、评价治疗的效果及激发患者和家庭的内省。赖平妹等报道在神经性厌食症患者中家庭治疗的效果。张丽芳等也从护理角度探讨给予神经性厌食症患者心理干预带来的积极效应。

基于 CBT 理论的自助干预方式在神经性贪食症及暴食症的治疗方面被证明是有效的，随着互联网及移动终端的普及，该方式得到越来越广泛的应用。Leung 等报道一项基于互联网的进食障碍自助项目——Smart Eating 的应用情况，该网上项目包括多个模块：健康饮食、家庭教育、健康评估、动机增强、自助策略和心理健康促进；使用者只需在网上注册，便可进入到相应的评估和干预程序。在为期 6 个月的随访观察中，参与该项目的进食障碍患者的生活质量、进食障碍的心理病理、抑郁焦虑的严重程度和参与治疗的动机水平都有改善。

进食障碍患者照料者的负担也是一个值得关注的方面，国外研究显示，针对减轻照料者负担的干预也可起到改善患者病情的效果。李雪霓等 2008 年报道对患者家属的心理干预研究，发现患者家属多有抑郁、焦虑问题，经过干预后，家属的抑郁、焦虑症状有显著改善，总体幸福感提高；但研究人员并未进一步研究患者的病情变化。上海市精神卫生中心陈珏团队自 2017 年起开始对厌食症患者家庭负担的调查及支持性团体干预研究，希望探索籍由对家庭负担的调查及有针对性干预，帮助家属减轻负担，改善情绪并间接有益于患者的康复这一干预模式的可行性，目前此研究仍在进行中。

此外，很多新疗法的临床应用研究也在进行中，如上海市精神卫生中心、北京大学第六医院及上海同济大学附属医院联合的针对团体辩证行为治疗（G-DBT）应用于进食障碍的疗效研究，以及上海市精神卫生中心针对厌食症患者强化动机的 CBT 团体治疗研究。上述研究均正在进行中。

（二）药物治疗

关于进食障碍的药物治疗研究，近年来国内、国际上并没有一些突破性的进展，氟西汀仍是唯一被治疗指南堆荐用于神经性贪食症治疗的药物；奥氮平被推荐用于一些难治性的神经性厌食症患者，可增加患者体重，但在改善 心理病理方面的效果仍缺乏证据；SSRI 类及托吡酯可用于治疗暴食症。国内学者对氟西汀、非典型抗精神病药物应用于进食障碍的临床疗效进行一些研究。如戴晓荣等比较奥氮平联合氟西汀与单用氟西汀治疗神经性厌食症的疗效，发现联用组起效时间更短，体质量、BMI、HAMD 评分、HAMA 评分显著优于对照组。袁露等比较氟西汀联合齐拉西酮或舒必利在治疗神经性厌食症的疗效及不良反应，发现在治疗开始的 2 个月内，两组间并无显著差异。但在随访至 6 个月时，氟西汀联用舒必利组的不良反应要高于联用齐拉西酮组。王怀海等报道使用小剂量奥氮平治疗神经性厌食症，结果显示治疗有效率为 50%，患者的体重、BMI 有增加，增加的量与住院天数呈正相关。此外，国内学者也对中医药治疗进食障碍进行探索，有的学者采用辩证论治的方式，如王薇等报道对 15 例青少神经性厌食症患者采用在辩证基础上服用中医药配合心理疏导的方式，均取得良好的效果，患儿无论在体重、月经、进食行为、精神状态方面都获得改善；有的学者探讨中西医结合方法，如戴春晓等研究表明，奥氮平合用逍遥散治疗女性神经性厌食症的疗效要优于单用奥氮平；也有学者以比较统一的方剂治疗进食障碍，如李珑等报道使用中药舒心健食汤对比使用常规心理治疗及少量抗抑郁药物治疗神经性厌食症的对照研究，发现中药治疗组的有效率、显效率及评价体重增加方面均优于对照组。但中医药研究由于多与目前的科学研究体系不同，无论在诊断、干预、评估上均不注重标准化及影响因子的控制，因此其结论缺乏推广性，还需要在科学的研究体系下进一步论证。

（三）营养治疗

营养支持是治疗神经性厌食症必不可少的一环，如何制定符合中国人特点的营养支持方案是一项有意义的工作。陈珏研究团队结合国外的治疗指南及自身的临床经验，制定出一套系统的营养支持方案，对包括能量供应，营养素配比，体重增加的监测、实施的方法等都有具体的规定。使用该营养支持方案配合抗抑郁药治疗的神经性厌食症患者在体质指数增加，EDE-Q 量表的暴食频次、催吐频次及限制进食因子得分方面均优于单纯使用抗抑郁药治疗者，显示出其良好的临床应用价值。

（四）手术治疗

手术治疗常被用于难治性进食障碍的治疗。内囊前肢切除术常被用于治疗难治性强迫症，研究发现，接受该术式的患者术后出现食欲增加及体重增加，孙伯明等基于神经性厌食症患者在进食减肥行为上同样具备强迫性行为的特点，认为该术式可用于治疗难治性神经性厌食症并进行实践，该团队于 2017 年在 *Neurosurgery* 杂志上发表了对 74 例难治性神经性厌食症患者行 MRI 导航下双侧内囊前肢切除术的患者进行为期 3 年的随访观察，发现在 1 年及 3 年的随访中，患者的体质指数、Yale-Brown 强迫症状量表得分、汉密尔顿焦虑量表、汉密尔顿抑郁量表得分均有显著改善。除内囊前肢外，伏隔核也是手术治疗厌食症的重要靶点，因其在进食行为及食欲调节方面扮演重要作用。Wang 等报道 8 例神经性厌食症患者行立体定向双侧伏隔核射频消融术治疗的临床观察，在 1 年的随访期内，患者的月经及体质指数均恢复正常，抑郁、焦虑、强迫症状均有改善。除毁损手术外，深部电刺激是另一项可用于治疗进食障碍的手术方法。孙伯民等曾报道对 4 例神经性厌食症患者的伏隔核采用深部电刺激的方式进行治疗，在随后 9～50 个月的随访中，患者的体质指数、Yale-Brown 强迫症状量表得分、汉密尔顿焦虑量表得分均有显著改善。Zhang 等通过 6 例神经性厌食症患者深部电刺激治疗前后伏隔核代谢的 PET 研究发现，相比正常对照，治疗前患者额叶、边缘系统、豆状核、岛叶等区域糖代谢增高，而在对神经性厌食症患者治疗后 3～6 个月的随访中，额叶、海马、豆状核糖代谢增高的情况也降低。虽然上述研究显示出较好的疗效，但均缺少对于进食障碍患者病理心理变化的评估；此外，关于手术治疗进食障碍的机制、靶点、适应证及长期随访不良反应值得进一步探讨。

七、小结

虽然我国进食障碍的科研工作起步较晚，但得益于国家对精神卫生工作的重视及日益便利的国内外交流，近年来在该领域的研究取得了广泛、快速的发展，并已获得一些成就。但必须看到，相比欧美发达国家，我国目前的研究工作在系统性、创新性方面仍存在较大的差距，针对中国进食障碍人群的流行病学、病因机制、诊断评估及治疗等方面的研究仍有很多开拓性的工作需要完成，未来的工作可谓任重而道远。

（陈　珏　亢　清　彭毅华　王钰萍　古　练　张　靖　陆　茜　李　亚　郑航岑）

参 考 文 献

［1］ 张大荣，杜贵平，贾庆梅，等. 51 例进食障碍患者的临床特征分析. 中国心理卫生杂志，2002，16（11）：758-759.

［2］ 方华，肖泽萍. 31 例神经性厌食症患者治疗分析. 上海精神医学，1997，1：234-238.

［3］ Zheng Y, Kang Q, Huang J, et al. The latent class structure of Chinese patients with eating disorders in Shanghai. Shanghai Arch Psychiatry, 2017, 29 (4): 200-207.

［4］ Chun ZF, Mitchell JE, Li K, et al. The prevalence of anorexia nervosa and bulimia nervosa among freshman medical college students in China. Int J Eat Disord, 2010, 12 (2): 209-214.

［5］ 钱洁，胡强，万玉美，等. 普通人群进食障碍患病率的系统综述. 上海精神医学，2013，4：212-223.

［6］ 殷茵. 神经性厌食症（非肥胖恐惧型）的初步调查研究——以武汉地区大一女生为例. 武汉：中国地质大学，2011.

［7］ 王木生，邓香兰，周冬根，等. 江西省高职女大学生进食障碍现状调查及因素分析. 中国健康心理学杂志，2013，21（5）：781-784.

［8］ 王银. 女大学生进食障碍倾向及其与完美主义、家庭教养方式的关系研究. 开封：河南大学，2016.

［9］ 范轶欧，段一凡，郝利楠，等. 我国 7 城市中学生进食障碍的流行状况. 中国健康教育，2009，25（9）：657-659.

［10］褚成静，周凌峰，杨敏. 不同性别中学生进食障碍及危险因素分析. 中国公共卫生，2014，30（10）：1244-1246.

［11］侯安娴. 北京市初中生进食障碍倾向与体质状况及其关系的研究. 北京：北京体育大学，2016.

［12］Cimino S, Cerniglia L, Almenara CA, et al. Developmental trajectories of body mass index and emotional-behavioral functioning of underweight children: A longitudinal study. Scientific Reports, 2016, 6 (20211): 20211.

［13］张丽娟. 北京三所高校舞蹈专业女大学生进食障碍和月经紊乱的调查. 北京：北京体育大学，2016.

［14］汤静. 青少年女子体操运动员进食障碍的特征分析. 河南师范大学学报（自然版），2016，1：184-188.

［15］岳玲，贾秀珍，陈珏，等. 中国汉族人群 5- 羟色胺转运体基因多态性与神经性厌食症的关联研究. 临床精神医学杂志，2012，22（5）：302-305.

［16］贾秀珍，陈珏，禹顺英，等. 5- 羟色胺 2A 受体基因 102T/C 多态性与汉族神经性厌食症患者的关联分析. 临床精神医学杂志，2012，22（2）：79-81.

［17］陈珏，禹顺英，贾秀珍，等. 神经性厌食症患者 5- 羟色胺 2A 受体基因多态性与人格特性的关联研究. 中国神经精神疾病杂志，2012，38（8）：459-463.

［18］Chen Z, Jue C, Xiu Z, et al. Estrogen receptor 1 gene rs2295193 polymorphism and anorexia nervosa: new data and meta-analysis. Asia Pac Psychiatry, 2013, 5 (4): 331-335.

［19］Chen J, Kang Q, Jiang W, et al. The 5-HTTLPR confers susceptibility to anorexia nervosa in Han Chinese: evidence from a case-control and family-based study. Plos One, 2015, 10 (3): e0119378.

［20］Peng S, Yu S, Wang Q, et al. Dopamine receptor D_2 and catechol-O-methyltransferase gene polymorphisms associated with anorexia nervosa in Chinese Han population DRD_2 and COMT gene polymorphisms were associated with AN. Neuroscience Letters, 2016, 616: 147-151.

［21］Kang Q, Chen J, Yu S, et al. Association of the $5-HT_{2A}$ receptor gene promoter polymorphism-1438G/A with anorexia nervosa and psychopathological traits in the Chinese Han population: A preliminary study. Asia Pac Psychiatry, 2017, 9 (3).

［22］赵咏桔，陆洁莉，唐金凤，等. 女性神经性厌食症患者的瘦素水平及其在生殖功能调节中的作用. 中华内分泌代谢杂志，2006，22（4）：329-332.

［23］陈珏，张明岛，林治光，等. 神经性厌食症患者血小板 5- 羟色胺浓度的对照研究. 上海精神医学，2008，20（4）：196-199.

［24］韦旻，赵铁耘. 30 例神经性厌食症症的内分泌功能变化临床分析. 华西医学，2009，3：715-718.

［25］张静洁，陈珏，亢清，等. 神经性厌食症患者血浆催产素水平及临床特征的研究. 临床精神医学杂志，2017，27（5）：297-299.

［26］金珏，马莹华，唐一源，等. 神经性厌食症 ^{99m}Tc-ECD 局部脑血流变化初探. 生物物理学报，2007，23（2）：116-122.

［27］Hu S，Feng H, Xu T, et al. Altered microstructure of brain white matter in females with anorexia nervosa: a diffusion tensor imaging study. Neuropsychiatr Dis Treat, 2017, 13: 2829-2836.

［28］申远，李清伟，王培军，等. 神经性贪食症患者食物图片刺激的功能磁共振对照研究. 中华行为医学与脑科学杂志，2009，18（7）：596-598.

［29］曹静，吴宇洁，王美娟，等. 氟西汀治疗神经性贪食症患者的功能磁共振成像初步研究. 中华行为医学与脑科学杂志，2014，23（2）：136-139.

［30］Wang L, Kong Q, Li K, et al. Altered intrinsic functional brain architecture in female patients with bulimia nervosa. J Psychiatry Neurosci, 2017, 42 (6): 414-423.

［31］Marsh R, Steinglass JE, Gerber AJ, et al. Deficient activity in the neural systems that mediate self-regulatory control in bulimia nervosa. Arch Gen Psychiatry, 2009, 66 (1): 51-63.

［32］王钰萍，张宾，黄佳滨，等. 神经性贪食症患者额叶 - 纹状体神经环路静息态 fMRI 功能连接研究. 中华行为医学与脑科学杂志，2018，27（5）：9-14.

［33］Lyu Z, Jackson T. Acute stressors reduce neural inhibition to food cues and increase eating among binge eating disorder symptomatic women. Front Behav Neurosci, 2016, 10 (2): 34-40.

［34］陈珏. 进食障碍. 北京：人民卫生出版社，2013.

［35］Dong D, Wang Y, Jackson T, et al. Impulse control and restrained eating among young women: Evidence for compensatory cortical activation during a chocolate-specific delayed discounting task. Appetite, 2016, 105 (3): 477-486.

［36］Dong D, Lei X, Jackson T, et al. Altered regional homogeneity and efficient response inhibition in restrained Eaters. Neuroscience, 2014, 266 (18): 116-126.

［37］Chen S, Dong D, Jackson T, et al. Altered frontal inter-hemispheric resting state functional connectivity is associated with bulimic symptoms among restrained eaters. Neuropsychologia, 2016, 81 (2): 22-30.

［38］刘强，陈珏，楼翡璎，等. 神经性厌食症的事件相关电位 P300 的实验研究. 上海精神医学,2010,22（3）：144-146.

［39］陈珏，陈兴时，楼翡璎，等. 神经性厌食症患者事件相关电位 CNV 的研究. 临床精神医学杂志，2011，21（6）：378-380.

［40］刘萍，陈清刚，郭杰，等. 失匹配负波检测在女性神经性厌食症中的应用. 神经病学与神经康复学杂志，2014，11（2）：116-122.

［41］岳玲，唐莺莹，亢清，等. 神经性厌食症患者反应抑制功能事件相关电位的研究. 临床精神医学杂志，2016，26（3）：151-154.

［42］赖平妹，彭敏，陈向一. 神经性厌食症患者进食障碍与家庭功能关系的研究. 中国健康心理学杂志，2011，19（2）：148-150.

［43］曹思聪，缪绍疆，童俊. 进食障碍患者家庭关系的质性研究. 中国临床心理学杂志，2013，21（5）：703-707.

［44］亢清，陈珏，蒋文晖，等. 神经性厌食症患者的家庭环境特征与临床症状. 中国心理卫生杂志，2014，28（10）：735-740.

［45］罗珊霞，王旭，黄亚林，等. 神经性厌食症患者个人应对方式与父母教养方式的特征及其相关性研究. 四川大学学报医学版，2016，47（3）：428-430.

［46］王国平，周娟，刘卫东. 父母教养方式对瘦身倾向的影响：心理一致感的中介作用. 中国健康心理学杂志，2018，26（1）：127-131.

［47］赵丽珠. 进食障碍女大学生负性生活事件与应对方式的关系研究. 沈阳：沈阳师范大学，2008.

［48］Michelle Sun，金岳龙，万宽. 青少年不同自我评估、社会因素下进食障碍状况分析研究. 心理医生，2017，23（30）.

［49］范肖冬. ICD-10 精神与行为障碍分类. 北京：人民卫生出版社，1993.

［50］庞天鉴. DSM-IV 分类与诊断标准. 国外医学：精神病学分册，2001，28（9）：219-227.

［51］美国精神医学学会. 精神障碍诊断与统计手册. 北京：北京大学出版社，2016.

［52］中华医学会精神科分会. CCMD-3 中国精神障碍分类与诊断标准. 济南：山东科学技术出版社，2001.

［53］陈志青，陆新茹，华芳，等. 家谱图在神经性厌食症患者治疗中的应用. 上海精神医学，2008，20（3）：169-173.

［54］张丽芳，杨颖，郑艳萍. 18 例神经性厌食症患者的心理干预. 护理与康复，2008，7（7）：543-545.

［55］谢贞，时忠丽，李绍敏，等. 进食障碍患者心理及人格特征分析. 国际护理学杂志，2008，27（9）：922-924.

［56］陈珏，张明岛，林治光，等. 神经性厌食症患者血小板 5- 羟色胺浓度的对照研究. 上海精神医学，2008，20（4）：196-199.

［57］周朝昀，陈珏，邹政，等. 神经性厌食症患者生命质量的初步研究. 中华行为医学与脑科学杂志，2009，18（8）：713-715.

［58］韩自力，钟智勇，陶炯，等. 女性神经性厌食症患者人格特征和心身状况的研究. 中华行为医学与脑科学杂志，2009，18（10）：885-887.

［59］赖平妹，彭敏，陈向一. 神经性厌食症患者进食障碍与家庭功能关系的研究. 中国健康心理学杂志，2011，19（2）：148-150.

［60］赖平妹，彭敏，陈向一. 神经性厌食症患者家庭治疗疗效观察. 中国健康心理学杂志，2011，19（10）：1162-1163.

［61］戴春晓，张海生，谢健. 奥氮平联合逍遥丸治疗女性神经性厌食症对照研究. 中医药学报，2012，40（6）：91-93.

［62］金珏，马莹华，唐一源，等. 神经性厌食症 ^{99m}Tc-ECD 局部脑血流变化初探. 生物物理学报，2007，23（2）：116-122.

［63］李珑，姚玉芳，陈艳玲，等. 舒心健食汤治疗进食障碍 30 例临床分析. 中医药信息，2007，24（1）：26-27.

［64］耿淑霞，李雪霓，张大荣，等. 住院进食障碍患者家属心理干预的对照研究. 中国心理卫生杂志，2008，22（3）：231-234.

［65］席巧真，李雪霓，张大荣. 104 例进食障碍患者临床特征分析. 临床精神医学杂志，2009，19（1）：37-39.

［66］席巧真，刘小翠，刘珊，等. 神经性厌食症 27 例临床分析. 齐鲁医学杂志，2011，26（3）：245-246.

［67］张晓丽，齐军慧，刘靖，等. 神经性厌食症少年的健康相关危险行为. 中国心理卫生杂志，2013，27（6）：435-439.

［68］宫潇炯，王宏生，耿淑霞. 82 例进食障碍儿童患者的临床特征分析. 医学信息，2015（31）：179-179.

［69］赵斌，王世凤，张琼，等. 神经性厌食症患者的防御机制及相关因素. 中华行为医学与脑科学杂志，2007，16（3）：214-216.

［70］陈超然，卢光莉，耿文秀. 女性神经性厌食症与其人格的关系. 心理科学，2009（6）：1465-1467.

［71］王怀海，谭庆荣. 奥氮平治疗神经性厌食症. 临床精神医学杂志，2009，19（4）：267-267.

［72］陈珏，禹顺英，贾秀珍，等. 神经性厌食症患者 5-羟色胺 2A 受体基因多态性与人格特性的关联研究. 中国神经精神疾病杂志，2012，38（8）：459-463.

［73］孙伯民，李殿友，占世坤，等. 脑深部电刺激治疗难治性神经性厌食症. 中华神经外科杂志，2012，28（4）：378-381.

［74］李亚玲，陈珏，虞一萍，等. 神经性厌食症患者的人格特征及焦虑抑郁症状. 中国心理卫生杂志，2012，26（8）：590-594.

［75］曹思聪，缪绍疆，童俊. 进食障碍患者家庭关系的质性研究. 中国临床心理学杂志，2013，21（5）：703-707.

［76］钱英，李雪霓，白冠男，等. 住院进食障碍开放式团体心理治疗疗效的定性研究. 中国心理卫生杂志，2014，28（1）：28-34.

［77］韦旻，赵铁耘. 30 例神经性厌食症的内分泌功能变化临床分析. 华西医学，2009（3）：715-718.

［78］岳玲，陈珏，亢清，等. 神经性厌食症患者抑制控制功能研究. 中华行为医学与脑科学杂志，2014，23（5）：423-426.

［79］亢清，陈珏，蒋文晖，等. 神经性厌食症患者的家庭环境特征与临床症状. 中国心理卫生杂志，2014，28（10）：735-740.

［80］陈涵，胡昊，贾虹，等. 辅助营养治疗对住院神经性厌食症患者治疗效果的对照研究［J］. 临床精神医学杂志，2015（3）：149-152.

［81］张静洁，陈珏，季卫东. 催产素与神经性厌食症. 中华行为医学与脑科学杂志，2016，25（1）：90-94.

［82］Lyu Z, Jackson T. Acute stressors reduce neural inhibition to food cues and increase eating among binge eating disorder symptomatic women. Front Behav Neurosci, 2016, 10: 188.

［83］中华人民共和国中央人民政府. 中华人民共和国精神卫生法. 2013,

［84］郑毓鹦，陈珏，赵敏，等. 喂养和进食障碍诊断标准最新进展. 中华精神科杂志，2017，50（1）：85-87.

［85］郑毓鹦，亢清，黄佳滨，等. 上海进食障碍患者的潜在类别研究（英文）. 上海精神医学，2017，29（4）：200-207.

［86］Leung F, Wang J, Tang W. Psychometric properties and normative data of the Eating Disorder Inventory among 12 to 18 year old Chinese girls in Hong Kong. Journal of Psychosomatic Research, 2004, 57 (1): 59-66.

［87］陈薇，Freedom Leung，王建平，等. 香港华人少女进食障碍问卷的信度、效度与常模. 中国临床心理学杂志，2005，13（1）：33-36.

［88］王冰莹，陈健芷，刘勇，等. 进食态度问卷中文版测评大学生样本的效度和信度. 中国心理卫生杂志，2015，29（2）：150-155.

［89］Jun T, Jing S, Jian W, et al. Validity and reliability of the Chinese language version of the Eating Disorder Examination (CEDE) in mainland China: implications for the identity and nosology of the eating disorders. International Journal of Eating Disorders, 2011, 44 (1): 76-80.

［90］古练，陈珏，黄悦，等. 进食障碍检查自评问卷6.0中文版在女性进食障碍患者中应用的效度和信度. 中国心理卫生杂志，2017，31（5）：350-355.

［91］Kang Q, Chan R, Li X, et al. Psychometric properties of the Chinese version of the eating attitudes test in young female patients with eating disorders in mainland China. Eur Eat Disord Rev, 2017, 25 (3)613-617.

［92］Garner DM, Olmsted MP, Polivy J. Development and validation of a multidimensional eating disorder inventory for anorexia and bulimia. Int J Eat Disord, 1983, 2: 15-34.

［93］D.M. Garner. Eating Disorder Inventory-2. Professional manual, Odessa: Psychological Assessment Resources Inc, Odessa, FL (1991)

［94］D. M. Garner. The Eating Disorder Inventory-3: Professional manual. Psychological Assessment Resources Inc, Odessa, FL (2004)

［95］Lee S, Kwok K, Liau C, et al. Screening Chinese patients with eating disorders using the eating attitudes test in Hong Kong. Int J Eat Disord, 2002, 32 (1): 91-97.

［96］Richter F, Strauss B, Braehler E, et al. Psychometric properties of a short version of the Eating Attitudes Test (EAT-8) in a German representative sample. Eat Behav, 2016, 21: 198-204.

［97］Fairburn CG, Beglin SJ. Assessment of eating disorders: Interview or self-report questionnaire? Int J Eat Disord, 1994, 16 (4) :363-370.

［98］Grilo CM, Crosby RD, Peterson CB, et al. Factor structure of the Eating Disorder Examination Interview in patients with binge-eating disorder. J Psychosom Res, 2010, 18 (5) :977–981.

［99］Chan CW, Leung SF. Validation of the Eating Disorder Examination Questionnaire: an online version. J Hum Nutr Diet, 2015, 28 (6) :659–665.

［100］Kliem S, Mößle T, Zenger M, et al. The eating disorder examination-questionnaire 8: A brief measure of eating disorder psychopathology (EDE-Q8). Int J Eat Disord, 2016, 49 (6) :613-616.

［101］Vanstrien T, Frijters JE, BergersG& Defares PB. The Dutch Eating Behavior Questionnaire (DEBQ) for assessment of restrained, emotional, and external eating behavior. Int J Eat Disord, 1986, 5: 295–315.

［102］Wu S, Cai T, Luo X. Validation of the Dutch Eating Behavior Questionnaire (DEBQ) in a sample of Chinese adolescents. Psychol Health Med, 2016:1.

［103］Arnow B, Kenardy J, Agras WS. The emotional eating scale: The development of a measure to assess coping with negative affect by eating [J]. Int J Eat Disord, 1995, 18 (1): 79.

［104］陈贵，蔡太生，胡凤姣，等．情绪化进食量表在中国青少年中的修订．中国临床心理学杂志，2013，21（4）：572-575.

［105］蒲素，李宏亮．神经性厌食症 52 例临床分析．中国综合临床，2005，21（8）：713-714.

［106］席巧真，李雪霓，张大荣．104 例进食障碍患者临床特征分析．临床精神医学杂志，2009，19（1）：37-39.

［107］周朝均，陈珏，邹政，等．神经性厌食症患者生命质量的初步研究．中华行为医学与脑科学杂志，2009，18（8）：713-715.

［108］席巧真，刘小翠，刘珊，等．神经性厌食症 27 例临床分析．齐鲁医学杂志，2011，26（3）：245-246.

［109］张晓丽，齐军慧，刘靖，等．神经性厌食症少年的健康相关危险行为．中国心理卫生杂志，2013,27(6)：435-439.

［110］赵斌，王世凤，张琼，等．神经性厌食症患者的防御机制及相关因素．中华行为医学与脑科学杂志，2007，16（3）：214-216.

［111］谢贞，时忠丽，李绍敏．进食障碍患者心理及人格特征分析．国际护理学杂志，2008，27（9）：922-924.

［112］韩自力，钟智勇，陶炯，等．女性神经性厌食症患者人格特征和心身状况的研究．中华行为医学与脑科学杂志，2009，18（10）：885-887.

［113］陈超然，卢光莉，耿文秀．女性神经性厌食症与其人格的关系．心理科学，2009（6）：1465-1467.

［114］李亚玲，陈珏，虞一萍，等．神经性厌食症患者的人格特征及焦虑抑郁症状．中国心理卫生杂志，2012，26（8）：590-594.

［115］陈涵，李小平，陈珏，等．神经性厌食症患者心理防御机制与进食态度的关系．中华行为医学与脑科学杂志，2014（11）：978-982.

［116］盛苏娜，付树旺，翟书涛．神经性厌食症症预后的初步研究．四川精神卫生，1996，9（2）：99.

［117］Lee S, Chan Y, Hsu LK. The Intermediate-Term Outcome of Chinese Patients With Anorexia Nervosa in Hong Kong. Am J Psychiatry, 2003, 182 (5): 304-307.

［118］李雪霓，徐玉玉，钱英，等．住院神经性厌食症患者的 3～9 年后临床结局．中国心理卫生杂志，2011，25（10）：751-755.

［119］马周，刘靖．神经性厌食症儿童青少年出院后 1～5 年的随访研究．中国心理卫生杂志，2015，9：977-

980.

[120] Lee S, Leung T, Lee AM, et al. Body dissatisfaction among Chinese undergraduates and its implications for eating disorders in Hong Kong. Int J Eat Disord, 1996, 20 (1) : 77-84.

[121] Lee S. Anorexia nervosa in Hong Kong: a Chinese perspective. Psychol Med, 1991, 21 (3) : 703-711.

[122] Lee S, Ho TP, Hsu LK. Fat phobic and non-fat phobic anorexia nervosa: a comparative study of 70 Chinese patients in Hong Kong. Psychol Med. , 1993, 23 (4) : 999-1017.

[123] Lee S, Lee AM, Ngai E, et al. Rationales for Food Refusal in Chinese Patients with Anorexia Nervosa. Int J Eat Disord, 2001, 29 (2): 224-229.

[124] Davis C, Katzman MA. Chinese men and women in the United States and Hong Kong: body and self-esteem ratings as a prelude to dieting and exercise. Int J Eat Disord, 1998, 23 (1): 99-102.

[125] Lai KY. Anorexia nervosa in Chinese adolescents—does culture make a difference? J Adolesc, 2000, 23: 561–568.

[126] Gunewardene A, Huon GF, Zheng R. Exposure to westernization and dieting: A cross-cultural study. Int J Eat Disord., 2001, 29 (3) : 289-293.

[127] Leung F, Wang J, Tang CW. Psychometric properties and normative data of the Eating Disorder Inventory among 12 to 18 year old Chinese girls in Hong Kong. 2004, 57: 59-66.

[128] Leung F, Wang J, Tang CW. Associations between Chinese/Asian versus Western mass mediainfluences and body image disturbances of young Chinese women. J Psychosom Res, 2016, 17 : 175-183.

[129] Agüera Z, Brewin N, Chen J. Eating symptomatology and general psychopathology in patients with anorexia nervosa from China, UK and Spain: A cross cultural study examining the role of social attitudes . PLoS ONE, 2017, 12 (3) : e0173781.

[130] de Montgremier MV, Chen J, Zhang F, et al. Anorexie masculine en Chine: psychopathologie, facteurs culturels et transculturels. L'Évolution Psychiatrique, 2017, 82 (1) : 64-74.

[131] de Montgremier MV, ChenJ, Guo K, et al. Aspects culturels et transculturels des troubles du comportement alimentaire chez des adolescentes et jeunes adultes chinoises. Neuropsychiatrie de l'Enfance et de l'Adolescence, 2017, 65 (3) : 146-154.

[132] de Montgremier MV, Chen L, Chen J. Case study of an adopted Chinese woman with bulimia nervosa: A cultural and transcultural approach. Shanghai Arch Psychiatry, 2017, 29 (4) : 243-246.

[133] Costa MB, Melnik T. Effectiveness of psychosocial interventions in eating disorders: an overview of Cochrane systematic reviews. Einstein (Sao Paulo) , 2016, 14 (2) : 235-277.

[134] 钱英，李雪霓，白冠男，等. 住院进食障碍开放式团体心理治疗疗效的定性研究. 中国心理卫生杂志，2014，28（1）：28-34.

[135] Ma JL. Eating disorders, parent-child conflicts, and family therapy in Shenzhen, China. Qual Health Res, 2008, 18 (6): 803-810.

[136] 陈志青，陆新茹，华芳，等. 家谱图在神经性厌食症患者治疗中的应用. 上海精神医学，2008，20（3）：169-173.

[137] 赖平妹，彭敏，陈向一. 神经性厌食症患者家庭治疗疗效观察. 中国健康心理学杂志，2011，19（10）：

1162-1163.

［138］张丽芳，杨颖，郑艳萍. 18 例神经性厌食症患者的心理干预. 护理与康复，2008，7（7）：543-545.

［139］Leung SF, Ma JL, Russell J. Enhancing quality of life in people with disordered eating using an online self-help programme. J Eat Disord, 2013, 1: 9.

［140］耿淑霞，李雪霓，张大荣，等. 住院进食障碍患者家属心理干预的对照研究. 中国心理卫生杂志，2008（3）：231-234.

［141］Aigner M, Treasure J, Kaye W, et al. World Federation of Societies of Biological Psychiatry (WFSBP) guidelines for the pharmacological treatment of eating disorders [J]. World J Biol Psychiatry, 2011, 12 (6): 400-443.

［142］戴晓荣，成宏伟，周汝娟，等. 奥氮平联合氟西汀治疗神经性厌食症的临床疗效观察. 中国实用神经疾病杂志，2014，17（17）：117-118.

［143］袁露，刘树宁，王颢. 齐拉西酮联合氟西汀对比舒必利联合氟西汀治疗女性神经性厌食症的临床疗效观察. 临床医药文献电子杂志，2017，4（52）：10108-10109.

［144］王怀海，谭庆荣. 奥氮平治疗神经性厌食症症. 临床精神医学杂志，2009，19（4）：267.

［145］王薇，宋艳春. 中药治疗青少年神经性厌食症症 15 例. 实用中医药杂志，2016，32（01）：31-32.

［146］戴春晓，张海生，谢健. 奥氮平联合逍遥丸治疗女性神经性厌食症对照研究. 中医药学报，2012，40（6）：91-93.

［147］李珑，姚玉芳，陈艳玲，等. 舒心健食汤治疗进食障碍 30 例临床分析. 中医药信息，2007（1）：26-27.

［148］陈涵，胡昊，贾虹，等. 辅助营养治疗对住院神经性厌食症患者治疗效果的对照研究. 临床精神医学杂志，2015，25（3）：149-152.

［149］Ruck C, Karisson A, Steele D, et al. Capsulotomy for obsessive-compulsive disorder. JAMA Psychiatry, 2008, 65 (8): 914-922.

［150］Liu W, Li D, Sun F, et al. Long-term follow-up study of MRI-guided bilateral anterior capsulotomy in patients with refractory anorexia nervosa. Neurosurgery, 2018, 83 (1): 86-92.

［151］Wang J, Chang C, Geng N, et al. Treatment of intractable anorexia nervosa with inactivation of the nucleus accumbens using stereotactic surgery. Stereotact Funct Neurosurg, 2013, 91 (6): 364-372.

［152］孙伯民，李殿友，占世坤，等. 脑深部电刺激治疗难治性神经性厌食症. 中华神经外科杂志，2012，28（4）：378-381.

［153］Zhang HW, Li DY, Zhao J, et al. Metabolic imaging of deep brain stimulation in anorexia nervosa: a ^{18}F-FDG PET/CT study. Clin Nucl Med, 2013, 38 (12): 943-948.

第六章　抗抑郁药物治疗心身疾病研究进展

众所周知，心理社会因素在心身疾病的发生、发展、转归过程中起重要作用。心身疾病往往有许多心理、生理症状，所以在治疗过程中除了心理治疗外，常会用到各种抗抑郁药物、抗焦虑药物改善心身症状。本章以几种（类）常见的心身疾病作为线索来叙述我国目前抗抑郁药物（含部分抗焦虑药物、非典型抗精神病药物）在该类疾病治疗中应用的研究进展。

本章资料来源的检索策略：检索词为"综合性医院""躯体疾病""癫痫""脑卒中""帕金森病""高血压""冠心病""心律失常""心力衰竭""功能性胃肠病""消化性溃疡""糖尿病""肿瘤""抑郁""焦虑"；时间为"2008年1月1日至2018年6月30日；检索数据库为"万方医学"和"中国知网"。剔除综述类或质量太差不适合纳入分析的文献。

一、脑卒中

抗抑郁药物有帕罗西汀、舍曲林、艾司西酞普兰、西酞普兰、米氮平、文拉法辛、度洛西汀、氟哌噻吨美利曲辛、舒肝解郁胶囊、圣约翰草。抗焦虑药物有丁螺环酮。联合用药为喹硫平十氟西汀。大多数研究方案：研究组在常规神经内科药物的基础上加抗抑郁药物或抗焦虑药物，对照组为仅用常规神经内科药物。主要结果发现：脑卒中患者在基础治疗上加用抗抑郁药物，不仅能改善抑郁、焦虑，还有利于神经功能的康复，包括肢体运动、感觉和认知功能。有研究用帕罗西汀治疗脑卒中：该研究中，研究组采用帕罗西汀加常规治疗，对照组采用单纯常规治疗；评估焦虑自评量表（SAS）、汉密顿抑郁量表（HAMD）、神经功能缺损（NIHSS）及生活能力（Barthel指数），并检测治疗前后血浆去甲肾上腺素（NE）、血浆P物质（SP）、促肾上腺皮质激素释放因子（CRF）、神经肽Y（NPY）及单胺类神经递质5-羟色胺（5-HT）水平；结果显示两组治疗前后NIHSS评分、Barthel指数均有显著差异，且治疗后观察组显著优于对照组；两组治疗前后5-HT、NE、NPY、CRF、SP水平具有显著性差异，且治疗后观察组显著高于对照组。比较舒肝解郁胶囊联合艾司西酞普兰和单用艾司西酞普兰的疗效：检测HAMA、HAMD、生存质量，以及血清IL-1β、IL-6、TNF-α；结果发现观察组疗效更好，血清IL-1β、IL-6、TNF-α水平更低。有学者比较艾司西酞普兰和文拉法辛治疗脑卒中抑郁症8周的疗效，结果发现文拉法辛组HAMD在第1、2周末减分较多，第4、8周末两组无差异，临床神经功能缺损评分两组间无差异。有研究发现，治疗脑卒中后抑郁、焦虑，艾司西酞普兰较帕罗西汀起效更快，第1周末组间有显著性差异。也有研究认为艾司西酞普兰和帕罗西汀的疗效无差异。有研究比较米氮平和氟西汀治疗脑卒中后焦虑、抑郁的6周疗效，发现米氮平起效快，疗效更好。有一项研究应用氟西汀 20 mg/d 加喹硫平 100～200 mg/d（1 周内加到），其中应用氟西汀用 4 周、喹硫平 2 周；第 4 周末评估治疗焦虑、抑郁有效。但笔者认为，该治疗方案的制订缺乏足够的依据。

二、帕金森病

抗抑郁药物有氟西汀、帕罗西汀、艾司西酞普兰、西酞普兰、米氮平。大多数研究方案：研究组在抗帕金森病药物的基础上加抗抑郁药物，对照组为仅采用抗帕金森病药物。主要结果发现：研究组不仅改善抑郁、焦虑症状，还有利于帕金森病症状的改善。有少量头对头研究比较艾司西酞普兰与西酞普兰治疗帕金森病合并抑郁的疗效差异；评估患者的抑郁（采用 HAMD）、焦虑（采用 HAMA）及帕金森症状严重程度（采用帕金森病统一评分量表，UPDS），研究观察时间为 2 个月；结果发现终点时艾司西酞普兰组患者的 HAMD、HAMA、UPDS 评分较对照组更低。另外有类似的研究也得出类似的结论。有学者比较米氮平和氟西汀治疗帕金森病伴发抑郁、焦虑的效果，观察时间为 6 周，发现在第 1、2、4、6 周，均米氮平效果更好。有学者评估联合用药的疗效：文拉法辛 150 mg/d 加奥氮平 2.5 mg/d 和单用文拉法辛 150 mg/d 比较，观察 6 周，用 SAS、SDS 评价，发现在第 2、4 周联合组效果更好，6 周时无差异。但笔者认为此方案的依据不足。

三、癫痫

抗抑郁药物有帕罗西汀、西酞普兰、艾司西酞普兰、舍曲林、文拉法辛、圣约翰草、舒肝解郁胶囊。抗焦虑药有坦度螺酮、阿普唑仑。绝大多数研究方案：研究组在抗癫痫治疗的基础上加用抗抑郁药物或抗焦虑药物，对照组仅用抗癫痫药物。主要结果发现：研究组抑郁、焦虑症状改善更明显；部分研究还观察了对癫痫发作的影响，结果显示减少了癫痫的发作次数。未见到增加癫痫发作的报道。有一项研究比较了西酞普兰和舍曲林治疗癫痫性抑郁障碍的效果，结果发现西酞普兰起效快、不良反应少。

四、高血压

抗抑郁药物有西酞普兰、艾司西酞普兰、氟西汀、帕罗西汀、舍曲林、度洛西汀、文拉法辛、曲唑酮、米氮平、达体朗、阿米替林、氟哌噻吨美利曲辛、圣约翰草。抗焦虑药物有艾司唑仑片。大多数研究方案：研究组在抗高血压治疗的基础上加用抗抑郁药物或抗焦虑药物（其中一项研究是达体朗联用氟哌噻吨美利曲辛），对照组仅用抗高血压药。主要结果发现：研究组抑郁、焦虑症状改善更明显，降血压效果更好。有 2 项研究想验证在传统抗高血压基础上，不管患者有无抑郁、焦虑，均加用抗抑郁药物，降压效果是否更好。一项研究用圣约翰草联合降血压药物来治疗高血压（未评定有无抑郁、焦虑），结果发现联合用药比单用抗高血压药物降压效果更好。另一项研究用帕罗西汀联合缬沙坦治疗高血压（未评定有无抑郁、焦虑），结果发现联合用药比单用缬沙坦降压效果更好。此外，还有学者报道老年高血压伴抑郁患者在硝苯地平治疗的基础上加用氟西汀及共情干预技术，较单用硝苯地平降压效果更好，在改善抑郁的同时还提高了生活质量。

五、冠心病

抗抑郁药物为氟西汀、帕罗西汀、舍曲林、艾司西酞普兰、西酞普兰、米氮平、文拉法辛、马普替林、氟哌噻吨美利曲辛、舒肝解郁胶囊、圣约翰草。抗焦虑药为坦度螺酮。大多数研究方案：研究组在常规心内科药物治疗的基础上加用抗抑郁药物或抗焦虑药物，对照组为仅用常规心内科药物。主要结果发现：加用抗抑郁药物后，不仅改善了患者的抑郁、焦虑症状，对冠心病症状的改善也较单纯用心血管药物更好；有研究还加了 1 年随访，发现可减少再次发病和再次住院的次数。研究组在静息心电图、24h 动态心电图、心脏超声检查方面发现心肌缺血范围、缺血程度均显著改善、心律失常减少；全时程 N-N 间期平均值的标准差及差值的均方根均有不同程度的升高；左心室收缩末期容积、左心室射血分数、左心室舒张末期容积改善。有学者研究抗抑郁药物和抗焦虑药物对冠心病 - 不稳定型心绞痛合并抑郁、焦虑的疗效，研究组在常规心内科药物的治疗基础上加用帕罗西汀 20 mg/d 和心理干预，4 周后，较常规治疗组血 B 型脑钠肽水平明显下降，左心室射血分数明显升高。有研究采用舍曲林联合心理干预治疗老年冠心病患者经皮冠状动脉介入后的焦虑、抑郁症状，发现研究组血清白细胞介素（IL）-18、髓过氧化物酶（MPO）与 HAMA 评分呈正相关，血清 IL-18、MPO 与 HAMD 评分呈正相关。有研究采用西酞普兰治疗冠心病合并焦虑、抑郁，发现患者冠心病症状、焦虑抑郁症状均好转，心率变异性（HRV）改善、血管紧张素 II 水平升高。有研究采用氟哌噻吨美利曲辛治疗心律失常射频消融术后患者的焦虑、抑郁，不仅焦虑、抑郁症状好转，而且猝死、晕厥、心肌梗死、心律失常复发风险显著低于对照组。文拉法辛作为 5-HT 及 NE 再摄取抑制药（SNRI）类药物，因其具有外周去甲肾上腺素作用，可致血压升高及心率加快，导致临床医师在冠心病患者中使用过于谨慎。事实上，有报道显示，用文拉法辛 75 mg/d 治疗冠心病合并焦虑、抑郁障碍，不仅焦虑、抑郁改善，而且心绞痛、心律失常、心肌梗死及心脏性猝死发的发生率也明显降低。此外，冠心病患者合并焦虑、抑郁，在常规心内科药物基础上加用抗抑郁药物，还能提高生活质量。

六、心律失常

抗抑郁药物有氟西汀、氟哌噻吨美利曲辛、舒肝解郁胶囊。大多数研究方案：研究组在心内科常规药物基础上加抗抑郁药物，对照组为仅用心内科常规药物。主要结果发现：研究组不仅改善抑郁、焦虑症状，还有利于心律失常的改善。氟哌噻吨美利曲辛治疗伴有焦虑、抑郁的阵发性心房颤动：比较常规治疗＋心理干预＋黛力新和常规治疗，发现联合组 HAMA、HAMD、心房颤动发生次数均显著减少。有研究用氟西汀抗焦虑、抑郁，观察对室性心律失常患者的临床疗效；评估 HAMD、HAMA、检测了 24h 动态心电图；结果发现，不仅抑郁、焦虑症状改善，而且期前收缩次数、临床疗效、心律变异性指标均显著改善。用舒肝解郁胶囊治疗老年冠心病心律失常伴焦虑、抑郁症状患者，并且和帕罗西汀比较，发现两组疗效相当，但舒肝解郁胶囊组不良反应少。

七、心力衰竭

抗抑郁药物有氟西汀、帕罗西汀、西酞普兰、氟哌噻吨美利曲辛、圣约翰草提取物。大多数研究方案：研究组在治疗心力衰竭药物的基础上加抗抑郁药物，对照组仅用治疗心力衰竭药物。主要结果发现：研究组不仅改善抑郁、焦虑症状，还有利于心力衰竭的改善。用氟哌噻吨美利曲辛治疗老年心力衰竭并焦虑-抑郁症；观察2周；评估或检测HAMD、血管紧张素Ⅱ（AngⅡ）、心电图；彩色多普勒超声心动图观测心搏量、心排血量、射血分数、左心室舒张早期/晚期速度峰值比值等；结果发现心功能改善、血管紧张素Ⅱ明显下降、情绪改善。有学者研究心力衰竭三腔起搏治疗（即心脏再同步化起搏治疗）后焦虑、抑郁情绪，以及心理治疗、药物干预对其的影响；使用氟哌噻吨美利曲辛治疗；评估HAMA、HAMD，以及6min步行试验距离、左心室射血分数、左心室舒张末径；结果发现，观察组显著远（高、短）于对照组，观察组猝死、心绞痛、心肌梗死、室性心动过速的发生率也显著低于对照组。有研究发现，氟西汀、西酞普兰能改善老年心力衰竭伴情绪障碍患者的生活质量；圣约翰草提取物治疗合并焦虑、抑郁的心力衰竭患者，能改善心功能，降低血浆血管紧张素Ⅱ水平。

八、功能性胃肠病

抗抑郁药物有氟西汀、帕罗西汀、西酞普兰、氟哌噻吨美利曲辛、多虑平、舒肝解郁胶囊。抗焦虑药物有阿普唑仑。大多数研究方案：研究组在消化科常规治疗的基础上加用抗抑郁药物或抗焦虑药物，对照组仅用消化科常规治疗。主要结果发现：加用抗抑郁药物或抗焦虑药物后，功能性消化不良症状减轻更明显，抑郁、焦虑症状也明显改善。有一项观察氟哌噻吨美利曲辛治疗无焦虑、抑郁症状的功能性消化不良效果的研究，该试验的研究组应用药物为法莫替丁、莫沙必利加氟哌噻吨美利曲辛，对照组应用药物为法莫替丁、莫沙必利，结果发现研究组治疗效果好。另一项研究在功能性胃肠病常规治疗的基础上加氟哌噻吨美利曲辛，未交代入组时患者是否伴有抑郁、焦虑症状，但应用HAMD、HAMA分别评估抑郁、焦虑的严重程度，结果发现加用氟哌噻吨美利曲辛组消化道症状的疗效较常规治疗组更好。有研究比较莫沙必利+阿普唑仑、莫沙必利+氟西汀、莫沙必利+帕罗西汀、莫沙必利4种方案治疗功能性胃肠病，结果发现前三组较最后一组的效果好，前三组之间疗效无显著差异。

九、消化性溃疡

抗抑郁药物有氟西汀、帕罗西汀、西酞普兰、曲唑酮、氟哌噻吨美利曲辛。大多数研究方案：研究组在治疗消化性溃疡药的基础上加抗抑郁药物，对照组仅用治疗消化性溃疡药物。主要结果发现，研究组不仅改善抑郁、焦虑症状，还有利于消化性溃疡的改善。氟哌噻吨美利曲辛联合四联疗法（研究组）和单独四联疗法比较；用药2周，随访1年；发现研究组溃疡治疗有效率、Hp根除率明显。

氟哌噻吨美利曲辛联合雷贝拉唑治疗难治性消化性溃疡合并焦虑、抑郁；结果发现 Hp 转阴率、溃疡愈合率、总有效率均高于对照组。氟哌噻吨美利曲辛联合四联疗法治疗 Hp 复发性消化性溃疡 200 例，疗程 4 周；评估了 HAMA、HAMD、生活质量、临床疗效（消化）、Hp 清除率、生活质量；结果发现联合用药疗效均更佳。有学者比较帕罗西汀加奥美拉唑与单用奥美拉唑治疗消化性溃疡的疗效差异；观察 4 周；评估 HAMD、HAMA 及溃疡愈合率；结果也发现联合组效果均更好。

十、糖尿病

抗抑郁药物有氟西汀、帕罗西汀、艾司西酞普兰、西酞普兰、文拉法辛、氟哌噻吨美利曲辛。抗焦虑药物有坦度螺酮。非典型抗精神病药有奥氮平。大多数研究方案：研究组在用降糖药的基础上联合抗抑郁药物，对照组仅用降糖药物。主要结果发现，研究组不仅改善抑郁、焦虑症状，还有利于糖尿病病情的改善。有研究强调了在抗抑郁药物的基础上联合心理干预的重要性。该研究比较艾司西酞普兰联合心理干预和单用艾司西酞普兰对糖尿病患者抑郁、焦虑症状及血糖达标的影响，结果发现终点时 HAMA、HAMD 分值，以及空腹血糖、餐后 2h 血糖和糖化血红蛋白完全达标率均明显优于对照组。有研究比较了文拉法辛和帕罗西汀治疗糖尿病伴发焦虑、抑郁障碍的差异：研究 Ⅰ 组（常规治疗＋文拉法辛，32 例）、研究 Ⅱ 组（常规治疗＋帕罗西汀，32 例）和对照组（常规治疗，36 例），疗程 8 周；评估了 HAMA、HAMD、空腹血糖（FBG）、餐后 2h 血糖（2 h BG）和糖化血红蛋白（HbA1c）水平；结果发现研究组的两组中文拉法辛起效较快，终点时两组疗效一样。有研究比较帕罗西汀联合阿普唑仑和单用帕罗西汀治疗糖尿病合并焦虑抑郁的疗效差异；评估 FPG、2 h PG、HbA1c、皮质醇、ACTH 水平及 HAMA、HAMD 评分；结果发现这些指标均显著低于对照组及本组治疗前。有学者比较文拉法辛和帕罗西汀的疗效差异，观察 6 周，发现文拉法辛起效较快，6 周末两组疗效相当。有人比较了奥氮平 1.25 mg/d 联合运动疗法和帕罗西汀 20 mg/d 治疗糖尿病患者焦虑、抑郁状态的疗效差异；观察 2 个月；检测空腹血糖、餐后 2h 血糖，HAMA、HAMD 评分；发现奥氮平联合运动疗法效果较好。但笔者认为单用奥氮平治疗焦虑、抑郁欠妥。

十一、肿瘤

抗抑郁药物有氟西汀、帕罗西汀、舍曲林、艾司西酞普兰、西酞普兰、米氮平、度洛西汀、氟哌噻吨美利曲辛。非典型抗精神病药物有奥氮平。大多数研究方案：直接验证某一抗抑郁药物对肿瘤患者伴发焦虑、抑郁的疗效；样本是"恶性肿瘤"或某一特定的肿瘤；较多的是自身前后对照，部分和其他干预方案比较；主要结果为治疗有效。有研究发现氟西汀治疗恶性肿瘤患者抑郁症，观察 4 周，结果为有效。有研究应用心理治疗辅以氟西汀对前列腺癌患者围术期焦虑、抑郁症状的改善，是否会比单一方案效果好。经过 6 周的观察，证实心理治疗联合氟西汀治疗比单纯的氟西汀或单纯的心理治疗效果好。有学者比较度洛西汀联合认知干预和单纯认知干预对癌症伴抑郁症患者的疗效差异，观察 8 周，结果发现联合组效果更好。有学者比较米氮平和艾司西酞普兰治疗恶性肿瘤伴发抑郁焦虑的相关差异；观察 6 周；终点疗效相似，但米氮平抗抑郁作用较快（前 2 周）、抗焦虑作用较好。有学者比较米氮平和氟西汀治疗恶性肿瘤伴发焦虑、抑郁障碍的疗效差异；观察 6 周；结果发现总体疗效相当，但米氮平改善抑郁情绪更快，患者主观体验更好。针对恶性消化道肿瘤患者抑郁、焦虑状态，有学者用社区综合管理联合帕罗西汀治疗；评估 SCL-90、SAS、SDS、生活质量量表，观察 4 周；结果发现有效。有 2 个研究用小剂量奥氮平来治疗肿瘤相关抑郁、焦虑症状，结果显示有效，并且能改善患者的生活质量。但笔者不赞成应用抗精神病药物来治疗焦虑、抑郁。有学者研究盐酸羟考酮控释片联合黛力新对恶性肿瘤患者的治疗效果，相比单用盐酸羟考酮控释片，联合组改善焦虑、抑郁症状效果更好，但镇痛作用相似。

研究存在的主要问题：

1. 入组标准　大多数研究没有使用特定的诊断标准来诊断抑郁症或广泛性焦虑障碍等，而是用抑郁 / 焦虑的自评量表或他评量表来评估"抑郁或焦虑症状"，故没有很好地区分是抑郁（焦虑）症状、综合征还是障碍。

2. 设计缺陷　大多数研究样本量较少；单一中心；随机方法未介绍或不当；绝大多数为开放性研究；观察时间短，有部分研究仅为 4 周，甚至更短；个别研究统计学方法不当。

3. 焦虑、抑郁的评估工具选择　有自评量表、他评量表，但部分研究仅仅是自评或仅仅是他评，评估不全面或不正确。

4. 疗效评价方式不统一　从文献来看至少有以下 10 种不同的评价方式：①治愈为 HAMD 评分降幅≥75%；显著进步为 HAMD 评分降幅 50%～74%；进步为 HAMD 评分降幅 25%～49%；无效为 HAMA 评分降幅＜25%。②以 HAMD 及 HAMA 评分减分率≥90% 为痊愈；60%～89% 为显效；30%～59% 为好转；＜30% 为无效。③治疗后 HAMA 和 HAMD 评分或分率≥70% 为显效；≥50% 为显进；≥30% 为进步；＜30% 为无效。④减分率在 80% 以上为痊愈；减分率在 50%～79% 为显效；减分率在 30%～49% 为好转；减分率＜30% 为无效。⑤基本治愈为≥80%；显效为≥50%～80%；好转为≥25%～50%；无效为＜25%。⑥减分率在 80% 以上为痊愈；减分率在 50%～80% 为显效；减分率在 25%～50% 为好转；减分率＜25% 为无效。⑦痊愈为 HAMD 评分≤7 分或减分值≥75%；显效为 HAMD 评分减分值≥50%；有效为 HAMD 评分减分值≥25%；无效为 HAMD 评分减分值＜25%。⑧自我评价显示症状改善＞80% 为显效；症状改善 50%～80% 为有效；症状改善＜50% 为无效。⑨HAMD 总分≤9 分、HAMA 总分≤7 分为痊愈；总分减分率≥50% 有效。⑩显效为症状积分降低≥75%；有效为症状积分降低 50%～＜70%；一般为症状积分降低 25%～＜50%；无效为症状积分降低＜25% 或增加。

5. 治疗药物的选择　绝大多数是基本规范、合理的。大多数研究药物剂量偏低，处于说明书规定治疗剂量范围的低端。但也有个别研究不恰当地采用非典型抗精神病药物来治疗焦虑、抑郁，也有不恰当的联合用药。

6. 药物不良反应的评价　有些研究用症状量表（TESS）等来评价，但多数研究没有评价不良反应。从关注不良反应的研究看，绝大多数研究认为没有或很轻微的不良反应。

（沈鑫华）

参 考 文 献

［1］高国祥，王静冉，孙胜. 早期应用舍曲林治疗对脑卒中后焦虑抑郁障碍和认知功能的影响. 现代中西医结合杂志，2014，23（27）：3027-3029.

［2］王希佳，潘春联. 艾司西酞普兰联合奥扎格雷钠治疗老年急性脑梗死合并焦虑抑郁障碍患者的临床观察. 中国药房，2016，27（26）：3695-3697.

［3］吴松伟. 艾司西酞普兰与文拉法辛缓释片治疗老年脑卒中后抑郁症临床研究. 中国实用神经疾病杂志，2016，19（3）：88-90.

［4］张海学，杜伟. 黛力新治疗脑卒中后抑郁50例疗效观察. 陕西医学杂志，2011，40（7）：903-904.

［5］崔燕，王海萍. 丁螺环酮联合养血清脑颗粒治疗轻中度卒中后抑郁的效果观察. 山东医药，2015，（13）：71-72.

［6］孙博. 度洛西汀对卒中后情感障碍及神经功能康复的临床疗效. 医药前沿，2015，5（26）：145-146.

［7］蔡玲伟. 短疗程喹硫平联合氟西汀治疗43例脑卒中后抑郁和焦虑的疗效观察. 中国实用医药，2016，11（11）：173-174.

［8］肖立群，陈景清. 米氮平与氟西汀治疗脑卒中后抑郁焦虑障碍对照研究. 精神医学杂志，2009，22（2）：117-118.

［9］夏贺南，韩成甫. 帕罗西汀缓解脑卒中后焦虑抑郁的临床观察. 湖南中医药大学学报，2014，34（2）：2，4.

［10］程琼，庄文锦，刘君鹏，等. 疏肝解郁胶囊联合草酸艾司西酞普兰治疗脑卒中患者焦虑抑郁状态疗效观察. 现代中西医结合杂志，2016，25（35）：3949-3951.

［11］闫敏，张锦丽，李玲. 西酞普兰治疗脑卒中后抑郁伴焦虑效果观察. 解放军医药杂志，2013，25（3）：72-74.

［12］李云燕，金华锋，谢艳，等. 盐酸帕罗西汀片治疗脑卒中后情绪障碍的临床观察. 医学临床研究，2017，34（12）：2416-2418.

［13］史鑫. 艾司西酞普兰与西酞普兰治疗帕金森病合并抑郁的临床疗效对比. 中国处方药，2017，15（4）：54-55.

［14］俞波. 氟西汀治疗帕金森病抑郁患者的疗效观察. 海峡药学，2011，23（5）：160-162.

［15］栗琦. 米氮平治疗帕金森病伴发抑郁焦虑的临床效果观察. 基层医学论坛，2014，18（s1）：52-53.

［16］张海军. 帕罗西汀联合治疗帕金森病合并抑郁和焦虑症状的疗效分析. 现代中西医结合杂志，2015，24（6）：649-651.

［17］周胜华. 西酞普兰治疗帕金森病伴抑郁的临床观察. 现代中西医结合杂志，2008，17（13）：2025.

［18］王雪. 盐酸帕罗西汀对帕金森病伴抑郁及焦虑患者的临床疗效. 中国实用神经疾病杂志，2016，19（18）：35-36.

［19］孟新玲，房江山，刘远新，等. 盐酸帕罗西汀片对帕金森病患者合并抑郁和焦虑症状的临床疗效. 中国临床药理学杂志. 2013，29（6）：403-405.

［20］陈品，邓建中. 盐酸文拉法辛联合奥氮平治疗帕金森病合并抑郁、焦虑状态. 中国实用神经疾病杂志，2013，16（12）：13-15.

［21］杨冬冬，樊焱怀，刘丹丹，等. 坦度螺酮与帕罗西汀治疗癫痫合并焦虑抑郁的疗效比较. 中华脑科疾病与康复杂志（电子版），2016，6（2）：69-73.

［22］马驰，张铁. 阿普唑仑联合西酞普兰治疗癫痫性抑郁的对照研究. 中国民康医学，2013，25（22）：16-18.

［23］朱美娥，姚长江. 艾司西酞普兰对癫痫伴抑郁症患者的临床疗效和安全性研究. 神经损伤与功能重建，2016，11（4）：353.

［24］顾爱华，张松礼. 圣·约翰草提取物片治疗癫痫伴发抑郁临床应用. 当代医学，2011，17（29）：132-133.

［25］罗榕，王明华，程征宇，等. 疏肝解郁胶囊治疗成人癫痫伴抑郁患者的疗效及安全性分析. 临床研究，2016，24（8）：27-28.

［26］孙志勇，杨翔，戴广珠. 文拉法辛缓释片治疗 60 例癫痫伴情绪障碍的疗效观察. 中国民康医学，2011，23（23）：2926-2927.

［27］郑丽华. 西酞普兰与舍曲林治疗癫痫性抑郁障碍的对照研究. 当代医学，2011. 17（17）：13-15.

［28］孙志勇，杨翔，戴广珠. 文拉法辛缓释片治疗 60 例癫痫伴情绪障碍的疗效观察. 中国民康医学，2011，23（23）：2926-2927.

［29］张兵倩，王明. 艾司西酞普与非洛地平联合治疗高血压合并抑郁的效果观察. 中国现代医生，2016，54（35）：93-96.

［30］姚伟华，谭永强. 氟哌噻吨美利曲辛片联合缬沙坦治疗高血压并焦虑症患者的临床疗效. 临床合理用药杂志，2017，10（6）：15-16.

［31］杨阳，马建华，赵晓玲，等. 氟西汀联合氨氯地平治疗老年性高血压合并焦虑抑郁的临床研究. 河北医学，2015，21（11）：1853-1856.

［32］邢红专，杜万红，刘小阳，等. 降压药物联合帕罗西汀治疗老年原发性高血压伴焦虑抑郁患者的疗效. 心血管康复医学杂志，2014，23（1）：61-64.

［33］刘维维. 抗焦虑抑郁药物对高血压治疗作用的临床研究. 中西医结合心血管病电子杂志，2016，4（19）：138-139.

［34］许著一，徐南飞，徐科君，等. 米氮平结合帕潘立酮治疗高血压合并抑郁焦虑症的效果. 广东医学，2014，35（20）：3244-3245.

［35］付广月，张金枝，陈玉如，等. 帕罗西汀与艾司西酞普兰治疗青年抑郁焦虑合并高血压病效果比较. 中国乡村医药，2015，22（10）：15-16.

［36］高瑜，张佩生，梁雪. 舍曲林对高血压伴焦虑抑郁患者血压昼夜节律及心率变异性的影响. 临床荟萃，2011，26（1）：6-9.

［37］张俊，陶连方. 文拉法辛治疗老年高血压或不伴高血压的抑郁症患者疗效分析. 中国老年学杂志，2015，35（10）：2684-2686.

［38］吴慧敏，裘银虹. 西酞普兰治疗原发性高血压伴焦虑抑郁症状患者的临床观察. 中国医师杂志，2010，12（5）：705-706.

［39］黄慧，杨丽玫，张成诚. 小剂量达体朗联合氟哌噻吨美利曲辛片治疗老年高血压伴焦虑抑郁患者的临床疗

效. 中国老年学杂志，2014，34（20）：5649-5651.

[40] 陈强. 依那普利联合氟哌噻吨美利曲辛片治疗高血压伴抑郁的疗效. 中国老年学杂志，2012，32（21）：4790-4791.

[41] 张彬. 帕罗西汀联合心理治疗对冠心病伴抑郁焦虑的治疗效果评价. 吉林医学，2017，38（4）：725-726.

[42] 叶庆红，陈志斌，唐锴，等. 舒肝解郁胶囊治疗老年冠心病介入手术前后焦虑、抑郁39例疗效观察. 中医药导报，2012，18（3）：27-29.

[43] 田福利，鲁传冬，李学永，等. 心律失常射频消融术后患者焦虑抑郁的药物和心理干预治疗临床研究. 中国社区医师，2015，31（27）：81-82.

[44] 陆露，毛家亮，赵焕昌，等. 抗焦虑抑郁药物治疗对心绞痛伴心理障碍患者再发病及再入院的影响. 中国全科医学，2013，16（27）：3176-3178.

[45] 胡成燕，庄晓赛，宁彬，等. 双心医学模式在不稳定型心绞痛伴抑郁焦虑患者中的应用研究. 安徽医学，2014，35（12）：1648-1650.

[46] 刘萍，刘俭雄. 艾司西酞普兰治疗冠心病支架植入术患者伴发焦虑抑郁情绪对照研究. 临床心身疾病杂志，2015，21（1）：45-47，69.

[47] 孙喜文，张灿，林秋伟，等. 氟哌噻吨美利曲辛改善经皮冠状动脉介入术后病人的焦虑抑郁及预后. 安徽医药，2017，21（1）：147-150.

[48] 董平剑，郭晓玲，陈赤贞，等. 氟西汀对冠心病伴抑郁和焦虑患者疗效的影响. 四川医学，2013，34（5）：699-700.

[49] 周海霞，王扬，岳冬梅，等. 联合圣约翰草提取物治疗冠心病合并抑郁、焦虑的临床意义. 中国老年学杂志，2015，（21）：6117-6119.

[50] 赵文静，刘军委. 舍曲林联合心理干预对老年冠心病患者介入治疗后焦虑抑郁症状的影响及与血清IL-18和髓过氧化物酶水平的相关性. 中国老年学，2017，37（11）：2668-2670.

[51] 陈志斌，叶庆红，唐锴. 舒肝解郁胶囊治疗老年冠心病心律失常患者焦虑、抑郁疗效分析. 中国健康心理学杂志，2012，37（11）：1643-1644.

[52] 娄涛，任明芬，王传升. 坦度螺酮对冠心病并发抑郁焦虑患者疗效及生活质量的影响. 医药导报，2013，32（6）：744-746.

[53] 宋修丽，崔明湖，耿丽. 文拉法辛治疗冠心病患者合并焦虑抑郁的临床研究. 滨州医学院学报，2011，34（4）：277-278.

[54] 谢芳，李高飞. 西酞普兰对冠心病合并焦虑抑郁患者HAMD、SDS评分的影响. 重庆医学，2015，44（18）：2512-2514.

[55] 杨蓓，李建美，张建立. 心理干预结合盐酸帕罗西汀对冠脉介入治疗后患者焦虑、抑郁的影响. 中国心血管病研究，2008，6（4）：247-248.

[56] 刘绍应. 盐酸马普替林治疗冠心病合并抑郁焦虑症的临床观察. 中外医疗，2012，31（22）：4-5.

[57] 李春燕，赵艳，何艳琼. 盐酸帕罗西汀治疗对合并焦虑、抑郁的冠心病患者左室心功能的影响. 中国继续医学教育，2017，9（9）：182-184.

[58] 熊荣红，熊世熙，张洪. 盐酸舍曲林治疗冠心病患者伴焦虑抑郁状态的疗效. 医药导报，2012，31（10）：

1301-1304.

[59] 宋会颖. 盐酸舍曲林治疗冠心病介入术后抑郁症疗效观察. 中西医结合心血管病电子杂志, 2015, 3（14）: 84-85.

[60] 畅君毅. 黛力新治疗合并焦虑 - 抑郁症的心律失常临床疗效. 实用心脑肺血管病杂志, 2011, 19（5）: 785.

[61] 刘斌, 李彬, 高建国. 冠心病合并抑郁焦虑患者的临床治疗研究. 西部医学, 2014, 26（9）: 1122-1124.

[62] 任涛, 李瑞瑞. 抗焦虑抑郁对室性心律失常患者的治疗意义. 农垦医学, 2015, 37（1）: 9-12.

[63] 陈志斌, 叶庆红, 唐错, 等. 舒肝解郁胶囊治疗老年冠心病心律失常患者焦虑、抑郁疗效分析, 中国健康心理学杂志, 2012, 20（11）: 1643-1644.

[64] 俞海峰, 卢孔杰, 张川, 等. 心理干预联合氟哌噻吨美利曲辛治疗伴有焦虑抑郁的阵发性心房颤动的疗效. 心脑血管病防治, 2015, 15（1）: 71-72.

[65] 徐晶, 李雪锋, 金龙云, 等. 黛力新治疗老年心衰并焦虑 - 抑郁症的临床疗效及对血浆 Ang II 的影响. 中国老年学, 2008, 28（5）: 477-478.

[66] 李彦华, 刘丽, 王士雯. 抗焦虑抑郁治疗对老年心衰伴情绪障碍患者生活质量的影响. 中华行为医学与脑科学杂志, 2004, 13（3）: 274-275.

[67] 马绍骏, 蔡文玮, 盛净, 等. 抗抑郁焦虑治疗对老年舒张性心衰患者生活质量的影响. 老年医学与保健, 2013, 19（4）: 218-220.

[68] 李洪涛, 王静, 王小乐, 等. 圣约翰草提取物治疗心力衰竭的临床疗效及对血浆 Ang II 的影响. 现代诊断与治疗, 2013, 24（4）: 807-808.

[69] 邓微微. 心理药物干预对慢性心力衰竭患者伴焦虑抑郁症状疗效评估. 现代诊断与治疗, 2013, 24（10）: 2309-2310.

[70] 田福利, 鲁传冬, 李学永, 等. 心力衰竭三腔起搏器植入患者焦虑抑郁的药物和心理干预治疗临床研究. 中国循证心血管医学杂志, 2015, 7（3）: 394-395.

[71] 杨剑秋, 叶泉忠, 万秀萍. 黛力新治疗无焦虑及抑郁症状功能性消化不良的疗效观察. 浙江医学, 2008, 30（7）: 774-775.

[72] 陈万般, 王子坪. 氟哌噻吨 - 美利曲辛治疗功能性胃肠病 140 例临床观察. 吉林医学, 2015, 36（9）: 1749-1750.

[73] 王育平. 阿普唑仑、氟西汀和帕罗西汀治疗功能性胃肠病疗效比较. 中国基层医药, 2011, 18（15）: 2108-2110.

[74] 王凤华. 百忧解治疗肠易激综合征的疗效观察. 医学创新研究, 2008, 5（12）: 150-151.

[75] 王善娟, 张丽航, 刘艳丽, 等. 黛力新联合质子泵抑制剂治疗胃食管反流病伴咽喉部症状. 胃肠病学和肝病学杂志, 2013, 22（12）: 1192-1194.

[76] 王莉莉, 赵美玲. 多虑平治疗功能性胃肠病疗效体会. 吉林医学, 2012, 33（3）: 537.

[77] 李正兴, 蒋国强. 氟哌噻吨美利曲辛和氟西汀治疗功能性胃肠病的疗效比较. 医药前沿, 2014（24）: 18-20.

[78] 段瑞娴. 氟哌噻吨美利曲辛联合兰索拉唑治疗功能性消化不良的疗效观察. , 2013, 42（9）: 1036-1037.

[79] 付红蕊. 氟哌噻吨美利曲辛片对功能性胃肠病的治疗作用研究. 中国继续医学教育, 2016, 8（4）: 142-

143.

[80] 刘学进. 氟哌噻吨美利曲辛片治疗伴焦虑抑郁障碍的功能性胃肠病的临床效果观察. 中国实用医药, 2016, 11 (7): 130-131.

[81] 刘小强. 帕罗西汀治疗无精神障碍功能性胃肠病的临床疗效观察. 北方药学, 2017, 14 (4): 78-79.

[82] 陈胜良. 浅析抗焦虑抑郁药治疗功能性胃肠病的理论和实践. 中华消化杂志, 2013, 33 (7): 433-436.

[83] 黄勤, 刘军, 肖波. 舒肝解郁胶囊对功能性消化不良的疗效观察. 中国现代医生, 2012, 50 (28): 80-81.

[84] 李懿, 李良平, 童荣生. 西酞普兰治疗功能性胃肠病伴焦虑抑郁障碍的临床观察, 中国药房. 2016, 27 (29): 4101-4103.

[85] 王震, 胡保奎, 丁百静. 氟哌噻吨美利曲辛联合四联疗法治疗伴焦虑抑郁消化性溃疡患者的临床观察. 胃肠病学, 2015, 20 (6): 366-368.

[86] 王大海. 百忧解治疗无 Hp 感染消化性溃疡临床观察. 海峡药学, 2009, 21 (11): 117.

[87] 覃益. 黛力新联合雷贝拉唑治疗难治性消化性溃疡合并焦虑、抑郁患者 48 例效果观察. 中国医药导报, 2013, 10 (14): 78-80.

[88] 周卫平. 氟哌噻吨美利曲辛片联合雷贝拉唑治疗难治性消化性溃疡合并焦虑、抑郁的效果. 中国继续医学教育, 2015, 7 (16): 163-165.

[89] 刘小龙. 氟哌噻屯美利曲辛联合四联疗法治疗 HP 复发性消化性溃疡伴焦虑、抑郁的效果观察. 大家健康（旬刊）, 2016, 10 (5): 165-166.

[90] 刘庆海, 李秀玲, 詹来英. 甲氰咪胍联合曲唑酮治疗消化性溃疡对照研究. 临床心身疾病杂志, 2009, 15 (2): 109-111.

[91] 何元清, 刘光炯, 郑容梅. 赛乐特联合奥美拉唑治疗消化性溃疡临床观察. 中国中医药咨讯, 2011, 03 (3): 28-29.

[92] 郗洪光. 西酞普兰合并西咪替丁治疗消化性溃疡对照分析. 精神医学杂志, 2011, 24 (3): 209-211.

[93] 孟怡红. 奥氮平联合运动疗法对糖尿病患者焦虑、抑郁状况的影响. 山东医学高等专科学校学报, 2015, 37 (6): 448-451.

[94] 高婉霞, 王俊. 艾司西酞普兰联合心理干预对糖尿病患者抑郁焦虑症状及血糖达标的影响. 中国现代医生, 2013, 51 (27): 145-147.

[95] 于向东, 包待放, 王娟, 等. 氟哌噻吨美利曲辛片联合门冬胰岛素治疗糖尿病焦虑抑郁情绪障碍的研究. 中国当代医药, 2013, 20 (32): 78-79.

[96] 陈慧敏, 赵峥, 蒋玉卉, 等. 氟西汀和多虑平治疗糖尿病伴情绪障碍的对照研究. 新乡医学院学报, 2008, 25 (1): 51-53.

[97] 金庞, 程韬, 陈静. 帕罗西汀单用及与阿普唑仑联用治疗糖尿病合并焦虑抑郁的对照研究. 中国药房, 2015, 26 (18): 2495-2497.

[98] 翁孝琴, 陈佐明, 杨宾. 坦度螺酮治疗 2 型糖尿病伴发焦虑抑郁情绪患者疗效及对血糖的影响. 临床心身疾病杂志, 2015, 21 (4): 7-10.

[99] 吴秀萍, 杨庆华, 周淑琼. 文拉法辛缓释胶囊与帕罗西汀治疗糖尿病伴发焦虑抑郁障碍对照研究. 继续医学教育, 2015, 29 (5): 102-103.

［100］张轶美. 文拉法辛与帕罗西汀治疗糖尿病伴发焦虑抑郁的对照研究. 中国现代药物应用，2010，4（14）：113-115.

［101］金花，金守男，李美子. 西酞普兰对2型糖尿病心理障碍患者的治疗作用. 中国康复，2011，26（4）：282-283.

［102］王朝旭，沈亚非，邓飞，等. 研究艾司西酞普兰联合胰岛素治疗糖尿病合并焦虑抑郁症状患者的临床效果. 中医临床研究，2018，10（6）：63-64.

［103］戴志远，郑芳，李德强. 舍曲林对晚期肿瘤患者执行功能和生活质量的影响. 中国医药科学，2014，4（3）：12-17.

［104］陆蓉，梅刚，张洪燕，等. 艾司西酞普兰治疗肿瘤后抑郁焦虑30例. 中国药业，2015，24（21）：245-246.

［105］姚金娥，李明伟，管静，等. 奥氮平改善肿瘤相关性抑郁和焦虑患者生活质量的研究. 现代肿瘤医学，2016，24（12）：1949-1952.

［106］翟西菊，李瑞卿. 奥氮平治疗肿瘤相关性抑郁与焦虑的效果分析. 临床肿瘤学杂志，2014，19（5）：435-438.

［107］李艳红，王敬巍，张存良. 度洛西汀联合认知干预对癌症患者抑郁程度和生活质量的影响. 中国药业，2015，24（10）：38-39.

［108］王继松，郑亮. 氟西汀干预恶性肿瘤相关性抑郁和焦虑障碍的疗效观察. 肿瘤基础与临床. 2011，24（1）：74.

［109］李清波，张海兵，沈鑫华. 氟西汀治疗54例恶性肿瘤伴抑郁焦虑状态的临床分析. 浙江中医药大学学报，2010，34（3）：380-381.

［110］王金梅，邵长春，杜兴水. 米氮平、艾司西酞普兰治疗恶性肿瘤伴发抑郁焦虑的临床对照研究. 当代护士，2015，（6）：84-86.

［111］赵兵，储文革，马嫣，等. 米氮平与氟西汀治疗肿瘤化疗患者伴发焦虑抑郁障碍对照研究. 临床心身疾病杂志，2015，21（5）：33-35，38.

［112］赵海，翟刚，乔小东. 帕罗西汀联合心理治疗对结直肠癌患者焦虑抑郁的疗效观察. 中国医疗前沿，2012，7（7）：59-61.

［113］苏雷，胡玲，容明钦，等. 社区综合管理联合帕罗西汀在恶性消化道肿瘤患者抑郁、焦虑状态的应用. 医学研究与教育，2014，31（6）：31-35.

［114］管銮友，于广计. 西肽普兰治疗肿瘤患者伴发焦虑抑郁情绪对照研究. 临床心身疾病杂志，2010，16（1）：11-12.

［115］赵海，宋继文，乔小东. 心理治疗辅以氟西汀对前列腺癌患者围手术期焦虑抑郁症状的疗效观察. 山西职工医学院学报，2013，23（2）：21-24.

［116］邹三鹏，胡刚，周金梅，等. 盐酸羟考酮控释片联合氟哌噻吨美利曲辛片对恶性肿瘤患者的治疗效果研究. 中国全科医学，2015，18（28）：3448-3451.

第七章　心理治疗研究进展

第一节　与心身医学密切相关的精神障碍的心理治疗研究

一、抑郁症的心理治疗

（一）对抑郁症心理治疗总体有效性的检验

2016 年，仍有大批的研究检验各种心理治疗方法对抑郁症的有效性。张慧芳等选取 100 例抑郁症患者，并通过随机对照的方式将被试者分为观察组和对照组。其中对照组接受常规抗抑郁药物治疗，观察组在此基础上联合精神动力性心理治疗，观察 8 周。结果证实，精神动力性心理治疗能显著提高汉密尔顿抑郁量表的减分率，验证了常规抗抑郁药物治疗联合精神动力性心理治疗对抑郁症的临床疗效。王秀华等研究团体认知行为干预对抑郁症患者的影响。该研究共招募 160 例抑郁症患者为研究对象，并将这些被试者随机分为研究组和对照组。对照组给予常规抗抑郁药物治疗及心理护理治疗，研究组在常规治疗的基础上给予团体认知行为干预，每周 1～2 次，每次 1.5～2.0 h，共 6 次，6 次结束后由研究者组织患者进行效果调查评价。结果发现，研究组抑郁自评量表的减分率、幸福感指数评分和对治疗的满意度更高。说明在常规治疗的基础上联合团体认知行为干预可以改善抑郁症的严重程度，提高患者的幸福感和护理满意度。孙磊等招募 84 例老年抑郁症患者，比较单用艾司西酞普兰和艾司西酞普兰联合团体人际心理治疗对该类患者的疗效，结果发现联合治疗可以更有效地改善老年抑郁症患者的抑郁症状和社会功能，提高其生活质量。曾媛媛等的研究对比舍曲林和团体心理治疗对产后抑郁症患者疗效。该研究将 249 例产后抑郁症患者随机分为两组，对照组 124 例，给予舍曲林治疗；治疗组 125 例，给予结构式团体心理治疗，治疗周期为 3 周。结果发现，2 种疗法治疗前后爱丁堡产后抑郁量表的评分均无显著差异，说明 2 种疗法对产后抑郁的疗效并无区别。但是研究组在人际问题问卷和夫妻适应量表的得分显著优于对照组，说明团体心理治疗可以更好地改善患者人际关系和夫妻关系。

康红等招募 100 例难治性抑郁症患者，并随机分为对照组和研究组。对照组患者口服草酸艾司西酞普兰＋奥氮平治疗，研究组患者在对照组治疗的基础上给予人际心理治疗，两组患者均治疗 12 周。结果发现，治疗 12 周末，研究组患者治疗总有效率和健康状况调查问卷（SF-36）评分均高于对照组。说明在治疗难治性抑郁症时，药物联合人际心理治疗能显著提高抗抑郁治疗的临床效果，有效改善患者的生活质量。

闫少校等探讨改良中医情绪疗法（MTET）联合抗抑郁药物对抑郁症患者症状及心理功能的影

响。该研究共招募 86 例抑郁症患者，并随机分为对照组和治疗组。所有患者均给予常规的抗抑郁药物治疗，对照组同时给予常规性支持性心理治疗，治疗组同时给予 MTET 治疗，两组均治疗 8 周。结果发现，在治疗的第 2、4、8 周，治疗组在积极应对、主观幸福感、自尊、汉密尔顿抑郁量表减分率方面均优于对照组。说明 MTET 与抗抑郁药物联合治疗对于抑郁症的疗效优于单用抗抑郁药物，可显著改善与抑郁症相关的心理、病理特征。

（二）不同心理治疗方式疗效的比较

心理治疗的有效性已经在既往的研究中得到充分证明，我们更希望了解什么样的治疗更有效，有效的成分是什么。2016 年的心理治疗研究在这方面做出了探索。

刘倩等将 195 例抑郁症患者随机分为短程团体认知行为治疗组（认知组，$n=65$）、经典团体心理治疗组（经典组，$n=65$）及单用药物治疗组（对照组，$n=65$）。经过 2 周的相应治疗，认知组的汉密尔顿抑郁量表和贝克抑郁自评量表的总分均低于经典组。相较于传统的团体心理治疗，短程团体认知行为治疗疗效更好。

任志洪等采用随机对照试验检验抑郁症网络化干预程序（Mood GYM）中文版对中国大学生抑郁症患者的在线干预效果，结果发现 Mood GYM 中文版能有效降低抑郁的严重程度，具有中到大的效果量，同时也显著降低抑郁症患者的负性自动思维（ATQ）、消极解释偏差（SST）和功能失调性态度（DAS）。但是网络化干预程序还存在着如脱落率较高的局限。该研究建议网络化干预可以作为传统心理治疗的额外补充手段，也可作为梯度治疗模型的自助式初级干预。

沙东想等招募 70 例首发轻、中度抑郁症患者，并随机分为试验组和对照组。试验组接受认知治疗联合帕罗西汀治疗，对照组接受帕罗西汀治疗和一般支持心理治疗，观察 12 周。结果发现，治疗后两组之间汉密尔顿抑郁量表 24 项版（HAMD-24）总分、沉思反应量表（RRS）总分均无显著差异，两组仅在强迫性冥想分量表评分上有差异。与一般支持心理治疗相比，认知疗法并未表现出明显优势。造成这一结果的原因并不清楚，尚需进一步检验。

二、焦虑谱系障碍的心理治疗

黄英民等通过对照研究的方式，以抑郁自评量表、焦虑自评量表和社会支持评定量表（SSRS）为评定工具，验证认知行为团体心理治疗联合药物治疗对恐惧症患者的近期疗效和远期疗效。证实对恐惧症患者在给予常规抗精神病药物的基础上采用认知行为团体心理治疗，有助于改善恐惧症患者的焦虑和抑郁状态，进一步提高其健康状况和社会生活质量。冉平招募 99 例广泛性焦虑障碍患者，通过随机对照的方式，比较黛力新、心理治疗和心理治疗联合黛力新 3 种治疗方式对广泛性焦虑障碍的疗效。结果发现，黛力新与心理治疗的疗效没有差异，而联合治疗的效果显著优于单用这 2 种治疗方式。

Wong 等检验正念认知治疗对广泛性焦虑障碍的治疗效果。该研究共招募 182 例广泛性焦虑障碍患者，随机分为 3 组，分别为正念认知治疗组、心理健康教育组和常规治疗组。经过 8 周的干预后，正念认知治疗组和心理健康教育组的焦虑程度明显低于常规治疗组，但是正念认知治疗和心理健康教育 2 种方法之间并没有表现出显著差异。该研究说明即使是与相对宽松的心理健康教育治疗做对比，正念认知治疗也没有表现出治疗效果上的优势。

黄慧兰等通过 90 例广泛性焦虑障碍患者的随机对照研究，以汉密尔顿焦虑量表（HAMA）和汉密尔顿抑郁量表（HAMD）作为评估工具，比较人际心理治疗和认知行为治疗对广泛性焦虑障碍在疗效上的差异。结果发现，治疗后两组间仅在睡眠障碍因子分上有差异，其余观察指标均未表现出显著差异。因此认为，人际心理治疗与认知行为治疗对广泛性焦虑障碍均有疗效，认知行为治疗在改善睡眠障碍方面要优于人际心理治疗。

袁敏兰等借助功能影像学技术，检测社交焦虑障碍（SAD）患者认知行为治疗前后静息态大脑自发活动的变化，探讨 SAD 形成、治疗和恢复的神经机制。结果发现，社交焦虑障碍患者经过 8 周的团体认知行为治疗后，右小脑后叶平均 ReHo 的改变与 Liebowitz 社交焦虑量表的恐惧分量减分（ΔLSAS-fear）改变呈正相关（$r=0.62$，$P=0.015$）。研究提示，心理治疗可以通过恢复小脑异常的自发活动来达到减轻社交焦虑临床症状的目的。该研究团队的另一篇论文通过静息态磁共振技术探索团体认知治疗对大脑功能连接的影响。该研究招募 15 例社交焦虑患者和 19 例健康对照者，经过 8 周的团体认知行为治疗（CBT）后，社交焦虑患者的左侧杏仁核与右侧壳核及左侧背内侧前额叶（dmPFC）与右侧背侧前扣带回（dACC）之间的功能连接显著减弱，其中杏仁核与前扣带回之间功能连接变化的程度与焦虑症状缓解的程度显著相关。该研究的结果说明，短期的团体 CBT 治疗可以向下调节前额叶与杏仁核之间异常升高的功能连接，从而达到改善临床症状的目的。前额叶与杏仁核之间功能连接的强度是一个潜在的评估治疗有效性的生物学指标。

在强迫症的心理治疗方面，范立军等选取 200 例强迫症患者，分为舍曲林常规治疗组和舍曲林联合心理护理组，经过 8 周的相应治疗后，联合治疗组临床总有效率和总依从率、生活质量综合评定问卷调查评分均高于常规治疗组，且不良反应量表评分显著低于对照组。

三、躯体症状障碍的心理治疗

躯体症状障碍的患者往往对药物不良反应敏感，药物治疗依从性差，甚至很多患者排斥用药。而心理治疗与药物相结合可以作为临床治疗躯体症状障碍的有效途径。陈文泽等选取 180 例躯体症状障碍患者并随机分组，对照组行常规治疗，试验组在常规治疗的基础上行团体心理治疗。该研究结果提示，团体心理治疗可以通过对躯体症状障碍患者述情能力的影响而影响其治疗效果。该研究无法排除时间等干扰因素对结论的影响，并且统计方法缺乏说服力。但是，该研究为以后的研究提供了一个好思路。

管琳等比较不同治疗方法对躯体形式障碍的疗效。该研究共招募 81 例躯体形式障碍的患者，并随机分为 3 组。3 组患者均接受度洛西汀治疗，但是 A 组联合人际心理治疗，B 组联合认知行为治疗，C 组单用药物治疗。结果发现，A 组和 B 组的汉密尔顿抑郁量表、汉密尔顿焦虑量表减分率均大于 C 组，但 A 组和 B 组之间并无显著差异。说明人际心理治疗与认知行为治疗均可显著提高躯体形式障碍的疗效，且两者疗效相当。

四、网络成瘾的心理治疗

虽然网络成瘾的诊断标准还未确定,但是这一现象早已成为社会热点。心理治疗研究者也在积极尝试对网络成瘾进行干预。

宁夔等以不做处理的空白组为对照,验证认知行为取向团体心理治疗对青少年网络成瘾的治疗作用。结果发现,认知行为取向团体心理治疗的 38 例青少年网络成瘾者中,显效及有效 27 例,无效 9 例。研究认为,认知行为取向团体心理治疗同时还可以改善被试者的心理健康状况,优化网络成瘾者的应对方式和时间管理能力。该研究的团体治疗过程描述详细具体,具有较强的可操作性。孔艳玲等则选取 60 例网络成瘾大学生,随机分为一般性健康教育组和内观认知疗法组。对两组患者分别进行 2 周的治疗后发现,内观认知疗法能够提高网络成瘾大学生的自我认知与评价水平。研究说明,内观认知疗法能够提高网络成瘾大学生的自我认知与评价水平,具有较好的心理治疗效果。但遗憾的是,该研究未报道治疗师的人数和培训方式等过程控制数据,未报道效果量,无后续的随访。

五、心理健康保健及治疗技术创新

Choy 等检验香港工具性回忆干预(instrumental reminiscence interventione Hong Kong,IRI-HK)对于缓解中国独居老人的不良情绪、提高其生活质量的作用。该研究共招募 114 例社区独居老人,并随机分为干预组(46 例)和对照组(68 例)。干预组接受中国化的工具性回忆干预,干预过程包括 6 次团体干预和 2 次随访。经过 12 周的干预后,结果证实,IRI-HK 可以有效缓解中国独居老人的不良情绪,提高其生活质量。说明 IRI-HK 是一个成功的中国化干预措施,适合在中国的社区推广。

李晓莉等验证焦点解决模式中例外或奇迹提问对护士的情绪、解决问题的信心、问题困难程度感知和实际解决问题的影响。该研究共招募 102 例护士,使用单盲随机对照的方式将所有被试者分为焦点解决模式例外提问组(例外组)、焦点解决模式奇迹提问组(奇迹组)及传统心理治疗模式的原因提问组(原因组)。经过一次相应的治疗后,结果证实,相对于传统心理治疗模式的原因提问,例外或奇迹提问均能更快速地提升被试者的情绪状态,且例外提问还能提升被试者解决问题的信心。该研究不再是单纯地检验某一种方法的有效性,而是进一步检验该心理治疗技术的有效成分,研究设计合理,过程描述详细,可操作性强。姚雪丽等收集 6 次心理治疗会谈的录音资料,通过会话分析的方法分析心理治疗中阻抗形成的特点和原因。结果发现,一个基本的阻抗序列通常由 3 个话轮组成,来访者主要利用话轮转换规则和非优先结构规则来表示阻抗,而治疗师则采用循环提问的方式应对阻抗。

时松和等针对 35 岁及以上的 991 例中、老年移民进行为期 2 年的心理干预,并比较不同干预方式的效果。结果发现,较低的社会支持和较高的心理社会应激会对中、老年移民的心理健康产生不利影响,中、老年移民的心理健康受心理社会应激、社会支持的影响较大。从治疗效果上来说,相较于单纯的心理健康讲座和团体心理咨询,心理健康讲座及个体及团体心理咨询、心理治疗、建议精神科治疗 3 个层次的心理干预效果更好。

（邓云龙）

参 考 文 献

［1］张慧芳，郭振宇，栾琴，等．精神动力性心理治疗对抑郁症患者临床疗效的影响．临床心身疾病杂志，2016，22（3）：98-100.

［2］王秀华，高颖，陶筱琴，等．团体认知行为干预在抑郁症患者中的应用效果．中华现代护理杂志，2016，22（35）：5087-5090.

［3］孙磊，王莹，陈清刚，等．艾司西酞普兰联合团体人际心理治疗对老年抑郁症患者社会功能及生活质量的影响．四川精神卫生，2016，29（4）：311-314.

［4］曾媛媛，魏玲，宋庭，等．结构式团体心理治疗和舍曲林治疗产后抑郁症疗效的对照研究．中国社会医学杂志，2016，33（2）：197-199.

［5］康红，梁佳，曾强，等．人际心理治疗联合药物治疗难治性抑郁症疗效观察．内科，2016，11（4）：521-524.

［6］闫少校，赵霞，吕梦涵，等．改良中医情绪疗法配合抗抑郁药治疗抑郁症 34 例临床观察．中医杂志，2016，57（6）：484-488.

［7］刘倩，曹素霞，庞剑月，等．短程团体认知行为疗法治疗抑郁症的疗效观察．中华行为医学与脑科学杂志，2016，25（10）：896-899.

［8］任志洪，李献云，赵陵波，等．抑郁症网络化自助干预的效果及作用机制——以汉化 MoodGYM 为例．心理学报，2016，48（7）：818-832.

［9］沙东想，孙玉军，徐建龙，等．认知治疗联合帕罗西汀对首发轻中度抑郁症患者沉思的干预．四川精神卫生，2016，29（4）：315-318.

［10］黄英民，周作杰，牟艳卉，等．认知行为团体心理治疗对恐惧症患者的近期和远期疗效．中国实用神经疾病杂志，2016，19（18）：20-22.

［11］冉平．心理治疗联合黛力新治疗广泛性焦虑症的疗效观察．临床研究，2016，24（2）：128-129.

［12］Wong SY, Yip BH, Mak WW, et al. Mindfulness-based cognitive therapy v. group psychoeducation for people with generalised anxiety disorder: randomised controlled trial. Br J Psychiatry, 2016, 209 (1): 68-75.

［13］黄慧兰，刘新民，王瑞权，等．人际心理治疗与认知行为治疗对广泛性焦虑障碍治疗效果的对照研究．中国健康心理学杂志，2016，24（2）：186-189.

［14］袁敏兰，任正伽，朱鸿儒，等．社交焦虑障碍认知行为治疗前后静息态局部一致性研究．四川大学学报（医学版），2016，47（6）：898-903.

［15］Yuan M, Zhu H, Qiu C, et al. Group cognitive behavioral therapy modulates the resting-state functional connectivity of amygdala-related network in patients with generalized social anxiety disorder. Bmc Psychiatry, 2016, 16 (1): 1-9.

［16］范立军，李莉，苟汝红，等．舍曲林联合心理治疗强迫症的临床分析．解放军医药杂志，2016，（b6）：

59-62.

[17] 陈文泽，陈雪芬，包祖晓，等. 团体心理治疗对躯体形式障碍患者述情障碍的作用. 国际精神病学杂志，2016，（6）：1011-1014.

[18] 管琳，李双. 人际心理治疗与认知行为治疗对躯体形式障碍的疗效分析. 医学与哲学（B），2016，37（2）：36-37.

[19] 宁夔，王新凯，金虹，等. 青少年网络成瘾认知行为取向团体心理治疗效果观察. 新乡医学院学报，2016，33（12）：1057-1061.

[20] 孔艳玲，张少波. 内观认知疗法对网瘾大学生自我认知与自我评价的影响. 中国健康心理学杂志，2016，24（11）：1750-1752.

[21] Choy JC, Lou VW. Effectiveness of the modified instrumental reminiscence intervention on psychological well-being among community-dwelling Chinese older adults: A randomized controlled trial. Am J Geriatric Psychiatry, 2016, 24 (1): 60-69.

[22] 李晓莉，骆宏. 例外/奇迹提问对护士情绪、信心和实际解决问题的影响. 中国实用护理杂志，2016，32（1）：66-69.

[23] 姚雪丽，马文，张艺. 心理治疗会话中阻抗序列的结构特征与生成机制. 医学与哲学，2016，37（14）：69-72.

[24] 时松和，冯邵珍，张智民，等. 南水北调中老年移民心理干预效果分析. 现代预防医学，2016，43（6）：1051-1056.

第二节　心理治疗在心身医学临床上的发展

疾病是生物-心理-社会因素共同作用的产物。所以，医师看病不能单纯地开药和手术，而是需要把"语言、药物、手术刀"结合起来造福患者。研究如何将心理治疗技术融入临床各科室的日常工作是心理治疗工作者和临床医务工作者共同的责任。2016年的心理治疗研究在这一领域进行了更广泛的探索。

一、心理治疗在神经系统疾病中的应用

脑卒中后5年内抑郁症的发病率约为31%，脑卒中后抑郁是躯体疾病与精神障碍相互影响的一个典型例证。如何通过心理治疗改善脑卒中患者的情绪状态、神经功能及生活质量是当前的研究热点。

尚进通过对160份缺血性脑血管疾病患者的问卷调查，发现在缺血性脑血管疾病的患者群体中，随着患者抑郁和焦虑水平的提高，认知融合问卷和接纳与行动问卷的得分也就越高。说明缺血性脑血管疾病患者的抑郁和焦虑程度与经验性回避程度及认知融合程度有关。例如，脑梗死患者常把"梗死"等同于"瘫痪"，更易出现绝望等负面心理。这一研究成果为今后脑卒中后抑郁的治疗提供了突破口。

刘海燕等选取 100 例缺血性脑卒中后抑郁患者，随机分为治疗组和对照 A 组、对照 B 组。治疗组给予心理治疗、康复训练及药物联合治疗，对照 A 组给予心理治疗、康复训练，对照 B 组给予药物治疗、康复训练。连续治疗 12 周后发现治疗组患者的汉密尔顿抑郁量表减分率和神经功能缺损量表评分均明显优于 2 个对照组，说明心理治疗、康复训练和药物联合治疗对缺血性脑卒中后抑郁治疗有效。文章结尾，刘海燕等从"神经易化"的角度讨论脑卒中后抑郁的生理机制和心理治疗起效的作用机制。续蕾等招募 90 例伴焦虑症状的脑卒中患者，并将其随机分为常规治疗组、常规治疗加抗焦虑药物治疗组和常规治疗＋抗焦虑药物＋团体心理治疗组。经过 2 个月的相应治疗后，结果证实常规治疗＋抗焦虑药物＋团体心理治疗可以更有效地降低患者的焦虑程度和神经功能缺损程度，提高患者脑卒中后的生活满意度水平。蒋丽红等针对脑卒中伴焦虑障碍患者实施团体心理治疗，结果也有类似上述研究的发现。

朱达斌等招募 60 例脑卒中患者，并将这些被试者随机分为治疗组和对照组。两组均行常规临床治疗及康复训练，治疗组结合团体心理治疗。经过 12 次治疗后，治疗组的神经功能缺损程度评分及生活质量评分均明显优于对照组。证实团体心理治疗有利于改善脑卒中患者神经功能和生活质量。另外，朱达斌等还针对脑卒中患者家属心理状况进行研究。该研究对 30 例脑卒中患者的家属进行团体心理治疗，结果发现团体心理治疗可以降低家属抑郁、焦虑的程度，提高家属对医院医疗的满意度。

二、心理治疗在内科系统疾病中的应用

李小红等将 64 例白血病化学治疗患者随机分为团体认知行为治疗组和常规治疗组，比较两组患者在治疗前后焦虑、抑郁和胃肠道反应的差异。该研究详细描述了团体治疗的过程，包括建立关系、面对现实、认知和信念重构、促进成长四大模块，共 6 次治疗。结果发现，团体认知行为治疗组经过治疗后焦虑、抑郁评分降低，胃肠道反应减少，与对照组比较差异有统计学意义（$P<0.05$）。该研究结果表明，为患者提供一个毫无顾忌的交流环境，给患者分享恐惧和克服恐惧经历的机会，可以有效改善患者的抑郁、焦虑情绪，提高患者的生活质量。

王华英等以汉密尔顿焦虑量表（HAMA）和汉密尔顿抑郁量表（HRSD）为工具，调查 94 例进行持续性血液透析的患者，发现严重焦虑和严重抑郁的发生率分别为 39.4% 和 63.8%，经过 24 周的心理治疗后，严重焦虑和严重抑郁的发生率分别下降到 1.1% 和 5.3%。但是该研究未设置对照，所采用的心理治疗方法为综合方式，这些因素都限制该研究的可靠性。张英姿招募 64 例维持性血液透析患者作为主要研究对象，并将被试者随机分为试验组和对照组，各 32 例。试验组进行常规临床治疗的同时给予个性化心理治疗，对照组只给予常规临床治疗。经过 6 个月的治疗后，试验组的生活质量评分明显优于对照组，说明常规治疗联合心理治疗可以显著改善患者的免疫力及精神症状。

李鹏招募 162 例精神状态异常的冠状动脉粥样硬化性心脏病患者，比较冠状动脉粥样硬化性心脏病基础药物治疗、基础治疗联合帕罗西汀＋阿普唑仑治疗、基础治疗联合心理治疗对患者冠状动脉粥样硬化性心脏病预后的影响。发现帕罗西汀＋阿普唑仑治疗和心理治疗均能显著改善患者 ECT-ST 段缺血，且药物治疗的效果更加明显。王栋等探讨团体心理疗法对慢性心力衰竭患者康复效果的影

响。该研究招募 176 例慢性心力衰竭患者，并随机分为观察组和对照组，各 88 例，两组患者均给予常规药物治疗，观察组接受团体心理干预，为期 4 周，而对照组只进行常规药物治疗。治疗后，观察组患者的焦虑自评量表、抑郁自评量表和个人与社会功能量表评分均显著优于对照组。结果说明，团体心理干预可明显改善慢性心力衰竭患者的焦虑、抑郁状况，提高个人和社会功能。

Shao 等验证以"积极感激（gratitude）"和正念为基础的短期心理干预对于宫颈癌术后患者的情绪障碍的治疗效果。该研究招募 120 例宫颈癌术后患者，并随机分为治疗组和等待治疗组。经过 4 周的干预或等待后，结果证实，以"积极感激（gratitude）"和正念为基础的短期心理干预可以降低宫颈癌术后患者的冗思和负性情绪，促进患者的积极情绪和再归因的应对方式。该研究证实短期心理治疗对于癌症患者心理健康的价值。Ho 等评估支持性情绪表达团体（supportive-expressive group，SEG）治疗和身 - 心 - 灵（body-mind-spirit，BMS）疗法对乳腺癌患者情绪压抑和心理痛苦的治疗作用。该研究共招募 157 例非转移性乳腺癌患者，并随机将这些被试者分为 BMS 治疗组、SEG 治疗组和社会支持对照组。所有被试者接受每次 2 h、共 8 周的干预，在治疗前后及治疗后 1 年内 3 次随访评估。结果发现，对于缓解抑郁、焦虑情绪，BMS 和 SEG 疗法均未表现出显著疗效，2 种疗法仅在如解除情绪抑制等提高心理健康方面起中度作用。宋海燕招募 90 例乳腺癌患者，并将被试者随机分为对照组和观察组。对照组应用常规性护理，观察组在对照组基础上应用支持性心理治疗。干预后结果证实支持性心理治疗有助于乳腺癌患者采用积极的应对方式治疗，改善患者不良情绪，提高患者生活质量。

陈海霞招募慢性盆腔疼痛患者 146 例，随机分为对照组与治疗组，各 73 例。对照组患者给予常规药物对症治疗，治疗组在对照组基础上给予心理干预。结果发现，治疗组在临床疗效和汉密尔顿焦虑量表评分上均明显优于对照组，说明在药物治疗基础上结合心理治疗可以有效提高慢性盆腔疼痛的临床效果。杜圆圆等选取神经性头痛患者 128 例，单纯接受药物治疗 57 例（对照组），在此基础上接受抗抑郁药物治疗结合心理干预措施 71 例（观察组）。经过治疗后，证实联合治疗较之单纯药物治疗可以有效降低头痛程度，提高生活质量评分，降低复发率。但遗憾的是，该研究未报道治疗师的人数和培训方式等过程控制数据，无效果量、无随访研究。这些设计缺陷导致讨论时无法区分抗抑郁药物和心理治疗的作用。

沈慧等选取 60 例围绝经期焦虑症患者，随机分为治疗组及对照组，治疗组接受针灸及为期 6 周（每周 1 次，共 6 次）的团体心理治疗，对照组仅接受针灸治疗。分别于治疗前及治疗的第 1、2、4、6 周末对两组患者的症状进行评估。结果发现，针灸联合团体心理治疗起效更快，在第 2 周的 Kupperman 量表评分即出现显著差异，治疗 6 周后联合治疗组的治疗效果也显著优于单用针灸治疗组。研究证实，针灸联合团体心理疗法在治疗女性围绝经期焦虑症方面疗效肯定，并且起效时间快。罗宇明等探讨团体心理治疗对体外受精胚胎移植患者心理健康状况的影响。该研究招募体外受精胚胎移植患者 144 例，并随机分为观察组（72 例）和对照组（72 例），观察组在体外受精胚胎移植前进行集体心理干预，对照组不接受特殊心理干预措施。经过移植前的集体干预后，观察组的生活满意度评定量表、生活满意度指数 A、生活满意度指数 B 评分均高于对照组，且妊娠率也显著高于对照组。结果证明，团体心理治疗能有效改善体外受精胚胎移植患者的心理健康状态，提高生活满意度，提高妊娠率。

三、心理治疗在外科系统疾病中的应用

陈怡欣等招募 68 例脊柱骨折脊髓损伤所致截瘫的患者，将其随机分成观察组（$n=36$）和对照组（$n=32$），两组患者均在外科手术治疗稳定后接受规范的康复治疗，观察组同时接受系统心理治疗。治疗 2 个月后，观察组在心理状态、神经功能、日常生活活动能力等方面的评分均显著优于对照组。说明心理治疗有利于脊髓损伤所致截瘫患者的心理康复，明显改善其生活质量及预后。

赵丽琴招募 54 例大面积烧伤患者作为研究对象，将所有患者随机分为对照组（28 例）和观察组（26 例）。在常规治疗的基础上，对照组配合常规护理进行干预指导，观察组配合以心理干预为主的护理措施进行干预指导。经过治疗后，观察组疼痛的缓解程度明显优于对照组，证明以心理干预为主的护理措施能够有效地缓解患者的疼痛。

刘彦伟等探讨心理治疗对骨盆骨折合并后尿道损伤术后性功能和生活质量的影响。该研究招募 44 例骨盆骨折合并尿道损伤患者，将被试者随机分为对照组及观察组（各 22 例）。对照组手术前后接受常规治疗；观察组在常规治疗基础上，于术前及术后对患者及其家属进行综合心理行为干预治疗。术后 12 个月后随访发现，观察组的性生活频率、国际勃起功能评分、生活质量调查表各维度评分均显著优于对照组。证明针对性的综合心理行为干预治疗有助于骨盆骨折合并尿道损伤患者恢复勃起功能，有效解除心理障碍，改善生活质量。

（邓云龙）

参 考 文 献

［1］ Hackett ML, Pickles K. Part I: frequency of depression after stroke：an updated systematic review and meta-analysis of observational studies. Int J Stroke, 2014, 9: 1017-1025.

［2］ 尚进. 缺血性脑血管病患者心理灵活性及抑郁情绪的相关分析. 中国地方病防治杂志，2016，10：106.

［3］ 刘海燕，李艳萍. 缺血性脑卒中后抑郁的临床治疗分析. 中国地方病防治杂志，2016，（12）：1349-1350.

［4］ 续蕾，罗江涛，周宏斌，等. 团体心理治疗对脑卒中后焦虑障碍的疗效研究. 现代医学，2016，12：1746-1749.

［5］ 蒋丽红，李慧杰，杨利芹，等. 团体心理治疗对脑卒中早期康复伴焦虑障碍心理干预的效果观察. 天津护理，2016，24（1）：76-77.

［6］ 朱达斌，林秀瑶，许云辉，等. 团体心理治疗对脑卒中患者神经功能及生活质量的影响. 实用中医药杂志，2016，32（6）：595-597.

［7］ 朱达斌，林秀瑶，许云辉，等. 团体心理治疗对脑卒中患者家属心理状况的影响. 医学理论与实践，2016，29（9）：1124-1126.

［8］ 李小红，廖月霞，秦阳，等. 团体认知行为治疗在白血病化疗病人护理中的应用研究. 护理研究，2016，30（23）：2891-2893.

［9］王华英，梁应丹，王忆春. 持续性血液透析病人患焦虑抑郁干预前后的对比研究. 湖南师范大学学报（医学版），2016，13（4）：19-22.

［10］张英姿. 维持性血液透析患者异常心境状态与治疗效果的关联性分析. 河北医药，2016，38（12）：1785-1788.

［11］李鹏. 冠心病患者早期精神状态评估及干预对疾病预后价值的初探. 医药前沿，2016，（3）：121-123.

［12］王栋，陈洪波，Wang Dong，等. 团体心理疗法对慢性心力衰竭患者康复效果的影响. 西部医学，2016，28（3）：369-371.

［13］Shao D, Gao W, Cao FL. Brief psychological intervention in patients with cervical cancer: A randomized controlled trial. Health Psychol, 2016, 35 (12): 1383-1391.

［14］Ho RT, Fong TC, Lo PH, et al. Randomized controlled trial of supportive-expressive group therapy and body-mind-spirit intervention for Chinese non-metastatic breast cancer patients. Support Care Cancer, 2016, 24 (12): 4929-4937.

［15］宋海燕. 支持性心理干预对乳腺癌手术患者抑郁情结及应对方式的影响. 中国组织工程研究，2016，a02：161-162.

［16］陈海霞. 在药物治疗的基础上结合心理治疗慢性盆腔疼痛的临床效果. 临床合理用药杂志，2016，9（27）：114-115.

［17］杜圆圆，宋海燕. 抗抑郁药物联合心理干预治疗神经性头痛71例疗效分析. 中国临床医生，2016，44（10）：47-48.

［18］沈慧，张捷，章文雯，等. 针灸合并团体心理疗法治疗女性围绝经期焦虑症的临床疗效观察. 中华中医药杂志，2016，9：3829-3831.

［19］罗宇明，黄颖，丘映，等. 团体心理治疗对体外受精胚胎移植者不同阶段心理健康的影响. 中华现代护理杂志，2016，22（10）：1398-1401.

［20］陈怡欣，刘遂心，周莉，等. 心理康复治疗对脊髓损伤患者的康复效果研究. 医学临床研究，2016，33（10）：2071-2073.

［21］赵丽琴. 心理干预在大面积烧伤患者护理中的应用效果. 医疗装备，2016，29（18）：185-186.

［22］刘彦伟，林晶晶，汪晓俊，等. 心理治疗对骨盆骨折合并后尿道损伤术后性功能和生活质量的影响. 中国性科学，2016，25（3）：142-145.

第三节　对未来研究者的思考

心理治疗研究百花争艳，尤其是各个非精神科的临床科室均有心理治疗的应用研究涌现。但是大部分研究能够投入的资源有限，研究设计不严谨，影响结果的可靠性。使得编者在选取文献时，不得不舍弃很多有新意的研究。鉴于此，虽然评述编写的要点不建议编者写过多的话，但是本节编者还是希望单独列出一节，与大家讨论如何设计一个好的心理治疗研究。希望未来的研究者能少走错路、冤枉路。

"没有最好的试验设计，只有最合适的试验设计"。好的设计可以在试验目的和现实限制之间达

到一个平衡。在决定如何制订试验计划并实施之前，仔细思考问题有助于制订出一个更好的试验方案。

一、谨慎处理共病

精神障碍的共病率高，据 WHO 和美国 Michingan 大学流行病学调查，焦虑障碍和抑郁障碍共病率达 50%。心身心理治疗研究的宗旨是从生理、心理、社会多个维度去研究、去干预，而不仅仅是针对某个单一的疾病。所以心身治疗研究更需要谨慎处理共病的问题。下述的处理原则针对 2 种疾病的共病，如抑郁合并焦虑、物质依赖合并精神病性障碍。但是，如果研究对象是 2 种以上的共病，以下原则可能有所帮助。

处理共病的方案有 4 种。第 1 种为协调完整的综合治疗，即同一个治疗师在同一时间治疗 2 种疾病。这不仅是最理想的诊疗模式，同时也是最理想的研究模式，是治疗的艺术。有条件时尽可能选择该方案。当然，很多时候我们并没有"这个条件"。例如，我们可能没有能够同时处理尿道损伤和心理治疗的医师［心理治疗对骨盆骨折合并后尿道损伤术后性功能和生活质量的影响］。这时我们可以采用第 2 种平行治疗方案，即由不同的医师在同一时间治疗同一个患者，一个医师负责治疗尿道损伤，另一个医师负责实施心理治疗；或采用第 3 种即序贯治疗，既先处理共病中的一种，之后处理另一种。但是采用后面 2 种处理方案时，一个要向评审或编辑解释如此处理的理由，并在讨论时分析该方案对结果的影响。至于第 4 种单一治疗，即治疗共病中的一种的方案并不可取。医师很难找到如此处理的理由，除非一开始医师就排除了共病的可能。

绝大多数研究同时处理 2 种疾病。多于 2 种共病时，限于现实条件，最好的处理方式是监控和测量所有疾病，但不试图都治疗。

二、关于治疗方案的考量

（一）如何选择治疗方案

在研究治疗有效性时，研究者首先要确定研究何种治疗方案，此时我们有 2 种选择：一是从现有的治疗方式中选择一个；二是自行发展一种新的治疗方式。如果研究者打算发展新的方法，那么首先要回答以下 2 个问题。

1. 有没有必要新创一个治疗方式　要回答这个问题，研究者首先要全面地回顾文献，检查是否已有了现成的类似治疗方式，避免重复的劳动。如果没有类似的治疗方案，研究者需要通过与已有治疗方式的对比，来说明新方案的必要性。

2. 如何实施新治疗方式　当研究者已经证明了新方案的必要性以后，接下来的问题就是研究者如何去实施新的方法。例如，在设计新的治疗方式之初，研究者如何去收集患者的需求？实施过程中又如何收集患者和治疗的反馈？当我们收集了以上信息后，要不要根据专家的意见及患者和治疗师的反馈进行治疗方案的修改？如果决定修改方案，那么又如何处理此前已经收集的数据？

书写论文时，这些问题在研究方法部分都要有一个明确的回答和处理方案。

（二）保证治疗的完整性

当前心理治疗学界已经制定了一套系统的方法来保证在研究中实施的治疗尽可能的接近设计预期，即保证治疗的完整性。这是当前心理治疗研究中最大的进步之一。但是从 2016 年中国临床心理学研究的现状来看，研究者并没有能很好地利用这一系统。下面将从 2 个方面来讨论如何保证治疗的完整性：一是如何保证治疗的依从性；二是保证治疗的纯洁性。依从性指的是"是否如预期一样实施了治疗"；纯洁性指的是"是否仅实施了所要研究的治疗方式，而没有混入其他额外的治疗成分"。

1. 使用治疗手册　所有的心理治疗研究都要制定并遵守治疗手册，这是研究的基本要求。手册需要详细说明治疗的理论、原理和实施程序。

2. 依从性评定　心理治疗研究应把所有的治疗会期进行录音或录像，然后评定每个会期的依从性。依从性的评定包括数量评定（实施来，尤其是被试者接受到多少治疗）和质量评定。

3. 限制额外的、不受控的治疗成分　心理治疗研究中的被试者是一个活生生的人，他们有自己的思想和生活。我们的被试者参与了我们的研究，但不会完全被我们的研究所限制。被试者可能主动或被动地寻求和接受我们研究以外的治疗。限制额外的、不受控的治疗成分，指的就是记录和控制所有被试者接受的研究计划外治疗的类型和数量。在研究之初设计研究方案就是要制订好一系列的应对方案，例如，如果在研究过程中被试者的病情出现变化需要另外住院怎么办？如果被试者决定在研究之外接受治疗怎么办？研究者又将如何处理被试者接受额外的治疗前和治疗后的数据？这些问题都是研究者所应考虑到并及时处理的因素。

限制额外的、不受控的治疗成分的常见策略包括：①与被试者事先约定，限制被试者接受其他治疗；②监控被试者接受额外治疗的数量和类型，做好记录，统计分析时做出处理；③制定标准，区分协议完成者和协议违反者。在数据分析时，对 2 类被试者区分处理。

（三）评估治疗的有效成分

心理治疗的有效性已经得到充分的证明，单纯验证某种心理治疗方法的有效性的意义已经越来越有限，我们更希望能够理解心理治疗中的哪个或哪些成分在起作用。发现和评估治疗的有效成分是一项艰巨复杂的任务。最简单、也最常用的一个方法就是设计一个调查问卷，通过问卷调查的方法，在每个治疗会期之后要求治疗师和被试者分别选出本次会期中他们认为最有帮助的项目。

（四）报告研究的其他特征

心理治疗研究和临床实践不可避免的有诸多不同。在临床上，患者来寻求治疗是要付费的。而很多研究为了吸引被试者，会给出很多优惠措施，如提供交通补贴、帮助被试者照顾小孩、提供食物或小礼品，还有很多研究会给被试者报酬。这些措施如果处理不当，都会让研究结果出现"阳性偏倚"，即实验室里面治疗的效果往往比现实中的要好一些。被试费本身就是一项干预举措。有没有被试费用，如何给予，给了多少，这些研究特征一定要在文章中报道清楚。

三、关于测量工具的考量

循证医学的发展已经为心理治疗研究提供了一整套的研究规范。1995 年，美国心理学会就给"实证支持的治疗"下了定义，即针对某个特定人群，通过随机对照研究证明有效的治疗。这个定义中有 2 个重点：一个重点是随机对照研究，该规范要求设置对照组、随机分组、组间采取平衡配对设计，通过效果量计算样本量；另一个重点是针对特定人群，该规范要求选取被试者时，研究者要设置合理的标准和程序。对于国内的心理治疗研究，我们建议采用 DSM-5 或 ICD-11 作为入组标准和排除标准，使用标准的临床定式访谈作为诊断工具，评定和记录疾病的种类、严重程度、是否现患等数据。

在研究过程中，我们首先确定治疗效果的评价指标和评价工具，除此以外，我们还可能会收集一些其他数据，例如，被试者的性格特征，治疗前、后的生活质量等。我们的研究者对这些数据的测量做得比较好，但是往往忽视另一个重要变量的测量，即"过程变量"。过程变量包括测量治疗联盟的强度、测量治疗师对于被试者的情绪反应、测量治疗师和被试者对治疗的满意程度等。这些数据是保证治疗完整性的基础，也是评估治疗的有效成分的基础。但是纵观前面我们检索到的 2016 年中国心理治疗研究文献，没有一篇文献完整报道过程变量，甚至大多数研究者并没有记录过程变量的意识。

除此之外，研究者在制订研究计划时，关于测量部分还需要考虑所用工具的心理测量学指标、培训和监督测量人员、谨慎处理缺失值。另外，多数研究提供了充分的被试者数据，却没有提供治疗师的数据，包括治疗师的学历、培训和从业经历，年龄，性别，对治疗和疾病的熟悉、掌握程度，对治疗和疾病的态度倾向，人格特质等。

四、关于如何选取被试者的考量

被试者的选取要广泛且具有代表性，避免样本的选取导致偏倚的结果。研究者常忽视的一点在于，研究者常把"自杀倾向、躯体疾病、物质滥用、人格障碍、使用抗精神病药、不愿参与"的被试者排除在外。这些排除标准每一个都有其道理，我们不是说不能排除，但是研究者要认识到这些因素对结果的可能影响。研究者在设置每一个排除标准时都要在文章中报道，并给出解释，分析其与结果可能的关系。

五、治疗师的选取和质量控制

研究中，治疗师的因素往往是最容易被忽视的因素。大家更关注干预措施和被试者，往往把治疗师简单的理想化了。但是治疗师才是对治疗结果最大的影响因素，甚至比干预措施和被试者因素还要大。

一个好的研究会全面地报道他们选取治疗师的标准。研究应为每一位参与研究的治疗师设置试工和受聘的标准。研究者应时刻把治疗师的因素作为一个变量来处理，详细记录治疗师培训和督导的过程，以便于他人重复。

（邓云龙）

参 考 文 献

［1］ Sartorius N, Ustan TB, Lecrubier Y, et al. Derpression comorbid with anxiet y: results from the WHO study on psychological disorders in primary health care. Br J Psychiatry, 1996, 168 (1): 38-45.

第八章　物理治疗研究进展

随着人们对大脑功能区的深入认识和准确定位、对大脑疾病及其发展机制的进一步认识，以及对电、磁、超声等物理刺激输出的精确控制，物理治疗已成为治疗大脑功能疾病的新兴方法，可有创、微创、甚至无创地调控神经功能、治疗大脑疾病，尤其是功能性脑疾病，包括各种神经疾病和精神疾病。

国内现有的物理方法主要包括电、磁、光、声介导的神经调控技术。电介导的方法包括电休克治疗（electric shock therapy，ECT）、脑深部刺激（deep brain stimulation，DBS）、硬膜外皮质刺激（epidural cortical stimulation，EpCS）、经颅直流电刺激（transcranial direct current stimulation，tDCS）和经颅交流电刺激（transcranial alternating current stimulation，tACS）；磁介导的方法有经颅磁刺激（transcranial magnetic stimulation，TMS）、磁休克治疗（magnetic seizure therapy，MST）；光介导的方法有近红外光谱（near-infrared spectroscopy，NIRS）、光基因（optogenetics）驱动蛋白来调节大脑神经活动；声介导的方法有低强度脉冲超声波（low-intensity pulsed ultrasound，LIPUS）。本章对神经调控技术中物理治疗方法的国内研究进展加以论述，对物理治疗在身心疾病中的应用加以总结并提出展望，为同行提供参考。

第一节　电休克治疗

ECT 是一种传统、经典的大脑刺激方法，亦称为电抽搐治疗、电痉挛治疗，指以一定量电流通过患者头部，导致大脑皮质癫痫样放电，同时伴随全身抽搐，使患者产生暂时性意识丧失、治疗疾病的一种手段。其由意大利神经精神病学家 Ugo Cerletti 和 Lucio Bini 在 1938 年发明，早已应用于治疗严重性精神疾病，包括具有自杀行为的抑郁症、躁狂症和精神分裂症等。传统 ECT 可造成骨折等不良反应，但通过应用麻醉药和肌松药，ECT 已发展为不必行外科手术的改良电休克治疗（modified electro-convulsive therapy，MECT）。

ECT 的适应证包括：①抑郁障碍，伴强烈的自伤、自杀企图及行为，有明显自责、自罪情况者，为首选。②精神分裂症，具有急性病程、分裂情感性症状或紧张症表现者；应用抗精神病药物治疗无效或效果较差者；具有明显拒食、违拗、紧张性木僵和典型精神病性症状者，为首选。③躁狂发作，当原发性躁狂发作伴兴奋、躁动、易激惹、极度不配合治疗时，为首选，同时注意联合药物治疗。④其他精神障碍者，某些药物治疗无效或无法耐受的精神障碍患者，如焦虑障碍、焦虑色彩突出的强迫症、人格解体综合征、冲动行为突出的反社会人格障碍等。⑤顽固性疼痛，如躯体化障碍、幻肢痛等。

传统 ECT 治疗的禁忌证包括：①心血管系统疾病，心肌梗死、心脏支架及起搏器置入术后、冠状动脉粥样硬化性心脏病、未控制的高血压、严重的心律失常及心脏功能不稳定等。需注意正在服用含有利舍平药物的患者，治疗过程中会造成血压下降。②中枢神经系统疾病，颅内占位、颅内新近出血、颅脑新近损伤、脑炎等伴随其他颅内压增高等疾病。③呼吸系统疾病，哮喘、肺气肿等。④内分泌系统疾病，糖尿病、嗜铬细胞瘤、甲状腺功能亢进症等控制未满意者。⑤血管性疾病，血管畸形、颅内动脉瘤、脑血管意外史、腹主动脉瘤等。⑥骨关节疾病，骨质疏松、新近或未愈的骨折等。⑦严重眼病，如严重的青光眼或先兆性视网膜剥脱等。⑧其他疾病，如急性、全身性感染性疾病，中度以上发热，严重的消化系统溃疡。

MECT 无绝对禁忌证，但某些疾病可增加治疗的危险性（相对禁忌证），主要包括：①心血管系统疾病，心肌梗死、心脏支架及起搏器置入术后、冠状动脉粥样硬化性心脏病、未控制的高血压等。②中枢神经系统疾病，颅内占位、伴随其他颅内压增高。③内分泌系统疾病，糖尿病、嗜铬细胞瘤控制未满意。④血管性疾病，脑血管畸形、颅内动脉瘤、脑血管意外史、腹主动脉瘤。⑤对静脉诱导麻醉、肌松药过敏。⑥其他疾病，如患者存在 4 级麻醉风险。

一、ECT 与抑郁症

ECT 是治疗抑郁症的重要方法之一，是快速缓解严重抑郁症状的有效治疗手段。ECT 疗效存在很大的个体差异，10%～30% 的抑郁症患者对 ECT 治疗应答欠佳，且存在操作烦琐、需术前麻醉、并发关节骨折和脱位、影响受试者的认知功能、可能诱发癫痫等局限性。因此，大量研究聚焦于探索与 ECT 抗抑郁疗效相关的临床特征确切指标，主要包括发作次数、病情严重程度、是否伴精神病性症状和人格障碍等。目前的研究普遍认为年龄较大、当前病程较短及不伴药物抵抗的抑郁症患者，经 ECT 后疗效较好。对存在药物抵抗的抑郁症患者，临床医师往往倾向于应用 ECT，大部分研究亦表明，药物治疗失败是 ECT 抗抑郁疗效欠佳的可靠预测指标。同时，大量研究试图从基因层面探索 MECT 治疗有效的指标，费鹏鸽等的研究表明，脑源性神经营养因子（brain-derived neurotrophic factor，BDNF）能增强突触之间的联系，影响神经递质合成，且与认知功能联系紧密；楼丹丹等的研究发现，*BDNF* 基因 rs6265 位点单核苷酸多态性与 ECT 抗抑郁疗效密切相关，该位点 A 等位基因的携带者对 ECT 更为敏感；余晓仪的研究表明，*TPH2* 基因 rs1386494 多态性与抑郁障碍的发生有着显著的相关性，A 等位基因可能为患抑郁障碍，尤其是女性人群的危险因素，而 G/G 基因型为抑郁障碍的保护因素；MECT 治疗抑郁障碍有效，但 *TPH2* 基因 rs1386494 不同基因型对 MECT 的治疗效果无显著差异。

综上，目前对影响 ECT 抗抑郁疗效的因素的研究已取得一定进展，对临床工作开展也有一定帮助。但同时应注意到，当前大多数研究为单中心研究，样本量小、研究指标较单一，缺乏多中心、多因素研究，且这些研究仅考察指标与 ECT 初期疗效的关系，没有随访研究指标与 ECT 短期及长期疗效的关联，因此临床价值有限。

二、ECT 与精神分裂症

ECT 治疗精神分裂的机制尚不明确。赵敏强等研究发现，其机制可能是通过电子计算机对大脑进行综合分析后，释放出与大脑电波相一致的微电波，使大脑皮质广泛性脑电发放，抑制大脑异常活动，使体内去甲肾上腺素合成与摄取增加，提高对 5- 羟色胺能神经元的敏感性。对多巴胺能递质系统也有若干影响，从而使精神症状消失。同时增加血 - 脑屏障通透性，增加脑血氧含量，以营养脑细胞。此外，神经营养因子的增加也可能有助于改善患者的情绪或精神症状。周小东等研究发现，精神分裂症患者或许本身就存在下丘脑 - 垂体的功能紊乱，经多次现代 ECT 治疗后，精神分裂症患者的 TRH 水平有明显下降。

目前，关于 ECT 对精神分裂症患者脑源性神经营养因子蛋白水平的影响研究较多，主要集中于 ECT 前后 BDNF 蛋白水平的变化。Li 等将精神分裂症患者随机分为药物联合 ECT 组和单一接受药物治疗组，并设置健康对照组进行对照研究，在患者治疗前及进行 8～10 次 ECT 后抽取外周血并测定 ECT 前后 BDNF 浓度，结果表明药物联合 ECT 组基线血清 BDNF 浓度水平低于健康对照组，患者经 ECT 后 BDNF 浓度升高，提示 BDNF 浓度不仅与疾病严重程度相关，也可能介导了 ECT 的抗精神病作用。BDNF 在精神障碍的病因及治疗疗效预测过程中发挥重要作用，精神障碍患者往往具有较低水平的 BDNF 浓度，且可以被 ECT 纠正，BDNF 浓度回升往往滞后于精神障碍患者症状学的改善，存在明显的"延迟效应"。而 *BDNF* 基因甲基化则可以在基因水平调节 BDNF 浓度，进而发挥生物学效应。

张红等为研究 MECT 对精神分裂症患者短时记忆及恢复周期的影响，选取 40 例接受 MECT 的精神分裂症患者，分别于治疗前、治疗后、治疗后 4 周采用阳性与阴性症状量表（PANSS）评估精神症状，并于治疗前、治疗后、治疗后 1 周、治疗后 2 周、治疗后 4 周采用修订韦氏记忆量表（WMS）测定记忆商数（MQ）和定向、记图等各维度得分评价记忆水平。结果显示治疗后和治疗后 4 周 PANSS 评分均低于治疗前，且治疗后 4 周低于治疗后；MECT 治疗后 MQ 总分低于治疗前，治疗后 1 周、2 周、4 周均高于治疗后；治疗后 4 周定向、累加、再认、联想、理解评分显著高于治疗前，差异均有统计学意义（$P<0.05$）。研究表明 MECT 可显著改善精神分裂症患者精神症状，但会引起短时记忆损伤，治疗后 1 周可逐渐恢复到治疗前水平，且部分维度的记忆能力较治疗前改善。

目前已有研究人员通过对其他组织如口腔黏膜细胞进行相关研究，为未来研究方向拓展新的道路。影像学技术更是可以直观地对不同脑区进行研究，将 ECT 与影像学结合，探索 ECT 对不同脑区代谢的影响，为探索精神障碍的发病机制及 ECT 疗效评估提供了新的平台。目前普遍将精神障碍作为一种神经发育性疾病，基因的表达及修饰占有重要的地位，*BDNF* 基因已有部分位点基因多态性及甲基化修饰提示可能与精神障碍有关，且与 ECT 反应相关，但目前研究样本偏少，且尚有很多新的位点有待发现，仍需进一步的研究探索。

第二节　经颅磁刺激

传统的 ECT 或 MECT 能够迅速地缓解大部分伴有自杀行为的严重抑郁发作，其疗效超过目前任何一种药物。但由于该治疗操作复杂、需要麻醉、影响认知功能并能诱发癫痫而使其应用受到限制。近年来，重复经颅磁刺激（repetitive TMS，rTMS）技术在治疗抑郁症方面的应用取得了较大进展，因其无创、安全、经济、操作简单等优点，有望成为替代 ECT 治疗抑郁症的有效方法，具有广泛的应用前景。

TMS 主要基于法拉第电磁感应原理：脉冲电流通过置于头皮表面的线圈时会产生瞬时磁场，磁场无明显衰减地穿过头皮、颅骨刺激大脑皮质或远隔大脑皮质产生感应电流，使大脑皮质神经细胞发生去极化或超极化，改变神经元细胞兴奋性。rTMS 可以使皮质的兴奋性发生长期变化，因而具有治疗作用。其中高频 TMS（10～20 Hz）可易化局部神经元电活动，增加皮质兴奋性，低频 TMS（1～5 Hz）可抑制局部神经元活动，降低皮质兴奋性。

2008 年 10 月，TMS 得到美国食品与药物管理局（FDA）的批准，目前广泛应用于抑郁症、精神分裂症、帕金森病、癫痫等精神神经疾病的研究和治疗。

一、rTMS 与抑郁症

左背外侧前额叶皮质（L-DLPFC）上的高频 rTMS 是最广泛应用的重度抑郁症（MDD）治疗方案，而右背外侧前额叶皮质（R-DLPFC）上的低频 rTMS 也表现出与 MDD 相似的功效。Cao 等为比较 2 种方案对 MDD 的疗效，纳入多项随机对照试验比较在 L-DLPFC 上的高频 rTMS 和在 R-DLPFC 上的低频 rTMS 对 MDD 治疗的效果，其使用响应率和（或）缓解率作为主要终点，响应率的 Meta 分析基于 12 项研究，包括 361 例 MDD 患者，其中在 L-DLPFC 上进行高频 rTMS（＞5 Hz）的患者为 175 例，而在 R-DLPFC 实施低频 rTMS（＜5 Hz）的患者为 186 例（$OR=1.08$；95% CI 0.88～1.34）；缓解率的 Meta 分析基于 5 项研究，包括 131 例 MDD 患者，其中在 L-DLPFC 上进行高频 rTMS（＞5 Hz）的患者为 64 例，而在 R-DLPFC 进行低频 rTMS（＜5 Hz）的患者为 67 例（$OR=1.29$；95% CI 0.54～3.10）。L-DLPFC 上进行的高频 rTMS 治疗与 R-DLPFC 上进行的低频 rTMS 治疗均显示出相似的疗效。另外，Su 等研究比较 5 Hz 与 20 Hz 的 rTMS 治疗抑郁症的效果，结果发现 2 种刺激频率治疗抑郁症的疗效无显著性差异。目前还未明确哪种频率治疗抑郁症最为合适。

席敏等为比较 rTMS 和 MECT 治疗难治性抑郁症的疗效，选取 40 例难治性抑郁症患者随机分成 rTMS 治疗组和 MECT 治疗组，治疗 2 周后，rTMS 组总分及各因子评分均较治疗前提高（$P<0.05$），MECT 组指向记忆、无意义图形再认、人像特点回忆评分较治疗前明显下降（$P<0.05$）；MECT 组患者的临床记忆量表总分、指向记忆、图像自由回忆、人像特点回忆评分均显著低于 rTMS 组（$P<0.05$）；治疗中 2 组恶心、呕吐、头痛发生率的差异无统计学意义（$P>0.05$），MECT 组主诉记忆力下降者比例高于 rTMS 组（$P<0.05$）。说明 rTMS 与 MECT 对于难治性抑郁症的疗效相当，rTMS 对认知功能的改善作用优于 MECT。

二、rTMS 与广泛性焦虑障碍

李越等为探讨 rTMS 对广泛性焦虑障碍（GAD）的治疗效果，选取 42 例确诊广泛性焦虑患者，随机分为真刺激组和假刺激组。22 例患者采用真刺激线圈即风冷线圈刺激右侧顶叶，20 例患者采用假刺激线圈，真刺激组和假刺激组采用的刺激参数相同（1 Hz，500 个刺激 / 串，每天共刺激 3 串，连续治疗 10 d）。与治疗前相比，真刺激组在治疗结束时、治疗结束后 2 周和治疗结束后 1 个月 HAMA、HAMD 及匹兹堡睡眠质量指数（PSQI）评分均有显著降低；假刺激组 HAMA、HAMD 及 PSQI 评分无显著改变，此研究表明用重复经颅磁刺激低频刺激广泛性焦虑患者的右顶叶有显著的治疗效果，能同时改善抑郁症状和失眠症状。

孙太鹏等为比较 rTMS 与度洛西汀对 GAD 的疗效，将 60 例 GAD 患者分为 rTMS 治疗组（30 例）和度洛西汀治疗组（30 例），治疗后第 1、2、4 周末，2 组 HAMA 评分均较各自治疗前降低（$P<0.05$）；2 组 P 300 波幅均较治疗前增高（$P<0.05$）；rTMS 治疗组 WCST 正确反应数和完成分类数较治疗前升高（$P<0.05$）；度洛西汀治疗组 WCST 持续错误数和随机错误数较治疗前降低（$P<0.05$），说明 rTMS 与度洛西汀治疗 GAD 疗效相当，且两者均能不同程度改善 GAD 患者的认知功能。

三、rTMS 与精神分裂症

Aleman 等为探究针对额叶皮质的 rTMS 和 tDCS 对精神分裂症患者阴性症状的影响，使用随机效应模型应用 Meta 分析来计算平均加权效应大小（Cohen'sd），使用 Cochrans Q 和 I2 测试评估异质性。结果发现，对于 rTMS 治疗，与假刺激相比的平均加权效应大小为 0.64（0.32～0.96；k＝22，总 N＝827）。与年龄较大的参与者相比，年轻参与者的研究显示出更强的效果。对于 tDCS 研究，发现平均加权效应大小为 0.50（-0.07～1.07；k＝5，总 N＝134）。对于所有正面非侵入性神经刺激研究（即 TMS 和 tDCS 研究相结合），主动刺激优于假刺激，平均加权效应大小为 0.61（24 项研究，95% CI 0.33～0.89；总 N＝961）。说明无创性前额神经刺激可以改善阴性症状，这一发现表明外侧额叶皮质在精神分裂症患者阴性症状中的因果作用。rTMS 的证据比 tDCS 更强，也可能是由于 tDCS 的研究数量较少造成的。

甄莉丽等为探讨 rTMS 对长期住院精神分裂症患者社会功能及生活质量的影响，将 60 例长期住院精神分裂症患者按随机数字表法分为 rTMS 组和假刺激组。在治疗前后所有受试者均接受住院精神病人社会功能评定量表（SSPI）、个人和社会功能量表（PSP）、精神分裂症病人生活质量量表（SQLS）评估，将治疗前、后及 2 组间测试结果进行比较。结果与 rTMS 治疗前相比，rTMS 组的 SSPI 总分、因子Ⅰ分、因子Ⅱ分及 PSP 总分均升高；rTMS 组的 SQLS 总分、心理社会、动力/精力量表评分均降低，说明 rTMS 能够改善长期住院精神分裂症患者的社会功能康复及生活质量。

四、rTMS 与帕金森病

已有大量研究报道 rTMS 对帕金森病运动恢复的治疗效果，然而这些研究的方案差别很大。Yang 等进行 Meta 分析，共纳入 23 项研究，共有 646 例参与者，以评估帕金森病运动恢复的最佳 rTMS 参数。rTMS 的汇总估计显示短期（SMD＝0.37；$P<0.000\ 01$）和长期（SMD＝0.39；$P<0.005$）对帕金森病的运动功能改善的影响，亚组分析观察到高频 rTMS 在改善运动功能方面具有重要意义（SMD＝0.48；$P<0.000\ 01$），但低频 rTMS 没有。特别是，当高频 rTMS 靶向于初级运动皮质（M1）时，其中双侧 M1 显示出比单侧 M1 更大的效应大小，且 M1 上的多次高频 rTMS 显示出显

著的效应大小。此外，M1 上的高频 rTMS 共 18 000～20 000 个刺激脉冲比其他剂量产生更显著的效果（SMD＝0.97；P＝0.01）。Yang 等的研究得出结论，在 M1（特别是双侧 M1）上多次使用高频 rTMS，共18 000～20 000 个脉冲可能是 rTMS 改善帕金森病运动症状的最佳参数。

胡晓辉等为观察低频 rTMS 治疗帕金森病自主神经功能障碍的临床效果，选取 52 例确诊帕金森病患者随机分为 rTMS 组和对照组，各 26 例，rTMS 组采用低频 rTMS＋多巴丝肼片治疗，对照组采用伪线圈 rTMS＋多巴丝肼片治疗。治疗前 2 组帕金森病自主神经症状量表（SCOPA-AUT）及统一帕金森病评分表（UPDRS）评分的差异无统计学意义（均 P＞0.05）；治疗后对照组组内上述评分比较，差异均无统计学意义（均 P＞0.05）；rTMS 组治疗第 30、90、180 天后与治疗前比较差异均有统计学意义（均 P＜0.05），同时 rTMS 组治疗第 90 天后 SCOPA-AUT 及 UPDRS 评分明显低于对照组（均 P＜0.01）。说明低频 rTMS 可有效改善帕金森病患者的自主神经功能障碍，且中期疗效明显优于近期疗效，而远期疗效有所反弹。

五、rTMS 与癫痫

近期国内有学者探讨不同低频率 rTMS 对癫痫大鼠痫性发作的影响，对几组大鼠随机予以 0 Hz、0.3 Hz、0.5 Hz、0.8 Hz 及 1.0 Hz 刺激，发现后 4 组大鼠发作潜伏期均较 0 Hz 组延长，以 0.5 Hz 组最为显著，并且该组大鼠癫痫发作数量及程度也明显小于其他组，提示选择适当的低频刺激可以获得较好的抗癫痫效应。在国内，有关 rTMS 治疗癫痫的大型临床试验尚有待于开展和研究。而王顺先等为探讨不同输出强度 rTMS 对氯化锂 - 匹鲁卡品致癫痫大鼠痫性发作的影响，选取 60 只健康雄性 SD 大鼠，根据不同输出强度分为空白对照组、25% 输出强度（MO）组、50%MO 组、75%MO 组、100%MO 及 125%MO 组。与空白对照组比较，各刺激组癫痫发作潜伏期均明显延长；与 25% MO 组、50% MO 组及 125% MO 组比较，75% MO 组和 100% MO 组潜伏期延长更显著（P＜0.05）；与空白对照组比较，25% MO 组、50% MO 组及 125%MO 组大鼠癫痫性发作级别与空白对照组差异无统计学意义（P＞0.05），但 75% MO 组和 100% MO 组发作级别较空白对照组、25% MO 组、50% MO 组及 125% MO 组大鼠明显减低，差异具有统计学意义（P＜0.05）。研究说明 25%～125%MO 的低频 rTMS 预处理均可有效延长大鼠癫痫发作潜伏期，并且 75% MO 和 100%MO 低频 rTMS 的抗癫痫作用更显著。

第三节　经颅直流电刺激

tDCS 是一种通过对放置在头皮的一对电极片（分别为阳极和阴极）施加恒定的微电流，在一定程度上改变大脑皮质兴奋性从而调控大脑功能的非侵入性脑刺激方法。近年来，随着物理治疗技术的推广和普及，tDCS 再次成为关注的热点，人们开始系统地进行 tDCS 的临床和电生理机制研究。其在治疗慢性疼痛、神经疾病、精神疾病如物质成瘾 / 渴求、耳鸣、精神分裂症、强迫症、创伤后应激障碍、自闭症、注意缺陷多动障碍等疾病中表现出极具潜力的价值。

tDCS 治疗的确切机制尚未完全明了，目前有 2 种机制被学界广泛接受。①即时效应：tDCS 可以改变局部组织的 pH 及离子浓度，并诱导跨膜蛋白的迁移和构象改变，从而改变静息膜电位，影响皮质兴奋性。阳极刺激一般可以引起静息膜电位去极化，从而提高皮质的兴奋性；阴极刺激则会引起静息膜电位超极化，从而降低皮质的兴奋性，这被称为 tDCS 的即时效应。②延迟效应：tDCS 还可以引起突触可塑性的长期变化。目前普遍认为，阳极 tDCS 引起长时程增强（long-term potentiation，LTP）；阴极 tDCS 引起长时程抑制（long-term depression，LTD），这被称为 tDCS 的延迟效应。tDCS 对 BDNF 水平也有一定的影响，而 BDNF 的分泌与阳极 tDCS 诱导 LTP 的形成有关。

神经可塑性和皮质兴奋性的改变是心身疾病的重要病理生理状态，而 tDCS 作为神经调控的无创技术，能够纠正病理性神经可塑性和皮质兴奋性，使其恢复正常。通常，tDCS 治疗靶点以 DLPFC、颞叶新皮质、顶叶皮质为主，一般依据国际 10-20 电极放置系统进行电极放置。电极的位置决定电流的空间分布和电流方向，从而很大程度上决定 tDCS 的疗效。一对电极片中的某一电极位置发生改变，也会产生不同疗效。不同疾病类型及临床状态，应选择不同的刺激靶点。目前，对于 tDCS 刺激时间尚无严格的限制，一般认为 20 min 是最佳刺激时间，且 tDCS 刺激足够时间后停止刺激，此效应会持续长达 1 h。

一、tDCS 与抑郁症

大量的研究表明，tDCS 在治疗抑郁障碍的临床研究疗效肯定。杨芳芳等为观察 tDCS 配合心理干预对产褥期抑郁症（PPD）患者的临床效果，选取 120 例 PPD 患者随机分为 3 组（各 40 例）。tDCS 组给予 tDCS 治疗，心理干预组给予心理干预治疗，综合组给予 tDCS 配合心理干预治疗。治疗 6 周后，3 组 SAS、SDS 及 HAMD 评分均较治疗前明显下降（$P<0.01$），且综合组各项评分均更低于 tDCS 组和心理干预组（$P<0.01$）；心理干预组 SAS 及 SDS 评分更低于 tDCS 组（$P<0.01$），HAMD 评分 2 组间比较差异无统计学意义，综合组总有效率明显高于心理干预组及 tDCS 组（97.5%、85.0% 及 82.5%，$P<0.05$），tDCS 组与心理干预组比较差异无统计学意义，说明 tDCS 结合心理干预治疗能明显提高产后抑郁患者的临床疗效。邓明其等为探讨 tDCS 治疗轻、中度焦虑和抑郁障碍共病的临床效果，选取焦虑和抑郁障碍共病患者 49 例，随机分为观察组（25 例）和对照组（24 例），分别进行 tDCS 和假刺激治疗。治疗后第 1、2、4 周观察组的 HAMA、HAMD 评分均分别低于对照组（$P<0.05$），且观察组总有效率显著高于对照（$P<0.05$）。研究说明 tDCS 治疗焦虑和抑郁障碍共病疗效显著，起效迅速，安全性好。

无创脑刺激（NIBS）通常包括经颅磁刺激（TMS）、经颅直流电刺激（tDCS）及配对联想刺激（PAS），已引起越来越多的兴趣，并已被用于治疗卒中后吞咽障碍（PSD）及探索吞咽恢复和肢体康复之间的不同机制。虽然在大多数研究中使用 NIBS 治疗吞咽功能康复都取得了显著的效果，但考虑到存在较大的差异，这些神经刺激技术的疗效仍难以得出结论。

二、tDCS 与耳鸣

主观耳鸣是一种幻象感，没有任何外部声源，深刻影响生活质量。部分研究认为 tDCS 可以减少耳鸣，但也有一些研究认为无影响。Wang 等针对 tDCS 对耳鸣的影响进行 Meta 分析，研究结果为耳鸣响度、耳鸣相关的窘迫和耳鸣障碍量表（THI）的幅度估计值的变化。汇总结果表明，tDCS 对耳鸣响度没有明显的改善效果，但 tDCS 组的痛苦程度降低得更多。

三、tDCS 与精神分裂症

精神分裂症患者的听觉语言幻觉和阴性症状被认为与额颞叶失连接有关。双侧 DLPFC 的脑活动减低，左颞顶叶活动增加。理论上，阳极置于左侧 DLPFC，阴极置于左侧颞顶叶皮质能够治疗听觉语言幻觉和阴性症状。

Aleman 等对 24 项研究（共 966 例患者）进行随机效应模型分析，应用 Meta 分析来计算平均加权效应大小，通过使用 Cochrans Q 和 I2 测试评估异质性。对于 tDCS 研究，发现平均加权效应大小为 0.50（-0.07～1.07；k=5，总 N=134）。证实真刺激组的疗效优于伪刺激组。另外，抑郁症的异质性、抗抑郁药的应用情况、病情的严重程度、患者的依从性、刺激参数的设置等均可影响疗效，目前认为，阳极置于左 DLPFC，阴极置于右眶额，患者选取无耐药的、药物治疗或非药物治疗的重度抑郁症，tDCS 的治疗很可能有效。

Li 等为探究 tDCS 对精神分裂症患者幻听的疗效和安全性，筛选 304 篇论文，最终纳入 3 项合并样本量为 87 例患者的研究进行 Meta 分析，其中 2 项研究被归类为"低偏倚风险"，1 项研究被归类为"不清楚"，由于已发表研究的样本量很小，结果不一致，无法从这些试验中得出任何有力的结论，需要进一步高质量的大样本随机对照试验来评估 tDCS 对精神分裂症患者幻听的疗效。

四、tDCS 与认知功能、欺骗行为

国内学者 Yun 等通过氟代脱氧葡萄糖正电子发射计算机断层扫描发现，轻度认知障碍（MCI）患者接受 tDCS 治疗后前额叶皮质、中颞区和前扣带皮质的代谢活性显著增高。

Gao 等为探究 DLPFC 活动与欺骗行为之间是否存在相关性，应用 tDCS 设备来调节受试者的 DLPFC 的活动，获得欺骗神经机制的因果证据。研究发现，在假刺激治疗中男性比女性更诚实，而在右阳极/左阴极刺激治疗中这种性别差异消失。

综上，tDCS 作为一类重要的无创神经调控技术，具有安全性高、操作性强、花费低、便携的诸多优势。既往研究显示其在各种类型的心身疾病治疗中均有一定疗效，具有潜在的应用前景。未来需要进一步探索的方向包括：①优化参数，不同 tDCS 参数的调节作用不同，需要在深入研究 tDCS 生理作用机制的基础上进一步比较不同刺激强度、极性、刺激时长等对治疗效果的影响。②定位靶点，由于各种类型的心身疾病脑网络复杂，既往研究靶点选择缺乏客观指标引导，近年来，影像学新技术

和大数据分析技术的发展使得精准描绘脑网络的关键节点和连接成为可能，未来应当在脑网络研究的基础上寻找特异性靶点。③探索协同刺激模式，既往部分研究已有尝试 tDCS 合并其他治疗方法（如药物治疗）进行治疗，显示出协同作用，也有学者发现经颅电、磁刺激间存在相互影响，因此探索电磁匹配刺激模式也是未来的研究方向。④研发深部电刺激装置，tDCS 只能进行皮质电刺激，不能像侵入式电刺激那样达到脑深部靶点，一定程度上限制了其应用，新近研究显示差频电刺激技术能够将电刺激输送到大脑的深部区域，但要应用到临床还需要投入大量工作进行研发和转化。⑤开展大样本随机双盲对照研究，现有研究都存在样本量不足的问题，tDCS 对不同类型心身疾病的疗效还需要扩大样本量进一步验证并进行长期随访，需要多中心合作。

第四节 经颅交流电刺激

tACS 是一种在头皮施加交流电流的非侵入性神经电刺激技术，通过对大脑皮质交流电活动的同步化和去同步化直接调节大脑皮质的兴奋性，对大脑的全局属性产生影响。其无创、易操作、低成本、较安全及长效等特点，使这项技术在相关的医疗领域具有巨大的发展潜力。

早在 2000 多年前，医师就发现电鳐鱼放电可以使人产生麻木的感觉，后来被用于缓解疼痛的一种治疗手段。随着对脑电生理的认识，1902 年，法国博士 Leduc 和 Rouxeau 第一次公布了将低强度电刺激应用于脑部的试验过程及结果。1949 年，苏联科学家将经颅电刺激技术用于治疗焦虑和睡眠，证明电流对人的大脑及其神经功能的影响。20 世纪中期，ECT 的出现进一步推动了弱电流刺激技术的发展。2009 年，以色列 Yoram Palti 研究小组提出中频交互电场对肿瘤靶向治疗的方案后，经颅电刺激技术得到更为广泛的关注。医疗领域已经开展了许多经颅电刺激治疗相关精神性或神经性疾病的临床试验，也研究出许多有效、成熟的经颅电刺激治疗模式，同时也得到很好的改善或治疗这些疾病的效果。其中，tDCS 已成为公认的治疗方法，并应用到临床实践中。tACS 和经颅随机噪声电流刺激（tRNS）目前正处于研究和验证阶段。

董国亚等探索 tACS 对心理旋转认知能力的影响，利用心理旋转试验范式，以行为学表现和 ERP、ERD 等电生理参数作为主要评判指标，分析 tACS 对心理旋转产生的作用。行为学结果表明，α 节律的 tACS 可以显著减少反应时间（$P<0.05$），并且反应时随刺激图片旋转角度的增加先增大后减小。比较对照组和 8～12 Hz 刺激组的心理旋转相关的负波（RRN），发现刺激组的 RRN 幅值比对照组幅值低（刺激组 vs. 对照组，$P<0.05$），同时发现 RRN 幅值随着刺激图片旋转角度的增加呈现先降低后升高的趋势。时频分析结果显示，刺激组的 α 和 β 频段的事件相关去同步（ERD）现象比对照组更弱（刺激组 vs. 对照组，$P<0.05$），且 ERD 开始时间更早。有研究表明，ERD 强弱与大脑激活水平有关，说明 tACS 作用后，大脑激活水平降低；进而提示 tACS 可以提高被试者的心理旋转能力，有望成为提高空间认知能力的新途径。

tACS 的治疗参数和靶点可决定其诱导效应的方向和持续时间。主要的治疗参数包括电极的位置的大小、刺激的频率、刺激的强度、刺激的持续时间的次数及刺激的相位。电极通常根据治疗靶点和 10-20 电极放置系统来定位电极的位置。最近有研究指出，考虑到患者个体间的差异，建议使用 MRI

扫描来进一步确定电极的精确位置。刺激的频率是影响 tACS 诱导效应的最重要参数之一。tACS 的效应除了取决于刺激的频率和强度外，还与刺激的相位密切有关。研究表明，在活跃的神经元网络中，弱电场可以诱导神经元群使其放电速率产生小而一致的变化，并且这种变化可以通过大脑激活网络不断放大。目前经颅交流电刺激正处于研究阶段，有待于开展更多的多中心大样本临床试验以验证疗效。

第五节　近红外光谱技术

NIRS 技术是无创的功能影像技术。1977 年，Jobsis 在 *Science* 上首次报道该技术测量组织血红蛋白载氧情况。此后该技术广泛应用于视觉、听觉、运动、躯体感觉及某些认知任务的研究中，目前该技术已逐渐应用于脑功能疾病的治疗中。

NIRS 测量可分为以下几个部分：光源、探测、采集、处理等。近红外光从光源直接进入脑组织，光探测器在同侧接收反射光，接收器与光源的距离为 3 cm，接收器采集来自脑组织的反射光后，通过计算机软件处理将光信号解算成氧合血红蛋白和脱氧血红蛋白浓度的值，进而检测认知加工状态下脑功能的动态变化。

NIRS 测定脑组织血氧饱和度进而反映脑功能变化情况的理论，基于光在脑组织中漫散射的原理与朗伯 - 比尔（Lambert-Beer）定律。NIRS 利用脑组织中与氧代谢密切相关的具有不同吸收光谱的生色团（氧合血红蛋白和脱氧血红蛋白），测定脑组织中血氧浓度及局部血容量的变化。脑组织在 700～900 nm 光谱区呈现高散射、低吸收特性，该光谱区的近红外光能够穿透头皮、颅骨进入大脑，并且较容易通过脑组织，较少被脑组织分散。在大脑活动时，血液中的 2 个重要的临床指标即近红外光的主要吸光生色团（氧合血红蛋白和脱氧血红蛋白），氧合血红蛋白和脱氧血红蛋白在 700～900 nm 光谱区的吸收差异明显，利用该光谱区中的 2 个以上波长的光检测组织的光吸收情况，通过修订的 Lambert-Beer 定律换算，可分别算出血液中氧合血红蛋白和脱氧血红蛋白浓度的变化值，进而提供相关的脑功能信息。

一、NIRS 与精神分裂症

目前，NIRS 对精神分裂症的研究主要集中在大脑额叶区域。大量神经影像学研究已经证实大脑前额叶皮质与工作记忆、记忆提取、执行功能和语言处理等认知功能高度相关，而精神分裂症的核心特征之一是认知功能损害。此类研究主要以病例对照为主，通过进行不同的认知任务如言语流畅性试验（verbal fluency task，VFT）、stroop 字色试验（stroop task）、河内塔试验（Tower of Hanoi，TOH）和伦敦塔试验（Tower of London task，TOL），测量不同脑区氧合血红蛋白和脱氧血红蛋白浓度改变情况，进而评估精神分裂症患者额叶功能。Zhu 等对 40 例首发精神分裂症患者和 40 例健康对照者进行研究，发现与正常对照者相比，精神分裂症患者左侧前额叶皮质显著性激活减少，并且表现更差的 TOL 操作能力。研究结果证实，首发精神分裂症患者前额叶皮质功能缺陷与设计能力损伤相关，并且也认为近红外光谱仪可能是评估精神疾病患者前额叶皮质激活作用有用的临床工具。目前虽然精神分裂症诊断主要依靠症状学，但是很多研究试图寻找某些生物学标志物如病理征、发病因素、脑功能成像等来区分精神分裂症患者和健康者。研究表明，NIRS 适用于区别精神分裂症患者和健康者，NIRS 可能为检测精神分裂症患者额叶功能障碍的有效临床工具。

二、NIRS 与抑郁症

Fu 等为评估 TOL 任务期间双相抑郁患者的任务期和休息期之间的血流动力学变化并使用 NIRS 评估 VFT，纳入 43 例患有双相抑郁的患者和 32 例健康对照者，使用 41 通道 NIRS 系统评估 TOL 任务期间和 VFT 期间额叶区域中氧合血红蛋白水平的变化。结果显示，在 TOL 任务期间双侧抑郁患者的双侧 DLPFC 的变化显著小于健康对照者。在 VFT 任务期间，双相抑郁患者右侧 VLPFC、右侧 DLPFC 及左右 PFC 的变化均显著小于健康对照者。这些结果表明，计划和解决问题的功能障碍与双相抑郁患者的前额叶皮质损伤有关，NIRS 可用于评估计划和解决问题的能力。但研究存在一定的局限性，样本量很小，且研究不能排除药物的影响。

三、NIRS 与睡眠障碍

在失眠症患者中，日常主诉如记忆力和注意力缺陷及未能完成日常任务是常见的，与认知相关的神经功能可以解释这种差异。Sun 等为研究慢性失眠症（CID）患者的血流动力学反应模式，选取 24 例 CID 患者和 25 例健康对照者，检测两组在使用 NIRS 的 VFT 任务期间的额叶皮质（PFC）中氧合血红蛋白变化的差异及对降低抑郁症严重程度的影响。计算 Pearson 相关系数以检查氧合血红蛋白变化与匹兹堡睡眠质量指数（PSQI）、HAMD 评估的失眠和抑郁症状的严重程度之间的关系。结果发现在 CID 组中 VFT 期间产生的单词数显示与健康对照没有统计学差异；在认知任务期间，CID 组在 PFC 中显示出低活化；VFT 期间左眶额皮质（OFC）的功能与 PSQI 评分呈负相关，右背外侧 PFC（DLPFC）的功能与 HAMD 评分呈负相关。该研究检测到 PFC 功能障碍，表明 PFC 在神经生理学基础中的作用，左侧 OFC 功能与失眠症状相关，右侧 DLPFC 功能与抑郁症状相关。

四、NIRS 与硬膜外血肿及硬膜下血肿

李亚农等探讨 NIRS 检测对硬膜外血肿及硬膜下血肿的临床应用价值，选取 34 例经 CT 或 MRI 证实的硬膜外血肿或硬膜下血肿患者（试验组）及 14 例健康志愿者（对照组），采用中国科学院自动化研究所研发的 NIRS 设备进行头部检测，评判是否存在颅内出血，发现 NIRS 诊断硬膜外血肿及硬膜下血肿的敏感度、特异度、准确率、阳性预测值及阴性预测值分别 91.18%（31/34）、71.43%（10/14）、85.42%（41/48）、88.57%（31/35）及 76.92%（10/13），说明 NIRS 在检测硬膜外血肿及硬膜下血肿方面具有较高的敏感度和阳性预测值。

第六节　其他物理治疗

一、低强度脉冲超声波

低强度脉冲超声波是一种随着超声相关新技术和设备的发展而出现的物理治疗新技术。超声波是一种机械波，通过分子振动把能量从一个位置传递到另一个位置。临床上常使用高强度超声波打开血-脑屏障给予药物、进行组织消融等，而 LIPUS 与之相比，可通过精度的空间定位功能无创地调控神经功能，在治疗脑功能性疾病方面具有巨大优势。超声波对组织的效应主要分为热效应和非热效应。发热能够增加神经元的活性，但在强度很大时能够降低突触间隙的递质转移，引起组织均匀化、蛋白质变性和 DNA 片段化。LIPUS 调控神经的效应是非热效应，包括机械效应和空化效应。已有研究证实 LIPUS 刺激的感兴趣脑区中无不良反应（空化效应）发生；LIPUS 能够激活电压门控钠通道和钙通道，诱发动作电位的发生和突触间递质的转移。超声可通过不同强度、频率、脉冲重复频率、脉冲宽度、持续时间等参数使刺激部位的中枢神经产生兴奋或抑制效应，双向调节神经功能。

Yuan 等通过测量 LIPUS 诱导下的的神经活动和血流动力学反应以探究两者与 LIPUS 间的耦合关系，研究发现，纹波带局部电位的相对功率和样本熵与脑血流量间存在时间相关关系［相关系数：（0.66 ± 0.13）（$P<0.01$）和（-0.58 ± 0.11）（$P<0.05$）］，结果表明 LIPUS 可以在小鼠视皮质中诱导神经血管耦合。

二、光基因驱动蛋白

通过分子生物学技术使用基因编码的光-激活感觉和驱动蛋白来控制大脑神经活动。即通过外源性光激活神经元的离子通道或转运子的表达，来兴奋和（或）抑制大脑神经系统中单一细胞的活动。对于光基因驱动蛋白的大脑刺激方法，其空间分辨率是由蛋白表达的位置和密度决定的，是目前空间分辨率最高的神经刺激方法。其优势是通过细胞模型和动物模型来阐明大脑的功能。其主要不足是需要改变和修改基因。

（王玉平　王红星）

参 考 文 献

［1］　Landhuis E. Ultrasound for the brain. Nature, 2017, 551(7679): 257-259.

［2］　周小东，王江，邓伟，等. 电休克治疗方法专家共识（2017 版）. 临床荟萃, 2017, 32（10）：837-840.

［3］　Chen CC, Lin CH, Yang WC, et al. Clinical factors related to acute electroconvulsive therapy outcome for patients with major depressive disorder. Int Clin Psychopharmacol, 2017, 32 (3): 127-134.

［4］陈明辉，高新学，李功迎. 电休克抗抑郁疗效的影响因素. 中国神经精神疾病杂志，2018，6：381-384.

［5］费鹏鸽，赵琳，任慧聪，等. 重复经颅磁刺激对抑郁模型大鼠行为学及海马 BDNF 表达的影响. 中国神经精神疾病杂志，2016，42（10）：591-595.

［6］楼丹丹，况利，李大奇，等. 抑郁症患者无抽搐电休克治疗的疗效与脑源性神经营养因子基因多态性. 中国心理卫生杂志，2011，25（2）：93-97.

［7］余晓仪. 抑郁障碍患者无抽搐电休克的疗效与 TPH2 基因（rs1386494）多态性的关联性研究. 广州：广州医科大学，2012.

［8］赵敏强，林泽敏，席艳红，等. 多参数监护无抽搐电休克治疗 128 例老年精神分裂症患者拒食拒药症状及不良反应分析. 山西医药杂志，2018，7：809-811.

［9］周小东，张大振，王振田，等. 改良电抽搐治疗对精神分裂症患者下丘脑激素（CRH 和 TRH）水平影响的临床对照分析. 四川精神卫生，2004，17（1）：30-31.

［10］Li J, Ye F, Xiao W, et al. Increased serum brain-derived neurotrophic factor levels following electroconvulsive therapy or antipsychotic treatment in patients with schizophrenia. Eur Psychiatry, 2016, 36: 23-28.

［11］张红，于滨，张国玲，等. 无抽搐电休克治疗对精神分裂症患者短时记忆损伤及恢复周期的影响研究，陕西医学杂志，2018，2：162-164.

［12］牛玉莲，王红星，王玉平. 重复经颅磁刺激治疗抑郁症的研究进展. 中华医学杂志，2017，31：2470-2472.

［13］Chen R, Seitz RJ. Changing cortical excitability with low-frequency magnetic stimulation. Neurology, 2001, 57 (3): 379-380.

［14］Su TP, Huang CC, Wei IH. Add-on rTMS for medication-resistant depression: a randomized, double-blind, sham-controlled trial in Chinese patients. J Clin Psychiatry, 2005, 66 (7): 930-937.

［15］席敏，薛姗姗，王化宁，等. rTMS 与 MECT 对难治性抑郁症疗效及认知功能影响的随机对照研究. 神经疾病与精神卫生，2017，（5）：308-311

［16］李越，王玉平，詹淑琴，等. 重复经颅磁刺激治疗广泛性焦虑的对照研究. 脑与神经疾病杂志，2012，20（2）：84-88.

［17］Aleman A, Enriquez-Geppert S, Knegtering H, et al. Moderate effects of noninvasive brainstimulation of the frontal cortex for improving negative symptoms in schizophrenia: meta-analysis of controlled trials. Neurosci Biobehav Rev, 2018, 89: 111-118.

［18］甄莉丽，易峰，彭光海，等. 重复经颅磁刺激对长期住院精神分裂症患者社会功能康复及生活质量的影响. 中国医师杂志，2018，（1）：67-71.

［19］Yang C, Guo Z, Peng H, et al. Repetitive transcranial magnetic stimulation therapy for motor recovery in Parkinson's disease: A Meta-analysis. Brain Behav, 2018, 28: e01132. doi: 10.1002/brb3.1132.

［20］胡晓辉，陈国艳，徐萍，等. 低频重复经颅磁刺激治疗帕金森病自主神经功能障碍临床效果观察. 中国医药，2017，2：233-235.

［21］赵红宁，王晓明，张军强，等. 低频经颅磁刺激对锂 - 匹罗卡品致大鼠痫性发作的影响. 中国实用神经疾

病杂志, 2010, 13（5）: 1-3.

［22］王顺先, 许可. 不同强度低频重复经颅磁刺激预处理对癫痫大鼠痫性发作的影响. 中华临床医师杂志（电子版）, 2013, 9: 3884-3887.

［23］朱明预, 余凤琼, 张骏, 等. 经颅直流电刺激的研究进展. 中国神经精神疾病杂志, 2017, 6: 382-385.

［24］吴春薇, 谢瑛. 经颅直流电刺激的研究进展. 中国康复理论与实践, 2015, 2: 171-175.

［25］廖诚诚, 孙伟铭, 冯珍. 经颅直流电刺激对脑外伤昏迷大鼠意识及脑源性生长因子表达的影响. 中国康复医学杂志, 2018, 3: 269-273, 285

［26］杨远滨, 肖娜, 李梦瑶, 等. 经颅磁刺激与经颅直流电刺激的比较. 中国康复理论与实践, 2011, 17（12）: 1131-1135.

［27］张嫣然, 袁勇贵. 经颅直流电刺激在抑郁症治疗中的应用. 实用医院临床杂志, 2015, 6: 12-15.

［28］杨芳芳, 黄钟敏, 吴蔚. 经颅直流电刺激配合心理干预对产褥期抑郁症患者的影响. 中国康复, 2016, 31（5）: 355-357.

［29］邓明其, 冯尚武, 陈颂玲. 经颅直流电刺激治疗轻中度焦虑和抑郁障碍共病患者的随机对照研究. 中国康复, 2015, 4: 268-270.

［30］Wang TC, Tyler RS, Chang TY, et al. Effect of transcranial direct current stimulation in patients with tinnitus: A meta-analysis and systematic review. Ann Otol Rhinol Laryngol, 2018, 127 (2): 79-88.

［31］Li H, Wang Y, Jiang J, et al. Effects of transcranial direct current stimulation (tDCS) for auditory hallucinations: A systematic review. Shanghai Arch Psychiatry, 2016, 28 (6): 301-308.

［32］Yun K, Song IU, Chung YA. Changes in cerebral glucose metabolism after 3 weeks of noninvasive electrical stimulation of mild cognitive impairment patients. Alzheimers Res Ther, 2016, 8 (1): 49.

［33］Gao M, Yang X, Shi J, et al. Does gender make a difference in deception? The effect of transcranial direct current stimulation over dorsolateral prefrontal cortex. Front Psychol, 2018, 9: 1321.

［34］董国亚, 石静, 杨慧, 等. 经颅交流电刺激对心理旋转认知过程的影响. 中国生物医学工程学报, 2017, 36（5）: 565-572.

［35］刘光启, 吴祖河, 卓子寒, 等. 多通道经颅交流电刺激仪的设计. 中国医学物理学杂志, 2013, 30（3）: 4179-4183.

［36］董国亚, 石静, 杨慧, 等. 经颅交流电刺激对心理旋转认知过程的影响. 中国生物医学工程学报, 2017, 36（5）: 565-572.

［37］刘津津. 基于头模型的经颅微电流刺激疗法的仿真研究. 天津: 河北工业大学, 2015.

［38］吴迪, 王化宁, 闫相国, 等. 近红外光谱分析技术在精神科中的应用进展. 临床精神医学杂志, 2016, 26（3）: 200-202.

［39］金天弘, 刘振宅, 赵秋生, 等. 组织血氧含量无创监测技术及仪器研究. 医疗卫生装备, 2007, 28（5）: 4-6.

［40］吴欣. 基于近红外光谱技术的脑血氧监测技术的研究. 哈尔滨: 哈尔滨工业大学, 2010.

［41］Cabeza R, Nyberg L. Imaging cognition II: An empirical review of 275 PET and fMRI studies. J Cogn Neurosci, 2014, 12 (1): 1-47.

［42］Zhu Y, Liu X, Wang H, et al. Reduced prefrontal activation during Tower of London in first-episode schizophrenia: a multi-channel near-infrared spectroscopy study. Neurosci Lett, 2010, 478 (3): 136-140.

［43］Fu L, Xiang D, Xiao J, et al. Reduced prefrontal activation during the tower of London and verbal fluency task in patients with bipolar depression: A multi-channel NIRS study. Front Psychiatry, 2018, 9: 214.

［44］Sun JJ, Liu XM, Shen CY, et al. Reduced prefrontal activation during verbal fluency task in chronic insomnia disorder: a multichannel near-infrared spectroscopy study. Neuropsychiatr Dis Treat, 2017, 13: 1723-1731.

［45］李亚农，张玉瑾，金鹤，等. 近红外光谱在诊断硬膜外及硬膜下血肿的应用. 中国医学影像技术，2017，7：965-968.

［46］王红星. 重视低强度脉冲超声波调控大脑的潜能. 神经疾病与精神卫生，2018，2：77-79.

［47］Yuan Y, Wang Z, Wang X, et al. Low-intensity pulsed ultrasound stimulation induces coupling between ripple neural activity and hemodynamics in the mouse visual cortex. Cereb Cortex, 2019, 29 (7): 3220-3223.

第九章　中医心身医学研究进展

医学是一门特殊的学科。最本质、最核心的特点取决于它的研究对象的特殊性，说到底，医学是关于"人"的医学。对于心身关系的认识，中医学中有一脉相承的深厚传统及与心身关系的丰富知识和经验积淀。现就中医学心身医学的历史渊源及现代研究做一粗线条的梳理。

一、心身相关传统认识的渊源

古今中外，对心身关系的研究，不仅仅局限在医学界，其也是哲学界、科学界乃至宗教界等都在探讨的问题。

中国传统文化中一直强调人"最为天下贵"。《荀子》有精辟的分析："水火有气而无生，草木有生而无知，禽兽有知而无义。人有气、有生、有知，亦且有义，故最为天下贵！"而"知"和"义"就是精神心理。而且，"知"和"义"等精神心理活动还左右着人的康疾、寿夭。

中国对心理问题的认识，可以追溯到先秦。如《老子》提出"形神合一""守静""保精""和气"等，鬼谷子强调"心舍神"，宋尹学派主张"天精"与"地形"合而为人，并产生精神。这些认识都非常深刻，甚至发现情志不畅是导致疾病产生的原因。春秋时的管仲说："思索生知，慢易生忧，暴傲生怨，忧郁生疾，疾困乃死。"（《管子·内业》）特别是《荀子》一书蕴藏着厚实的心理学认识，他提出"形具而神生"，认为"天职既立，天功既成，形具而神生。好、恶、喜、怒、哀、乐藏焉，夫是谓之天情"。并提出"心者，形之君也，而神明之主也"。这些观点都直接影响着《黄帝内经》。可见，那时的一些思想家就洞悉了形（身）神（心）之间的某些关系。今天看来，也不乏深意。

成书于纪元前后的《黄帝内经》是我国现存最早的中医理论奠基之作，书中蕴含着丰富的心身相关思想和理论。《黄帝内经》对现代心理学所涉及的范畴，基本均有涉及。关于心身关系在《灵枢·天年》中明确指出："血气已和，营卫已通，五脏已成，神气舍心，魂魄毕具，乃成为人"。《素问·阴阳应象大论》说"人有五脏化五气，以生喜、怒、悲、忧、恐"，指明形神合一的生命观。倪红梅等研究认为，《黄帝内经》对知、情、意等心理过程的认识体现在"魄""魂""意""思""虑""智""情""志"论述中；对个性认识体现在"阴阳五态之人""阴阳二十五人"讨论中。在心身关系及心身医学方面，则以"五神脏"理论为核心；病理心理着重阐发情志致病机制"怒伤肝、喜伤心、悲伤肺、恐伤肾、思伤脾"（《素问·阴阳应象大论》），因为"怒则气上、喜则气缓、悲则气消、思则气结、恐则气下、惊则气乱"（《素问·举痛论》）。诊断心理突出"得神者昌，失神者亡"和"顺志"等；治疗心理则以"标本相得"为原则；心理卫生又以"治未病"和"养神"为要旨，"精神内守，病安从来"（《素问·上古天真论》）、"精神内伤，身必败亡"。《黄帝内经》的这些认识，富含科学要素，大多至今仍有效指导着中医临床实践，并影响着此后中医心理思想的发展。可见《黄帝内经》中心身关系的理论是对《黄帝内经》以前中国古代哲学关于心身关系认识的传承与创新，奠定了中医心身医学的基础。

后世诸贤，续阐其微。宋代刘完素将心身关系概括为"形质神用"；明代张景岳在《类经》中总结得更加清晰："形者，神之体；神者，形之用；无神，则形不可活；无形，则神无以主"。关于神对形的反作用，刘完素称为"神能御其形"。明代医家张景岳则发挥说："虽神由精气所生，然所以统摄精气而为运用之主者，则又在吾人心之神"。明末清初的医家绮石精辟概述为："以先天生成之体论，则精生气，气生神，以后天运用之主宰论，则神役气，气役精"。宋代医家陈无择在《三因极一病证方论》中提出了著名的"三因学说"，将五脏情志所伤列为患病的内因。后世医家据七情致病之理，更进一步提出以情胜情、五志相胜之临床法则，这些都从正、反两方面阐述了形神之间互动的辨证关系。这些认识对后世中医临床产生了巨大的指导意义，卓有成效地扩展了治疗空间，提高了临床疗效。

可见，中医的心身医学思想，是对传统认识的继承和深化。集中体现在"形神观"上。归纳中国传统（中医学）形神观，体现出"形神相即""形质神用、神可御形""'心'整合形神"三大核心思想。贾世敬等认为，《黄帝内经》独特的中医理论思想很大程度上受到先秦诸子，尤其是儒、道两家哲学观点论及"中和思想"的影响，特别提出《黄帝内经》中心身和谐观念乃是继承和发展了道家的中和思想，如强调通过"知足""守一""养中"来营造和谐的心身环境。

张学智参照西方哲学心身关系的典型理论，系统梳理了墨子、《管子》四篇、庄子、孟子、《黄帝内经》对心身关系的论述，认为《黄帝内经》中身心观思想是黄老之学在宇宙本体论和身心关系论两方面的集中体现，显示了自身鲜明的特点，即以"气"为一切事物的构成基质，在身心一如的前提下以身为主、以心为从，身心相互影响。

二、《黄帝内经》心身医学思想研究

《黄帝内经》是中医学的奠基之作，对其中蕴含的心身医学思想的挖掘和整理是现代研究的一个热点。

（一）《黄帝内经》心身相关理论研究

成映霞等认为形神关系是《黄帝内经》心身观的核心。中医心身医学的理论基础源于《黄帝内经》的"形神合一论""天人合一论""脏腑相关论"。"形神合一"理论主要包括"形具而神生""形乃神之宅，神乃形之主"和"形与神俱，不可分离""无神则形不可活，无形则神无以生"。王庆其研究认为《黄帝内经》用"五脏藏神"来建立脏腑形体与精神心理的联系，即心藏神、肺藏魄、肝藏魂、脾藏意、肾藏志。其中，心是脏腑功能及精神心理活动之主导。《黄帝内经》对心身关系的认识可以归纳总结为3个方面：①心身关系的理论基础是"天地人"三才一体医学模式；②心身关系的本质是形神合一，特点为心总统形神；③《黄帝内经》已认识到心身关系致病机制，即躯体异常可影响到精神心理活动，精神心理活动异常也可导致躯体失常引起疾病。苏萍将《黄帝内经》中心身失调的病机归纳为气机失调、脏腑经络功能失调、精血亏虚、神志失常，其中气机紊乱是最为基础的病机。各种情志变化及长期的性格差异都是导致气机紊乱的原因。殷忠勇对中医心身一元论的思想特征进行归纳，认为中医心身医学思想是中国传统医学对心与身之间的关系及其在健康观、疾病观、治疗观乃至社会观、生活观等方面的全面探讨和表达，是中医学的世界观和哲学观，其本体论是元气论，方法论是整体观，而认识论也是最核心的思想内核，就是心身一元论。

（二）《黄帝内经》心身疾病的治疗调养原则研究

王庆其认为《黄帝内经》中心身疾病的治疗是调神以治形（包括祝由、劝导法、以情胜情法、移情变气法、顺情从欲法），治形以疗神，或心身同治。在治疗由心理因素引起躯体疾病而导致心身疾病时，当着重调心以治身；在治疗因躯体疾病引起心理异常而导致的心身疾病时，着重调身以疗心。阳光归纳《黄帝内经》心身保养的手段，有顺应四时调神益志、陶冶情志守神养性、重视发育保精益寿、调节饮食谨和五味、劳逸适度加强锻炼5个方面。

运用经络辨证指导心身疾病治疗，是中医的一大特色。谷忠悦等对《黄帝内经》心身疾病经络辨证的特点与规律进行总结：精神性焦虑以足阳明经和足少阴经为显著，躯体性焦虑以五脏为主；可运用经络辨证指导心身疾病治疗。

三、中医心身医学现代理论研究

1. "神"的概念及分类　"神"是中国传统文化与中医理论中的一个复杂而重要的概念。其中精神心理层面的神属于狭义之"神"，是心身医学中的核心概念。何裕民于1995年出版的《中国传统精神病理学》中归纳了中国传统认识中的相关理论，提出中国的心身互动关系"层次论"。认为：随着历代医家对精神心理现象的长期观察和基于养生防病实践的理性总结，尤其是在道家和养生家的参与下，狭义之"神"又被细化出"元神""识神""欲神"3个隶属于精神心理层面的概念。"元神"是始于道家的概念，认为"元神"是生命的主宰。"识神"本为佛教概念，被道家借用于表达思虑、意识等心理活动，可以将"识神"理解为在"元神"基础上的一种活动。"欲神"泛指由人的生物本能所驱动，以满足生理心理需求为目的的一类行为冲动。"元神""识神"与"欲神"三者存在着错综复杂的关系，体现了生命活动中的一些深刻内涵，"识神"和"欲神"的过度活动，都会对"元神"的自主调控产生干扰。在追求心身健康的过程中，应该做到排斥"识神"，节抑"欲神"，使个体处于"元神"的最佳调控状态。何裕明等还进一步提出心身相互制约及心身结构的理论假说，可以简单地分成3个层次：①低层次的是"欲神"起作用，其作用方向为"身→心"，其中身体的因素常起着原因性、决定性的作用；②中层次的是"身→身"，此时"元神"发挥主导作用；③最高层次的是围绕"识神"的心身关系，错综复杂，可概括为"身→心→身"。因此，情志与躯体的相互作用在不同层面是不一样的。最低层次是生理决定心理；中间层次的是躯体影响躯体；最高层次则是情志（心理）调控躯体。

2. 不同年龄的心身特点　在不同的年龄段人们的心身特征各不相同，柳红良等系统总结了青年、中年与老年时期的心理社会特点、生理特点，认为青少年时期情绪起伏波动性很大，容易兴奋且不稳定。"肝常有余，脾常不足"是青少年时期生理特点的概括。从中医刚柔辨证看，青少年时期多见肝郁脾虚证或肝郁化火证；中年时期，在身体和精神上逐渐进入衰老的时期，是心身疾病的多发期。从中医学的角度来说，"寒热错杂"是中年时期生理特点的概括，从中医刚柔辨证来看多见心肝阴虚证；老年时期，"阴阳气血俱衰"是其体质的基本特点的概括，从中医刚柔辨证来说，老年时期多见阴阳两虚。

3. 情志的分类　历史上关于情志的分类纷杂不一。《黄帝内经》中有最基本的阴阳（喜怒）两类归纳。倪红梅等在长期的临床观察中发现，其实情志可简单地描述为"树状"结构，最基本的就是树干，越趋上端情志越不稳定（表现为"心神不宁"）。"情志树"向上不断分枝，先可分为阴、阳两类，其中偏阳（情志亢奋型反应）者以"怒"为代表，偏阴（情志退缩型反应）者以"郁"为代表；还可以进一步分枝，越往远端，情志表现越复杂、越剧烈，可表现为"多情"的错综交叉。同时，还发现稳定"树干"对情志波动有虽偏弱但持久的调整效果；而且，对于后面的分枝（不同情志）也有一定的远期调整功效。从而认为，为有效防治情志病的发生发展，稳定"树干"，即稳定脏腑气血的生理基础状态是关键。乔明琦等通过分析情志致病医案，发现多种情志共同为病占情志致病的 67% 以上，如忧思悲愤、悒郁怨恨等均为常见的多情交织致病方式。其结果印证了"情志树"分枝越远端情志表现越复杂的特点。何裕民等还提出情志致病的"特异"说与"非特异"说。认为情志活动与脏腑功能既普遍相关，又有着特异性联系，生理状态下的这种关系同样表现在病理过程中。但由于心为五脏六腑之大主，总统精神魂魄；肝主藏血，主疏泄，通过调畅气机，起着调畅情志的作用；脾为气血生化之源，气机升降之枢。各种情志刺激在伤及所属脏器的同时，还常兼损他脏，特别是累及心、肝、脾三脏。所以，情志影响心、肝、脾与气血，是情志致病的共性特征。

4. 心身相关理论　倪红梅等对"心身共轭"现象进行调查研究，结果显示，心理 - 躯体（形神）之间存在着明确的心身互动关系，将其称为"心身共轭"现象。并且发现心身互动不是等同关系，心理影响躯体更为显著与强烈。此外，社会因素对躯体生理的影响，常并非直接的作用，需要通过心理的间接"中介"，而后才能作用于躯体生理。这是国内外第一次量化地揭示心身（形神）之间的确存在着互动现象。

5. 心身疾病的病理机制　关于心身疾病的病理和发病机制，唐成玉等认为外界刺激是情志致病的必要条件，体质禀赋差异是情志致病的内在因素。七情是中医认识情志的切入点，情志等心理问题不仅影响着人体的健康，而且是重要的致病因素。唐成玉等还认为外界刺激和个体体质的差异是影响情志因素致病的两个重要方面，气机升降失调、脏腑功能紊乱、阴阳平衡破坏导致的正气虚弱、邪气入侵，是情志致病的病理机制。金曦等认为，气机失调是情志疾病发病的关键，因导致气机失调的原因众多，故其病机变化错综复杂，但基本病机规律有气机失和、实多虚少，脏腑失常、经络不利，气病在先、累及津血等三大特点。武成认为心身疾病的核心病机是多脏腑气机失调（以气滞、气逆为主）和在此基础上形成的瘀血、痰浊、寒热错杂为病，心身疾病的核心证候以气滞、气逆为主。

关于心身疾病的发病机制，也有学者进行研究。郭小龙等将"心身疾病"的中医发病机制总结为阴阳失调、情志刺激、经络失调、气血失调、外邪因素 5 类。项祖闰提出心身疾病发病的机制——

"循环叠加机制"，认为当机体由于心理社会刺激，出现不良的躯体反应时，就是一个"内生的应激源"，这对于某些易患素质的个体，因其人格缺陷易使机体敏感性增加，经不良认知评价，就会产生不良的情绪，如焦虑、疑病、恐惧等，称为内生的情志因素，这内生的情志因素参与恶性循环过程，随着病程的加长逐渐加重，导致的躯体不良反应也逐渐加重。而外来应激源，长期不间断地刺激机体，内、外应激源叠加，结果促使疾病的发生、发展。

蒙玲莲等分析认为，中医学对于精神病学所谓的躯体化现象，多能立足于七情内伤理论进行具体分析，并通过中药、针灸、情志等疗法予以综合调治，使患者作为心身合一的整体得到充分关照。所以，中国本土背景下躯体化患者更倾向于接受中医学的解释，而不是现代医学尤其是精神病学的解释。这就提示，中医学对躯体化现象的解释在本土临床中有实用价值。主张在临床躯体化现象的诊疗实践中，应该对心身医学与中医学加以整合，这将为该现象提供更多的解释和解决途径。吴珩等的研究也发现，在受访的心身科、神经内科和中医科中，很多因"医学无法解释的症状"而就诊的患者更乐于接受基于中医药文化的解释，认为中医科医师更具有人情味，更容易与其建立良好的医患关系。

6. 体质与心身疾病　体质与心身疾病之间的研究，也是近年来研究的一个热点问题。郑燕慧通过对2型糖尿病合并抑郁患者中医体质及 *RAGEG82S* 基因多态性相关性研究，发现气郁质、气虚质的2型糖尿病患者更易并发抑郁，而平和质者发生抑郁的概率相对减少。王琦认为阳虚质的人群，其免疫功能易发生紊乱，易发生自身免疫性疾病及肿瘤性疾病等心身疾病。郝燕对慢性疲劳综合征的危险体质等危险因素进行研究，结果显示气虚质和阳虚质是该病的危险体质。慢性疲劳综合征患者的易感体质以"虚"性体质为主。徐川等从中医心身医学理论及传统文化的视角出发，探讨抑郁症的发病因素和本土抑郁症患者的特点，认为气机郁结、失调是郁病的关键病机；木形人格、太阴及少阴人格，以及气虚质、阴虚质是其易感体质；"求诸己"的人格模式和"互倚型"的人际关系，对人性存在着一定的束缚，为引起郁病的潜在因素。

7. 心身疾病的治疗原则　对心身疾病的治疗，早在《灵枢·师传》就提出语言疏导疗法："人之情，莫不恶死乐生，告知以其败，语之以其善，导之以其所便，开之以其所苦，虽有无道之人，恶有不听者乎?"《黄帝内经》还提出情志疗法，"悲胜怒……怒胜思……思胜恐……恐胜喜……喜胜悲"。《黄帝内经》甚至还提出"顺从欲愿"的原则"闭户塞牖，系之病者，数问其情，以从其意"。董湘玉认为气机不能正常运转，气机紊乱是情志病的主要病机，而气机失常又可导致血瘀、化火、生痰、气弱、血虚。提出情志病的主要治则是调畅气机，再结合辨证论治配合活血化瘀、豁痰开窍、安养心神等往往可起到很好的效果。

陈淑萍对历代医家在长期的临床实践中创造发展的中医心理疗法进行总结，常用的心理疗法有情志相胜法、顺情从欲法、开导解惑法、移精易性疗法、暗示诱导疗法、气功疗法、音乐疗法。

殷忠勇还对中医心身医学思想的现代价值进行思考，认为我们重新辨识并厘清中医心身医学的思想，不仅是指导当前的中西医学临床实践的发展，也是要在更为广阔的时空维度内重构人们关于自然和社会的价值观、世界观，以在维护自然和社会秩序的基础上促进人类的心身健康。

四、临床研究

（一）心身疾病的辨证分型

辨证是中医认识疾病、治疗疾病的重要方面。赵鹏等总结心身疾病辨证方法——"刚柔辨证"，具体有两纲（刚、柔）、四型、十六证。①刚实证：肝火上炎、肝气上逆、心肝火旺、心肝火旺痰瘀互结；②柔实证：肝郁气滞、肝郁血瘀、肝郁脾困、肝郁痰湿阻肺；③刚虚症：心肝阴虚、肝肾阴虚、肝阳上亢、肝肾阴虚风动、阴损及阳；④柔虚症：肝郁脾虚、心肝气虚、脾肾阳虚、阳损及阴。认为刚柔辨证治疗心身疾病具有普遍适用性。郭文佳通过对高血压病伴与不伴焦虑抑郁状态患者的一般情况、人格特征、中医证型等问题进行问卷调查，其研究结果显示，不同中医证型高血压病焦虑、抑郁的发病率比较有显著性差异，其中肝火亢盛证型焦虑抑郁发病率最高（为60.0%），其次为痰湿壅盛证型（为52.2%），阴虚阳亢、阴阳两虚的高血压伴焦虑抑郁发病率最低。张成等认为心身疾病的特征是情绪障碍伴单系统或多系统的功能性或病理性疾病，很难在单一病名诊断下进行证候研究。目前"病证结合""以病为纲"的证候研究模式会在一定程度上使中医理论体系发生离散，研究对象发生异化。而"以证为纲"的证病结合模式一方面符合心身疾病临床实际特点，另一方面符合"证"的本质要求，主张以"证病结合""以证为纲"的证候研究模式来研究心身疾病。

（二）心身疾病的中医治疗

对临床常见心身疾病的诊疗也是研究报道较多的内容。

1. 消化系统心身疾病的治疗　消化系统心身疾病的疾病种类和发病率居内科心身疾病的首位，近年来又有逐渐上升趋势。王健东等的刚柔辨证理论认为，心身疾病发病往往首先作用于肝，并随人之刚柔秉性而发展。消化系统疾病多属心身疾病，应从肝论治。在治疗刚证患者时，多重用白芍、炒酸枣仁、柏子仁、丹参等滋肝柔肝、活血通络，以抑制肝疏泄太过；在治疗柔证患者时，多用四逆散加香附、郁金、青皮、陈皮等疏肝理气，化痰通络，以纠正肝疏泄不及。朱方石认为在治疗脾胃病时"胃病重调气"，对于辨证为肝气犯胃或胆热犯胃者，多用柴胡疏肝散或小柴胡汤合左金丸加减，药用柴胡、枳壳、黄芩、香附、佛手、郁金、黄连、吴茱萸等疏肝清热，理气和胃；并重视精神心理因素，强调身心同治。邱明义治疗肝胃不和所致证痞满时，使用柴胡、佛手、枳实、厚朴等具有疏肝解郁、调畅气机的药物，疗效明显。叶松治疗功能性便秘的经验是，使用具有疏肝解郁、作用的柴胡调达肝气，升举脾胃清阳之气；并配合使用具有"降脾胃之气，消积除胀"作用的枳实、厚朴、炒莱菔子。还有学者运用传统心理疗法治疗的报道，周正华等运用"祝说病由"法治疗多疑患者胁痛。周鸣岐报道诊治老人因为情志不遂排便不畅，采用对其及家人进行心理疏导，嘱其改善饮食，并加强锻炼，规律排便，且配合按摩腹部，不药而愈。针刺治疗也是中医的特色方法。薛尔平等运用针刺的方法在治疗肝郁脾虚所致泄泻时，选用具有疏肝理气作用的穴位如公孙、太冲等，并采用导气法配合主穴进行针刺治疗，具有良好的临床疗效。刘家瑛治疗气滞胃痛，以疏肝和胃、理气止痛为治法，选取肝之原穴太冲及双侧的肝俞穴以疏泄肝气，临床治疗效果满意。

2. 心病的治疗　韩丹等分析中西医对"心"的认识,认为胸痹符合现代医学对双心疾病的定位。中医在治疗上以调畅气机、温阳活血、移情易性为基本原则,并兼顾心脏病,实证予以柴胡疏肝散、丹栀逍遥散、半夏厚朴汤等以疏肝解郁、理气畅中、清肝泻火、化痰散结;虚证予甘麦大枣汤、归脾汤、天王补心丹、六味地黄丸等以养心安神、补益气血;六郁汤、越鞠丸等可用于郁证的治疗。韩丹等还介绍了自拟双心汤(柴胡 10 g,枳壳 10 g,香附 10 g,郁金 12 g,合欢皮 15 g,甘松 6 g,川芎 10 g,降香 10 g,丹参 7 g,赤芍、白芍各 12 g,甘草 6 g)治疗稳定型冠状动脉粥样硬化性心脏病合并抑郁,其中医证候疗效明显优于单纯采用常规治疗组。

3. 产后抑郁的治疗　产后抑郁也有较高的发病率,中西医配合治疗具有良好的疗效。邵爱琴等采用帕罗西汀配合疏肝解郁药中药治疗,效果显著,其汉密尔顿抑郁量表(HAMD)评分较单纯西药治疗组显著下降。王春香等采用疏肝养血活血法辨证治疗产后抑郁症患者,对照组给予氟西汀治疗,观察组在对照组基础上给予自拟解郁汤治疗,分别测定两组患者治疗前及治疗 4 周后 HAMD评分。结果显示,观察组总有效率明显高于对照组,且患者不良反应发生率较低。郑小青将 104 例产后抑郁症患者随机分为治疗组与对照组,各 52 例,对照组给予氟西汀,治疗组加用天王补心汤加味,结果显示治疗组疗效更佳且复发率明显降低。朱临萍采用养心解郁汤配合帕罗西汀治疗产后抑郁症患者 100 例,结果显示帕罗西汀联合养心解郁汤治疗产后抑郁症疗效显著,明显缓解抑郁症状。黄春蕾等将 60 例产后抑郁症患者随机均分为治疗组和对照组,对照组给予舍曲林,治疗组加用补心汤,治疗 4 周后,治疗组总有效率明显高于对照组,且不良反应发生率较低。

4. 偏头痛的治疗　偏头痛是常见的心身疾病之一。曾茜运用文献研究、现代数据挖掘技术,搜集近十年在 CNKI 中国期刊全文数据库、万方医学数据库中发表使用中药汤剂治疗偏头痛的医案进行统计分析,挖掘出近十年来现代中医治疗偏头痛的共性认识和经验,在偏头痛的病因研究中,七情内伤、劳逸失度出现数和频率较大,累计频率为 67%;在偏头痛的病位中,涉及脏腑较多,但肝、脾、胃的频数和频率较大,累计频率为 73%,可见偏头痛发病与肝脾关系密切。本研究收录中药 196 味,出现次数之和是 2809 次,使用的高频药物(出现频次在 20 次以上)主要集中在归经为肝和脾(胃)的柴胡、白芍、半夏等 41 味药物,占总频次的 71.2%,通过给病位在肝、脾(胃)的 87 篇偏头痛中医医案中高频症状和高频药物实施聚类研究,得出 5 个聚类证候,结合本研究目的及中医基础理论知识分析,确定为脾虚肝郁证、肝胃热盛证、肝胆湿热证、气血亏虚证、脏虚湿阻,肝失疏泄证;挖掘出 5 个聚类方剂,经过分析,相类方为王清任之血府逐瘀汤、芎芷石膏汤、羌活胜湿汤、天麻钩藤饮、钩藤饮、牵正散、吴茱萸汤、痛泻要方、小柴胡汤、逍遥散、二陈汤、四君子汤等临床常用方剂。

5. 咳嗽变异性哮喘的治疗　咳嗽变异性哮喘是成人慢性咳嗽最常见的病因之一,也是比较多见的心身疾病之一。易桂生等对咳嗽变异性哮喘患者进行调查,结果发现情绪不畅对咳嗽变异性哮喘有很大影响,占诱因分布的 52%。王安琪等调查老年咳嗽变异性哮喘患者状态——特质焦虑问卷相关指标评分现况,发现老年变异性哮喘患者既存在较明显的焦虑情绪状态,也有人格特质性焦虑倾向。不少专家都认为本病应从肝论治。李健等根据变异性哮喘心身发病及症状特点,认为无论是从心身医学角度采用兼顾心身的治则,还是结合心理和躯体的治疗方案,从肝论治是治疗该病之关键。陈竹等以肝肺经络循行和五行学说为理论基础,从咳嗽变异性哮喘的症状特点来剖析其病机特点,提出清肺泄肝、养肝润肺的治疗策略，前者用黛蛤散、左金丸配伍泻白散、桑杏汤、白虎汤之类；后者以沙参麦冬汤合咳血方加减。王东梅等总结出该病治疗四法：理气化痰、养肝宁肺、疏肝理肺、清肝宁肺。刘俊方等介绍本病治疗的经验，以养肝、疏肝、柔肝、泻肝为纲，分别采用柴胡疏肝散、四逆散等加减；泻白散合黛蛤散等加减；旋覆花汤加减；一贯煎合百合固金汤加减治疗。周继朴等在长期临床实践中发现并总结治疗包括咳嗽变异性哮喘在内的亚急性咳嗽谨守"疏肝理肺""祛风宣降"和"祛实勿忘补虚"这3个原则。

6. 其他常见心身疾病的治疗　牟鑫等认为心身病症初起多为实证，若日久不愈，耗气伤血，则由实转虚或虚实夹杂，气郁神伤为主要病因病机，治疗心身疾病首倡气血辨证。治疗善用经方：例如运用柴胡加龙骨牡蛎汤治疗抑郁症。用栀子豉汤治疗患者虚烦不得眠，心烦懊恼，胸脘痞闷等症；运用酸枣仁汤治疗失眠、神经衰弱、心脏神经官能症、更年期综合征等。金铃子散治疗肝郁化火所致焦虑及抑郁症。交泰丸治疗心肾不交的怔忡、失眠等症。通过大量临床经验总结出虑烦汤剂、畅郁汤剂、定神汤剂、养心安神汤等多个有效处方。张继伟等采用关联规则方法从高血压病、甲状腺功能亢进症、偏头痛、荨麻疹、胃溃疡5种经典心身疾病文献，探索其用药共性规律和个性差异。结果显示，高血压核心药物组合主要为天麻、钩藤、杜仲、石决明；甲状腺功能亢进症核心药物组合主要为白芍、地黄、五味子、牡蛎、甘草、柴胡、夏枯草等；偏头痛关联规则方法得到规则条目较多，川芎、防风、细辛、白芷、羌活、甘草、蔓荆子、菊花、桃仁、红花、赤芍、蜈蚣、全蝎、僵蚕等；胃溃疡用药虽以健脾为主，黄芪、元胡多用；荨麻疹核心药物组合中，防风、荆芥、生地黄、白芍、当归、川芎、蝉蜕多用。总之，心身疾病治疗药物以风药为主。

卓峻青总结应用温胆汤、小柴胡汤、大柴胡汤、麻黄附子细辛汤治疗心身疾病的经验及体会，认为中医治疗是对西医治疗的有力补充，能够减少西药的不良反应，缩短病程，安全可行。

梁秋语研究发现，知识、期待、压抑（愤怒）、焦虑、创伤感、恐怖、控制是失眠患者所表述的共同主题。受种种主、客观因素的影响，表象在接近和导致事物的本质过程中也会不同程度地偏离事物的本质。与此同时，象思维对身体有能动作用，这是心身疾病的来源。患者的象思维对疾病的发病和治疗存在直接的作用。低阻抗意念导入疗法重视和利用患者的主观感觉，这是其成功治疗失眠等心身疾病的关键。

赵紫薇等通过对"形神合一"研究的文献进行整理分析，结果显示，"形神合一"文献从2001年至今发文量显著增加，这段时期研究者在进一步深入理论探讨的同时，将形神合一理论与心身医学、养生观、中医体质学等学科相结合，充分发挥形神合一理论在各个学科中的优势与特色。但是，大多数文献主要集中于理论探讨，重复介绍形神合一基础理论，创新性不强，实验研究及临床文献相对较少。认为目前对形神合一的研究尚处于初始阶段。

综上所述，心身相关是中医学传统的思想观念。针对中医心身医学的具体内容的研究，取得了一些成绩。但是，作为一个学科而言，中医心身医学的体系尚未建立。如何构建中医心身医学，还需不断努力！

（王志红）

参 考 文 献

[1] 倪红梅，王志红. 中医心身医学研究. 上海：科学技术出版社，2017.

[2] 贾世敬，张其成. 浅析先秦道家中和思想及其对《黄帝内经》的影响. 云南中医中药杂志，2011，32（5）：91-92.

[3] 张学智. 中国哲学中心身关系的几种形态. 北京大学学报（哲学社会科学版），2005，42（3）：5-14.

[4] 成映霞，段永强，程容，等. 论《黄帝内经》"形神合一"理论及其身心医学思想. 甘肃中医，2008，21（3）：1-2.

[5] 王庆其.《黄帝内经》文化专题研究. 上海：复旦大学出版社，2014：88-94.

[6] 苏萍.《黄帝内经》中身心健康问题的研究. 武汉：武汉体育学院，2006.

[7] 殷忠勇. 科学性困境下中医心身医学思想的内涵及现代价值，科学技术哲学研究. 2015，32（2）：97-101.

[8] 王庆其.《黄帝内经》文化专题研究. 上海：复旦大学出版社，2014：88-94.

[9] 阳光.《黄帝内经》中的心身保养. 湖南广播电视大学学报，2008，33（1）：94-96.

[10] 谷忠悦，关怀玉.《内经》中心身疾病相关症状经络辨证特点的研究. 实用中医内科杂志，2011，25（4）：35-36.

[11] 何裕民. 中国传统精神病理学. 上海：上海科学普及出版社，1995.

[12] 刘增垣，何裕民. 心身医学. 上海：上海科技教育出版社，2002.

[13] 何裕民. 心身关系层次论. 医学与哲学，1995，16（10）：515-518.

[14] 柳红良，赵志付. 各年龄段心身疾病的心理社会因素评析及中医刚柔治疗. 中华中医药学刊，2015，33（6）：1380-1383.

[15] 倪红梅，何裕民，王颖晓，等. 情志致病及中医情志医学相关"理论建构"探析. 上海中医药杂志，2014，48（6）：3-6.

[16] 乔明琦，于霞. "多情交织共同致病首先伤肝"假说及其论证. 山东中医药大学学报，2006，30（1）：8-10.

[17] 何裕民，叶锦先. 心身医学概论. 上海：上海中医学院出版社，1990.

[18] 唐成玉，邓中炎. 浅论中医情志致病. 陕西中医函授，1999（6）：4-5.

[19] 金曦，金冬. 论情志病发病机理. 中国中医基础医学杂志，2001，7（7）：20-21.

[20] 哈永琴. 武成治疗心身疾病学术思想探析. 辽宁中医杂志，2007，34（8）：1060-1061.

[21] 郭小龙、梅妍. 浅谈中医文献对心身疾病的认识. 山西中医 2015，31（4）：47-48.

[22] 项祖闯. 心身疾病发病学机制——"循环叠加机制"及中医治疗对策，中华中医药学刊. 2013，31（8）：1730-1731.

[23] 蒙玲莲，孙增坤，何裕民. 躯体化和心身观：基于医学哲学的审视，医学与哲学. 2015，36（23）：11-14.

[24] 吴珩，沈楠，黄东雅，等. 无法解释的躯体症状患者的医患关系研究. 医学与哲学，2014，35（3）：82-85.

［25］郑燕慧. 2型糖尿病合并抑郁患者中医体质及RAGEG82S基因多态性相关性研究. 福州：福建中医药大学，2013.

［26］王琦. 中医体质学. 北京：人民卫生出版社，2008：274.

［27］郝燕. 慢性疲劳综合征及其影响因素与中医体质的相关性及临床研究. 广州：广州中医药大学，2013.

［28］徐川，蒙玲莲，张秋娟. 基于中医心身医学和整体观念探讨抑郁症. 北京中医药，2016，35（10）：967-971.

［29］陈颜. 董湘玉教授情志病学术观点及临床经验总结. 成都：成都中医药大学，2016.

［30］陈淑萍. 浅谈心身疾病的中医心理疗法. 中国医药指南，2014，12（22）：375-377.

［31］殷忠勇. 科学性困境下中医心身医学思想的内涵及现代价值. 科学技术哲学研究，2015，32（2）：97–101.

［32］赵鹏，赵志付. 论刚柔辨证在中医心身医学的重要意义. 环球中医药，2017，10（8）：1003-1005.

［33］郭文佳. 高血压病伴焦虑抑郁状态的人格特征及中医证型的相关性研究. 郑州：河南中医药大学. 2016.

［34］张成，李健，赵志付. 证病结合的证候研究模式符合心身疾病的基本特征. 环球中医药，2016，9（12）：1463-1465.

［35］王健东，赵志付. 刚柔辨证治疗消化系统心身疾病. 中医杂志，2013，54（19）：1694-1695.

［36］张秀华，安振涛，徐婷婷. 朱方石治疗脾胃病经验拾萃. 辽宁中医杂志，2016，43（4）：721-722.

［37］陈倩云，范恒，邱明义. 邱明义经方治疗胃痞病经验. 湖北中医杂志，2016，38（3）：33-35.

［38］贾丽娟，黄鹤. 叶松治疗功能性便秘的经验. 湖北中医杂志，2015，37（11）：22-23.

［39］周正华，王文仲. 中医心理治疗验案四则. 天津中医学院学报，1994，3：14-15.

［40］周鸣岐. 中医心理治疗当议. 辽宁中医杂志，1992，3：15-17.

［41］薛尔平，袁青，汪满霞. 肠三针治疗慢性腹泻临床运用. 亚太传统医药，2016，12（9）：71-72.

［42］张伟那，周宇，张宁，等. 刘家瑛教授对胃痛临床诊治. 辽宁中医药大学学报，2014，16（4）：111-112.

［43］韩丹，侯平. 中西医在双心医学领域的干预探讨. 湖北中医杂志，2016，38（6）：70-33.

［44］邵爱琴，郭明霞，许学明. 小柴胡汤辅助帕罗西汀治疗产后抑郁症效果观察. 中国初级卫生保健，2011，25（9）：81-82.

［45］王春香，陈桂莲，龙梅. 解郁汤治疗产后抑郁症27例. 中国实验方剂学杂志，2011，17（9）：292.

［46］郑小青. 中西医结合治疗产后抑郁症52例临床观察. 中医药导报，2007，13（6）：50-51.

［47］朱临萍. 养心解郁汤治疗产后抑郁效果观察. 中国初级卫生保健，2008，22（2）：86-87.

［48］黄春蕾，周建惠. 舍曲林联合补心汤治疗产后抑郁症30例疗效观察. 云南中医中药杂志，2008，29（10）：11.

［49］曾茜. 基于数据挖掘肝脾相关理论在偏头痛医案应用及华荣肝脾胃同治经验研究. 广州：广州中医药大学，2016.

［50］易桂生，杨帆. 咳嗽变异性哮喘中医证候分布特点及其相关因素分析. 华夏医学，2012，25（6）：818-820.

［51］王安琪，刘士嘉，刘畅，等. 老年咳嗽变异性哮喘患者状态——特质焦虑问卷相关指标评分现况调查. 中国老年保健医学，2013，11（2）：30-31.

［52］李健，高扬. 从心身医学角度探讨"从肝论治变异性哮喘". 世界中西医结合杂志，2015，10（10）：1462-

1464.

［53］陈竹，杨见辉，王玉梅，等．浅议从肝辨治小儿咳嗽变异性哮喘．四川中医，2009，27（5）：40-41.

［54］王东梅，蒋建云．从肝论治咳嗽变异性哮喘．新中医，2012，44（6）：8-9.

［55］刘俊方，朱慧华，江丽红，等．从肝论治小儿咳嗽变异性哮喘．中医儿科杂志，2012，8（3）：16-18.

［56］周继朴，王莒生．王莒生教授治疗亚急性咳嗽经验．世界中西医结合杂志，2012，7（12）：1022-1024.

［57］牟鑫，颜红．颜红教授治疗心身疾病经验浅析．内蒙古中医药，2016，1：51-52.

［58］张继伟，吴宏赟，胡志强．基于关联规则探讨心身疾病用药共性规律和个性差异．中国中医药现代远程教育，2016，14（15）：46-48.

［59］卓峻青．中西医结合治疗心身疾病的探索．中国社区医师，2018，34（12）：79-80.

［60］梁秋语．象思维在失眠诊疗中的应用初探．北京：北京中医药大学，2017.

［61］赵紫薇，郝或，周萱，等．基于文献的形神合一研究现状分析．中国中医药信志，2015，22（9）：37-40.

第十章　中国心身医学研究精选文摘与评述

【题目】　情绪、生活充实感和躯体疼痛对事情完成情况的影响

【来源】　职业与健康，2012，28（17）：2135-2136，2138.

【文摘】　张红梅等按随机原则，选择全区 18～69 岁常住居民 399 人为调查对象，分为事情部分完成组（64 人）和事情全部完成组（335 人），采用行为危险因素及健康状况调查问卷进行调查。结果显示事情部分完成组的情绪低落时间长于事情全部完成组，差异有统计学意义（$f=18.98$，$P<0.01$）；精神紧张时间长于事情全部完成组，差异有统计学意义（$f=16.56$，$P<0.01$）；生活充实感明显低于事情全部完成组，差异有统计学意义（$f=15.78$，$P<0.01$）；受躯体疼痛的影响比事情全部完成组明显，差异有统计学意义（$f=63.49$，$P<0.01$）。由此得出结论：事情完成情况不良的人群，易情绪低落、紧张、生活充实感不足，易受躯体疼痛的影响，需要有针对性地加强心理干预。

（张红梅　吴爱勤）

【评述】　精神疾病对工作能力及经济方面的影响正在扩大，其中抑郁症引起的劳动力缺勤占所有缺勤的 65%。本文调查了一般人群的心理状况对完成事情或工作的影响。在日常生活中，做事效率低者，往往存在精神紧张、情绪较低落、生活充实感较低并容易受躯体疼痛的影响，躯体不适和（或）情绪不佳反过来会让效率更低，形成恶性循环。因此，我们需要多关注那些事情完成情况不良的人群，评估并实施目的明确的干预，提高这部分人群的心理健康水平，提高办事效率，改善生活质量。

（杨宁波　李　勇）

【题目】　恶劣心境患者述情障碍与自主神经功能的相关研究

【来源】　临床精神医学杂志，2012，22（2）：95-98.

【文摘】　刘小溪等采用多伦多述情障碍量表中文版（TAS-20）及心理健康测查表（PHI）对 42 例恶劣心境患者组（DD 组）、33 例重性抑郁症患者组（MD 组）及 30 例健康对照组（NC 组）进行述情障碍和心理健康水平与人格特质测定，并分析短时（5 min）心率变异性（HRV）。结果显示，DD 组 TAS-20 各因子得分及总分显著高于 NC 组（$P<0.01$），因子 I、因子 II 及总分均明显高于 MD 组（$P<0.01$ 或 $P<0.05$）；DD 组 PHI 量表躯体化、焦虑、病态人格及疑心因子分明显高于 MD 组

（$P<0.01$ 或 $P<0.05$）；DD 组 HRV 频谱指标中 SDNN、PNN50 及 HF 较 MD 组及 NC 组均显著下降（$P<0.01$ 或 $P<0.05$），LF/HF 较 MD 组及 NC 组均明显升高（$P<0.05$）；TAS-20 总分及因子 I 与躯体化、焦虑、病态人格、疑心均相关（$r=0.25\sim0.38, r=0.40\sim0.44, r=0.47\sim0.59, r=0.43\sim0.42, P<0.01$ 或 $P<0.05$），因子 II 与焦虑及变态人格相关（$r=0.31, r=0.31, P<0.05$）；躯体化及焦虑与 SDNN、VLF 及 LF 均相关（$r=0.26\sim0.27, r=0.39\sim0.27, r=0.36\sim0.28, P<0.05$ 或 $P<0.01$）。由此可知恶劣心境患者存在明显的述情障碍，其人格特质可导致患者焦虑程度更高。

（刘小溪　吴爱勤）

【评述】　恶劣心境是一种常见、但易被临床忽视的情感障碍，既往曾归为神经症范畴（抑郁性神经症）。多数研究显示心境恶劣障碍的发生与患者的人格基础密不可分割，其性格特征常为自卑、压抑、胆小、依赖、被动、敏感、软弱；且容易至少合并一种人格障碍，最常见的是回避型和依赖型人格障碍。此类患者对各种刺激反应过于强烈，更多表现出焦虑、紧张、易怒等情绪体验，但患者又难以识别、表达情感；其焦虑和紧张主要通过躯体症状表现出来。本研究结果表明，恶劣心境患者存在更明显的述情障碍，其人格特质可能导致患者焦虑程度更高，伴自主神经功能紊乱，交感神经与迷走神经失平衡。为深入研究恶劣心境的病因机制提供依据，同时对于临床早期识别、鉴别诊断和实施心理治疗具有指导意义。

（杨宁波　李　勇）

文选 3

【题目】　社区重性精神疾病患者肇事肇祸危险性分析

【来源】　国际精神病学杂志，2013，40（3）：145-148.

【文摘】　张红梅等纳入诊断明确且病史 2 年的社区精神病患者，采集一般情况、社区转归、危险性评估，进行横截面调查。结果显示，精神发育迟滞伴精神障碍社区转归较其他精神疾病差，差异具有统计学意义（$P<0.01$）；50～60 岁和 60 岁以上年龄组重性精神疾病危险性评估分别高于各自低年龄组，差异有统计学意义（$P<0.01$）。危险性评估与肇事、肇祸密切相关，具有统计学意义（$P<0.01$）。结论：重性精神疾病患者社会危险性较高，50～60 岁及 60 岁以上者危险性尤为突出，做好危险性评估对于有效预防肇事、肇祸发生具有积极作用。

（张红梅　吴爱勤）

【评述】　精神疾病患者肇事、肇祸概率明显增加且后果严重，据统计 60% 的患者在社区中缺乏有效监护，超过 80% 的患者未能坚持门诊随访和按医嘱服药。患病种类以精神分裂症为主，其次为情感性精神障碍和精神发育迟滞，肇事、肇祸行为以伤人、毁物为主。国家"686"项目重点管理的重性精神疾病包括精神分裂症、双相障碍、偏执性精神病、分裂情感障碍、癫痫所致精神障碍、严重的精神发育迟滞。在日常工作中应该重视社区精神患者危险性评估工作，政府加强对贫困重性精神疾病患者的财政投入，如无业贫困精神患者免费服药；对出院后的精神疾病患者进行社区康复技能训练，传授给自我管理药物和症状监控的方法，提高社交技能可以有效促进患者回归社会，减少复发。

（杨宁波　李　勇）

文选 4

【题目】　癌症相关创伤后应激障碍患者心率变异性研究

【来源】　临床精神医学杂志，2013，23（4）：251-254.

【文摘】　潘雯等采用临床用创伤后应激功能障碍诊断量表（CAPS）对 150 例癌症患者进行诊断性访谈，筛查出符合创伤后应激障碍（post-traumatic stress disorder，PTSD）组（37 例）和非 PTSD 组（nPTSD 组，30 例）；应用 PTSD 自评量表（PCL-C）对两组患者进行评估；采用生理相干与自主神经平衡系统对 PTSD 组、nPTSD 组、健康对照（NC）组（30 名）进行短时心率变异性（HRV）检测。结果显示，与 nPTSD 组和 NC 组比较，PTSD 组平静状态下 R-R 间期标准差（SDNN）和高频功率（HF）显著下降，低频功率（LF）/HF 显著升高（P 均 <0.001）；应激状态下 PTSD 组 SDNN 应激差值明显降低，HF 和 LF/HF 应激差值显著增高（P 均 <0.001）；HRV 指标与 PTSD 核心症状的严重程度显著相关（P 均 <0.05）。由此可知癌症相关 PTSD 患者存在明显自主神经功能紊乱，其核心症状的严重程度与自主神经功能紊乱显著相关。

（潘　雯　吴爱勤）

【评述】　癌症的发病率升高、生存期延长而治愈率较低，"谈癌色变"是普遍的心理反应，严重者可发展成创伤后应激障碍，主要临床表现为反复重现闯入性创伤体验、持续性警觉增高、对于创伤相关刺激回避等，并伴有自主神经功能紊乱。临床通过 HRV 检查可以了解癌症患者自主神经系统功能，结合患者的情绪状态判定其精神心理健康水平（甚至预测 PTSD），因此可以及早地发现并进行干预，提高患者的治疗体验和信心，从身 - 心 - 社 - 灵 4 个方面全面康复。

（杨宁波　李　勇）

文选 5

【题目】　乳腺癌患者的心身症状与生活质量

【来源】　中国心理卫生杂志，2013，27（4）：257-261.

【文摘】　庞英等探讨乳腺癌患者抑郁、焦虑的心理症状与躯体症状之间的关系，心身症状与生活质量的关系以及心身症状和生活质量与患者所接受过的治疗和生存期的关系。研究采用横断面设计，对 2012 年 3 月至 2012 年 6 月北京市两家肿瘤专科医院及两家综合医院的乳腺外科就诊的 315 例门诊及住院、符合入组标准的乳腺癌患者进行调查，最终填写问卷完整，纳入分析的研究对象 255人，均为女性，平均年龄为（42.9±17.7）岁，平均患病时间为（48.6±56.5）个月。所有接受调查的患者均知晓自己的诊断。所使用的调查工具包括病人健康问卷（PHQ-15）、病人健康问卷抑郁量表（PHQ-9）、广泛性焦虑量表（GAD-7）及癌症患者生命质量测定量表（QLQ-C30），并对 255 份有效数据进行分析。采用 SPSS19.0，进行描述性统计分析、Pearson 相关分析、Kruskal-Walli 检验和多元线性回归分析。发现在 255 例患者中，抑郁的发生率为 11.6%，焦虑的发生率为 14.9%；轻度、中度、重度躯体症状的患者分别为 30.5%、33.0% 和 10.3%，躯体症状的严重程度与焦虑、抑郁均呈正相关（$r=0.44$，$r=0.56$；均 $P<0.01$）；尤其在重度躯体症状的患者中，抑郁的发生率为 42.3%，焦虑的发生率为 50%；抑郁、焦虑与乳腺癌患者总体健康状况相关（$\beta=0.22$，$\beta=-0.30$；均 $P<0.01$）；接受化疗的患者其躯体症状和抑郁、焦虑得分高于未接受化学治疗的患者 [（9.0±5.0）vs.（6.0±4.1），（8.3±6.0）vs.（4.0±3.5），（5.4±5.0）vs.（3.1±3.7）；均 $P<0.01$]；生存期 5 年以上的乳腺癌患者只有焦虑分数低于 5 年以内的患者 [（5.8±5.0）vs.（4.3±4.5），$P<0.05$]，在躯体症状、抑郁和生活质量方面差异无统计学意义。研究认为乳腺癌患者抑郁、焦虑的心理症状与其躯体症状和总体健康状况相关，接受化学治疗患者的心身症状和生活质量可能会更差一些，生存期 5 年以上的患者焦虑水平低于 5 年以内的患者，但躯体症状、抑郁以及生活质量与生存期的延长未见相关。要重视对患者不良情绪的评估和干预，改善患者情绪可能有助于提高患者的总体健康状况。

（庞　英　FISCHER Irmela　KOCH Maike　FRITZSCHE Kurt　唐丽丽）

【评述】 乳房是女性的第二性征，在乳腺癌疾病所致焦虑的同时，患者也存在着明显的形象焦虑，以及作为女性特征受损所致的抑郁情绪。在抑郁、焦虑的情绪下可能出现相关的躯体不适及自主神经功能症状，如疼痛、恶心、呕吐、疲惫等。虽然横断面研究无法得出躯体症状的严重程度与抑郁、焦虑之间的因果关系，可能因为躯体不适导致患者的焦虑、抑郁，也可能是因为存在焦虑、抑郁情绪而使患者感受到更多的躯体症状，但本研究确实提示我们在关注乳腺癌患者躯体症状的同时，还要重视对乳腺癌患者情绪问题的评估和干预。后续也可进一步在初筛乳腺肿物的患者中进行前瞻性研究，探索焦虑、抑郁及其他情绪或躯体症状与乳房肿物进展的关系，探讨心理因素在肿瘤病程中的作用。

（胡少华　丁凯景）

文选 6

【题目】 慢性应激性抑郁对大鼠皮下种植性肿瘤 Walker256 的影响及其作用机制

【来源】 南昌大学学报（医学版），2013，53（5）：8-12，16.

【文摘】 王双彪等观察不同程度的慢性应激性抑郁对大鼠皮下种植性肿瘤 Walker256 的影响，并探讨其可能的作用机制。研究构建了大鼠慢性应激性抑郁模型及皮下种植性肿瘤模型，将 48 只 SD 雌性大鼠按随机数字表法分为 4 组，每组 12 只。单纯种瘤组（A 组）只给予大鼠接种 Walker256 癌肉瘤细胞，种瘤前后均不给予应激；种瘤后给予应激性抑郁组（B 组）接种 Walker256 癌肉瘤细胞后给予 16 d 各种不同应激；种瘤前给予应激性抑郁组（C 组）接种 Walker256 癌肉瘤细胞前给予 16 d 各种不同的应激；种瘤前后均给予应激性抑郁组（D 组）接种 Walker256 癌肉瘤细胞前后均给予 16 d 各种不同的应激。观察各组大鼠接种 Walker256 癌肉瘤细胞后的生存期，检测各组大鼠行为学指标以及脾重、瘤重、血清皮质醇、白细胞介素 -6（IL-6）等指标。研究发现，在大鼠行为学指标上，与 A 组相比，B、C、D 组大鼠活动时间、活动总路程、中央区域活动时间显著减少（$P<0.05$），休息时间、四周区域活动时间显著增加（$P<0.05$）；D 组与 B、C 组相比，活动总路程亦显著减少（$P<0.05$），而活动时间、中央区域活动时间减少，休息时间、四周区域活动时间延长，但其差异无统计学意

义（$P>0.05$）。在大鼠生存期上，与 A 组相比，D 组明显缩短（$P<0.05$），而其他各组大鼠差异无统计学意义（$P>0.05$）。在大鼠脾重的比较上，与 A 组相比，D 组明显减轻（$P<0.05$），其余各组差异无统计学意义（$P>0.05$）。在大鼠瘤重的比较上，A、B、C、D 组差异无统计学意义（$P>0.05$）。在大鼠血清皮质醇的比较上，与 A 组相比，B、C、D 组显著升高（$P<0.05$）；D 组较 B、C 组亦显著升高（$P<0.05$）。各组大鼠血清 IL-6 的比较上，与 A 组相比，D 组显著升高（$P<0.05$），其余各组差异无统计学意义（$P>0.05$）。研究认为，慢性应激能使大鼠表现出较明显的抑郁症状，自发活动减少，探究行为降低，且应激性抑郁时间越长，抑郁症状越严重。较长时间的慢性应激性抑郁可显著缩短荷瘤大鼠的生存期，其作用机制可能与脾等免疫器官萎缩和血清皮质醇、IL-6 水平升高造成机体免疫内分泌功能紊乱、机体内环境的稳定遭到破坏有关。

（王双彪　姜　达　张增叶）

【评述】　关于抑郁等心理因素是否会促进肿瘤的发生、发展，目前并没有得到一致的结论，但随着传统生物医学模式逐渐被生物 - 心理 - 社会医学模式所代替，抑郁等心理因素与恶性肿瘤的关系正越来越受到重视。本研究由因推果，阐释了应激性抑郁缩短荷瘤大鼠生存周期，可能跟脾等免疫器官萎缩和血清皮质醇、IL-6 等水平升高有关。但应激本身就可能与肿瘤的发生、发展相关，在后续的研究中，可以采用其他类型抑郁大鼠模型，进一步明确抑郁本身与肿瘤的相关性。

（胡少华　丁凯景）

文选 7

【题目】　慢性疼痛与抑郁的心身医学整合观

【来源】　医学与哲学（B），2014，35（12）：1-4.

【文摘】　生物医疗观对慢性疼痛患者的诊疗作用较差。慢性疼痛常因心理应激、个性、行为和疾病状况而复杂化，增加患者诊疗的难度。患者常因情感症状、生活压力而失去信心，陷入无助的痛苦选择冲突中。吴爱勤等提倡应用一种系统的跨学科方法重建和保持医师的共情和患者的积极心理，采用疾病状态、生活经历、个性特征和行为模式的 4 种心身整合观点，综合评估抑郁和慢性疼痛患者。设计综合诊疗方案评定的痛苦作用，在方案制定的过程中认识到这 4 个观点彼此不同，相互补充，全面阐释影响患者痛苦的生物、心理和社会的多种原因。心身整合观点为设计合理的治疗方案提供了方法，提高了医生成功治疗慢性疼痛患者的可行性。

（吴爱勤　游林林）

【评述】　疼痛被世界卫生组织列为第 5 种生命体征。国际疼痛学会从 2004 年起将每年的 10 月 11 日定为"全球征服疼痛日"，免除疼痛，是患者的基本权利。文章提出慢性疼痛是一种包括感觉、情绪和认知的多维体验，在普通人群中的发生率为 20%～45%，是常见的心身疾病。因此，对慢性疼痛患者的治疗目标不仅要减轻甚至消除患者的痛苦，而且更要改善患者的功能，提高效率和生活质量。系统化、个体化的综合治疗方案就尤为重要，即明确患者痛苦的根本原因，从疾病、生活事件、人格维度以及行为模式 4 个方面来评估，进而根据个体的主要病因兼顾次要原因全方位治疗，治疗包括镇痛药、抗抑郁药、物理治疗、认知行为治疗等，最终达到缓解症状、提高适应能力、提高社会功能和生活质量的目的。

（杨宁波　李　勇）

【题目】　心身障碍共病与慢性疼痛关联的结构模型
【来源】　医学与哲学（B），2014，35（12）：9-13.
【文摘】　常见的心身障碍共病可以理解为一种新的精神疾病结构模型：情绪障碍、抑郁、焦虑及躯体化障碍等归为内化性疾病谱系的组成元素，物质滥用和反社会行为障碍归为外化性疾病谱系的组成元素。吴爱勤分析评估慢性疼痛与这一模型的联系。社会心理和生物学的研究证据表明慢性疼痛与内化性障碍密切相关，提示内化 - 外化性疾病模型可以作为一个有效的研究架构，为探讨慢性疼痛与情感、抑郁焦虑及其他相关精神障碍的关联共病机制提供新的研究方向和新思路。

（吴爱勤）

【评述】　精准医疗的理念也影响着精神医学的发展。美国国立卫生研究院（NIH）把精准医疗定义为：在考虑个体的基因、环境和生活方式差异的前提下，使疾病治疗和预防效果最大化的方法。精准医疗寻求通过更为精确的对与健康和疾病有关的生物分子、环境和行为因素的检测，重新认识疾病的发生、转归、对治疗的反应以及治疗的结果。文中的内化 - 外化性疾病模型与基于研究领域标准研究框架思路有相似之处，即通过涉及基因组学和神经科学的框架，为将来对精神疾病的分类提供支撑，并在经过一个较长阶段的研究后，达到整合病理生理数据来帮助我们寻找新的靶标以求开发新的治疗、找出疾病的亚型以求治疗的选择，并使得研究结果和临床实践更加契合。将慢性疼痛与情感、抑郁焦虑及其他相关精神障碍通过疾病模型相关联，为共病机制研究和治疗提供新的方向和思路。

（杨宁波　李　勇）

【题目】　女性乳腺癌患者的认知情绪调节方式特点
【来源】　中国临床心理学杂志，2014，22（6）：1114-1117.
【文摘】　张劲强等探讨女性乳腺癌患者认知情绪调节方式的特点。研究纳入 638 名 2011 年 3 月至 2012 年 6 月期间，在中南大学湘雅医院与中南大学湘雅二医院两所医院接受住院治疗的女性乳腺癌患者，并选取来自长沙市及周边区域 646 名健康女性作为对照组。采用自编一般资料调查表进行一般资料采集，采用认知情绪调节问卷中文版（CERQ-C）评估个体遭遇负性生活事件后使用的认知性情绪应对策略，由经过培训的心理学专业研究生对所有入组患者及健康女性进行面对面施测，收集数据后使用 SPSS18.0 进行统计分析。研究发现乳腺癌患者组在"接受""灾难化"2 个分量表上的得分显著高于对照组（$P<0.05$）；而在"沉思""积极重新关注""重新关注计划""积极重新评价""责难他人"等 5 个分量表上的得分显著低于对照组（$P<0.05$）。

所有的认知情绪调节策略对于预测观测对象是否患有乳腺癌具有显著作用（Coxand Snell $R^2=$

0.303，χ^2＝464.178，$P<0.001$），总的正确判断率为77.8%。其中，作用最大的3个策略分别为灾难化（β＝−0.34），接受（β＝−0.29）及积极重新评价（β＝0.23）。另外，中、老年患者"责难他人"项目得分显著低于青年患者。在不同受教育程度分组上，除了"责难他人"外的其他策略均表现有差异，小学程度的患者最不经常使用适应性策略，而同时报告最经常使非适应性策略。城市患者更多地使用适应性策略，而农村患者更多地使用非适应性策略。在职患者更多地使用"积极重新评价"策略，在其他认知应对策略的使用上均无差异。研究结果表明，女性乳腺癌患者的认知情绪调节方式不同于一般健康女性。

（张劲强　李玲艳　朱熊兆　王瑜萍　杨玉玲）

【评述】　认知情绪调节是个体有意识地处理摄取到的情绪性信息的认知方式。认知情绪调节方式是相对固定且持久的，存在明显的个体差异。乳腺癌的发生、发展可能与遗传、内分泌、应激事件等因素相关，本研究探讨女性乳腺癌者的认知性应对方式特征，发现女性乳腺癌患者的认知情绪调节方式不同于一般健康女性，女性乳腺癌可能受到个体的社会心理特征、日常应对方式的影响，为有针对性地对乳腺癌患者进行认知相关的心理干预提供依据。认知对肿瘤的影响机制尚不明确，本研究也只对女性乳腺癌患者认知情绪调节不同于一般健康女性这一现象进行描述，后续仍可进一步采集临床病理生理资料做相关分析，如激素、免疫变化等，以期对其可能的机制进行阐述。

（胡少华　丁凯景）

文选 10

【题目】　焦虑样情绪增强小鼠痛觉敏感性

【来源】　中国疼痛医学杂志，2014，20（12）：855-860.

【文摘】　孟莹等通过建立焦虑小鼠模型，研究焦虑样情绪反应对小鼠基础痛阈及术后疼痛转归的影响。研究取20只雄性C57BL/6J小鼠，随机分为正常合笼饲养组和焦虑造模组2组，每组10只。采用孤养8周复合空瓶应激法焦虑造模后对比两组小鼠焦虑样情绪反应差异以及基础痛阈值的差异。另取32只雄性C57BL/6J小鼠，随机分为4组：正常假手术、正常切口痛组、焦虑假手术组、焦虑切口痛组，检测各组小鼠术前（d0）以及术后3 h、术后第1天、术后第3天、术后第5天、术后第8天、术后第10天和术后第16天的vonFrey机械性触痛觉敏感性的改变。研究发现，经8周的焦虑造模后，模型组小鼠呈现明显的焦虑样行为，表现为体重降低，活动性增强以及探索行为的抑制；焦虑模型组小鼠相比于正常组小鼠，机械性痛阈［（17.9±5.52）cm vs.（32.6±8.37）cm］及热甩尾阈值［（1.10±0.55）s vs.（3.38±1.24）s］均显著降低；焦虑状态可加重小鼠足底切口术后的急性期触痛觉敏感性，并延长触痛敏的恢复时间。具体表现为在足底切口术后3 h、1 d、3 d、5 d的时间点，焦虑切口痛组小鼠的触痛敏程度均强于同一时间点的正常切口痛组小鼠，而正常切口痛组小鼠在术后第5天的触诱发痛阈值（1.80 g±0.31 g）与正常假手术组小鼠（2.00 g±0.00 g）已无显著差异（$P>0.05$），但焦虑切口痛组在术后第5天时痛阈（1.07 g±0.30 g）仍低于焦虑假手术组（1.73 g±0.43 g，$P<0.05$），术后第8、第10天以及第16天虽与焦虑假手术组无显著性差异（$P>0.05$），但仍然存在降低趋势。研究表明，焦虑样情绪可降低小鼠机械性痛阈值及热痛阈值，并可增强小鼠切口术后触痛觉敏感性，延长术后触痛敏的恢复时间；研究中所应用的动物模型可作为情绪应激引起的痛觉增敏模型，为后续研究深入探讨情绪与痛觉相关的分子生物学机制提供动物模型基础。

（孟　莹　薛庆生　于布为）

【评述】 认知、情绪等社会心理因素不仅能够增强或降低慢性疼痛强度，甚至在没有伤害性刺激传入的条件下，这类患者也可能存在疼痛或不愉快的感受。本研究采用焦虑小鼠模型，采用单一的手术方式，排除了临床研究中可能存在的手术种类、人口学等混杂因素，分析了单纯的心理因素对手术切口所引起的术后痛敏强度及其恢复时间的影响。焦虑和抑郁是急、慢性痛常见的伴随症状，它们能够加重疼痛，同时还会降低针对疼痛的治疗效果，为进一步明确情绪因素对疼痛感知的影响以及对其相关机制进行深入探讨，后续可针对这一情绪应激小鼠模型来进行相关方面的研究。

（胡少华　丁凯景）

文选 11

【题目】 心身医学分类诊断评估策略

【来源】 实用医院临床杂志，2015，12（06）：1-6.

【文摘】 心身疾病的心理病理与心理生理机制和临床特征不同于精神疾病。影响心身疾病患者的易损性、病程、预后、康复的心理社会因素的评估受到日益关注。提出心身疾病临床多轴诊断系统（multiaxialsystem，MAS），心身医学研究的诊断标准（diagnosticcriteriaforpsychosomaticresearch，DCPR）临床诊断概念和结构框架。DCPR将来源于心身研究的心理变量转变成用以鉴别诊断的可操作性诊断标准。DCPR是一个简单、有效和可靠的定式访谈工具，可用于筛查、诊断心身疾病和心理生理障碍，补充ICD-10、DSM、CCMD的临床诊断应用的不足。包含了12组心身疾病综合征，将影响躯体状况预后和治疗价值中的心理变量转化为客观的心身医学研究用诊断标准用工具。12组症状包括健康焦虑、死亡恐惧症、疾病恐惧症、疾病否认、持续的躯体化症状、转换性障碍、继发于精神障碍的功能性躯体症状、周年反应、精神消沉、易激惹心境、A型行为和述情障碍。

（吴爱勤）

【评述】 心身医学是主要探讨由心（精神 - 心理 - 社会引起的情绪因素）与身（躯体的结构与生理功能）之间的相互关系在健康的保持和疾病发生、发展、康复中的作用的医学（模式）。临床实践表明，越来越多的疾病的发生、发展、预后和康复与患者的心理社会因素有密切联系，这些疾病被称为心身疾病。心身疾病的心理病理与心理生理机制和临床特征不同于精神疾病，很多专家因此不建议将心身疾病纳入精神疾病分类诊断标准体系中。本文介绍了心身疾病概念起源及沿袭、分类诊断标准和评估策略，重点介绍了DCPR起源和十二类心身综合征，对临床遇到的特定心身问题的命名具体化、可操作性。以心身医学观为理论基础的分类诊断系统可重新转变临床医师的诊疗思维观。DCPR分类评估有助于对心身疾病的早期识别，成为医护人员心身医学继续教育的工具方法，并期待临床研发适合中国的心身疾病分类诊断标准、定式检查评估方法和诊疗规范指南。

（杨宁波　李　勇）

文选 12

【题目】　卒中后抑郁和病变部位的系统性回顾（Post-stroke depression and lesion location：a systematic review）

【来源】　Neurol，2015，262（1）：81-90.

【文摘】　Wei 等为评估卒中病灶部位和卒中后抑郁（PSD）之间的关系，使用 stroke、post-stroke、poststrokedepressivedisorder、depressionmooddisorders 等关键词在 PubMed、ISIWebofscience、EMBASE 数据库检索现有的关于卒中定位和 PSD 风险的研究报告共 358 篇。根据严格的纳入标准和排除标准筛选文章，同时根据 3 个方面——研究的选择性、可比性和暴露（病例对照研究）或结果（队列研究）进行星级评分，纳入四星以上的研究，最终 43 项研究（5507 名受试者）纳入本文的系统性回顾。使用 Stata 软件用于统计分析和获得森林图，显示个别研究和汇总分析的结果。研究之间的异质性通过 Cochran 的 Q 检验（$P_{异质性}$）进行分析，然后用 I^2 进行量化统计，如果 $P_{异质性} < 0.10$，$I^2 > 50\%$ 则存在显著的异质性，采用随机效应模型估计 ORs 和 CIs，否则采用固定效应模型进行评估，该系统分析纳入的所有研究都包括计算 PSD 与病灶位置的关系，其中 898 例卒中后抑郁患者抑郁病变部位在左半球，918 例卒中后抑郁患者病变部位在右半球，观察到显著的异质性（$P_{异质性} = 0.00$，$I^2 = 55.9\%$），选择随机效应模型来分析脑卒中部位的抑郁风险相关性，OR（$95\%CI$）为 0.99（0.88～1.11），其次在随访的基础上根据纳入研究的时间进行亚组分析，包括急性卒中后阶段（<6 个月）（$n = 18$，$P_{异质性} = 0.00$，$I^2 = 57.7\%$），亚急性卒中后阶段（1～6 个月）（$n = 22$，$P_{异质性} = 0.04$，$I^2 = 36.9\%$）和慢性卒中后阶段（>6 个月）（$n = 6$，$P_{异质性} = 0.43$，$I^2 = 0.00\%$）。敏感性分析用于评价结果的稳定性；发表偏倚采用贝格漏斗图和 Egger 试验进行评估（总体：$P_{Egger'stest} = 0.931$；急性组：$P_{Egger'stest} = 0.276$；亚急性组：$P_{Egger'stest} = 0.157$；慢性组；$P_{Egger'stest} = 0.170$），无显著差别。Wei 等由此得出结论，卒中后 1～6 个月发生的抑郁与半球损害部位间有显著联系。

（Na Wei　Wu Yong　Xinyan Li　Yafan Zhou　Manfei Deng　Houze Zhu　Huijuan Jin）

【评述】　卒中后抑郁（PSD）是卒中康复中的一个常见问题，临床发病率高，明确 PSD 与卒中部位间的关系对预测 PSD 的发生和早期发现 PSD 症状有重要意义。已有一些研究分析病灶位置与抑郁风险之间的关系，得出不同的结论和相互矛盾的发现。该研究对 PSD 与病变部位的关系进行系统的 Meta 分析及亚组分析，敏感性分析显示结果较为稳定，发表偏倚无显著差别，结论较有说服力，但仍存在一定的局限性，如存在信息和选择偏倚的可能、纳入的不同研究之间的抑郁评价标准不完全相同。

（王红星）

文选 13

【题目】　低血清尿酸水平与卒中后抑郁的发展有关（Low serum levels of uric acidare associated with development of post-stroke depression）

【来源】　Medcine，2015Nov；94（45）：e1897.

【文摘】 Gu 等为研究低血清尿酸水平与卒中后抑郁（PSD）发展之间的关系，收集 2013 年 10 月至 2014 年 9 月期间在温州医科大学附属第一医院就诊的急性缺血性卒中患者，所有入组者均接受筛查并随访 3 个月，同时从健康调查中招募 100 名无精神或肾功能损害史的健康志愿者。入院后 24 h 内用尿酸酶法测定血清尿酸水平，在卒中后 3 个月进行神经心理学评估。入院时，人口统计数据和常规历史记录了血管危险因素。在入院后 24 h 内，训练有素的神经科医师使用美国国立卫生研究院卒中量表（NIHSS）评估卒中严重程度。功能结果通过改良 Rankin 量表（mRS）和出院时的 Barthel 指数（BI）进行评估。入院后 24～72 h 内进行头颅计算机化和磁共振成像，以评估脑梗死部位。在入院 24 h 期间对所有患者采集血样，采用尿酸酶 -PAP 法测定血尿酸水平。PSD 的诊断根据 DSM- Ⅳ 抑郁标准进行，使用逻辑回归模型进行多变量分析。在 196 例受试者中，56 例被诊断为 PSD，每位患者的平均住院日（平均时间）为（10.40 ± 3.25）d。对照组血清尿酸水平与患者年龄呈正相关，血清尿酸水平与 HAMD 评分呈负相关。男性与女性血清尿酸水平有显著性差异，PSD 患者较年轻，脑卒中较重，功能结局较差，无相关性。PSD 患者入院时血清中位数尿酸水平明显低于非 PSD 患者。此外，PSD 患者与无抑郁状态的脑卒中患者之间的差异有统计学意义，PSD 患者的最低尿酸（239 μmol/L）的比例明显升高。PSD 患者血清尿酸最高（2328.1 μmol/L）比例明显降低。以脑卒中患者为研究对象，以脑卒中患者抑郁症状为因变量，单因素分析中 $P < 0.10$ 作为 Logistic 回归分析的独立变量。结果发现尿酸水平与 PSD 独立相关。此外，出院时的 MRS 评分与卒中后 3 个月抑郁症的发生有显著相关性。因此，入院时血清尿酸水平与 PSD 相关，可预测卒中后 3 个月抑郁症的发生、发展。

（Gu Yingying　Han Bin　Wang Liping　Chang Yaling　Zhu Lin
Ren Wenwei　Yan Mengjiao　Zhang Xiangyang　He Jincai）

【评述】 该研究聚焦于 PSD 的发生与低血清尿酸水平间的关系，使用前瞻性研究和随机对照的方法设计研究方案，得到较为可靠的结果，同时研究人员对本研究自身的局限性进行了总结，对于后续研究有指导作用。该研究发现低血清尿酸水平是卒中后 3 个月 PSD 存在的一个强有力的生物学标志物，因此可作为治疗 PSD 的一种有用的新的治疗靶点，对今后的临床工作具有一定的指导作用。该研究应记录患者同时期其他药物的使用情况，并分析其对血清尿酸水平是否存在影响。

（王红星）

文选 14

【题目】 中国慢性心力衰竭患者抑郁症状与呼吸困难的相互关联（The mutual association between depr-essive symptoms and dyspnea in Chinese patients with chronic heart failure）

【来源】 欧洲心血管护理杂志，2015，8：310-316.

【文摘】 Fan 等为研究中国慢性心力衰竭（CHF）患者抑郁症状与呼吸困难间的关系，结合目前国内 CHF 患者出现的抑郁症状和呼吸困难的情况，采用横断面设计的研究方式，收集 152 例被诊断为 CHF 的住院患者，所有入选的患者都由心脏病专家依照严格的入选标准确认并评估人口统计学和临床特征。通过 Beck 抑郁量表评估患者抑郁症状的情况，同时采用改良肺功能状态和呼吸困难问卷来评估患者的呼吸困难情况。该研究对实验结果进行统计数据分析，其他数据通过患者访谈和（或）医疗记录审查获得。在 152 例 CHF 患者中，136 例（89.5%）患者出现呼吸困难，而 67 例患者（44.1%）出现抑郁症状。转化的 Beck 抑郁量表评分与呼吸困难评分呈正相关（$r=0.54$，$P<0.01$）。多元回归分析显示，中国 CHF 患者的性别、月收入、体重指数、纽约心脏协会分级（NYHA）和呼吸困难评分均可能导致患者抑郁症状的出现，这几项因素和患者的抑郁情况息息相关。此外，Beck 抑郁量表评分和射血分数被确定为导致 CHF 患者出现呼吸困难的独立因素。该研究还对抑郁症和呼吸困难间的相互影响进行研究分析，发现两者之间存在一定的联系。研究结果表明，在中国 CHF 患者中，抑郁症状和呼吸困难的患病率较高，抑郁症状和呼吸困难之间相互关联，适当控制抑郁症状和呼吸困难对 CHF 患者非常重要。

（Fan Xiuzhen　Meng Zhu）

【评述】　中国 CHF 患者的抑郁症状和呼吸困难的发生率较高，该研究则聚焦于我国 CHF 患者的抑郁症状和呼吸困难及两者之间的关系，发现 CHF 患者抑郁症状和呼吸困难相互关联，NYHA 评分越高、呼吸困难的症状越重，CHF 患者的抑郁症状越重。这可能是由于 CHF 的病程较长，患者负担较重，且呼吸困难随病情进展严重影响患者的生活质量。适当控制抑郁症状和呼吸困难对 CHF 患者的预后非常重要，对今后的临床工作具有一定的指导作用。

（王红星）

文选 15

【题目】　中国青年男性冠状动脉粥样硬化性心脏病患者的感知压力水平和交感神经系统兴奋（Perceived stress status and sympathetic nervous system activation in young male patients with coronary artery disease in China）

【来源】　EurJInternMed，2015，26（9）：726-730.

【文摘】　Yang 等为探讨年轻男性压力感知与冠状动脉疾病（CAD）的相关关系及内在机制，纳入 178 名经冠状动脉造影（CAG）诊断为年轻 CAD（≤55 岁）的男性患者，诊断标准为 CAG 结果显示至少有一支冠状动脉主干的狭窄大于直径的 50%，同时设 181 名年龄匹配的非 CAD 个体为对照组。Yang 等检测受试者的传统心血管危险因素（家族史、吸烟史、肥胖、血脂异常等）、肾上腺素和去甲肾上腺素水平，同时通过感知压力量表（PSS）获得受试者的感知压力水平。Yang 等分析研究结果后发现，年轻 CAD 患者 PSS 评分与肾上腺素水平（$r=0.45$，$P<0.05$）、去甲肾上腺素水平（$r=0.41$，$P<0.05$）、高敏感性 C 反应蛋白水平（hs-CRP）（$r=0.38$，$P<0.1$）和吸烟情况（$r=0.32$，$P<0.05$）间存在相关关系。多因素 Logistic 回归分析显示吸烟（$OR=3.12$，95%CI 1.23～7.91）、三酰甘油（$OR=1.42$，95%CI 1.04～1.94）、hs-CRP（$OR=3.57$，95%CI 1.65～7.72）、PSS 评分（$OR=1.81$，95%CI 1.23～2.66）与年轻患者冠状动脉粥样硬化性心脏病的发生之间具有独立相关性，但在进一步调整肾上腺素水平和去甲肾上腺素水平后，PSS 评分与 CAD 发病风险之间的关系变得不那么重要（$OR=1.43$，95%CI 0.96～2.13）。Yang 等由此得出结论，在调整众多的心血管危险因素后，高水平的感知压力是中国年轻男性患者冠状动脉粥样硬化性心脏病发病的独立危险因素，而交感神经系统的

异常激活可能在高感知压力促进冠状动脉粥样硬化性心脏病发病的过程中起到关键性的作用。

（You Yang　Minghui Bi　Lin Xiao　Qiaopin Chen　Wenron Chen

Wensheng Li　Yanxian Wu　Yunzhao Hu　Yuli Huang）

【评述】　冠状动脉粥样硬化性心脏病通常多见于中、老年人，近年来中国年轻男性冠状动脉疾病（CAD）发病率在增加，这其中的原因有待探究，而降低年轻人 CAD 发病的关键在于预防。该研究聚焦于中国年轻的成年男性的高心理压力与其 CAD 风险增加的相关关系，并提出肾上腺素和去甲肾上腺素在这一过程中可能扮演的重要角色，对预防年轻人群 CAD 具有十分重要的意义；同时提供了预防 CAD 发生的新思路，可通过缓解心理压力或纠正交感神经系统的异常激活来预防其发生。该研究存在样本量尚不够大的局限性，可在大队列研究中进一步验证这一理论。

（王红星）

文选 16

【题目】　心理因素对老年弥漫性食管痉挛的影响及抗焦虑抑郁治疗研究

【来源】　实用医院临床杂志，2015，12（6）：20-23.

【文摘】　王霞等为观察心理因素对老年弥漫性食管痉挛（diffuse esophageal spasm，DES）的影响和抗焦虑、抑郁治疗效果，采用汉密尔顿焦虑量表、汉密尔顿抑郁量表评估 52 例老年 DES 患者和 40 例健康志愿者的心理状态，食管测压检测食管运动功能。DES 患者被随机分两组：A 组应用钙通道阻滞药，B 组联合抗焦虑药或抗抑郁药，治疗前后评估食管下段括约肌压力（LES）、心理状态和消化道症状。结果 DES 患者焦虑、抑郁状态评分显著高于健康对照组，80.8% 的患者存在焦虑、抑郁状态，DES 患者和对照组 LES 压力分别为（35.4±16.3）mmHg 和（19.8±9.6）mmHg（$P<0.05$），食管收缩幅值分别为（137.3±65.6）mmHg 和（88.4±42.3）mmHg，DES 患者消化道症状主要表现为胸痛（76.9%）、吞咽困难（65.4%）、呕吐（30.8%）。A 组治疗 4 周总有效率为 61.5%，停药 2 周后有效率为 34.6%；B 组治疗 2 周消化道症状即缓解，4 周总有效率为 84.6%，停药 2 周后有效率仍为 84.6%。两组焦虑、抑郁状态和食管测压在治疗 4 周较治疗前均明显改善（$P<0.05$），A 组停药后 2 周与治疗前差异无统计学意义，B 组停药后 2 周与治疗前差异有统计学意义。结论是食管压力升高和心理异常在 DES 发病中起重要作用，抗焦虑、抑郁治疗可有效缓解 DES 症状和焦虑抑郁状态。

（王　霞　陈玉龙　王　晖　蒋　楠　林秀英　张筱凤）

【评述】　DES 是高压型食管蠕动异常为主要动力学特点的原发性食管运动障碍疾病，病变主要在食管中下段，表现为频繁的、持续时间长、非推进性的重复性收缩，致使食管呈串珠状或螺旋状狭窄。主要症状是慢性间歇性胸痛和吞咽困难，多见于 50 岁以上的老年人，其病因尚未完全明确，可能与迷走神经食管支有损害、心理应激和食物刺激有关。随着生理 - 心理 - 社会模式的建立，心理社会因素在疾病的发生、发展中日益受到重视，本研究结果提示食管运动功能紊乱和心理异常在 DES 发病中起重要作用，本研究提示 80.8% 的 DES 患者存在焦虑、抑郁状态和心理恐惧，患者多有工作、生活或个人体验等心理创伤史，认为焦虑、抑郁或躯体障碍可导致食管收缩和感觉异常，心理异常的严重程度和发作频率可影响 DES 患者的症状和食管测压结果，食管部位感觉异常是由生理和心理双重应激因子交互作用而引起，社会心理因素会影响慢性患者主观体验和疼痛发作。抗焦虑药、抗抑郁药能快速、持久地改善胸痛和吞咽困难，治疗时并用抗焦虑药、抗抑郁药十分必要。深入探讨 DES 的病因及治疗仍需进一步的研究和大样本的临床验证。

（郝以辉　李　勇）

文选 17

【题目】　团体认知行为治疗对 2 型糖尿病患者血糖和情绪症状的影响

【来源】　实用医院临床杂志，2015，12（6）：16-19.

【文摘】　张玲俐等将 23 例 2 型糖尿病患者，采用随机分组方式分为治疗组和对照组。对照组仅使用常规治疗（包括糖尿病教育），治疗组在此基础上加用 6 次团体认知行为治疗。通过血糖测试、一般资料调查表、简式健康焦虑量表（short health anxiety inventory，SHAI）、糖尿病自我管理行为（the summary of diabetes self-careactivitiesme asure，SDSCA）、健康状况调查问卷（36-item short form healthsurvey，SF-36），评估两组在治疗前后生理指标及心理指标的变化。结果提示，治疗组患者的空腹血糖值、餐后 2 h 血糖、健康焦虑评分较治疗前显著下降，饮食管理水平较治疗前显著提升，治疗组生理职能维度和精神健康维度与对照组比较有显著提高，差异均有统计学意义（均 $P<0.05$）。表明团体认知行为治疗可有效降低 2 型糖尿病患者的空腹血糖和餐后血糖，减轻患者的健康焦虑水平，提升其生理职能和精神健康水平，有效改善糖尿病患者生活质量。

（张玲俐　吴　舟　张钰群　袁勇贵）

【评述】　糖尿病会影响患者的血糖调节能力，并使得患者伴有明显的情绪困扰。研究发现，相比传统一对一的糖尿病教育指导，对 2 型糖尿病患者实施团体认知行为治疗更为有效。本研究在对糖尿病患者进行常规治疗和教育的基础上，实施 6 次的团体认知行为治疗，通过情绪管理、不合理信念的挑战、压力管理、人际关系支持等方面的引导，有效改善糖尿病患者的情绪及血糖水平。对后续针对糖尿病患者的心理治疗具有一定的指导意义。

（张玲俐）

文选 18

【题目】　中药治疗冠状动脉粥样硬化性心脏病合并抑郁症随机对照试验的系统评价（Systematic review on randomized controlled trials of coronary heart disease complicated with depression treated with Chinese herbal medicines）

【来源】　中国结合医学杂志，2016，（1）：56-66.

【文摘】　中药治疗（CHMS）冠状动脉粥样硬化性心脏病合并抑郁症的疗效和安全性一直存在争议，王安璐等结合目前出现的很多冠状动脉粥样硬化性心脏病患者合并抑郁症的现况，针对中药治疗的有效性和安全性进行系统评价。在 The Cochrane Library、PubMed、China National Knowledge Infrastructure（CNKI）、Chinese Scientific Journal Database（VIP）、Wanfang Databases 及 Sino-Meddatabase

检索自建库至 2014 年 9 月 30 日的随机对照试验（RCT），依据 Cochrane 标准进行数据提取、分析和质量评估，最终纳入 13 个 RCT，包括患者 1095 例，进一步行亚群分析，比较 CHMS 与安慰剂或常规西医治疗方式在治疗效果上的差别。分析结果显示，在降低抑郁程度方面，应用 CHMS 治疗 4 周内的差异没有统计学意义（平均差异 $MD=1.06$；$95\%CI-2.38\sim0.26$；$n=501$；$I^2=73\%$），但第 8 周时的统计学显著差异（$MD=-1$；$95\%CI1.64\sim0.36$；$n=436$；$I^2=48\%$）。同时，联合用药（CHMS 联合抗抑郁药）第 4 周（$MD=1.99$，$95\%CI-3.80\sim0.18$，$n=90$）和第 8 周（$MD=-5.61$，$95\%CI-626\sim-4.97$；$n=242$；$I^2=82\%$）差异有统计学意义。在冠状动脉粥样硬化性心脏病相关临床评价中，3 项试验显示干预组效果优于对照组；4 项试验显示在干预组中不良事件的发生情况少于对照组。因此，CHMS 对 CHD 合并抑郁患者有潜在的益处。此外，CHMS 的作用可能与某些领域的抗抑郁药相似或更好，但不良反应较小，然而由于大多数试验的样本量小和潜在的偏倚，应谨慎地解释这一结果，更大的样本量和更高的质量、更严格的试验是必要的。王安璐等得出结论，CHMS 推荐作为 CHD 患者抑郁的一种替代或补充治疗方案，需要更多的高质量试验、安全性证据和长期疗效。

（王安璐　陈　卓　罗　静　尚青华　徐　浩）

【评述】 该研究所选择的研究方向具有较强的应用价值。中医是我国的宝贵文化遗产，关于中药治疗抑郁症的临床效果方面一直存在争议，尤其在与常规西医治疗方式治疗效果的差异方面争议不断。该系统分析的文献材料收集详实，选用较多质量较高的 RCT，对相关的治疗细节、临床疗效和试验的不良反应进行比较分析。该研究表明 CHMS 对 CHD 合并抑郁患者有潜在的益处且不良反应较小，推荐 CHMS 作为 CHD 患者抑郁的一种替代或补充治疗方案，但需要更多的高质量试验、安全性证据和长期的疗效观察。

（王红星）

文选 19

【题目】 卒中后抑郁评估量表在中国人群中的信效度研究（Reliability and validity of a new post-stroke depression scale in Chinese population）

【来源】 J Affect Disord，2015，174：317-323.

【文摘】 Yue 等针对当前对于卒中后抑郁（post stroke depression，PSD）患者缺乏有效的评估量表进行早期筛查，制定一个新的卒中后抑郁评估量表（post-strokedepression scale，PSDS）。该量表根据已有的抑郁评估量表和临床医师经验制定。通过入组 158 例脑卒中患者采用汉密尔顿抑郁量表（Hamilton Depression Rating Scale，HDRS）和 PSDS 对抑郁症状进行评估，通过 Cronbachα 系数、Spearman 秩相关、Kruskal-Wallis 检验对该量表的信度、内部一致性和区分效度进行检测；之后通过受试者工作特征曲线（receiver operating characteristic，ROC）和约登指数（Youden index，YI）对量表的有效性进行测定和界值划分；最后通过聚类分析方法寻找 PSD 的特异症状。研究结果发现，PSDS 的 Cronbachα 为 0.797，表明该量表有较好的信度。PSDS 和 HDRS 的相关系数为 0.822（$P<0.001$），PSD 和卒中非抑郁（Non-PSD）患者的 PSD-S 评分存在显著差异（$P<0.001$），表示其有较好的聚合效度和区分效度。ROC 曲线和 YI 指数示 6/24、15/24 分别为可疑 / 轻度抑郁、中 / 重度抑郁的界值。

结论认为 PSDS 是简单易行的自评量表，在卒中人群中具有较好的信度和效度，可以用来对卒中幸存者进行广泛筛查，实现 PSD 的早期发现。

（Yingying Yue　Rui Liu　Jian Lu　Xiaojing Wang　Shining Zhang

Aiqin Wu　Qiao Wang　Yonggui Yuan）

【评述】　卒中后抑郁存在很高的发生率，在卒中的不同阶段罹患此病的患者约为 30%，但是对于 PSD 的评估缺乏一致性的特异评估手段。因此制定可被接受的 PSD 有效量表势在必行。本研究通过对已存在的抑郁评估量表进行归纳总结，结合临床医师的先验知识，制定了新的针对 PSD 的评估量表，结果发现其具有较好的信度、效度，可用于 PSD 的早期筛查。该研究方法科学，结果可靠，有待于在更多的患者进行验证，具有较高的临床使用价值。

（岳莹莹）

文选 20

【题目】　艾司西酞普兰改善老年心脑血管疾病抑郁症状的对照研究

【来源】　精神医学杂志，2016，29（2）：129-131.

【文摘】　李春芳等为研究艾司西酞普兰对老年心脑血管疾病患者抑郁症状的疗效，选取 132 例在张家口市沙岭子医院门诊就诊和住院的伴有抑郁症状的老年心脑血管疾病患者，随机分为研究组和对照组，每组 66 例，且两组患者在各项基本情况方面的差异无统计学意义（$P>0.05$）。研究组应用艾司西酞普兰系统治疗，对照组应用氟西汀系统治疗，共治疗观察 6 周。在治疗前及治疗后第 1、第 2、第 4、第 6 周末采用汉密尔顿抑郁量表（HAMD）和治疗中需处理的不良反应症状量表（TESS）评定疗效及不良反应。李春芳等分析数据后发现，治疗后第 1 周末研究组 HAMD 评分较治疗前降低（$P<0.05$）；治疗后第 2、第 4、第 6 周末两组 HAMD 评分均较各自治疗前降低（$P<0.05$）。治疗后第 1、第 2、第 4、第 6 周末研究组 HAMD 评分低于对照组（$P<0.05$）。据此得出结论，与氟西汀相比，艾司西酞普兰可以较快地改善老年心脑血管疾病患者所伴发的抑郁症状。治疗后第 6 周末，研究组治疗有效率高于对照组（$P<0.05$），据此认为艾司西酞普兰对于患者抑郁症状的改善作用较氟西汀更加明显。研究组总不良反应发生率低于对照组（$P<0.05$），说明艾司西酞普兰的安全性更高。李春芳等由此得出结论，艾司西酞普兰可更有效、快速、安全地改善老年心脑血管疾病患者的抑郁症状，并认为这可能与艾司西酞普兰对于突触间隙的 5-HT 受体高亲和力有关。

（李春芳　武建斌）

【评述】　该文聚焦于伴有抑郁症状的老年心脑血管疾病患者，采用前瞻性研究和随机对照试验的方法设计研究方案，比较艾司西酞普兰和氟西汀治疗老年心脑血管疾病患者抑郁症状的治疗效果，有一定的临床借鉴意义。氟西汀是临床广泛应用的选择性 5-HT 再摄取抑制药，对照组采用氟西汀治疗使结论更具有说服性和实用性。但由于比较的药物较少，在指导临床用药方面仍具有一定的局限性。该研究入选的 132 例患者均来源于张家口市沙岭子医院，入选的患者是否存在地域偏倚，结论是否适用于不同地域的老年抑郁患者有待于进一步的多中心证实。

（王红星）

文选 21

【题目】 氟哌噻吨美利曲辛片对脑卒中后抑郁病人神经功能恢复的影响

【来源】 中西医结合心脑血管病杂志，2016，14（9）：1023-1025.

【文摘】 为观察氟哌噻吨美利曲辛片（黛力新）对脑卒中后抑郁（PSD）患者的治疗作用，殷勇等选取 90 例于 2012 年 8 月至 2014 年 8 月在上海交通大学附属第六人民医院南院就诊的 PSD 患者，按随机方法分为两组，每组 45 例，两组患者年龄、性别、病程、严重程度等一般资料差异无统计学意义（$P > 0.05$），具有可比性。两组患者均给予常规基础治疗，对照组在常规基础治疗基础上给予康复训练治疗，观察组在常规基础治疗基础上给予黛力新治疗，共治疗 8 周。分别于治疗前与治疗后的第 4、第 6、第 8 周采用汉密尔顿抑郁量表（HAMD）和改良爱丁堡斯堪的那维亚卒中量表（MESSS），评估两组患者的抑郁程度与神经功能。殷勇等观察到，治疗 2 周、4 周、8 周后观察组患者的 HAMD 和 MESSS 评分均低于对照组（$P < 0.05$）；观察组发生的药物不良反应包括便秘 1 例（发生率为 2%）、口干 1 例（发生率为 2%）。对照组仅采用康复治疗而无药物治疗，虽无药物不良反应发生，但是临床效果却不甚理想。由此，殷勇等得出结论，黛力新可显著改善脑 PSD 患者的抑郁程度并促进患者神经功能的恢复，而且药物不良反应少。

（殷勇　张斌）

【评述】 该文聚焦于如何更好地改善 PSD 患者的抑郁症状，采用前瞻性研究和随机对照试验的方法设计研究方案，思路清晰。美利曲辛与氟哌噻吨是黛力新的主要药理成分。前者可抑制 5-羟色胺与去甲肾上腺素的再摄取；后者小剂量能刺激突触前膜多巴胺自身调节受体——多巴胺受体释放多巴胺，大剂量能够拮抗突触后膜的多巴胺受体降低多巴胺能活性。该研究结果表明，黛力新治疗卒中后抑郁的效果明显优于单纯康复训练，对临床医师制定卒中后抑郁患者的治疗方案有一定指导意义，建议后续的研究采用大队列研究，进一步有力地证实这一结论。

（王红星）

文选 22

【题目】 氟西汀对卒中后抑郁的预防作用

【来源】 中华行为医学与脑科学杂志，2016，25（10）953-957.

【文摘】 苑杰等为系统评价氟西汀对卒中后抑郁（PSD）的预防作用，以中文关键词"氟西汀""脑卒中""抑郁""急性脑血管时间""预防"自由组合检索 PubMed、Embase 及中国期刊全文数据库（CNKI）等中外数据库于建库至 2015 年 12 月公开发表的文献，共检出 832 篇文献，经 End Note X7 文献管理软件去重 424 篇后剩余 403 篇。按照制定的入选标准和排除标准筛除不符合标准的 396 篇，结果纳入 9 项关于单独使用氟西汀对卒中后抑郁的预防作用的随机对照试验（RCT），包括 564 例患者。运用 statal 2.0 软件上附加的 Meta 分析模块进行统计分析，Meta 分析结果显示，氟西汀可降低 PSD 的发生率 [$P < 0.05$，$RR = 0.412$，$95\%CI$（$0.199 \sim 0.850$）]，降低汉密尔顿抑郁量表的分值 $P < 0.05$，SMD $= -0.383$，$95\%CI$（$-0.679 \sim -0.087$）]，促进神经功能缺损的恢复 [$P < 0.05$，

SMD＝−0.632，95%*CI*（−1.199～−0.066）］，但对卒中后抑郁患者的日常生活的作用不确定［*P*＞0.05，SMD＝−0.115，95%*CI*（−0.690～0.459）］。进一步对氟西汀预防抑郁症的疗效进行敏感性分析，分析显示除去何萍等的文献以外，其他研究剔除后对结果影响不大，说明分析结果稳定；同时分别以汉密尔顿抑郁量表（HAMD）评分、斯堪地那维亚卒中量表（Scandinavian stroke scale，SSS/MESS）和日常生活能力（BI）评分做漏斗图进行分析，所选研究在图中分布不对称，表明可能存在发表偏倚。苑杰等由此得出结论，氟西汀对卒中后抑郁有预防作用。

（苑　杰　王　萌　郭　鑫）

【评述】　该研究聚焦于早期单独应用氟西汀对卒中后抑郁是否具有预防作用，先前的研究多聚焦于联合用药，而且对氟西汀是否可预防卒中后抑郁存在争议。该研究对纳入的文献进行严格的筛查，最终入选的9篇RCT质量均较高（Jadad评分均≥4分），分析早期单独应用氟西汀后SDS的发生率、抑郁程度及神经缺损功能恢复情况的变化，并进行敏感性分析及漏斗图分析，结论稳定、可靠。建议进一步进行分因素分析，比较年龄、种族等因素对氟西汀预防作用的影响力大小。

（王红星）

文选 23

【题目】　舒肝解郁胶囊联合右佐匹克隆治疗卒中后睡眠障碍的临床研究

【来源】　中西医结合心脑血管病杂志，2016，14（13）：1543-1544，1568.

【文摘】　为观察舒肝解郁胶囊联合右佐匹克隆对卒中后睡眠障碍（SDS）患者的治疗效果，吕昕和郭韶韶选取符合SDS诊断的82例患者按就诊顺序随机分为对照组和治疗组，每组41例，两组在性别、年龄、卒中类型等方面比较无统计学意义（*P*＞0.05），具有可比性。对照组在卒中常规治疗的基础上给予右佐匹克隆3 mg睡前服用，治疗组在对照组的基础上给予舒肝解郁胶囊治疗，每次2粒，每天2次，共治疗3周。两组患者于治疗前后采用匹兹堡睡眠质量指数量表（PSQI）和中国卒中量表（CSS）分别评定患者的睡眠质量和神经功能恢复情况，观察并记录治疗期间的不良反应。两人分析数据发现治疗前对照组和治疗组在PSQI评分及CSS评分比较无统计学意义（*P*＞0.05），治疗3周后两组在PSQI评分［（8.55分±3.45分）vs（11.32分±4.23分）］及CSS评分［（10.64分±4.56分）vs（13.12分±5.41分）］比较有统计学意义（*P*＜0.05），且治疗3周后治疗组的PSQI评分和CSS评分均优于对照组；对照组和治疗组各有2例患者出现服药后腹胀、恶心症状，嘱患者饭后服药后，上述不良反应消失。由此得出结论，舒肝解郁胶囊联合右佐匹克隆治疗SDS的效果优于单用右佐匹克隆，且无明显的不良反应。

（吕　昕　郭韶韶）

【评述】　该文聚焦于卒中后睡眠障碍（SDS）患者，比较舒肝解郁胶囊联合右佐匹克隆治疗SDS的治疗效果与单用右佐匹克隆的差别，同样采用前瞻性研究和随机对照试验的方法设计研究方案，匹兹堡睡眠质量指数量表（PSQI）和中国卒中量表（CSS）分别评定患者的睡眠质量和神经功能恢复情况。佐匹克隆是临床常用的一种速效催眠药物，因其宿醉症状轻临床上常用于治疗入睡困难患者，而舒肝解郁胶囊作为一种中药，已有研究表明舒肝解郁胶囊在治疗老年原发睡眠障碍效果优于地西泮，

— 245 —

该研究结果对中西药结合治疗 SDS 具有临床指导意义，但该研究入选的 82 例患者均来源于陕西省宝鸡市中医医院山西秦岭铜厂医院，未分析入选的患者是否存在地域偏倚。

（王红星）

文选 24

【题目】 重复经颅磁刺激治疗广泛性焦虑障碍的疗效及不良反应的 Meta 分析

【来源】 中华行为医学与脑科学杂志，2016，25（7）：662-666.

【文摘】 重复经颅磁刺激（rTMS）已经逐步被应用于治疗广泛性焦虑障碍（GAD），作为一种新型的治疗手段，李丽君等系统评价 rTMS 治疗 GAD 患者的疗效及不良反应。使用计算机检索 Pubmed、Cochranelibrary、OVID、CNKI、VIP 数据库所有关于 rTMS 治疗 GAD 患者的随机对照试验（RCT），制定统一的纳入和排除标准，使用 Cochrane 协作网推荐的"偏倚风险评估"工具评估纳入文献的质量水平和偏倚风险，采集包括文献的作者、发表年份、参与者人数、治疗前后的 HAMA 及 TESS 等信息，对符合纳入标准的文献使用 ReVMan5.3 软件对文献数据进行 Meta 分析。经过步步筛查，最终共纳入 10 项 RCT 研究进行 Meta 分析，共计 732 人，根据研究内容（rTMS 治疗结束后疗效随访观察和 rTMS 治疗疗效）的不同对患者进行亚组分析。分析结果显示，rTMS 在治疗结束后的短期随访研究中显示疗效优于对照组（$WMD=-5.02$，$95\%CI$ $-6.84\sim-3.20$，$P<0.01$）；rTMS 干预治疗能早期改善 GAD 患者的焦虑症状，低频、高频 rTMS 干预结果分别为 $WMD=-1.34$，$95\%CI$ $-1.97\sim-0.71$（$P<0.01$）、$WMD=-2.65$，$95\%CI$ $-3.51\sim-1.79$（$P<0.01$）。干预组较对照组不良反应（TESS 评分）较少，低频 rTMS 干预 TESS 分值较对照组显著降低（$WMD=7.04$，$95\%CI$ $11.64\sim2.43$，$P<0.01$），而高频 rTMS 干预 TESS 分值较对照组显著升高（$WMD=1.05$，$95\%CI$ $0.52\sim1.58$，$P<0.01$）。李丽君等根据系统分析的结果得出结论，rTMS 干预治疗 GAD 患者治疗结束时及短期随访疗效较好，rTMS 干预治疗后起效快，干预组不良反应较少见。

（李丽君　胡卫疆　高雅坤）

【评述】 重复经颅磁刺激（rTMS）作为一种新兴的无创性物理治疗方法，逐步应用于治疗广泛性焦虑障碍（GAD）、抑郁症等身心疾病，但其具体疗效及可能存在的不良反应一直存在争议。李丽君等的 Meta 分析，对 rTMS 在治疗 GAD 方面的疗效和已经出现的不良反应进行系统评价，并分析可能存在的偏倚的原因，具有一定的临床指导意义。与国内外同类研究相比较，一是未展示纳入的 10 项 RCT 的基本信息和质量评价结果，二是当时只有国内报道 rTMS 干预治疗 GAD 患者的随机对照试验，因此纳入的研究存在一定的偏倚，有待于进一步追踪国外的随机对照研究并进一步的分析。

（王红星）

文选 25

【题目】 中西医结合治疗脑卒中后轻、中度抑郁疗效观察

【来源】　中西医结合心脑血管病杂志，2016，10：2310-2312.

【文摘】　韩利波等为研究中西医结合治疗脑卒中后轻、中度抑郁的疗效，选取 2014 年 1 月至 2015 年 2 月就诊于该院的卒中后抑郁（PSD）患者 83 例，随机分组，治疗组 42 例，对照组 41 例，两组患者一般资料比较差异无统计学意义（$P > 0.05$），具有可比性。两组患者均常规治疗脑卒中，对照组在治疗脑卒中的基础上给予抗抑郁药盐酸帕罗西汀片 20 mg，每日早晨口服，连续服用 8 周为 1 个疗程。治疗组在对照组的基础上给予自拟活血化瘀、养血安神中药组方，失眠加夜交藤，心神不安加龙骨。采用山东华源 YFDX208 型自动中煎药机浸泡煎后分装，每袋 200 ml，每日 2 次，每次 1 袋，连续服用 8 周。在治疗前、治疗后 4 周及治疗后 8 周，由经过专门培训的医师对两组患者进行 HAMD-17 评分；将记录的结果采用统计学的方法分析。结果表明，随着治疗时间的延长两组患者 HAMD-17 评分均降低（$F = 760.210$，$P < 0.001$），治疗组患者 HAMD-17 评分下降幅度较大，HAMD-17 评分明显低于对照组（$P < 0.01$）；治疗 8 周后，治疗组患者抑郁症状疗效明显高于对照组（$Z = 2.500$，$P = 0.012$）。因此，中西医结合治疗轻、中度 PSD 抑郁症状改善明显，HAMD-17 评分下降明显。

（韩利波　弓学敏　王　静　王长虹）

【评述】　该研究采用随机分组对照研究，观察中西医结合治疗脑卒中后轻、中度抑郁疗效观察，采用 EpiData3.0 数据库进行数据双人录入并核对、纠错，设计规范、严谨。该研究表明，中药组方联合盐酸帕罗西汀治疗轻、中度 PSD 的治疗效果较好，HAMD-17 评分下降明显，达到标本兼治的目的，对今后的临床工作具有一定的指导作用。相比较其他研究，该研究还应记录随访期间患者用药的不良反应以及出现的各种不良事件，同时给予健康教育和心理辅导；另外，如能扩大本研究的样本量，则更具说服力。

（王红星）

文选 26

【题目】　丁苯酞软胶囊联合曲唑酮治疗缺血性卒中后抑郁的效果评价

【来源】　中西医结合心脑血管病杂志，2016，11：2557-2558.

【文摘】　杨江胜等为研究丁苯酞软胶囊联合曲唑酮治疗缺血性卒中后抑郁的效果，收集 2013 年 12 月至 2015 年 12 月住院诊治的 62 例缺血性卒中后抑郁患者，随机分为治疗组和观察组各 31 例，对照组给予曲唑酮治疗，口服，初始剂量为 50 mg，每日 2 次，2 周后酌情增至（150～250）mg/d，连续治疗 14 周。观察组在对照组治疗的基础上，口服丁苯酞软胶囊 0.2 g，每日 3 次，连续治疗 14 周。采用美国国立卫生研究院卒中量表（NIHSS）评价神经功能的残损程度，根据日常生活能力量表（ADL）评定患者的生活能力，采用汉密尔顿抑郁量表（HAMD）24 项进行抑郁程度的评分并通过其变化判断治疗效果。治疗期间观察记录患者有无不良反应，两组均连续治疗 14 周后观察临床效果。将记录的结果采用统计学的方法分析，结果表明观察组 HAMD 评分明显低于对照组，差异有统计学意义（$P < 0.05$）；观察组神经功能缺损评分明显低于对照组，差异有统计学意义（$P < 0.05$）；观察组生活能力评分明显低于对照组，差异具有统计学意义（$P < 0.05$）；治疗期间两组均未发生明显不良反应。因此，丁苯酞软胶囊联合曲唑酮治疗缺血性卒中后抑郁的效果较好，可以提高患者生活能

力，改善神经功能缺损，其临床治疗效果优于单用曲唑酮治疗。

（杨江胜　王达鹏　高志强　朱祖福　张　林）

【评述】 该研究采用随机对照研究，比较丁苯酞软胶囊联合曲唑酮治疗缺血性卒中后抑郁的效果，结果显示，丁苯酞软胶囊联合曲唑酮治疗缺血性卒中后抑郁较好，并能有效改善脑微循环，促进缺血性脑卒中梗死区域代谢，促进脑功能的恢复，提高生活质量，改善临床预后，对今后的临床工作具有一定的指导和借鉴作用。相比较其他研究，该研究还应给予健康教育和心理干预，健康教育主要是指对患者疾病基础知识的宣教，指导患者健康饮食方式，控制血压、血脂，适当体育锻炼，心理干预主要包括认知疗法、行为疗法和放松疗法等。

（王红星）

文选 27

【题目】 米氮平治疗卒中后抑郁的疗效观察

【来源】 中西医结合心脑血管病杂志，2016，12：2822-2824.

【文摘】 胡锦全等在米氮平治疗卒中后抑郁（PSD）的疗效观察的研究中，收集 2013 年 3 月至 2015 年 9 月在湖北医药学院附属太和医院接受治疗的 80 例卒中后抑郁患者作为研究对象，随机分为治疗组和对照组各 40 例，所有患者接受脑卒中常规治疗，包括抗血小板聚集、调节血脂、控制血压及神经康复等治疗。治疗组接受米氮平治疗，首日剂量为每日 15 mg，连服 1 周，第 2 周起增至每日 30 mg，晚餐后顿服；对照组接受盐酸阿米替林治疗，剂量为每日 25 mg，晚餐后顿服。疗程均为 6 周，治疗期间两组患者均不使用其他抗抑郁药物。分别于治疗前及治疗后第 2 周、第 4 周、第 6 周比较两组患者汉密尔顿抑郁量表（HAMD）评分和临床疗效。通过观察两组患者治疗前和治疗第 2 周、第 4 周、第 6 周采用 HAMD 进行抑郁程度评分来判断疗效。将记录的结果采用统计学的方法分析，表明接受治疗第 2 周、第 4 周、第 6 周，两组患者 HAMD 评分较治疗前均有所降低，治疗组在第 4 周、第 6 周 HAMD 评分分别为 8.20 分 ±1.35 分、6.36 分 ±1.02 分，明显低于对照组的 14.64 分 ±2.83 分、10.87 分 ±3.03 分，差异有统计学意义（$P<0.05$）。治疗组总有效率为 97.5%，高于对照组总有效率 77.5%；治疗组嗜睡、便秘、口干、多汗、食欲下降患者例数明显少于对照组，差异有统计学意义（$P<0.05$），治疗组头晕、乏力例数少于对照组，差异无统计学意义（$P>0.05$），但治疗组不良反应轻于对照组。因此，米氮平治疗卒中后抑郁疗效显著，且不良反应少。

（胡锦全　李贞艳　刘　勇　刘永丽）

【评述】 PSD 的诊断和治疗是目前脑血管病的热点之一。该研究采用随机方法分为两组进行对照，选取的患者都排除了其他影响因素，比较具有说服力，且治疗期间对患者的不良反应进行详细记录，采用 SPSS17.0 统计软件分析两组患者 HAMD 评分、临床疗效、不良反应。该研究结果表明，米氮平治疗卒中后抑郁疗效显著，且不良反应少；对今后的临床工作具有一定的参考价值和指导作用。

（王红星）

文选 28

【题目】　文拉法辛缓释片治疗脑卒中后抑郁的临床观察

【来源】　重庆医学，2016，10：4132-4234.

【文摘】　赵良兵等为研究文拉法辛缓释片治疗脑卒中后抑郁（PSD）的临床效果，选取 2014 年 1 月至 2015 年 1 月在神经内科就诊的脑卒中患者 68 例患者，随机分为观察组和对照组各 34 例，在脑血管病常规治疗的基础上，观察组加用文拉法辛缓释片 75 mg/d，口服，1 周后加为 150 mg/d；对照组加用氟哌噻吨美利曲辛片（每片含相当于 0.5 mg 氟哌噻吨的二盐酸氟哌噻吨，以及相当于 10 mg 美利曲辛的盐酸美利曲辛），每 2 天 1 片，口服。治疗前、治疗后 2 周进行血常规、尿常规，肝功能、肾功能及心电图等检查，采用不良反应量表（TESS）评分来评价不良反应。通过观察两组患者分别在治疗前和治疗后 2、6、8 周时进行的 17 项 HAMD 评分来判断疗效。治疗后 6 周和 8 周时评定治疗有效率及治愈率。将记录的结果采用统计学的方法分析，表明在治疗后 6、8 周时，观察组的 HAMD 评分较对照组下降较明显，差异有统计学意义（$P < 0.05$）；治疗有效率观察组为 50.00% 和 67.65%，对照组为 26.47% 和 29.41%，差异有统计学意义（$P < 0.05$）；治愈率观察组为 32.35% 和 47.06%，对照组为 8.82% 和 14.71%，差异有统计学意义（$P < 0.05$）。文拉法辛缓释片不良反应多于氟哌噻吨美利曲辛片，差异有统计学意义（$P < 0.05$）。因此对 PSD 急性期的治疗，文拉法辛缓释片的疗效明显优于氟哌噻吨美利曲辛片。

（赵良兵　王化东　孙　超　赵艳梅　孙迎迎）

【评述】　该研究观察文拉法辛缓释片在治疗卒中后抑郁中的疗效，具有一定的应用价值。本文设定入组标准，采用随机对照研究和前瞻性研究的方法设计研究方案，结果具有一定说服力，借助统计学准确分析两组临床疗效、HAMD 评分、不良反应的差异。该研究结果表明，在 PSD 急性期的治疗中，文拉法辛缓释片的疗效明显优于氟哌噻吨美利曲辛片，对今后的临床工作有一定指导作用。相比较其他研究，该研究还应对患者进行健康教育和心理辅导，将更利于患者康复；建议该研究者可以增加一些参与研究的患者，利用大样本观察，使该研究更具说服力。

（王红星）

文选 29

【题目】　卒中后抑郁早期症状的测量（Early symptom measurement of post-stroke depression）

【来源】　Affect Disord，2016，197：215-222.

【文摘】　Li 等报道一种测量卒中后抑郁（PSD）早期症状的新方法并分析了其结构因素和心理测量特性。采用横断面调查方法收集并管理在中国东南部地区住院的卒中患者 410 例，在轻至中度急性卒中发作后 7～30 d 进行测量。采用探索性因子分析（EFA）和一阶、二阶验证性因子分析（CFA）评估新测量方法的因子结构，采用 Cronbachalpha 系数、项目总相关系数、项目子尺度相关系数和复合系数对各因素和总度量的测量可靠性进行评价，利用估计相关矩阵和平均方差提取法（AVE）检验判别效度。文章利用 EFA 方法提取一种理论相一致、临床可解释、共 29 项的 6 因素 PSD 早期症状模型（迟钝、内疚、低兴趣、不眠、易激动和焦虑）。一阶 CFA 保留 6 个因素，删除 3 个表现不佳的项目。对 6 因素 -26 项模型的二阶 CFA 分析结果表明，该模型具有较好的可靠性（$\chi^2/df=2.25$，CFI＝0.973，TLI＝0.970，RMSEA＝0.055 和 WRMR＝1.168）和区分效度。该研究也存在一定的局限性，研究调查的方法和有目的的抽样程序导致最终纳入的临床患者同质化较低，因此进一步针对预测效度、标准效度、重测信度和患者心理社会特征的稳定性进行评估。结果发现，该项检测 PSD 早期症状的新方法可以在首发卒中患者中发现 PSD 早期症状，发现 PSD 早期症状的平均时间为卒中后 11.07 d（在 14 d 峰值线以内）。

（Jufang Li　Linda Denise Oakley　Roger L. Brown　Yun Li　Maiyun Ye　Yong Luo）

【评述】 PSD 患者的治疗关键是早发现、早诊断、早干预、早治疗，由于卒中患者病程长、负担重、生活质量差的特点，加之老年人卒中发病率的升高，PSD 的发病率也逐渐升高，且有研究表明卒中患者的抑郁程度会影响患者神经功能的恢复，因此及时发现 PSD 患者的早期症状十分关键。该研究聚焦于首发急性卒中患者卒中发作 14 d 以内的 PSD 症状，针对 26 项 -6 因素进行 EFA 和 CFA 分析，研究结论说服力强，同时 Li 等也意识到该研究存在一定的局限性，即所纳入患者的同质性较低，希望后续的研究能克服这一问题。

（王红星）

文选 30

【题目】 卒中后抑郁与血清铁蛋白水平间的关系（The association between serum ferritin levels and post-stroke depression）

【来源】 Journal of Affect Disord，2016，190：98-102.

【文摘】 Zhu 等为探究血清铁蛋白水平与卒中后抑郁（PSD）间的关系，选取 196 例缺血性脑卒中发作 24 h 内的患者，连续随访 2 个月，采用电化学发光免疫测定法检测血清铁蛋白水平，临床抑郁症的诊断依据为 DSM- Ⅳ 标准，抑郁水平的诊断标准为 HAMD-17 评分≥7 分；同时招募 100 名正常对照组受试者。241 名卒中患者在基线期入组，196 名患者完成随后 2 个月的连续随访，Zhu 等发现 56 例卒中患者（28.6%）在卒中发作 2 个月时被诊断为 PSD，入院 24 h 内的血清铁蛋白水平有显著的组间差异（$F=25.044$，$P<0.001$），总体卒中患者的血清铁蛋白水平高于正常受试者 [（190.07±140.17 mg/L）vs.（135.16±54.96 mg/L）；$P=0.001$]，PSD 患者入院时血清铁蛋白水平明显高于非 PSD 患者和正常对照组 [（264.34±162.40）mg/L、（160.36±118.40）mg/L、（135.16±54.94）mg/L]，PSD 患者入院时血清铁蛋白水平与 hs-CRP 呈正相关（$r=0.129$，$P=0.042$）。在多因素分析中，调整所有可能的变量后，血清铁蛋白水平≥130.15 μmol 与 2 个月时的 PSD（$OR=5.388$，95%CI 1.725～16.829；$P=0.004$）具有独立相关性。同时研究发现，与非 PSD 组和正常对照组相比，PSD 组更倾向于受教育程度低者、BMI 指数高者、腰围高者及当前吸烟患者，且 PSD 组的卒中程度更重、神经功能结果更差、康复效果更差。Zhu 等由此得出结论，卒中患者入院时血清铁蛋白水平升高与 PSD 有关并可预测其在卒中后 2 个月的发展。

（Zhu Lin　Han Bin　Wang Liping　Chang Yaling　Ren Wenwei　Gu Yingying
Yan Mengjiao　Wu Chaowen　Zhang Xiangyang　He Jincai）

【评述】　卒中后抑郁（PSD）是一种常见的卒中后大脑疾病，临床发病率高。已有报道指出，血清铁蛋白水平升高会导致抑郁，该研究进一步阐明血清铁蛋白水平与 PSD 的关系及其预测疾病发展的重要意义。Zhu 等根据随机对照试验和前瞻性试验的原则设计和实施研究方案，设计严谨、思路清晰。但研究也存在一定的局限性：一是排除了严重失语症和病情严重的患者；二是没有记录饮食摄入的信息，而饮食情况是影响体内铁的储存十分重要的因素；三是样本量较小，应在大队列中进一步证实。

（王红星）

文选 31

【题目】　早发卒中后抑郁患者的临床特征和循环 microRNA 的谱系表达（Clinical predictor and circulating microRNA profileexpression in patients with early onsetpost-stroke depression）

【来源】　Journal of Affect Disord，2016，193：51-58.

【文摘】　Zhang 等为探讨卒中后早期抑郁（PSD）的临床因素及血液生物标志物，收集 251 例急性缺血性卒中患者，利用汉密尔顿抑郁量表评估卒中患者的抑郁水平并在卒中后 2 周内分为 PSD 组和非 PSD 组。记录脑卒中患者的临床资料、严重程度、病因及发病部位，在入院当天进行炎症介质、糖酵解和脂质代谢的检测及分析，通过 Logistic 回归分析，探讨临床因素与早发 PSD 发病的关系。此外，通过基因芯片筛选两组患者的血浆中差异表达的 miRNA，通过 GO 和 KEEG 分析进一步研究相关的生物信息。研究结果显示，251 例患者中，45 例（17.93%）诊断为早发性 PSD。美国国立卫生研究院卒中量表（NHISS）评分（43 分）和颈动脉狭窄是早发性脑卒中的独立相关因素（OR 分别为 3.479 和 2.617，P 值分别为 0.000 和 0.009）。此外，低密度脂蛋白在轻度脑卒中亚型中倾向于与早发性 PSD 相关（$P=0.084$）。miRNA 表达谱显示，PSD 组与非 PSD 两组间有 25 种差异表达的循环 miRNA，$FC \geq 2$ 和 $P \leq 0.05$，这些循环 miRNA 的靶基因在肿瘤和 MAPK 信号通路中都有着丰富的表达。Zhang 等分析其研究的局限性：样本小，结果应该在大队列患者中进一步证实。Zhang 等由此得出结论，早期起病的 PSD 更可能出现在严重神经功能缺损和颈动脉狭窄的患者中，同时指出轻度卒中患者的低密度脂蛋白水平与抑郁之间可能存在联系，而血液 miRNAs 可作为 PSD 诊断的潜在生物标志物。

（Zhang Yu　Cheng Lin　Chen Yajing　Yang Guoyuan　Liu Jianrong　Zeng Lili）

【评述】　卒中后抑郁（PSD）在卒中患者中常见、发病率高，已有研究表明 PSD 会影响卒中神经功能的恢复，因此 PSD 的早期发现、早期诊断和治疗至关重要。该研究从 PSD 的量表特征、影像特征、血生化和基因表达等方面入手，指出 NISHH 评分（43 分）和劲动脉狭窄为 PSD 两个独立相关因素，分析低密度脂蛋白水平与早发 PSD 的关系并证实 PSD 患者循环 miRNA 表达的异常，为早发 PSD 的早期诊断提供新思路、新方向。美中不足的是样本量偏少，可在大队列患者中进一步证实。

（王红星）

文选 32

【题目】　5-HTTLPR 多态性与脑卒中后抑郁的关系（Relationship between 5-HTTLPR polymorphism and post-stroke depression）

【来源】 Genet Mol Res，2016，15（1）.

【文摘】 Guo 等为研究 5-HTTLPR 多态性与脑卒中后抑郁（PSD）关系，从精神病院招募 199 名 PSD 患者和 202 名无关的非 PSD 患者。提取受试者的 DNA 并检测其基因分型，比较两组之间的基因型和等位基因频率。将来自受试者的外周血样品吸入含有抗凝血剂乙二胺四乙酸的真空管中，并储存在 −70℃直至使用。使用 Relax Gene Blood DNA System 从白细胞中提取基因组 DNA，将 DNA 悬浮在 TE 缓冲液中用于基因分型。在 95℃下预变性 10 min；在 95℃下变性 1 min，在 69℃下退火 1 min，在 72℃下延伸 1 min 的 35 个循环；最后在 72℃延伸 20 min。使用 2% 琼脂糖凝胶电泳分离扩增产物，并在溴化乙锭染色后使用紫外凝胶成像系统（Uvitec，Cambridge，UK）获得图像，扩增片段为 419 bp 或 376 bp，将基因组 DNA 样品送去进行直接测序。进行统计数据分析，精确检验并比较 PSD 患者和非 PSD 患者之间的人口统计学特征，检验测试来自 Hardy-Weinberg 平衡的基因型计数的偏差，检验评估两组之间基因型和等位基因分布的统计学差异，显著性水平为 0.05。PSD 组 5-HTTLPR 基因型的 Hardy-Weinberg 平衡无差异（$x^2=2.71$，$P>0.05$），非 PSD 组无差异（$x^2=2.86$，$P>0.05$）。在各组之间的基因型（$x^2=16.75$，$P=0.002$）和等位基因（$x^2=15.12$，$P=0.001$）频率中发现有显著差异，PSD 患者的 L 等位基因频率显著低于非 PSD 患者（35.7%）（49.3%；$OR=0.53$，$95\%CI$ 0.39～0.72），PSD 组的 SS 基因型频率显著高于非 PSD 组，非 PSD 组 LL 基因型频率显著高于 PSD 组（$P<0.01$）。由此表明 PSD 可能是由遗传易感性引起的，具有 SS 基因型的卒中患者可能更容易发生抑郁症。

（Guo WY　Zhang ZH　Mu JL）

【评述】 该研究从遗传角度分析卒中后抑郁（PSD）的起病，探讨 5-HTTLPR 和 SSRIs 之间的相关性及其对卒中后的影响，研究结果表明 PSD 可能是由遗传易感性引起的，具有 SS 基因型和 L 等位基因频率低的卒中患者可能更容易发生抑郁症，对今后的临床工作具有指导作用，有利于 PSD 的预防以及早期发现、早期治疗。Guo 等研究 5-HTT 的基因多态性，建议进一步分析与其他多态性的连锁平衡并在后续的研究中予以体现。

（王红星）

文选 33

【题目】 入院时血清超敏 C 反应蛋白水平与急性缺血性卒中卒中后抑郁的相关性高于同型半胱氨酸水平（Serum Levels of High-sensitivity C-Reactive Protein at Admission Are More Strongly Associated with Post stroke Depression in Acute Ischemic Stroke than Homocysteine Levels）

【来源】 Mol Neurobiol，2016，53（4）：2152-2160.

【文摘】 Tang 等为研究入院时血清超敏 C 反应蛋白水平与急性缺血性卒中（AIS）患者发生卒中后抑郁（PSD）的相关性并对同型半胱氨酸水平与 PSD 的相关性进行比较，收集 2012 年 12 月至 2013 年 12 月在医院就诊的 AIS 患者，首次入院且在入院后 24 h 内的 AIS 患者被招募并连续随访 6 个月，入院时检测血清超敏 C 反应蛋白（hs-CRP）水平和同型半胱氨酸（HCY）水平。所有患者均采用 DSM-Ⅳ（SCID-i-R）结构式临床访谈进行访谈并区分抑郁症的严重程度；对 100 例患者进行信度检验，Kappa 值为 0.86；用 17 项汉密尔顿抑郁量表（HAMD）测量抑郁症状的严重程度；通过访谈收集有关人口统计学、生活状况、受教育程度、精神疾病家族史和药物治疗的数据；抑郁症的诊断是在卒中后 6 个月依据 DSM-IV 标准做出诊断。入院后 6 个月 95 例（42%）表现为抑郁症（重度＋轻度），69 例（30.5%）被确诊为抑郁症。在 69 例抑郁症患者，入院时 Hs-CRP 和 HCY 水平显著高于无抑郁症患者。调整所有其他可能的协变量后，hs-CRP 和 HCY 仍然是 PSD 的独立预测因子，分别 $R=1.332$（95%CI 1.230～1.452；$P<0.001$）和 $R=1.138$（95%CI 1.072～1.27；$P<0.001$）。hs-CRP 和 HCY 的受试者工作特性曲线下面积分别为 0.765（95%CI 0.701～0.983）和 0.684（95%CI 0.610～0.757）。联合模型（HCY 和 Hs-CRP）的预后准确率高于单独的生物标志物和其他标志物。入院时血清 hs-CRP 和 HCY 水平升高与卒中后 6 个月抑郁症相关，提示这些改变可能参与脑卒中患者抑郁症状的病理生理学。

（Tang Chaozhi　Zhang Yuling　Wang Wensheng　Li Weiguo　Shi Jipeng）

【评述】　该研究聚焦于急性缺血性卒中患者入院时血清超敏 C 反应蛋白水平与卒中后抑郁之间的关系，具有一定的临床应用价值。入院时 hs-CRP 和 HCY 水平显著高于无抑郁症患者，调整所有其他可能的协变量后，hs-CRP 和 HCY 仍然是 PSD 的独立预测因子，且联合模型（HCY 和 hs-CRP）的预后准确率高于单独的生物标志物和其他标志物。入院时血清 hs-CRP 和 HCY 水平升高与卒中后 6 个月抑郁症相关，提示这些改变可能参与脑卒中患者抑郁症状的病理生理学。研究者意识到该研究存在样本量不够大的局限性，对后续的研究有一定的参考价值。

（王红星）

文选 34

【题目】　他汀类药物作为一种抗炎治疗通过下调 IL-1β 水平治疗冠状动脉粥样硬化性心脏病患者的抑郁症状（Statin Function as an Anti-inflammation Therapy for Depression in Patients with Coronary Artery Disease by Downregulating Interleukin-1β）

【来源】　Cardiovasc Pharmacol，2016，67（2）：129-135.

【文摘】　Ma 等提出假设炎症可促进冠状动脉粥样硬化性心脏病患者抑郁症状的发生发展，他汀类药物作为一种抗炎药物则可减少冠状动脉粥样硬化性心脏病患者抑郁症状的发生。为验证这一假设，Ma 等选取 217 例在中国上海同济医院心脏内科住院并确诊的冠状动脉粥样硬化性心脏病患者，所有的冠状动脉粥样硬化性心脏病患者均根据 9 项健康问卷将其抑郁程度分为 4 个水平：无抑郁（ND）、轻度抑郁（MiD）、中度抑郁（MoD）、重度抑郁（SD）。采用化学发光免疫分析法和 Biop-FEX 法检测所有入组者的外周血炎症因子，采用双荧光素酶分析系统检测入组者转染人脐静脉内皮细胞的表达 IL-1β 或 NF-kB 的荧光素酶的表达水平。从 217 例冠状动脉粥样硬化性心脏病患者中获得的信息显示，伴有抑郁症状的冠状动脉粥样硬化性心脏病患者的 IL-1β 水平升高，且抑郁症程度越重外周血 IL-1β 水平越高，重度抑郁的冠状动脉粥样硬化性心脏病患者的 IL-1β 水平为（14.70），明显高于不伴有抑郁冠状动脉粥样硬化性心脏病患者的 IL-1β 水平（7.52）、轻度抑郁的冠状动脉粥样硬化性心脏病患者的 IL-1β 水平（7.73）以及中度抑郁的冠状动脉粥样硬化性心脏病患者的 IL-1β 水平（8.63）；同时荧光素酶基因分析则显示冠状动脉粥样硬化性心脏患者和抑郁症患者的 IL-1β 或 NF-kB 的表达水平均上调（$P<0.05$）。对 271 例冠状动脉粥样硬化性心脏病患者加用阿托伐他汀药物治疗后，患者 IL-1β 或 NF-kB 的表达水平均下降（$P<0.05$）。Ma 等由此得出结论，冠状动脉粥样硬化性心脏病患者抑郁症状的发生、发展与炎症密切相关，同时提出他汀类药物治疗作为一种抗炎治疗可通过下调 IL-1β 水平治疗冠状动脉粥样硬化性心脏病患者的抑郁症状。

（Ma Wenlin　Shen Dan　Liu Jie　Pan Jiangqi　Yu Lu　Shi Weiqi　Deng Liang　Zhu Lingfeng　Yang Fan　Liu Junjun　Cai Wenping　Yang Jianhua　Luo Yanli　Cui Haisong　Liu Shangfeng）

【评述】　冠状动脉粥样硬化性心脏病患者抑郁症状的治疗关键是早期诊断、早期治疗，炎症导致冠状动脉粥样硬化性心脏病（CAD）和抑郁症的发生，以往已有研究表明长期应用他汀类药物作为一种抗炎治疗可以减少冠状动脉粥样硬化性心脏病患者抑郁症状的发生，然而具体的机制尚不清楚。该研究发现他汀类药物可降低冠状动脉粥样硬化性心脏病抑郁患者的 IL-1β 水平，提示他汀类药物减少冠状动脉粥样硬化性心脏病患者抑郁症状发生、发展的可能机制，这对伴抑郁症状冠状动脉粥样硬化性心脏病患者的用药选择及预防冠状动脉粥样硬化性心脏病患者抑郁症的发生具有重要临床意义。

（王红星）

文选 35

【题目】　右美托咪定对体外循环心脏手术患者术后认知功能障碍发生的影响

【来源】　中华神经医学杂志，2016，15（4）：391-396.

【文摘】　谢屹红等为观察右美托咪定（DEX）对体外循环（CPB）心脏手术患者围术期中枢炎症反应的影响，进而探讨其对该类患者术后认知功能障碍（POCD）发生的影响。研究选取 2013 年 7 月至 2014 年 6 月在浙江省人民医院心胸外科行择期 CPB 心脏手术的患者 80 例，采用随机数字表法平均分为对照组和 DEX 组，每组 40 例。DEX 组患者麻醉诱导前给予右美托咪定 1 μg/kg，然后以 0.5 μg/（kg·h）速度持续输注至手术结束；对照组患者在同时段给予等量生理盐水。分别于麻醉诱导后切皮前（T0）、CPB 开始后 30 min（T1）、CPB 停止后 30 min（T2）、手术结束时（T3）、手术结束后 24 h（T4）及手术结束后 72 h（T5）等 6 个时间点从颈静脉球部采集血液标本检测肿瘤坏死因子 α（TNF-α）、白介素 -6（IL-6）及白介素 -10（IL-10）水平；分别于术前 1 d 及术后 3、7、90、180 d 采用简易智能精神状态检测量表（MMSE）及数字广度（DS，顺向和逆向）、数字符号（DS）、循环连线（TMT）测试量表评估患者的认知功能。结果表明，在 T1、T2、T3 时间点，两组患者血浆 TNF-α、IL-6 及 IL-10 水平均明显高于组内 T0 时间点，差异均有统计学意义（$P<0.05$）；DEX 组 TNF-α 及 IL-6 水平均明显低于同时间点对照组，差异均有统计学意义（$P<0.05$）；DEX 组 IL-10 水平均明显高于同时间点对照组，差异均有统计学意义（$P<0.05$）。对照组术后 3 d 除 TMT 外的所有量表结果，及术后 7 d MMSE、DS- 逆向评分，以及术后 90 d DS- 逆向评分均明显低于术前 1 d，差异均有统计学意义（$P<0.05$）；DEX 组术后 3 d MMSE、DS- 逆向评分均明显低于术前 1 d，差异均有统计学意义（$P<0.05$）。DEX 组术后 3 d 及 7 d MMSE、DS- 逆向评分，以及术后 90 d DS- 逆向评分均明显高

于对照组，差异均有统计学意义（$P<0.05$）；DEX 组术后 3 d TMT 时间明显低于对照组，差异有统计学意义（$P<0.05$）。DEX 组术后 3 d、7 d POCD 发生率（23.5%、14.7%）均明显低于对照组（46.9%、37.5%），差异均有统计学意义（$P<0.05$）。谢屹红等由此得出结论，在麻醉诱导前给予 DEX 1 μg/kg 负荷及术中 0.5 μg/（kg·h）维持，可在一定程度上抑制 CPB 心脏手术患者中枢炎症反应，从而改善术后认知功能，进而减少早期 POCD 的发生，但不能减少长期 POCD 的发生。

（谢屹红 沈杜良 钱 江 陈永健 郑嘉寅）

【评述】 体外循环（CPB）心脏手术是目前公认的术后认知功能障碍（POCD）发生率最高的手术，而降低 POCD 发生率的关键是控制中枢炎症反应。谢屹红等围绕右美托咪定（DEX）控制中枢炎症反应进而降低 POCD 发生率这一假设展开研究，具有临床应用价值；采用随机对照试验和前瞻性研究的方法，思路清晰设计合理。POCD 在临床上通常采用简易智能精神状态检测量表（MMSE）进行评估，该研究采用 MMSE、数字广度（DS，顺向和逆向）、数字符号（DS）及循环连线（TMT）测试量表进行综合评估，有利于发现术后轻微的认知改变。

（王红星）

文选 36

【题目】 生物反馈训练对冠状动脉粥样硬化性心脏病患者生理、心理指标的影响

【来源】 重庆医学，2016，45（24）：3361-3363.

【文摘】 陈芹、王新燕等为探讨生物反馈训练对冠状动脉粥样硬化性心脏病患者生理、心理学指标的影响，选取 58 名于安徽宿州市立医院就诊的冠状动脉粥样硬化性心脏病患者按随机数字表法分为观察组（生物反馈组）和对照组，每组各 28 例，两组患者性别、年龄、合并症、基础用药组间差异无统计学意义（$P>0.05$）。观察组患者接受每天 1 次、每次 30 min、为期 14 d 的生物反馈训练（采用额肌生物反馈，将一次性电极放置在两眉的上方、瞳孔的正上方，距眉弓约 2.5 cm，参考电极置于两个电极的正中间；先进行 10 min 的自我松弛练习，然后进行反馈训练，每次训练约 30 min，每天 1 次，2 周为 1 个疗程）。对照组患者在同等条件下静卧 30 min，频率及疗程与观察组相同。在治疗前后对患者生理指标中的收缩压（SBP）、舒张压（DBP）、正常心动周期的标准差（SDNN，反映自主神经功能的无创性心电学指标）进行评估，对患者心理指标中的焦虑、抑郁水平分别使用汉密尔顿焦虑量表（HAMA）、汉密尔顿抑郁量表（HAMD）进行评估，比较组内和组间差异。研究发现，观察组 SBP、DBP、HAMA 和 HAMD 评分均显著低于对照组（$t=3.394$，$P=0.001\ 3$；$t=3.632$，$P=0.000\ 6$，$t=4.252$，$P=0.000\ 1$；$t=4.309$，$P=0.000\ 1$）；观察组 SDNN 显著高于对照组（$t=3.213$，$P=0.0022$）；观察组 SBP、DBP、HAMA 和 HAMD 较治疗前显著降低，SDNN 较治疗前显著升高（$P<0.05$）；对照组 SBP、HAMD 较治疗前显著降低（$P<0.05$）。陈芹等由此得出结论，生物反馈训练是一种有效的冠状动脉粥样硬化性心脏病辅助治疗方式。

（陈 芹 王新燕 马美玲 郭 娟）

【评述】 冠状动脉粥样硬化性心脏病患者心理症状的发生率逐渐增高，该研究聚焦于生物反馈训练对冠状动脉粥样硬化性心脏病患者生理、心理学指标的影响，采用前瞻性研究和随机对照试验的

方法设计研究方案，结果表明生物反馈训练治疗卒中后抑郁有效，且相较药物治疗不良反应少，可作为改善冠状动脉粥样硬化性心脏病生理和心理症状的重要辅助手段，具有一定的临床应用价值。但生物反馈训练是否可以代替药物治疗，或者其与药物治疗联用可否产生"1+1＞2"的效果，可在后续的研究中进一步探讨。

（王红星）

文选 37

【题目】　曲美他嗪联合乌灵胶囊治疗慢性心力衰竭合并抑郁症的临床疗效观察

【来源】　中西医结合心脑血管病杂志，2016，14（23）：2728-2730.

【文摘】　周艺等为研究曲美他嗪联合乌灵胶囊治疗慢性心力衰竭合并抑郁症的临床疗效，从江苏省连云港市第一人民医院选取 100 例慢性心力衰竭合并抑郁症的患者并随机分为观察组和对照组，每组各 50 例，对两组的性别、年龄、病程、心功能分级等一般资料进行比较，差异无统计学意义（$P>0.05$）。参与研究的所有患者均进行西医基础治疗，包括利尿药、血管紧张素转换酶抑制药（ACEI）、硝酸酯类、地高辛等。对照组在基础治疗的基础上采用曲美他嗪进行治疗，观察组在基础治疗基础上采用曲美他嗪联合乌灵胶囊进行治疗，分别治疗 12 周后，比较两组患者治疗前后的心功能、血浆 N 末端脑钠肽原（NTproBNP）和血清心型脂肪酸结合蛋白（HFABP）水平，并采用汉密尔顿抑郁量表（HAMD）、抑郁自评量表（SDS）和汉密尔顿焦虑量表（HAMA）评估两组患者治疗前后的焦虑、抑郁水平。结果发现治疗后两组患者的左心室舒张末期内径（LVEDD）、左心室收缩末期内径（LVESD）、左心室射血分数（LVEF）、心输出量（CO）、每搏量（SV）及 6 min 步行距离均较治疗前有改善，且观察组的改善程度优于对照组（$P<0.05$）；治疗后两组患者的 NTproBNP、HFABP 水平明显降低，且观察组的血浆 NTproBNP 和血清 HFABP 水平均低于对照组（$P<0.05$）；治疗后两组患者的 HAMD、SDS 和 HAMA 积分均降低（$P<0.05$），且观察组的评分改善程度明显优于对照组（$P<0.05$）；观察组临床疗效明显优于对照组（$P<0.05$）。周艺等由此得出结论，曲美他嗪和乌灵胶囊联合治疗抑郁症，能明显改善慢性心力衰竭合并抑郁症患者的心脏舒缩功能，改善心肌损伤，减轻抑郁和焦虑症状，避免抑郁症对心力衰竭治疗效果的影响，有助于慢性心力衰竭患者的康复。

（周　艺　尹德录　赵新华　王　莹）

【评述】　该文采用随机、对照、双盲的方法进行分组，采用前瞻性研究的方法设计对照组和观察组的治疗方案和观察指标，分别比较两组患者治疗前后的心功能水平和抑郁水平及两种治疗方案的疗效差异，研究过程较为严密合理。该研究主要针对慢性心力衰竭合并抑郁症患者，已有研究表明抑郁症作为一个独立的危险因素可影响慢性心力衰竭的预后，且心力衰竭的病程长、病死率高、治疗费用较高，患者长期处于紧张状态，加之某些药物的不良反应都会导致或加重抑郁症的发生发展。因此，关注慢性心力衰竭患者的抑郁症状、及时评估患者的抑郁水平并在基础治疗的基础上及时联合抗抑郁药物治疗，对慢性心力衰竭患者的治疗及预后有积极的意义。

（王红星）

文选 38

【题目】　心理干预联合美托洛尔对急诊经皮冠状动脉介入治疗合并心肌桥患者临床观察

【来源】　河北医科大学学报，2016，8：949-952.

【文摘】　武海英等为研究心理干预联合美托洛尔对急诊经皮冠状动脉介入（PCI）治疗合并心肌桥患者的临床效果，收集 2012 年 1 月至 2015 年 4 月河北省张家口市第一医院收治的成功行急诊 PCI 且术中发现合并心肌桥伴有焦虑、抑郁症状的患者 150 例，随机分为治疗组和对照组各 75 例。对照组在常规治疗的基础上服用琥珀酸美托洛尔，由 12.5 mg 小剂量开始，每 2 周剂量加倍 1 次，使心率控制在 55～60 次 /min，长期口服时根据心率随时调整用药剂量。治疗组在对照组治疗基础上同时给予健康教育和心理干预。健康教育主要是指对患者疾病基础知识的宣教，指导患者健康饮食方式，控制血压、血脂，适当体育锻炼。心理干预主要包括认知疗法和身心放松疗法，通过观察干预前后心绞痛发作次数，胸闷、气短及心悸等主要症状缓解情况来判断疗效。研究期间，通过随访，统计患者 1 年内发生心绞痛症状、心脏事件及再入院情况。将记录的结果采用统计学的方法分析，表明治疗组与对照组总有效率差异有统计学意义（$P<0.05$）；治疗组冠状动脉收缩期狭窄程度较对照组明显降低（$P<0.05$），治疗组心脏事件、再入院率均较对照组低，差异有统计学意义（$P<0.05$）。因此，心理干预联合美托洛尔较单纯应用美托洛尔更能改善急诊 PCI 合并心肌桥伴有焦虑、抑郁症状患者的临床症状，改善患者壁冠状动脉在心脏收缩期的狭窄程度，降低患者的不良预后。

（武海英　黄　龙　李森林）

【评述】　该研究聚焦于急诊经皮冠状动脉介入治疗合并心肌桥患者的心理症状，采用随机对照研究和前瞻性研究的方法设计试验，研究表明琥珀酸美托洛尔联合心理干预治疗伴有焦虑、抑郁症状的心肌桥患者不仅可改善患者症状，降低患者远期预后，而且对合并心肌桥时狭窄的壁冠状动脉同样具有较好的缓解作用，对今后的临床工作具有指导作用。相比较其他研究，该研究应在随访期间记录患者用药的不良反应及出现的各种不良事件并进行分析。

（王红星）

文选 39

【题目】　参松养心胶囊对氯氮平所致难治性精神分裂症患者心电图和心肌酶改变的影响（Effects of Shensong Yangxin capsule on the changes of electrocardiogram and myocardial enzyme in patients with refractory schizophrenia treated with clozapine）

【来源】　神经疾病与精神卫生，2016，16（5）：544-546.

【文摘】　肖慧琼等为研究参松养心胶囊对氯氮平所致难治性精神分裂症患者心电图和心肌酶改变的影响，在 2013 年 1 月至 2014 年 12 月入住湖南省脑科医院精神科的难治性精神分裂症患者中，纳入 102 例作为研究对象并进行随机分组，分为氯氮平联合参松养心胶囊治疗的观察组（52 例）和氯氮平单独治疗的对照组（50 例），进行疗程为 8 周的治疗，分别于治疗前和治疗 8 周后评估阳性与阴性症状量表（PANSS）评分、检测心电图和心肌酶变化，包括肌酸激酶（CK）和肌酸激酶同工酶

MB 亚型（CK-MB）。同时记录除心血管异常外的严重不良事件，包括休克、血液及消化系统的不良反应和锥体外系反应等。对取得的数据采用 SPSS19.0 统计软件进行分析，计量资料以均数 ± 标准差表示，组间比较采用 t 检验，计数资料比较采用 X^2 检验，$P < 0.05$ 为差异有统计学意义。该研究结果为：①两组患者疗效和严重不良事件比较差异均无统计学意义（$P > 0.05$）；②两组患者共出现 33 例心电图异常，对照组 21 例（42.0%），观察组 12 例（23.1%），差异有统计学意义（$P < 0.05$），其中窦性心动过速最常见，分别出现 16 例（32.0%）和 8 例（15.4%），差异有统计学意义（$P < 0.05$），心电图异常的发生与疗效无相关性；③与治疗前相比，两组患者治疗后均出现 CK 和 CK-MB 升高（$P < 0.05$），且观察组低于对照组，差异均有统计学意义（$P < 0.05$）。最后得出结论为抗精神病药物氯氮平治疗难治性精神分裂症会引起心电图异常和心肌酶升高，在临床中必须高度重视，参松养心胶囊能够缓解氯氮平所致的心电图异常和心肌酶升高，且不影响氯氮平的临床疗效、安全性高，可作为氯氮平治疗难治性精神分裂症的辅助用药。

（肖慧琼　袁李礼）

【评述】　该文采用前瞻性队列研究的方式，对参与研究的患者进行随机对照分组，此种分组方法可最大程度地避免临床试验设计、实施中可能出现的各种偏倚，提高统计学检验的有效性。该研究中仅有个别患者对所采用的药物出现严重不良反应，大部分参与者未出现明显不适，为临床工作中抗精神病药物氯氮平治疗难治性精神分裂症会引起心电图异常和心肌酶升高的问题提供一定的参考依据。与国内外其他文献相比较而言，该研究尚有进步的空间，如可进一步比较两组精神分裂症患者的恢复情况，也可进一步研究该药物具体的作用机制。

（王红星）

文选 40

【题目】　舒郁散治疗冠状动脉粥样硬化性心脏病合并抑郁的临床观察

【来源】　中西医结合心脑血管病杂志，2016，3：620-622.

【文摘】　乙伶等为研究舒郁散治疗冠状动脉粥样硬化性心脏病合并抑郁的临床效果，收集 2011年 9 月至 2013 年 4 月在淮安市中医院心血管内科门诊和住院的冠状动脉粥样硬化性心脏病合并抑郁患者 40 例，均符合 WHO 1979 年提出的冠状动脉粥样硬化性心脏病命名和诊断标准。随机分为治疗组和对照组各 20 例，两组均予以冠状动脉粥样硬化性心脏病二级预防常规治疗，包括应用硝酸酯类、钙拮抗药、β 受体阻滞药、阿司匹林、他汀类调脂药等，结合患者具体状况个体化剂量。研究组加用舒郁散，每日 1 剂，分早、晚两次温服。4 周为 1 个疗程，两组均治疗 2 个疗程。通过观察治疗前后的一般项目检查，血常规、尿常规、粪常规检查，肝功能、肾功能检查等情况来判断疗效。同时对患者进行疗效性观测，每日记录 1 次症状的变化，并根据中医症状分级量化表予以标明轻、中、重，记录舌苔脉象；治疗前后根据抑郁量表对患者进行评分；治疗前后检测血清超敏 C 反应蛋白（hs-CRP）及心率变异性（HRV）。将记录的结果采用统计学方法分析，研究组治疗后中医证候总积分改善明显优于对照组（$P < 0.01$）。两组治疗后抑郁积分较治疗前下降（$P < 0.01$），且研究组下降幅度大于对照组（$P < 0.05$）。两组治疗后血清 hs-CRP 水平均降低（$P < 0.01$），且研究组降低幅度大于

对照组（$P<0.05$）。两组患者治疗后高频指标（HF）较治疗前均明显升高（$P<0.01$），研究组治疗后 HF 的升高程度优于对照组（$P<0.05$）。治疗组与对照组总有效率差异有统计学意义（$P<0.05$）。治疗组壁冠状动脉收缩期狭窄程度较对照组明显降低（$P<0.05$），治疗组心脏事件、再入院率均较对照组低，差异有统计学意义（$P<0.05$）。因此，在舒郁散治疗冠状动脉粥样硬化性心脏病合并抑郁的临床观察中发现，舒郁散能显著改善冠状动脉粥样硬化性心脏病合并抑郁症患者的临床症状，抑制动脉血管内炎症反应，降低心脏交感神经活性。

（乙　伶　徐素娥　吴同和）

【评述】　越来越多的证据表明，抑郁症是冠状动脉粥样硬化性心脏病的独立危险因素，早期发现和干预冠状动脉粥样硬化性心脏病患者的抑郁症状对患者的预后十分重要。hs-CRP 作为一种炎症指标可间接反映动脉血管内炎症反应和组织损伤的严重程度；HRV 反映自主神经系统交感神经活性与迷走神经活性及其协调的关系，其中 HF 代表迷走神经活动，HF 增大提示心脏交感神经活性降低，心脏缺血得到改善。该研究表明舒郁散能显著改善冠状动脉粥样硬化性心脏病合并抑郁症患者的临床症状，降低血清 hs-CRP 水平，抑制动脉血管内炎症反应，升高 HF 水平，降低心脏交感神经活性，对伴有抑郁症状的冠状动脉粥样硬化性心脏病患者的临床辅助用药具有一定借鉴和参考价值。

（王红星）

文选 41

【题目】　逍遥散加减对女性心脏神经官能症患者炎症因子的影响

【来源】　河北中医，2016，3：412-415.

【文摘】　赵俊坡为研究逍遥散加减对女性心脏神经官能症（CN）患者炎症因子的影响，选择 2013 年 6 月至 2015 年 2 月在河北省平乡县中西医结合医院内科就诊并确诊为 CN 的女性患者 111 例，随机分为两组。治疗组 64 例，对照组 47 例，两组一般资料比较差异无统计学意义（$P>0.05$），具有可比性。对照组进行营养神经治疗，服用谷维素片 20 mg，每日 3 次，口服。心率快者服用酒石酸美托洛尔 12.5 mg，每日早、晚各 1 次；烦躁、抑郁、焦虑、失眠者服用氟哌噻吨美利曲辛片 1 片，每日 1 次，口服。治疗组予以逍遥散加减，每日 1 剂，水煎取汁 300 ml，分早、晚 2 次服，两组均治疗 4 周后统计临床疗效。通过观察两组治疗前后汉密尔顿抑郁量表评分（HAMD）和汉密尔顿焦虑量表评分（HAMA）来判断疗效。将记录的结果采用统计学的方法分析，两组总有效率比较差异有统计学意义（$P<0.05$），治疗组疗效优于对照组。两组各临床症状发生率较本组治疗前均明显下降（$P<0.05$）；两组除窦性心动过速、非特异性 ST-T 波改变的差异无统计学意义外（$P<0.05$），其余症状治疗组发生率均低于对照组（$P<0.05$）。两组 HAMA 及 HAMD 评分较本组治疗前均明显下降（$P<0.05$），且治疗组降低 HAMA 及 HAMD 评分优于对照组（$P<0.05$）。两组治疗后 hs-CRP、TNF-α 较本组治疗前均明显下降（$P<0.05$），且治疗组降低优于对照组（$P<0.05$）。因此，逍遥散加减治疗女性 CN 疗效确切，并能改善患者临床症状及抑郁症状，降低体内炎症因子水平。

（赵俊坡）

【评述】　该研究聚焦于女性心脏神经官能症患者的逍遥散治疗效果，采用随机对照研究的方法

设计研究方案，比较具有说服力，分析治疗前后临床症状发生情况、治疗前后 HAMA 及 HAMD 评分的变化以及治疗前后两组 hs-CRP、TNF-α 的变化。该研究结果表明逍遥散加减治疗女性 CN 疗效确切，并能改善患者临床症状及抑都症状，降低体内炎症因子水平，对今后的临床工作具有一定参考作用。相比较其他研究，该研究的入组患者均来源于河北省平乡县中西医结合医院，是否存在地区偏倚有待于进一步的探讨。

（王红星）

文选 42

【题目】 逍遥散联合归脾汤加减对心脏神经官能症患者心脏自主神经功能的影响

【来源】 河北中医，2016，4：565-568.

【文摘】 霍瑞楼为研究逍遥散联合归脾汤加减对心脏神经官能症患者心脏自主神经功能的影响，收集 91 例住院治疗的心脏神经官能症患者，随机分为两组，即治疗组 50 例和对照组 41 例。对照组营养神经治疗：维生素 B_1 片 20 mg，每日 3 次口服；谷维素片 20 mg，每日 3 次口服。心率快者服用酒石酸美托洛尔 12.5 mg，每日早、晚各 1 次；烦躁、抑郁、焦虑、失眠者服用氟哌噻吨美利曲辛片 1 片，每日 1 次口服。治疗组给予逍遥散联合归脾汤加减。两组均进行心理治疗，了解患者病史及发病原因，向患者讲解本病的性质，使其解除思想顾虑，树立信心，鼓励患者自我调整心态，健康作息，起居有常，饮食规律，积极体育锻炼，劳逸适度。通过观察干预前后临床症状、体征消失或基本消失，心电图检测无异常，停药 3 个月无复发来判断疗效。治疗 4 周后统计临床疗效，并观察两组治疗前后呼吸心率差、立卧位心率差、起立后第 30 次和第 15 次心搏时 RR 间期比值（30/15 比值）、乏氏指数，以及 24 h 心率变异性时域指标（HRV）、全部正常窦性心搏间期总体平均值标准（SDNN）、连续相邻正常窦性心动周期的均方根（RMSSD）、窦性心搏间期平均标准差（SDANN）、全部 RR 间期差>50 ms 心搏数占该时间内正常心搏数的百分比所占比重（PNN50）。将记录的结果采用统计学的方法分析，表明治疗组与对照组总有效率比较差异有统计学意义（$P<0.05$）；治疗组疗效优于对照组。两组治疗后自主神经功能各项指标数值均提高（$P<0.01$，$P<0.05$），且治疗组升高呼吸心率差、立卧心率差及 30/15 比值高于对照组（$P<0.05$）。两组治疗后 SDNN、SDANN、PNN50 及治疗组的 RMSSD 数值均明显提高（$P<0.05$），且治疗组治疗后 SDNN、SDANN 升高优于对照组（$P<0.05$）。因此，逍遥散联合归脾汤加减通过多途径、多靶点作用于机体，改善机体症状，改善心脏自主神经功能，疗效显著。

（霍瑞楼）

【评述】 该研究聚焦于心脏神经官能症患者心脏自主神经功能的改善，将患者随机分组对照研究，准确分析逍遥散联合归脾汤加减治疗心脏神经官能症患者心脏自主神经功能的临床疗效。作为中药，逍遥散联合归脾汤加减可以通过多途径、多靶点作用于机体，改善机体症状，改善心脏自主神经功能，疗效显著，为今后治疗心脏神经官能症患者心脏自主神经功能提供了新思路。相较其他研究，该研究应记录治疗期间患者用药的不良反应及出现的各种不良事件，并进行说明分析。

（王红星）

文选 43

【题目】　肺部肿瘤患者术后焦虑及抑郁症状共病及其影响因素

【来源】　中国心理卫生杂志，2016，30（06）：401-405.

【文摘】　王骁等比较手术治疗的肺部良性肿瘤与早期、中期肺癌患者的焦虑及抑郁症状的检出比率，探讨其影响因素。研究选择 2011 年 7 月至 2014 年 12 月就诊于北京市海淀医院胸外科经病理检查确诊并接受手术的 283 例肺部肿瘤患者，年龄 17～80 岁，其中肺部良性肿瘤或病变患者 107 例，早期肺癌患者 58 例，中期肺癌患者 118 例。采用自编调查表收集社会人口学及临床相关信息，使用抑郁自评量表（SDS）和焦虑自评量表（SAS）分别评价肿瘤患者抑郁和焦虑症状，SDS 标准分＞53 分记为有抑郁症状，SAS 标准分＞50 分记为有焦虑症状。采用 Epidate3.1 软件录入收集到的信息，采用 SPSS20 统计软件进行统计分析。将手术治疗后肺癌和良性肿瘤的焦虑检出率、抑郁检出率、焦虑及抑郁症状检出率进行 χ^2 检验，肺部良性肿瘤或病变患者无明显焦虑及抑郁症状，53.40% 的早期和中期肺癌患者存在焦虑症状，43.44% 的患者存在抑郁症状，差异有统计学意义（$P<0.001$）。将手术治疗后肺部肿瘤患者的焦虑、抑郁症状影响因素进行多重线性回归分析，发现中期肺癌（$\beta=29.70$，$P<0.001$）及年龄 65 岁以上（$\beta=2.58$，$P=0.018$）是发生抑郁症状的危险因素，相对于良性肿瘤及早期肺癌患者，中期肺癌患者焦虑症状更重（$\beta=27.22$，$P<0.001$）。研究认为，中期肺癌较良性肿瘤及早期肺癌更容易导致患者出现焦虑和抑郁等负面心理应激，且老年肿瘤患者更容易出现抑郁症状。

（王　骁　黄宇清　黄悦勤　王　俊　刘　军　金璐明

崔　健　刘　强　杨影顺　闫先军　刘肇瑞　陈红光）

【评述】　抑郁自评量和焦虑自评量表是精神科临床常用的焦虑、抑郁自评量表，评定项目数适中，信效度良好，用于评定被调查者的主观感受。本文着眼于肺部良性肿瘤和早、中期肺癌患者焦虑、抑郁症状比较，说明肺部肿瘤状态与焦虑及抑郁症状有关。但本研究采用横断面调查方法，难以证明因果关系，后续可进一步开展前瞻性的大样本多中心的临床试验，探索肺部肿瘤患者焦虑及抑郁症状的最有效干预方法，以期达到更好的整合治疗效果。

（胡少华　丁凯景）

文选 44

【题目】　癌症患者的睡眠质量及相关因素

【来源】　中国健康心理学杂志，2016，24（7）：993-969.

【文摘】　孙华明等探讨癌症患者的睡眠质量状况及相关影响因素。研究纳入 2013 年 1 月至 2014 年 12 月在齐齐哈尔市精神卫生中心门诊及住院部的患者 187 例，其中包括肺癌 39 例，乳腺癌 43 例，胃肠道癌症 76 例，泌尿系统癌症 29 例。研究采用自编资料调查表、PSQI 量表对患者睡眠情况进行评估及资料采集，比较不同特征癌症患者的睡眠质量的区别，发现癌症患者睡眠质量异常检出率为 49.7%，将睡眠质量异常者（PSQI 总分＞5 分）与正常者一般资料比较后发现，肺癌的睡眠异常率高于其他类型的癌症，美国东部肿瘤协作组（ECOG）评分为 3 分的睡眠质量异常率高于其他评分，

ECOG 评分为 0 分的睡眠质量异常率低于其他评分，出现癌症转移的患者睡眠异常检出率高于未转移组，出现骨转移和内脏转移睡眠质量异常率高于脑和其他组织转移（P 均<0.05）；Logistic 回归统计分析示，美国东部肿瘤协作组（ECOG）评分为 3 分（P<0.001，OR=5.566，95%CI 3.112～12.451）、癌症类型为肺癌（P<0.001，OR=3.23，95%CI 2.342～10.642）、转移类型为骨转移和内脏转移（P<0.01，OR=2.443，95%CI 1.965～8.963）为癌症患者睡眠质量异常的显著危险因子，ECOG 评分为 0 分（P<0.01，OR=0.236，95%CI 0.122～0.879）为癌症患者睡眠质量异常的显著保护因子。研究认为睡眠质量异常在癌症患者中表现较为突出，需要持续关注，制定相应措施、适时进行干预，尤其肺癌的睡眠质量问题高发可能与呼吸组织受损有关，肺癌为睡眠质量异常的显著危险因子；另外，ECOG 评分 3 分、骨转移和内脏转移为睡眠质量异常的危险因子，尤其是骨转移和内脏转移的患者更容易出现疼痛，从而进一步影响睡眠；ECOG 评分为 0 分是睡眠质量的保护因子，可能随着肿瘤病程进展，其受到睡眠问题困扰的可能性也随之增加。

（孙华明　于　滢）

【评述】　癌症患者失眠的病理生理学机制并不明确，可能与焦虑、抑郁、疲劳、癌症的类型、治疗方法相关，如放射治疗、化学治疗、镇痛药物、抗抑郁药物的不良反应，以及其他心身因素的影响等。匹兹堡睡眠指数量表（PSQI）在评估患者睡眠状况时信效度较高，受教育程度低对测评结果也不会产生影响，适合广泛年龄段的癌症患者睡眠质量的评估，本研究印证了癌症患者中睡眠问题高发，提示肿瘤科医师应持续关注癌症患者的睡眠问题，尤其在肿瘤病程晚期、出现骨转移或内脏转移伴随疼痛的患者，更需持续关注疼痛对睡眠的影响，以提高癌症患者的生存质量。

（胡少华　丁凯景）

文选 45

【题目】　Exploring correlations between positive psychological resources and symptoms of psychological distress among hematological cancerpatients：across-sectional study

【来源】　Psychol Health Med，2016，21（5）：571-582.

【文摘】　Wang 等对恶性血液病患者中的积极心理资源与其心理困扰症状的相关性进行横断面研究，探讨积极心理资源对血液肿瘤患者抑郁和焦虑症状的影响。研究招募 2013 年 7 月至 2014 年 4 月期间在中国医科大学盛京医院血液科就诊的恶性血液病患者 300 人，最终纳入 227 份有效问卷。采用一般问卷调查，收集患者的性别、年龄、婚姻、教育、收入、居住地、医疗费用支付方式、慢性病、疾病类型、病情、化疗阶段、诊断时间等，抑郁症状采用流行病学研究中心抑郁量表进行测量，焦虑症状由宗氏焦虑自评量表中文版进行评估，并用生命意识量表修订版评估患者的乐观特质水平，大体自我效能感量表评估患者的自我效能感。研究结果显示，全部样本中抑郁和焦虑症状的患病率分别为 66.1% 和 45.8%。在单变量相关分析中，所有的心理变量都与抑郁和焦虑症状相关。因此，在调整人口统计学和临床变量之后，将它们代入分层多元回归模型后发现，乐观（β=-0.479，P<0.01）和恢复力（β=-0.174，P<0.05）与抑郁症状呈负相关，积极心理资源占方差的30.9%。然而，自我效能与抑郁无显著相关（β=-0.32，P>0.05）。焦虑模型中，恢复力（β=-0.133，P>0.05）与焦虑症状无显著相关，自我效能与焦虑症状无显著相关（$\beta=-0.055$，$P>0.05$），积极心理资源占方差的 21.8%，只有乐观（$\beta=-0.393$，$P<0.001$）与焦虑症状呈负相关。研究结果表明，恶性血液病患者拥有高水平的积极心理资源可能有较少的症状的心理困扰。积极的心理资源可以被认为是发展干预策略，以减少抑郁和焦虑症状。

（Wang Ziyue　Liu Li　Shi Meng　Wang Lie）

【评述】　生命意识量表修订版和大体自我效能感量表目前临床使用较少，本文探讨了积极心理变量对恶性血液病患者抑郁、焦虑等心理困扰的影响，心理困扰通常与生活质量差相关，开发积极的心理资源，减少心理困扰将可能成为支持和实际干预癌症患者的潜在目标。由于本研究横断面设计的限制，无法得出心理变量、抑郁和焦虑症状的因果结论，需要进一步通过纵向研究来证实。且该研究数据是自我报告，可能会存在偏倚，即参与者可能低估或高估心理因素和痛苦之间的关系。后续可增加他评项目、进一步扩展样本量，以减少这种偏倚。

（胡少华　丁凯景）

文选 46

【题目】　慢性疼痛对孕鼠及其子代抑郁行为的影响

【来源】　东南大学学报（医学版），2016，35（6）：938-942.

【文摘】　李丽等构建孕鼠慢性疼痛动物模型，观测慢性疼痛对孕鼠及其子代抑郁行为的影响。选用未受孕过的雌性小鼠，65～68 日龄，33～35 g，将受孕成功的 30 只母鼠随机分为正常对照组、假手术对照组和慢性疼痛组，每组 10 只。慢性疼痛组母鼠足跖关节皮内注射无菌完全弗氏佐剂 100 μl（500 μg/100 μl）诱导产生关节炎痛，在注射后的 24 h（妊娠第 1 天，即疼痛造模第 1 天）即出现热和机械痛觉阈值的降低并可维持 4 周以上，疼痛可覆盖母鼠整个孕期（22 d 左右）及产后 1 周。子鼠出生后剔除死胎、发育畸形、先天残疾小鼠后对其进行编号，用随机数字表法分别选出正常组子鼠、假手术组子鼠和慢性疼痛组子鼠各 10 只。所有小鼠均按常规方式饲养。用糖水消耗实验、旷场实验在不同时间点分别检测母鼠及子鼠的抑郁行为表现。研究发现，母鼠在造模后第 12、第 18 天及产后第 6 天，糖水实验中慢性疼痛组小鼠糖水偏好度与假手术对照组比较均显著降低（$P<0.01$），旷场实验中慢性疼痛组小鼠直立次数和中央区活动距离与假手术对照组比较均显著降低（$P<0.05$ 或 $P<0.01$），余时间点 3 组各指标相比差异无统计学意义（$P>0.05$）。子鼠的慢性疼痛组在出生后 3 周时其糖水偏好度、直立次数、中央区活动距离均低于假手术对照组（$P<0.05$ 或 $P<0.01$），在出生后 6 周时其糖水偏好度及直立次数低于假手术对照组（$P<0.05$ 或 $P<0.01$），余时间点 3 组各指标相比差异无统计学意义（$P>0.05$）。研究表明，慢性疼痛对孕鼠及其子代的抑郁行为可能有促发作用。

（李 丽 陈 翠 黄 悦 谭迎春 周 芳）

【评述】　流行病学研究显示，抑郁人群的疼痛发生率和疼痛人群中抑郁的发生率均高于各自单纯疾病。慢性疼痛的长期折磨可能导致抑郁的发生，其机制可能是慢性疼痛引起外周和中枢的炎症级联反应，导致巨噬细胞、单核细胞等免疫细胞的促炎细胞因子释放，激活氧化/硝化应激通路，诱导下丘脑-垂体-肾上腺（HPA）轴亢进，减少 5-HT 的释放，从而导致抑郁。本研究用孕期小鼠慢性炎症疼痛模型验证慢性疼痛刺激对抑郁行为的影响，以及其子代健康状况，揭示孕期慢性疼痛的危害，提示临床工作中应注意积极予以相应干预。

（胡少华　丁凯景）

文选 47

【题目】　慢性应激对术后急性疼痛慢性化的影响

【来源】　上海医学，2016，39（12）：735-738.

【文摘】　钱程等建立慢性应激诱发术后急性疼痛慢性化的动物模型，研究慢性应激对小鼠术后急性疼痛慢性化的影响。研究将 48 只健康成年雄性 C57BL/6 小鼠随机分入应激组和非应激组，每组 24 只；再根据是否进行足底切口，将每组各分为 2 个亚组，每亚组 12 只。非应激假手术亚组中，不给予小鼠应激刺激，仅行左足底假手术；非应激手术亚组，小鼠应激刺激但行左足底切口；应激假手术亚组，给予小鼠应激刺激后行左足底假手术；应激手术亚组中，给予小鼠应激刺激后行左足底切口。给予应激组小鼠持续 10 d、每天 8 h 束缚建立慢性应激束缚模型，造模前后对小鼠进行称重、高架十字迷宫实验和强迫游泳实验。在术前和术后第 1、第 3、第 5、第 7、第 10、第 14、第 18、第 21、第 25、第 28 天测量小鼠机械痛痛阈。研究发现慢性束缚应激后，应激组小鼠体重显著轻于非应激组（$P<0.01$）。高架十字迷宫实验中，应激组小鼠在开放臂停留时间百分比显著低于非应激组（$P<0.05$）；强迫游泳实验中，应激组小鼠在水中不动时间显著长于非应激组（$P<0.05$）。术前 4 个亚组间基础痛阈的差异均无统计学意义（P 值均>0.05）；行左足切口后，非应激手术亚组和应激手术亚组的机械痛阈均较同亚组基础痛阈显著降低（P 值均<0.01），非应激手术亚组术后第 7 天、应激手术亚组术后第 21 天的机械痛阈恢复至基础痛阈水平；在术后第 3、第 5、第 7、第 10、第 14、第 18 天，应激手术亚组的机械痛阈显著低于非应激手术亚组同时间（P 值分别<0.05、P 值<00.01）；应激假手术亚组和非应激假手术亚组组内和组间各时间的机械痛阈的差异均无统计学意义（P 值均>0.05）。研究表明慢性束缚应激可引起小鼠焦虑和抑郁样行为，并诱发术后急性疼痛慢性化，为急性疼痛转化为慢性疼痛的研究提供了可靠稳定的模型。

（钱　程　薛庆生　张富军）

【评述】　慢性应激诱发术后急性疼痛慢性化的机制尚不明确。本研究选择非身体损伤性刺激的慢性束缚应激，诱发小鼠一系列抑郁样行为，避免急性强烈应激下的应激镇痛（减缓痛觉敏化），建立慢性应激诱发术后急性疼痛慢性化的模型。可进一步在此模型基础上探索慢性应激引起的急性疼痛慢性化机制，如自主神经系统、下丘脑-垂体-肾上腺轴及其他非神经元机制等。

（胡少华　丁凯景）

文选 48

【题目】　药物联合心理治疗老年脑卒中后睡眠障碍的疗效

【来源】　中国老年学杂志，2016，36（23）：5856-5857.

【文摘】　陈汉水等探讨药物联合心理治疗老年脑卒中后睡眠障碍的临床疗效。本研究通过选取厦门大学第一附属医院收取的脑卒中患者 110 例，随机分为对照组和观察组，对照组患者进行常规的药物治疗，观察组患者在常规药物治疗的基础上联合心理治疗，比较两组患者的治疗疗效。结果治疗前睡眠潜伏期（SL）、总睡眠时间（TST）和觉醒次数（AT）观察组患者与对照组无显著差异，治疗后两组患者 SL 和 AT 均显著低于治疗前，TST 均显著高于治疗前（$P<0.05$），且治疗后观察组患者 SL 和 AT 均显著低于对照组，TST 显著高于对照组（$P<0.05$）；两组患者治疗前非快眼动睡眠（nREM）和快眼动睡眠（REM）的时间均无显著差异，观察组患者治疗后 nREM 和 REM（除 S1 期外）的时间均显著高于对照组（$P<0.05$），且均显著高于治疗前（$P<0.05$），S1 期时间显著低于对照组且低于治疗前；观察组患者治疗后 PSQI 评分显著低于对照组，且两组患者治疗后 PSQI 评分均显著低于治疗前（$P<0.05$）。由此得出结论：药物治疗联合心理治疗与单纯药物治疗相比，可以有效改善脑卒中后睡眠障碍老年患者的睡眠质量，提高生活质量。

（陈汉水　童绥君　马祺琳）

【评述】　近年来，随着生活水平的提高，脑卒中患者发病率越来越高，发病年龄逐年减轻。脑卒中后出现睡眠障碍与神经精神障碍和神经感知障碍有关，从而使患者的日常活动和生活质量受到严重影响，而且睡眠障碍可以导致脑卒中再次发生。目前关于脑卒中患者发生睡眠障碍的发生机制还尚未清楚。有研究显示可能与脑卒中后脑血流量和流速的减少导致的脑组织缺氧有关，进一步使神经元受到损伤，影响神经功能，从而导致认知功能障碍，同时也影响患者睡眠；也有学者认为神经递质如多巴胺和乙酰胆碱等合成的减少直接影响睡眠系统，从而导致睡眠障碍的发生。脑卒中患者出现睡眠障碍后常规治疗为药物治疗，因大多数脑卒中患者康复期存在明显的肢体活动受限，也因发病年龄逐渐年轻化，很多患者对于自己未来的生活失去信心，继发抑郁情绪而出现睡眠问题，本研究只关注了睡眠问题，建议增加对于卒中后患者的情绪问题及其与睡眠之间的关系。

（郝以辉　李　勇）

文选 49

【题目】　Graves 病患者人际困扰与甲状腺激素水平及社会支持的回归分析

【来源】　中华行为医学与脑科学杂志，2016，25（10）：914-918.

【文摘】　陈长英等分析评价弥漫性甲状腺肿伴甲状腺功能亢进症（Graves）患者的人际关系困扰与甲状腺激素和社会支持的关系。研究选择在郑州大学第一附属医院内分泌科门诊就诊的弥漫性甲状腺肿伴甲状腺功能亢进症患者 200 例及健康者 194 例，患者组和健康组在年龄、性别、家庭平均月收入以及婚姻状况方面无显著差异。采用一般资料量表、人际关系综合诊断量和社会支持量表进行调查评估，患者组检测血清促甲状腺激素（TSH）、游离三碘甲腺原氨酸（FT_3）、游离甲状腺素（FT_4）等指标，对患者人际困扰因素采用 Pearson 积矩相关、分层多元线性回归、逐步多元线性回归进行分析。结果显示 Graves 病患者中人际困扰的检出率为 52.5%，高于对照组（$P<0.01$）；患者组人际困扰总分［（10.42±6.07）分］及各维度得分均高于对照组［（5.60±4.75）分］，而社会支持总分［（35.64±6.06）分］及各维度得分均低于对照组［（40.00±6.32）分］（$P<0.01$）；相关分析显示，

患者组人际困扰及各维度评分与家庭平均月收入、社会支持总分、主观支持和对支持的利用均呈负相关（$P<0.05$）；待人接物困扰与游离三碘甲腺原氨酸（FT_3）呈正相关（$P<0.01$），人际困扰与游离甲状腺素（FT_4）和血清促甲状腺激素（TSH）均无相关关系。回归分析显示，基本人口学资料、甲状腺激素和社会支持共同对患者人际关系困扰产生影响（$P<0.05$）。研究认为 Graves 病患者存在人际困扰的比例远高于健康者，其中 FT_3 与待人接物困扰密切相关，社会支持因素与人际困扰各维度均有密切关系。

（韩艳妙　单泓博　李志臻）

【评述】　弥漫性甲状腺肿伴甲状腺功能亢进症（Graves disease，GD）是一种常见的器官特异性自身免疫性疾病，具有内分泌功能失调的病理基础，并与社会心理应激因素相关。临床观察显示此病患者易怒，与医护人员、家属等的人际关系较差，不良的人际关系会使患者在社会交往中产生各种负面情绪，从而产生或加重疾病的发生。本文通过对 Graves 病患者人际困扰与甲状腺激素水平及社会支持的回归分析发现 Graves 病患者存在明显的人际困扰，且患病严重程度与社会支持因素、人际困扰各维度均有密切关系，提示 Graves 病患者在治疗过程中，医师、护士和家属不仅需要在客观物质上提供必要的支持，更需要在感情、精神上予以关心和支持。本文仅限于横断面研究，为明确社会支持对 Graves 病患者的积极治疗作用，需进行进一步的队列研究以明确社会支持对疾病改善的重要意义。

（李　玲）

文选 50

【题目】　支气管哮喘患者健康焦虑的研究

【来源】　东南大学学报（医学版），2016，35（4）：481-486.

【文摘】　张钰群等探讨哮喘患者的健康焦虑（HA）状况及其影响因素。140 例哮喘患者及 143 例健康对照完成包括哮喘控制测试（ACT）、中文版简式健康焦虑量表（CSHAI）、抑郁自评量表（SDS）、多伦多述情障碍量表（TAS-20）、艾森克人格问卷（EPQ）在内的一系列问卷调查。研究发现哮喘患者 HA 的发生率为 30.71%，且较健康对照组相比，SDS 得分、TAS-20 总分、TAS-20 情感识别困难因子得分、艾森克人格问卷神经质因子得分均显著增高。CSHAI 及其分量表与 SDS、情感识别困难因子、神经质因子均呈显著正相关。哮喘患者的 SDS、情感识别困难因子、情感描述困难因子、神经质因子在 HA 预测模型中占回归的 36.3%。结论认为哮喘患者的 HA 状况严重受抑郁情绪、情感识别及描述困难、神经质人格的影响，哮喘患者的心理问题不容忽视。

（张钰群　杨　远　赵明哲　袁勇贵）

【评述】　哮喘是一种常见的心身疾病。哮喘患者常伴多种类型的心理问题，其中焦虑最为常见。HA 指对健康的过度担忧，其存在不仅与慢性疾病本身相关，患者的情感识别和表达及人格特征也是影响其发生发展的重要因素。本研究表明哮喘患者的 HA 与抑郁情绪、情感识别和描述困难、神经质人格特征有关。上述影响因素的预测给临床医师带来预警，即在治疗哮喘的同时，对严重 HA 的哮喘患者需要关注更多方面的心理问题。

（张钰群）

文选 51

【题目】　原发性失眠患者工作记忆的相关研究

【来源】　中华精神科杂志，2017，50（1）：27-30.

【文摘】　吴晓平等探讨原发性失眠患者工作记忆的特点。病例组纳入 2014 年 5～12 月在安徽省精神卫生防治中心就诊的原发性失眠患者，对照组为同期从合肥市社区招募的健康志愿者。采用匹兹堡睡眠质量指数评估 50 例原发性失眠患者（病例组）及与其人口学资料相匹配的 50 名健康志愿者（对照组）的睡眠质量，视觉客体、语音及空间工作记忆评估采用延迟匹配工作记忆测试；采用独立样本 t 检验和 Pearson 相关分析比较两组的差异性及相关性。结果病例组的客体工作记忆错误数和空间工作记忆反应时［（5.24±2.44）个，（1392.10±286.40）ms］与对照组［（4.18±2.31）个，（1269.78±229.76）ms］比较差异有统计学意义（$t=2.232$，$P=0.028$；$t=2.356$，$P=0.020$）；匹兹堡睡眠质量指数得分与空间工作记忆反应时显著相关（$r=0.487$，$P<0.01$）。得出结论：原发性失眠患者存在客体工作记忆和空间工作记忆损害，空间工作记忆损伤程度与睡眠质量相关。

（吴晓平　戴　兢　张许来）

【评述】　记忆在人类智力、学习、推理、创造力等高级认知活动中起重要作用，工作记忆是认知的核心成分，是注意功能和学习能力的基础，信息必须经过工作记忆的处理才能转化成短期记忆及长期记忆。另外，有 20%～30% 的人群睡眠质量较差，8%～10% 的人群会发展成为慢性失眠，失眠可给患者带来一系列精神心理问题及认知功能损伤，降低患者生活质量。国内研究显示原发性失眠患者存在不同类型的记忆功能异常。工作记忆是记忆的核心成分，负责获取当前的信息，与长时记忆中的信息相联系；工作记忆还负责暂时保存重要的信息，从而获得对任务的整体理解。对失眠患者工作记忆功能的研究，可以更好地理解失眠患者记忆改变的认知基础。本研究为今后对于失眠方面的研究提供了依据，但是仍存在样本数量较少，没有进行各个年龄段的分类及没有电生理/生化等方面的数据支持。

（郝以辉　李　勇）

文选 52

【题目】　早期帕金森病伴发抑郁对认知功能的影响

【来源】　实用老年医学，2017，31（10）：917-920. doi：10.3969/j.issn.1003 — 9198.2017.10.006.

【文摘】　吴爱勤等探讨抑郁症状对早期帕金森病患者认知功能的影响，将 42 例早期帕金森病患者分为抑郁组（合并抑郁症的早期帕金森病患者 22 例）和非抑郁组（无抑郁症状的早期帕金森病患者例及 20 例）。对两组患者进行汉密尔顿抑郁量表（HAMD）、统一帕金森病评分表第 3 部分（UPDRS-Ⅲ）、Hoehn-Yahr 分期、简易智能检查量表（MMSE）、韦氏成人智力量表数字广度（DST）、数字符号替换测验（DSST）、动物流畅性测验（AFT）、连线测验（TMT）、画钟测验（CDT）和 Stroop 色词测验（CWT）测评并比较。结果显示，抑郁组与非抑郁组间 HAMD 评分差异无统计学意义［（26.82±2.30）分 vs.（28.00±1.59）分，$P>0.05$］；两组间 MMSE 评分差异无统计学意义［（26.82±2.30）分 vs.（28.00±1.59）分，$P>0.05$，而 DST 倒背、DSST、CDT、Stroop

干扰量（SIE）耗时差异有统计学意义［（3.45±0.74）分 vs.（4.10±0.97）分，（17.64±7.92）分 vs.（25.00±10.21）分，（3.23±0.69）分 vs.（3.68±0.57）分，（52.33±27.43）分 vs.（34.06±15.24）分；$P<0.05$］，TMT、AFT、CW-C 耗时差异亦有统计学意义（$P<0.01$）。轻中度抑郁组与非抑郁组间各项认知测验结果差异无统计学意义（$P>0.05$）。结论：重度抑郁加重早期帕金森病患者的注意、工作记忆、视觉运动协调性、视空间、抑制控制等与执行功能有关的多个认知功能领域损害。

（吴爱勤　陈宏权）

【评述】 抑郁和认知功能减退是帕金森病常见的非运动症状，可以出现在帕金森病早期，甚至在临床前期。研究显示早期帕金森病患者中认知功能损害和抑郁症发生率分别为20%～40%、37%，同时抑郁加重帕金森病认知功能（尤其是执行功能）损害，增加疾病后期患痴呆的风险，导致患者生活质量下降。本研究显示抑郁情绪加重患者的言语性工作记忆、持续性注意、视觉运动协调性及视空间等与执行功能有关的多方面认知功能损害，也验证了帕金森病早期的抑郁症状和认知损害有共同的病理机制，即患者的额叶蚊状体环路和一些皮质下核团（基底核、丘脑、海马等）的多种神经递质系统发生紊乱。但同时吴爱勤等并未发现轻、中度抑郁对患者执行功能有影响（可能只有当抑郁情绪达到一定的阈值后才会加重患者的认知障碍）。因此，有必要对早期帕金森病患者的抑郁情绪及时识别和积极干预，以减少认知功能进一步恶化甚至进展为痴呆的风险。

（杨宁波　李　勇）

文选 53

【题目】 类风湿关节炎焦虑抑郁发病情况及影响因素分析

【来源】 中华风湿病学杂志，2017，21（5）：342-347.

【文摘】 徐建华等分析评价类风湿关节炎（RA）患者抑郁、焦虑障碍的发生率及其影响因素。研究选取2015年9月至2016年4月就诊于安徽医科大学第一附属医院风湿免疫科住院及门诊的类风湿关节炎患者121例，采用汉密尔顿抑郁量表和汉密尔顿焦虑量表分别对患者进行评分，记录患者基本信息（性别、年龄、婚姻状况、职业、文化程度、家庭月收入）和临床资料［病程、关节疼痛数、关节肿胀数、视觉模拟疼痛评分（VAS）、健康评估问卷（health assessment questionnnaire，HAQ）、DAS28、关节功能分级、ESR、CRP、RF、抗CCP抗体、既往治疗方案］。采用酶联免疫法检测患者空腹血 IL-6、信号传导与转录激活因子（STAT）3、Janus 的非受体酪氨酸激酶（JAK-2、JAK-3）、MMP-3、MMP-13 水平，并通过 t 检验、x^2 检验、Spearman 相关性检验和 Logistic 回归分析对数据进行统计分析。研究结果显示，121例类风湿关节炎患者中抑郁发生率为44.6%，焦虑发生率为32.2%，抑郁合并焦虑发生率为30.6%；在关节疼痛数、关节肿胀数、健康评估问卷（HAQ）、视觉模拟疼痛评分（VAS）、DAS28、CRP 水平均抑郁组高于非抑郁组（$P<0.05$）；抑郁严重程度与文化程度呈负相关（$P<0.05$），与关节疼痛数、关节肿胀数、VAS、HAQ、DAS28、关节功能分级、ESR、CRP、IL-6呈正相关（$P<0.05$）；焦虑严重程度与文化程度呈负相关（$P<0.05$），与关节疼痛数、关节肿胀数、VAS、HAQ、DAS28、关节功能分级、ESR、CRP 呈正相关（$P<0.05$）；Logistic 多因素回归分析显示 IL-6 是类风湿关节炎合并抑郁的独立危险因素。研究认为类风湿关节炎患者抑郁及焦虑障碍发生率较

高，且抑郁及焦虑程度与类风湿关节炎疾病活动、关节疼痛肿胀、HAQ 等显著相关，同时炎症因子 IL-6 是类风湿关节炎并发抑郁障碍的高危因素。

（许　成　童晶晶　刘　娜　陈杨帆　肖　会　徐建华）

【评述】　类风湿关节炎是一种以关节滑膜炎为特征的慢性全身性自身免疫病。因其病程长、病情反复、致残率高，常导致患者的社会和心理功能产生很大的波动，导致心理疾病如抑郁、焦虑等发生。本文通过调查类风湿关节炎患者抑郁、焦虑的发生情况，并分析其与临床及 IL-6 等细胞因子的关系，探讨类风湿关节炎患者抑郁、焦虑发生的可能原因，以提高对类风湿关节炎患者抑郁、焦虑的认识，为治疗对策提供依据。该研究发现类风湿关节炎患者存在较高的情绪障碍，抑郁及焦虑程度与类风湿关节炎疾病活动、关节疼痛肿胀、HAQ 等显著相关，同时发现炎症因子 IL-6 是类风湿关节炎并发抑郁障碍的高危因素。本文提示对于已经合并抑郁的类风湿关节炎患者，早期心理干预和抗抑郁药物的治疗，对于类风湿关节炎病情的控制和提高患者生存质量具有重要的意义。本次研究为横断面研究，不能阐明类风湿关节炎与情绪障碍的因果关系，故有待于进一步前瞻性研究。

（李　玲）

文选 54

【题目】　恶性肿瘤患者志气缺失的发生及影响因素分析

【来源】　医学与哲学，2017，38（4B）：75-79.

【文摘】　邓莉莎等探讨恶性肿瘤患者志气缺失的发生状况和影响因素，本研究采用描述性研究设计，对 2016 年 1 月至 2016 年 4 月在北京肿瘤医院消化肿瘤内科、胸部肿瘤内科、乳腺肿瘤内科、妇科、淋巴瘤内科住院的 296 例恶性肿瘤患者使用自编一般情况调查表、简体中文版志气缺失综合征量表（demoralization scale，DS）、医学应对问卷（MCMG）、身心功能状况量表第 2 版（SF-12 V2）进行调查。本研究发现 296 例恶性肿瘤患者中 139 例患者诊断为"志气缺失"（DS＞30 分），占 47%。志气缺失综合征组的屈服得分高于非志气缺失综合征组（$P<0.01$）。恶性肿瘤患者志气缺失综合征组在生理功能（PF）、健康总体评价（GH）、生理职能（RP）、活力（VT）、社会功能（SF）、情绪对角色功能的影响（RE）、心理功能（MH）、可计算生理总评分（PCS）、可计算心理总评分（MCS）7 个维度的得分均小于非志气缺失综合征组（$P<0.01$）。屈服与志气缺失综合征呈正相关，志气缺失患者更易采用屈服的应对方式。志气缺失综合征与生命质量各维度均呈负相关（$P<0.01$），生命质量低。多元回归分析示：影响恶性肿瘤患者志气缺失的因素是屈服、受教育程度、面对，负相关系数 $R=0.621$，确定系数 $R^2=0.385$，$F=58.497$，$P=0.029$。本研究认为，肿瘤患者合并志气缺失综合征的情况常见，志气缺失综合征患者多采用消极的应对方式，受教育程度低者在发生肿瘤之后无法充分调动心理资源面对疾病，医护人员应对患者进行心理干预，帮助肿瘤患者采取积极的应对态度，提高生命质量。

（邓莉莎　庞　英　何　毅　张叶宁　唐丽丽）

【评述】　志气缺失综合征是一个相对较新的诊断，它是由一系列生活事件引发的心理痛苦状态，以萎靡、孤独、绝望感为特征，甚至引发患者的自杀意念。中文版志气缺失量表（DS-MV）具有良好的信效度，帮助肿瘤科医师及时发现问题，寻求精神科联合支持。该研究结论表明，肿瘤患者常常需要心理支援，针对志气缺失的阶段性特征，可采用个体化的干预措施，注意症状管理、心理疏导、提高社会支持，提供更全面的精神关怀。另外，目前关于志气缺失综合征的研究主要集中于恶性肿瘤患者，未来可考虑转向其他群体开展相关干预研究，帮助有针对性地提高更多患者的生活质量。

（胡少华　丁凯景）

文选 55

【题目】 Randomized controlled trial of mindfulness-based stressreduction（MBSR）on posttraumatic growth of Chinese breast cancer survivors

【来源】 Psychol Health Med，2017，22（1）：94-109.

【文摘】 Zhang 等探讨在乳腺癌患者中应用正念减压法（MBSR）促进创伤后成长（post traumatic growth，PTG），验证正念减压法减少压力和焦虑感受的效果。研究为随机对照试验，将来自哈尔滨医科大学附属第三医院乳腺外科的 60 名乳腺癌患者随机分为 1 个正念减压法干预组和 1 个普通护理对照组。分配到正念减压法干预组的患者 30 人，由一名有资质的心理医师进行每周 2 h 的治疗课程，这些课程包括 4 种基本形式的冥想练习（身体扫描、步行冥想、静坐冥想、温和瑜伽）和小组讨论，参与者被要求完成每周 40~45 min 的家庭作业并记录。采用自编一般情况调查表、创伤后成长量表中文版（CPTGI）、焦虑状态特质量表中文版（STAI）、知觉压力量表中文版（CPSS）进行临床资料采集及评估，对两组样本的基线（T1）、干预后第 8 周（T2）、干预后 3 个月（T3）进行随访调查。采用重复测量方差分析模型对两组间 3 次测量结果进行比较。58 例乳腺癌患者完成了研究，干预前两组比较差异无统计学意义。研究发现，与对照组相比，正念减压法干预组在 8 周干预和随访后 PTG 水平明显升高（$F=34.73$，$P<0$）。同时，T2 和 T3 的 CPSS（$F=14.41$，$P<0$）和 STAI（$F=15.24$，$P<0$）均显著降低。表明正念减压法促进乳腺癌患者 PTG 水平，降低应激和焦虑状态，且在干预 3 个月后仍持续。正念减压法适用于中国乳腺癌患者。正念减压法应该向中国的乳腺癌幸存者推荐。

（Zhang Jiayuan　Zhou Yuqiu　Feng Ziwei　Fan Yinan　Zeng Guangchun　Wei Li）

【评述】 正念减压法将冥想、瑜伽和其他减压程序于一体，能使患者对所遇到的重大事件不做评判，用平常心来接受事物，有利于知觉压力的改善。MBSR 能在一定程度上缓解癌症患者的知觉压力的同时，也能改善睡眠障碍。但目前缺乏关于长期疗效的验证。目前国内外关于 MBSR 用于癌症患者知觉压力、睡眠障碍的随机对照研究较少，可能存在检验效能不足的情况。以后可在标准化的 MBSR 干预程序上，依据我国文化背景进行适当调整，以更多高质量、大样本、多中心的随机对照研究来验证 MBSR 的有效性。

（胡少华　丁凯景）

文选 56

【题目】 心理社会因素与胃癌的关系

【来源】　现代肿瘤医学，2017，25（12）：1942-1945.

【文摘】　李建等探讨心理社会因素与胃癌的关系。研究选择2012年6月至2015年6月收入四川绵阳市第三人民医院的100例胃癌患者及100例患者原居住地的健康对照组，采用定式问卷、统一指导语和填表的方式，在患者入院1周内完成艾森克人格问卷（EPQ）、生活事件量表（LES）、社会支持评定量表、应付方式问卷、汉密尔顿抑郁量表（HAMD）的评测。采用SPSS19.0软件进行统计学分析，通过非条件Logistic前进逐步回归法，筛选出可能与胃癌有关的心理社会因素。结果发现艾森克个性量表评分的P维度、E维度，社会支持评定量表的主观支持度、社会支持利用度，应对方式的解决问题、自责，生活事件量表的负性刺激量和汉密尔顿抑郁量表评分在病例组和对照组间的分布差异有统计学意义（$P < 0.05$）。经多因素Logistic分析，艾森克个性量表评分的P维度社会利用度、自责、负性事件刺激量、HAMD评分最终进入逻辑回归方程。研究结果示艾森克个性量表评分的P维度及孤独、压抑、不善交往、固执、常有不满情绪、难以适应环境、易激惹、内倾及精神质性格，可能是胃癌的易感人格，社会利用度低可能是胃癌的致病因素，同时胃癌患者较对照组更常使用"自责"这种不成熟的应对方式，更多的负性事件刺激量、更高的HAMD评分可能是诱发胃癌的重要危险因素。

（李　建　胥　润　吴雪莲　龚土平　刘林波）

【评述】　焦虑、抑郁等负性情绪在肿瘤患者中普遍存在，抑郁、心理压力、社会孤立、刺激性生活事件及创伤可能增加肿瘤进展及死亡风险。慢性应激，负面刺激和社会逆境等可导致交感神经系统（SNS）信号途径及下丘脑–垂体–肾上腺轴（HPA）失调，从而促进炎症进程和降低细胞免疫功能，这可能与肿瘤微环境相互作用，促进有利于肿瘤发生、发展的因素如血管形成、组织重构和上皮间质转化、凋亡失调等的发生。本研究虽不能说明心理社会因素与胃癌的发生存在因果关系，但可提示心理社会因素是诱发胃癌的重要危险因素之一。

（胡少华　丁凯景）

文选 57

【题目】　度洛西汀治疗糖尿病周围神经病变性疼痛的疗效

【来源】　中国老年学杂志，2017，1（37）：82-84.

【文摘】　蒋先淑等探讨度洛西汀治疗糖尿病周围神经病变性疼痛（DPNP）的有效性及安全性。研究纳入2012年12月至2014年4月重庆医科大学附属永川医院内分泌科门诊就诊的DPNP患者共31例，采用随机、双盲设计，符合入排标准的DPNP患者停用与DPNP治疗相关药物，按1∶1比例分为度洛西汀组或安慰剂组，度洛西汀组和安慰剂组各15例完成试验。度洛西汀组第1周给予度洛西汀30 mg/d，第2周加量至治疗剂量60 mg/d，并维持治疗11周，治疗第13周度洛西汀剂量减量至30 mg/d，并维持至试验完成总共14周；安慰剂组剂量加减均同度洛西汀组。采用疼痛日志中的11级Likert量表作为疗效评估的主要指标，采用疼痛日记中记录24 h内最大疼痛程度及夜间平均疼痛程度；BPI-S量表中的最大疼痛、最轻疼痛、平均疼痛及现在疼痛为评估疼痛程度的次要指标；McGill疼痛问卷简表——感觉部分（SF-MPQ）量表评估患者疼痛性质变化；CGI-S量表对疾病严重程度进行评分；简明疼痛–影响度（BPI-I）量表、临床总体印象–改善（PGI-I）量表评估患者自诉的健康转归。同时，检测外周血糖、脂代谢等基础生化指标，记录随访过程中不良反应的发生。研究发现，两组患者主要疗效指标与次要疗效指标相比较无明显差异（$P>0.05$）。治疗 12 周后，与安慰剂组相比较，度洛西汀组 24 h 平均疼痛程度评分（4.46±1.13）分 vs.（2.38±1.39）分、24 h 最大疼痛程度评分（5.69±1.49）分 vs.（4.00±1.64）分及其他指标评分均显著下降（$P<0.05$）；其次，度洛西汀组生活质量明显得到改善（$P<0.05$）。两组患者肝功能、肾功能、糖化血红蛋白和血脂治疗前后变化无明显差异（$P>0.05$）。整个治疗过程两组患者均无自杀倾向及抑郁症的发生。研究表明，度洛西汀能够明显改善 DPNP 患者的疼痛严重程度及生活质量，且安全性良好。

（蒋先淑　杨若梅　李志勇　程昌琴　董　靖　陈燕梅　李　毅　杨刚毅）

【评述】 度洛西汀是一种强选择性 5- 羟色胺（5-HT）和去甲肾上腺素（NE）再摄取抑制药，能有效抑制神经突触对 5-HT 和 NE 的再摄取，提高大脑和脊髓中 5-HT 和 NE 浓度，从而抑制大脑和脊髓疼痛传导通路过度兴奋，提高疼痛阈值，以达到镇痛效果。本研究选择中等及以上疼痛程度且不伴抑郁症的 DPNP 患者为研究对象，采用多种量表对疼痛进行量化评估，从主观、客观角度全面评价症状改善及生活质量，验证度洛西汀能明显改善 DPNP 患者的疼痛严重程度及生活质量，且安全性良好。但其样本量较少，观察事件短，后续可进一步扩大样本量并延长治疗观察期，以验证度洛西汀对 2 型糖尿病患者 DPNP 的长期疗效和安全性。

（胡少华　丁凯景）

文选 58

【题目】 抗抑郁治疗对慢性萎缩性胃炎伴抑郁患者炎症因子及生活质量的影响

【来源】 山西医药杂志，2017，46（20）：2461-2462.

【文摘】 张峰等对 110 例慢性萎缩性胃炎（CAG）伴抑郁患者在常规药物治疗的同时联合抗抑郁治疗，旨在探讨其对炎症因子及生活质量的影响。将 110 例患者按照随机数字表法分为观察组和对照组，每组 55 例，所有患者入院后均给予胃黏膜保护药、促动力药、抑酸药等进行传统对症治疗。观察组在此基础上给予氟哌噻吨美利曲辛片，并辅以定期心理疏导，疗程为 2 个月。采用酶联免疫吸附法检测血清 C 反应蛋白（CRP）、白细胞介素 -8（IL-8）、肿瘤坏死因子 -α（TNF-α），采用健康调查表（SF-36）评估患者的生活质量。结果显示，治疗后观察组 HAMD 评分较对照组明显升高，且 TNF-α、CRP 水平也明显降低（$P<0.05$），说明对 CAG 患者进行抗抑郁治疗，一方面能缓解患者的抑郁状态，另一方面也能改善躯体疾病症状，提高 CAG 临床治疗效果，抗抑郁治疗有效提高患者的生活质量，考虑 CAG 与躯体及心理症状缓解直接相关。

（张峰　王卫国　谢燕　黄芬　胡文燕　唐毓青　沈峰琍）

【评述】 目前研究已证实，CAG 是多病因综合作用的结果，其演变发展过程受多种基因的影响，发展规律大致表现为 "正常胃黏膜→浅表性胃炎→萎缩性胃炎→肠上皮化生→胃癌"。因此，CAG 作为一种癌前病变，已成为该领域临床研究的热点。近年来，人们发现长期抑郁、焦虑等不良情绪可诱发 CAG；反之，迁延不愈的 CAG 也易引发心理障碍。随着神经胃肠病学研究的深入，国内学者普遍接受 "脑 - 肠轴" 和 "脑 - 肠互动" 学说，认为情感认知中枢是与神经内分泌、肠神经系统以及免疫系统相互关联的双向通路，通过外部刺激思维、情感，从而影响胃肠感觉、运动、分泌和炎症，并通过内脏活动反作用于中枢的感觉、情绪与行为。合并抑郁已成为严重影响 CAG 患者生活质量及预后的重要因素之一，但目前临床上仍更多关注于躯体疾病，往往忽视患者心理问题的治疗。目前，临床上对 CAG 多采用以制酸、护胃及根除幽门螺杆菌为主的传统对症治疗，但对于合并轻度抑郁或抑郁状态的患者是否需要进行抗抑郁干预尚无定论，本研究对 CAG 患者进行抗抑郁治疗的疗效是肯定的，不仅可有效缓解抑郁情绪，还可能抑制炎性反应，改善生活质量。鉴于本研究所涉病例数较少，治疗观察时间尚短，其远期疗效及安全性需进一步扩大样本予以验证。

（郝以辉　李　勇）

文选 59

【题目】　中国卒中后抑郁分类的新视角（New opinion on the subtypes of post-stroke depression in Chinese stroke survivors）

【来源】　Neuropsychiatr Dis Treat，2017，13：707-713.

【文摘】　Yue 等对卒中后抑郁（PSD）创新性地提出 PSD 分为卒中后抑郁症状障碍（PSDSD）和卒中后抑郁症（PSDD）并分别建立各类诊断标准，其中 PSDSD 的诊断标准是在已制定量表的基础上，依据 65 位中国副高级职称以上的神经及精神科医师的临床经验，并考虑 DSM-5 诊断 PSD 的局限性，参考精神疾病诊断模式建立 PSDSD 可操作性诊断标准，即 PSDS 中大诊断标准 - 第 1 版（ZD-1/PSDSD）；PSDD 的诊断则采用抑郁症（MDD）的诊断标准。通过收集 166 例卒中患者，对其进行 PSDSD 和 PSDD 诊断。结果发现在 166 例卒中患者中，按照 ZD-1/PSDSD 和 DSM-5 的标准分别有 80 例（48.19%）和 24 例（14.46%）患者被诊断为 PSDSD 和 PSDD，且诊断为 PSDD 的 24 例患者均满足 PSDSD 的诊断。但两类 PSD 患者的抑郁症状分布频率存在差异，即 PSDSD 和 PSDD 是两个具有不同症状群的抑郁亚型。结论认为该研究提出了新的 PSD 分类和诊断标准，有利于 PSD 的早期识别和及时干预，从而使患者获得最佳治疗结局。

（Yingying Yue　Rui Liu　Yin Cao　Yanfeng Wu　Shining Zhang
Huajie Li　Jijun Zhu　Wenhao Jiang　Aiqin Wu　Yonggui Yuan）

【评述】　对于卒中后抑郁诊断一直颇受争议，临床及科研工作中采用较多的是使用 MDD 的诊断标准，由此也带来一系列问题：症状学上来讲，PSD 存在有别于 MDD 的症状群；病程上来讲：2 周对于 PSD 的诊断可能过于苛刻。在此基础上，本文提出 PSD 应该分为 2 种，分别为 PSDSD 和 PSDD，并明确各类诊断标准。对于 PSD 患者来说明确诊断具有非常重要的意义，可进行早期干预，最终获得较好的治疗结局。

（岳莹莹）

文选 60

【题目】　原发性高血压与焦虑情绪的相关性研究

【来源】 实用老年医学，2017，31（4）：477-480.

【文摘】 刘晓云等探讨原发性高血压与焦虑情绪的关系以及原发性高血压伴发焦虑的危险因素。89 例原发性高血压患者及 62 例健康对照完成汉密尔顿焦虑量表（HAMA）、广泛性焦虑量表（GAD-7）、汉密尔顿抑郁量表（HAMD）、抑郁自评量表（SDS）、艾森克人格问卷（EPQ）。研究发现原发性高血压组焦虑发生率为 34.83%，显著高于正常对照组（14.81%）；原发性高血压组抑郁、艾森克人格问卷的神经质因子得分显著高于健康对照组。随着原发性高血压等级的增加，患者的焦虑、抑郁和神经质评分逐渐增加。多因素 Logistic 回归分析显示高神经质评分是原发性高血压伴发焦虑的独立危险因素。结论认为焦虑情绪与原发性高血压密切相关，其中神经质因子评分对原发性高血压患者的焦虑发生起着重要的预测作用。

（刘晓云　黄晓琴）

【评述】 原发性高血压是一种常见的慢性疾病，是最常见的潜在的心脑血管疾病的危险因素，目前已被公认为一种心身疾病，长期罹患高血压会引起抑郁、焦虑等情绪障碍。随着"生物 - 心理 - 社会"医学模式的提出和逐渐应用于临床和科学研究工作，临床医师逐渐意识到单纯靠降压药物治疗高血压并不是完全有效的，尤其是针对那些本身就伴有焦虑、抑郁等不良情绪的难治性高血压。而往往，心理障碍在疾病治疗过程中常常会被忽视，医务人员也不例外，往往直到严重影响患者的治疗效果或生活质量时，才会引起人们的关注。越来越多的研究证明，在常规应用传统抗高血压药物的同时联合应用抗焦虑药或抑郁药物，并尽可能提高社会支持，指导患者调节行为方式等对高血压的防治有确切的作用。迄今为止，高血压的发病机制尚不明确，关于哪些因素影响原发性高血压患者的焦虑情绪尚未达成共识。近些年，国内外针对原发性高血压患者展开的有关抑郁方面的研究较多，而针对于焦虑情绪的研究相对较少。且既往关于焦虑的研究大都只采用自评量表评价焦虑症状，自评量表存在提出的问题较为敏感、尖锐以及受患者的主观性影响大等缺点，这会给试验结果造成一定程度上的偏倚，影响调查问卷的可靠性。本研究采用自评加他评的方式探讨如何减少焦虑情绪对原发性高血压患者血压的影响并做到早发现、早治疗，结果表明神经质因子评分能够预测原发性高血压患者的焦虑情绪，为临床采取针对性的干预措施提供参考依据及为后续相关研究提供参考和借鉴。

（刘晓云）

文选 61

【题目】 综合医院门诊躯体症状障碍患者心理特征及生活质量评估（Evaluation of the psychological feature and quality of life in outpatients with somatic symptoms disorder in ageneral hospital）

【来源】 中华医学杂志，2017，97（41）：3239-3243.

【文摘】 Cui 等学者评价躯体症状障碍患者的心理特征和生活质量。研究纳入综合医院门诊明确诊断的躯体症状障碍（SSD）、抑郁障碍（MDD）和消化性溃疡 / 反流性食管炎（PU/RE）的患者，使用 PHQ-9、GAD-7、多伦多述情障碍量表（TAS）、12 项健康调查简表（SF-12）以及躯体形式障碍筛查问卷部分条目，评估抑郁、焦虑、述情障碍严重程度，生活质量，医疗资源使用及主观感受，比较 3 组患者的心理特征、生活质量。结果发现，SSD 组 PHQ-9 [（10±6）分]、GAD-7 [（8±5）分]、

TAS［（74±7）分］均显著高于 PU/RE 组［分别为（5±4）分、（5±4）分、（71±8）分］，SSD 组的生活质量躯体健康总评［PCS（40±8）分］、精神健康总评［MCS（37±10）分］显著低于 PU/RE 组［PCS（45±6）分、MCS（47±9）分，$P<0.01$］；SSD 组与 MDD 组相比，PHQ-9、GAD-7、精神健康总评（MCS）、TAS 得分差异均无统计学意义，但躯体健康总评（PCS）得分低于 MDD（$P=0.017$）；SSD 组就诊次数多，生活受影响大，疾病持续时间长；多元线性回归发现，PHQ-9 总分、主观感到生活受影响是 SSD 患者 PCS 的显著影响因子（$F=14.600$，$P=0.001$），PHQ-9 总分、无业、认识区分情感和躯体感受的能力是 SSD 患者 MCS 的显著影响因子（$F=28.022$，$P=0.001$）。本研究提示，躯体症状障碍患者存在一定程度的焦虑或抑郁，对生活质量的不良影响高于抑郁障碍。

（崔飞环　熊娜娜　洪　霞）

【评述】　综合医院不同科室存在大量的躯体症状障碍患者，这些患者的尽早识别和干预将显著提高患者的生活质量，改善医患关系，降低医疗负担。目前我国相关研究不多，本研究的发现提示我们，躯体症状障碍对患者生活质量造成的不良影响，远高于抑郁障碍或躯体疾病。套用中国一句古语，躯体症状障碍不会让患者立即致死，但让患者处于"生不如死"的状态。躯体症状障碍患者首先且反复在综合医院就诊，目前识别和治疗率非常低，作为综合医院的临床医师，应具备对躯体症状障碍的识别和对症治疗能力。

（丁荣晶　孔　悦）

文选 62

【题目】　消化心身疾病中西医结合整体诊治专家指导意见（2017 年）

【来源】　中国中西医结合消化杂志，2018，26（1）：9-17.

【文摘】　中国中西医结合学会消化系统疾病专业委员会于 2017 年 6 月经过集中讨论，达成一些共识：消化心身疾病是指精神心理、社会、环境等因素在消化系统疾病的发生、发展、防治及预后过程中密切相关的器质性病理改变和（或）功能障碍，在中国，与中医学相结合，中西医相互借鉴，对消化系统心身疾病的认识，特别是治疗方面则具有明显优势，但目前尚缺乏统一规范，缺少共识，本文从消化系统心身疾病的概念、临床特点、病因病机、诊断思路、评估方法、中西医结合治疗的形式等方面进行论述，提出中西医治疗消化系统心身疾病的原则和方法：①消化专科用西药联合调畅情志中药；②抗焦虑药或抗抑郁药联合消化专科用中药；③消化专科用药联合抗焦虑药、抗抑郁药和中药；④心理治疗或情志疗法联合西药和（或）中药。还对非药物疗法进行了综述。

（李军祥　陈　喆　冯五金　李建生）

【评述】　我国消化系统心身疾病的病种和发病率居内科心身疾病的首位，占本系统所有疾病的45%～75%。在消化系统疾病诊治中，消化内镜、腹部 CT、腹部超声、磁共振等先进设备日新月异，但仍不能完全解释或解决患者所有的症状和行为异常，而且患者主观不适感受的严重程度与各种客观检测结果不完全一致，即使是同种疾病也症状表现各异，消化心身疾病中西医结合治疗比单纯中医或单纯西医治疗更有优势，西医在解决消化道局部问题方面有优势，而中医则在发挥全身调节方面有特色，两者互为补充，相得益彰。消化心身疾病中西医诊治应体现中医的特色优势，坚持中西医并举，形神共治，药物治疗与心理疏导相结合的指导思想。

（郝以辉　李　勇）

文选 63

【题目】 焦虑抑郁状态对妇科腹腔镜手术患者术后疼痛的影响

【来源】 临床麻醉学杂志，2018，34（3）：254-257.

【文摘】 刘宇琦等采用前瞻性队列研究，探讨妇科腹腔镜手术患者术前焦虑抑郁状态对术后疼痛的影响。研究纳入上海复旦大学附属妇产科医院麻醉科自 2016 年 10 月至 2017 年 2 月行腹腔镜下卵巢囊肿剥除术或子宫肌瘤剜除术患者 90 例，年龄 18~65 岁，BMI 18~30 kg/m²，ASA Ⅰ 或 Ⅱ 级，既往无慢性疼痛或镇痛药物使用史，无焦虑、抑郁等精神病史。术前访视时采用自编一般调查表收集一般信息，医院焦虑抑郁量表（hospital anxiety and depression scale，HADS）进行焦虑状态评分。以 HADS 9 分为界将患者分为低评分组（HARDS≤9 分，L 组）和高评分组（HADS>9 分，H 组）。记录患者术后 30 min、60 min、6 h、12 h、24 h 的视觉疼痛模拟评分（VAS 评分）。复苏室内 VAS 评分>4 分则给予舒芬太尼 3 μg 静脉注射，回病房后 VAS 评分>5 分则给予氟比洛芬酯 50 mg 缓慢静脉注射。记录两组镇痛药物使用量、术后排气时间和恶心、呕吐、头晕、肩背部疼痛等不良反应的发生情况。采用 SPSS19.0 进行数据分析。纳入统计患者共 90 例，年龄（37.8±11.4）岁，BMI（22.1±3.2）kg/m²，HADS 评分（11.0±6.8）分，手术时间（67.7±31.3）min。L 组 37 例，H 组 53 例。两组患者年龄、BMI、手术时间、出入液量、受教育程度、合并症情况差异无统计学意义。研究发现，与 H 组比较，L 组术后 6 h VAS 评分明显降低（$P<0.01$）；术后 30 min、60 min、12 h、24 h 两组 VAS 评分差异无统计学意义。术后 6 hVAS 评分与术前 HADS 评分有明显相关性（$r=0.634$，$P=0.01$）；其余时点 VAS 评分与术前 HADS 评分无明显相关性。H 组术后排气时间明显长于 L 组（$P<0.05$）。两组术后恶心、呕吐、头晕、肩背部疼痛的发生率差异无统计学意义。研究提示，妇科腹腔镜手术患者术前焦虑状态影响术后 6 h 疼痛评分，二者呈正相关；同时影响术后排气时间。

（刘宇琦　罗青妍　黄绍强）

【评述】 外科手术前焦虑、抑郁的发生率高，除去对所患疾病本身的担心外，手术操作、麻醉过程、术后疼痛及患者在术后恢复过程中的失能感，亦是患者焦虑、抑郁情绪的来源。术前焦虑是否为影响患者术后恢复及疼痛的因素，目前暂无定论。本研究发现，妇科腹腔镜手术患者术前焦虑状态影响术后 6 h 疼痛评分，两者呈正相关；同时影响术后排气时间。本研究主要观察指标均为主观性指标，缺乏客观反映患者疼痛应激或焦虑状态的指标，同时，也缺乏对焦虑、抑郁情绪的持续多时点评估，后续可对术后焦虑、抑郁情绪对疼痛的影响进行进一步研究。

（胡少华　丁凯景）

文选 64

【题目】 团体认知行为治疗逆转哮喘患者异常的脑自发活性（Group cognitive behavior therapy reversed abnormal spontaneous brain activity in adult asthmatic patients）

【来源】　Psychother Psychosom，2017，86（3）：178-180.

【文摘】　Zhang 等通过团体认知行为治疗（GCBT）干预哮喘患者的研究探讨 GCBT 的疗效机制。39 例哮喘患者和 60 例健康对照在基线期接受脑功能磁共振（fMRI）扫描，并完成哮喘控制测试（ACT）及 17 项汉密尔顿抑郁量表（HAMD-17）的评估。此外，有 17 名哮喘患者完成为期 8 周的 GCBT 干预，并在 8 周末再次接受脑 fMRI 扫描和 ACT、HAMD-17 评估。研究发现哮喘患者较健康对照组其双侧枕叶和感觉运动皮质的脑局部一致性增加，而在 GCBT 干预后增加的脑自发活性出现下降。经 GCBT 干预后，哮喘患者的 ACT 得分显著增加，HAMD-17 得分显著下降。结论认为 GCBT 能够有效地改善哮喘患者的控制水平和抑郁情绪，逆转枕叶和感觉运动皮质异常增高的脑自发活性。

（Zhang Y　Yin Y　Yang Y　Bian R　Hou Z　Yue Y　Xu Z　Yuan Y）

【评述】　哮喘是一种常见的心身疾病，抑郁症状能够增加哮喘发生的危险性。GCBT 是一种运用广泛且能够显著改善哮喘相关生活质量和抑郁情绪的心理治疗方式。GCBT 改善哮喘的疗效机制尚未知晓。本研究表明，有效的 GCBT 干预能够显著改善哮喘患者的哮喘控制水平和抑郁情绪，显著逆转哮喘患者双侧枕叶和感觉运动皮质异常增高的脑自发活性。枕叶和感觉运动皮质的自发活性在 GCBT 改善哮喘的疗效机制中十分重要，为后期的进一步探索奠定了基础。

（张钰群）

文选 65

【题目】　团体认知行为治疗逆转哮喘患者脑岛亚区的功能连接（Group cognitive behavior therapy reversed insula subregions functional connectivity in asthmatic patients）

【来源】　Front Aging Neurosci，2017，9：105.

【文摘】　Zhang 等通过团体认知行为治疗（GCBT）干预哮喘患者的研究探讨 GCBT 的疗效机制。42 例哮喘患者和 60 例健康对照在基线期接受脑功能磁共振（fMRI）扫描，并完成哮喘控制测试（ACT）及 17 项汉密尔顿抑郁量表（HAMD-17）的评估。此外，有 17 名哮喘患者完成为期 8 周的 GCBT 干预，并在 8 周末再次接受脑 fMRI 扫描和 ACT、HAMD-17 评估。研究发现哮喘患者左腹侧前脑岛（vAI）与左侧小脑后叶、右侧颞中回、双侧前扣带回之间的功能连接（FC）显著增加，左腹侧前脑岛与双侧中央后回、双侧枕叶、左侧中央前回之间的 FC 降低；左侧后脑岛与左侧额中回之间的 FC 也显著增强。此外，哮喘患者右 vAI 与右侧尾状核、左侧壳核之间的 FC 显著增强；右背侧前脑岛（dAI）与左侧矩状裂之间的 FC 显著降低。值得注意的是，GCBT 干预后哮喘患者增强的脑岛亚区与特定脑区之间的 FC 显著改善，且左 vAI 与左侧中央后回之间的 FC 值和 HAMD-17 得分的变化值呈显著正相关，右 dAI 与左侧矩状裂之间的 FC 值与哮喘控制水平的变化值呈显著负相关。结论认为 GCBT 能够有效地改善哮喘患者脑岛亚区与特定脑区之间的异常 FC。

（Zhang Y　Yang Y　Bian R　Yin Y　Hou Z　Yue Y　Chen H　Yuan Y）

【评述】　GCBT 是一种运用广泛且能够显著改善哮喘相关生活质量和自我管理行为的心理治疗方

式。哮喘的发生、发展与脑岛息息相关。GCBT 是否通过改变脑岛功能发挥作用需进一步研究。本研究表明有效的 GCBT 干预能够显著改善哮喘患者脑岛亚区与特定脑区之间的异常 FC。GCBT 改善哮喘患者的控制水平和抑郁情绪具备一定的生物学基础，即通过调节左 vAI 与左侧中央后回之间的 FC 改善抑郁情绪，右 dAI 与左侧矩状裂之间的 FC 改善哮喘控制水平。

（张钰群）

文选 66

【题目】 伴抑郁的哮喘患者异常的腹侧前脑岛功能连接（Abnormal functional connectivity of ventral anterior insula in asthmatic patients with depression）

【来源】 Neural Plast，2017，2017：7838035.

【文摘】 Zhang 等利用脑功能磁共振（fMRI）技术探讨哮喘患者伴发抑郁的潜在生理机制。18 名伴抑郁的哮喘患者（DA 组）、24 名不伴抑郁的哮喘患者（NDA 组）和 60 名健康对照（HC 组）接受头颅 fMRI 扫描、抑郁严重度和哮喘控制水平的评估。研究表明，DA 组与 NDA 组、HC 组相比，左腹侧前脑岛（vAI）与左侧颞中回的功能连接（FC）显著增强；与 HC 组相比，DA 组和 NDA 组左 vAI 与右侧前扣带回（ACC）之间的 FC 均增强、左 vAI 与双侧顶叶之间的 FC 均减弱、右 vAI 与左侧壳核及右侧尾状核之间的 FC 均增强。此外，左 vAI 与右侧 ACC 之间的 FC 能够显著区分 HC 与 DA、NDA；右 vAI 与左侧壳核、右侧尾状核之间的 FC 能够显著区分 NDA 与 HC。结论认为异常的 vAI 与特定脑区的 FC 涉及哮喘患者抑郁的神经病理机制，左 vAI 与左侧颞中回之间的 FC 能够显著区分 DA 和 NDA、HC。

（Zhang Y　Yang Y　Bian R　Yin Y　Hou Z　Yue Y　Xu Z　Yuan Y）

【评述】 哮喘患者常伴发多种精神障碍，抑郁较为多见。脑岛作为核心脑区与呼吸困难、情绪等紧密相关。哮喘伴发抑郁是否涉及脑岛的功能需进一步探讨。本研究表明 DA 左 vAI 与左侧颞中回的 FC 显著增强，且能够显著区分 DA 和 NDA、HC。变化的 vAI 的 FC 可能参与哮喘患者抑郁的神经病理机制。

（张钰群）

文选 67

【题目】 阻塞性睡眠呼吸暂停患者 24 h 收缩压变异性与心血管疾病的关系（Association of 24 h-systolic blood pressure variability and cardiovascular disease in patients with obstructive sleep apnea）

【来源】 BMCC ardiovasc Disord，2017，17（1）：287.

【文摘】 Xiao 等探讨 24 h 血压变异性与阻塞性睡眠呼吸暂停（OSA）的关系以及 24 h 血压变异性与 OSA 患者发生心血管疾病的关系。研究共纳入 384 例高血压并接受多导睡眠图监测的患者，结果显示，42.2% 的高血压患者合并 OSA，与无 OSA 的患者相比，OSA 患者的诊所收缩压（SBP）、24 h、日间和夜间 SBP 均较高，此外，白天和夜间的 SBP 以及 SBP 在日间和夜间的加权 SD 值，在 OSA

组中显著高于无 OSA 组。舒张压（DBP）参数无统计学意义。年龄、心血管疾病（CVD）、OSA 和血管紧张素转换酶抑制药或血管紧张素受体拮抗药（ACEI/ARB）的使用与 SBP 的 24 h-SD 加权有关；钙通道阻滞药（CCB）和利尿药的使用与 SBP 的 24 h-SD 加权呈负相关。研究发现，新诊断的 OSA 患者与无 OSA 患者相比，其 24 hSBP 的变异性更高。24 hSBP 变异性的潜在决定因素包括年龄、CVD、OSA、ACEI/ARB、CCB 和利尿药的使用；此外，在阻塞性睡眠呼吸暂停（OSA）患者中，较高的 24 h SBP 变异性与较高的 CVD 患病率有关，在调整包括诊所 SBP 和 24 h SBP 在内的传统风险因素后，24 h 收缩压加权 SD 每增加 1 SD，心血管疾病风险增加 21%。该研究提示，新诊断的 OSA 患者有更高的 24 h 收缩压变异性，OSA 患者 24 h 收缩压变异性的增加与心血管疾病发病风险增加相关。

（Ke X　Sun Y　Yang R　Liang J　Wu S　Hu C　Wang X）

【评述】　阻塞性睡眠呼吸暂停是高血压、冠状动脉粥样硬化性心脏病等心血管疾病发病和预后不良的重要危险因素，目前也有很多研究发现 24 h 血压变异性与心血管疾病的预后相关，但关于 OSA 同 24 h 血压变异性的关系，以及 OSA 合并高血压变异性的关系的研究数据较少。本研究发现，高血压患者有接近 50% 的患者存在 OSA，存在 OSA 的高血压患者收缩压变异性高于无 OSA 的高血压患者，但舒张压变异性没有区别。高血压合并 OSA 且 24 h 收缩压变异性高的患者心血管疾病发病风险增加。同时发现 RAS 系统抑制药可能对 24 h 收缩压变异性升高有调节作用。研究提示，对于高血压患者应积极筛查 OSA 以及 24 h 血压变异性，对于 24 h 收缩压变异性高的 OSA 且高血压患者可考虑首选 RAS 抑制药治疗，进一步行多中心随机对照研究很有必要。

（丁荣晶　孔　悦）

文选 68

【题目】　中国成年男性高血压患病率与睡眠时间、睡眠质量及轮班时间关系的横断面调查（Association of Sleep duration, sleep quality and shift-work schedule in relation to hypertension prevalence in Chinese Adult Males：A cross-sectional survey）

【来源】　Int J Environ Res Public Health，2017，14（2）：210.

【文摘】　Lu 等评价中国成年男性自我报告睡眠时间、睡眠质量和轮班工作时间与高血压患病率之间的关系。本研究设计为横断面研究，共纳入 4519 名成年男性，使用匹兹堡睡眠质量量表和相关结构化问卷进行睡眠质量评价。结果显示，与血压正常组相比，高血压组睡眠质量差［（4.26±3.17）vs.（3.55±2.90），$P<0.01$］，睡眠时间短［（6.74±1.20）h vs.（6.98±1.48）h，$P<0.01$］。在轮班工作制方面，"偶尔轮班工作制"的高血压患病率较低（27.7% vs. 34.2%，$P<0.01$），"频繁倒班"的高血压患病率较高（24.9% vs. 19.9%，$P<0.01$）。研究纳入的中国成年男性中，高血压患病率从 23.1% 上升到 32.9%（$P<0.01$），睡眠质量由"好"逐渐变"差"。睡眠时间短的参与者，高血压患病率明显高于睡眠时间正常的参与者（31.7% vs. 24.0%，$P<0.01$），而睡眠时间长和睡眠时间正常的参与者，高血压患病率无统计学差异（24.0% vs. 25.2%，$P>0.01$）；与从未倒班相比，偶尔倒班者高血压患病率（28.4% vs. 23.7%，$P<0.01$）和频繁倒班者高血压患病率（28.4% vs. 32.5%，p<0.01）均显著升高。

该研究提示，仅用睡眠时长来评价睡眠对高血压的影响不充分，睡眠时长联合睡眠质量有助于更好评价睡眠对高血压的影响，同时睡眠对高血压的影响受到轮班工作制的影响。

（Lu K　Chen J　Wang L　Wang C　Ding R　Wu S　Hu D）

【评述】　睡眠与高血压之间关系的研究很多，多数研究评价的是睡眠时长与高血压之间的关系，轮班工作制和睡眠质量是否对高血压发病和进展有额外影响，研究较少。本研究发现，对于高血压患者，仅用睡眠时长来评价失眠对高血压的影响不充分，睡眠质量联合睡眠时间可以进一步了解睡眠对高血压的影响。同时，研究发现高频率轮班工作对高血压发病的影响明显高于偶尔倒班者。该研究提示，在综合医院临床工作中，评价患者睡眠状态时，不应只询问睡眠时间，应使用睡眠质量评定量表评估患者的睡眠质量及其他可能影响睡眠的工作习惯或生活习惯，从而更好地管理患者的心血管健康。

（丁荣晶　孔　悦）

文选 69

【题目】　绝经后妇女睡眠质量与心血管疾病危险性的关系（Relationship between sleep quality and cardiovascular disease risk in Chinese post-menopausal women）

【来源】　BMC Womens Health，2017，17（1）：79.

【文摘】　Chair 等学者采用横断面研究方法，评价绝经后女性睡眠质量与心血管疾病风险的相关性。研究共纳入中国陕西省西安社区的 154 名绝经后妇女，采用匹兹堡睡眠质量量表和弗莱明翰 10 年心血管危险评分作为评价工具。结果显示，睡眠质量差（平均 PSQI 8.58 分）的患者，10 年心血管疾病风险为 12.54%。心血管疾病危险性与睡眠时间（$\beta=0.18$，$P=0.04$）和睡眠障碍（$\beta=0.33$，$P<0.001$）显著相关。睡眠质量良好（PSQI<5 分）的女性，患心血管疾病的风险较低（FRS<10% OR 0.51，$P=0.04$）。研究结果提示，睡眠质量差可能增加绝经后妇女的心血管疾病风险。临床制定绝经后女性心血管健康保护策略时，应考虑睡眠管理。

（Chair SY　Wang Q　Cheng HY　Lo SW　Li XM　Wong EM　Sit JW）

【评述】　睡眠质量与心血管疾病风险的关系多有研究，但针对绝经后女性，睡眠质量与心血管疾病风险的研究数据较少。本研究发现，绝经后且睡眠质量差的女性，其 10 年心血管疾病风险达到 12.54%，而睡眠质量良好的患者心血管疾病的风险很低，提示对于绝经后女性，睡眠质量差是心血管疾病风险增加的危险因素，临床上应关注绝经后女性的睡眠质量和睡眠管理，是否有必要把睡眠质量筛查作为绝经后女性健康筛查常规，有必要扩大样本量进一步明确。

（丁荣晶　孔　悦）

文选 70

【题目】　急性冠脉综合征患者社会支持现况及影响因素分析

【来源】　中华心血管病杂志，2017，45（5）：399-403.

【文摘】　雷等调查急性冠脉综合征（ACS）患者的社会支持现况及 1 年转归，分析 ACS 患者社会支持相关影响因素。研究共纳入 771 例急性冠脉综合征患者，分别于基线、6 个月、12 个月完成调查问卷，包括 ENRCHD 社会支持评定量表（ESSI）、广泛性焦虑量表（GAD-7）、患者健康问卷（PHQ-9）、生活质量量表（SF-12）、睡眠问卷和社会人口信息学资料，采用多元线性回归方程分析 ACS 患者社会支持的相关影响因素。结果显示，ACS 患者基线、随访 6 个月和 12 个月的社会支持评分分别为（17.08±3.61）分、（17.72±3.04）分和（17.76±3.05）分，随访 6 个月和 12 个月的社会支持评分均高于基线（P 均<0.01）。多元线性回归分析显示，工人和农民、低家庭月收入、焦虑、抑郁和低生活质量是低社会支持的独立影响因素，该研究为今后制定 ACS 患者针对社会支持的治疗策略提供依据。

（雷　莎　丁荣晶　王　历）

【评述】　精神心理因素与心血管疾病的关系越来越受到关注，目前明确的是，抑郁是急性冠脉综合征预后不良的重要危险因素，社会支持与急性冠脉综合征之间的关系国外有陆续报道，发现社会支持下降与急性冠脉综合征预后不良有关。有关急性冠脉综合征患者社会支持及其动态变化的规律和相关影响因素的大规模人群数据，国内未见报道，本研究优势是纳入国人急性冠脉综合征患者病例数较大，并进行了为期 1 年的动态观察，发现急性冠脉综合征人群社会支持随着病情的恢复而有所改善，但焦虑、抑郁、家庭收入低、社会地位低是造成该人群社会支持程度下降的重要影响因素。提示临床上，对急性冠脉综合征患者应进行焦虑、抑郁、社会支持等社会心理因素筛查和人口学特征的调查，治疗中应考虑到患者的社会支持程度和精神心理状态对治疗依从性的影响，从而提高治疗依从性。

（丁荣晶　孔　悦）

文选 71

【题目】　活血安神对睡眠剥夺大鼠诱导的心肌损伤的心血管保护作用（Cardioprotective effects of HuoxueAnshen recipe against myocardial injuries inducedby sleep deprivation in rats）

【来源】　Evid Based Complement Alternat Med，2017，2017：735-760.

【文摘】　活血安神方是我国临床用于治疗冠状动脉粥样硬化性心脏病失眠的中药。睡眠剥夺（sleep deprivation，SD）在失眠和焦虑症的病理生理过程中起着重要作用，与冠状动脉粥样硬化性心脏病发病和进展相关的心血管危险因素密切相关。Rong 等探讨活血安神方对睡眠剥夺诱导的心肌缺血－再灌注损伤大鼠的影响。经睡眠剥夺处理后的大鼠神经肽 Y、血管内皮及炎性因子水平显著升高，褪黑素水平显著降低，而经活血安神方处理后的睡眠剥夺大鼠则无明显变化。与睡眠剥夺大鼠相比，活血安神方（HAR）处理的 SD 大鼠心肌梗死再灌注（I/R）后心肌损伤有所改善。研究提示，活血安神方可改善睡眠剥夺后心肌梗死大鼠的心脏损伤，支持活血安神方在冠状动脉粥样硬化性心脏病失眠患者中的保护性应用。

（Yuan R　Guo LL　Chen HW　Li JP　Chen Z　Wei BJ　Wang J）

【评述】　失眠是心血管疾病发病和预后不良的重要影响因素，但目前的研究显示，失眠患者使用镇静催眠药物，虽然可改善失眠，并没有降低心血管事件。我国很多传统中药具有改善失眠的作用，但传统中药对失眠引起的心血管损伤是否有保护作用，研究不多。本研究显示，传统中药活血安神方可改善睡眠剥夺后心肌梗死大鼠的心脏损伤。这一研究提示我们，应深入探讨传统中药的药用价值，进一步将动物实验的结果转化为临床结果，采用规范严谨的临床研究设计，明确传统中药是否可通过改善失眠降低心血管疾病伴失眠患者的心血管事件。

（丁荣晶　孔　悦）

文选 72

【题目】　药物前期干预对心肌梗死合并抑郁大鼠 5 – 羟色胺及其转运体的影响

【来源】　中华心血管病杂志，2017，45（2）：137-141.

【文摘】　张等评价曲美他嗪是否通过对心肌组织中的 5-HT 及其受体产生影响，从而起到保护心肌和小血管的作用。研究将 80 只 Sprague Dawley（SD）大鼠随机分为治疗组和对照组，每组 40 只，分别予以曲美他嗪和生理盐水前期干预 4 周。随后再将两组各分为 4 个亚组，即假手术亚组、心肌梗死亚组、抑郁亚组、心肌梗死合并抑郁亚组，每组各 10 只大鼠，采用酶联免疫吸附实验检测各组大鼠血清和血小板 5-HT、5- 羟色胺转运体（SERT）浓度。结果显示，曲美他嗪可以升高心肌梗死合并抑郁大鼠血清 5-HT、SERT 及血小板 5-HT 水平，降低血小板 SERT 水平。该研究发现，曲美他嗪前期干预可以升高心肌梗死合并抑郁大鼠血液中 5-HT 和 5- 羟色胺转运体的浓度，可能是曲美他嗪心肌保护作用的机制之一。

（刘梅颜　张丽军）

【评述】　抑郁是心血管疾病预后不良的重要危险因素，但目前的研究显示，使用抗抑郁药物虽然可改善心血管病患者的抑郁状态和生活质量，但没有降低心血管事件。因此，临床上仍在寻找合适有效的药物和技术手段，不仅能改善患者的抑郁情绪，同时降低心血管事件。目前发现冥想、正念、运动疗法等技术手段有望实现这一目标，但对严重抑郁患者，仍需要和抗抑郁药物联合使用。本研究发现，心肌代谢类药物曲美他嗪，可以改善心肌梗死合并抑郁大鼠血清和血小板 5-HT、SERT 浓度，可能是曲美他嗪心肌保护作用的机制之一，为心肌梗死后抑郁患者的临床干预提供了新的思路。本研究的发现尚需进一步研究证实，如曲美他嗪减少血清和血小板 5-HT、SERT 浓度，是否可以转化为心肌梗死面积的减少，是否可以减少左心室重构，是否可以转化为临床获益。

（丁荣晶　孔　悦）

文选 73

【题目】　芳香疗法和音乐干预对乳腺癌患者围术期疼痛和焦虑的影响

【来源】　中南大学学报（医学版），2018，42（6）：656-661.

【文摘】　肖扬帆等探讨芳香疗法和音乐干预对乳腺癌患者围术期焦虑及疼痛反应的影响。研究招募中南大学湘雅二医院乳腺甲状腺外科收治的 100 例接受乳腺癌根治术治疗的患者，将患者随机分为对照组、芳香治疗组、音乐干预组及联合干预组，每组 25 例。制作个性化音乐库，针对患者喜好选取 5 首喜欢的音乐并在干预时以适宜音量循环播放，每次 30 min。另选择具有安神、镇静功效的薰衣草、佛手柑、天竺葵 3 类单方精油，按照 1∶2∶3 配制成复方精油，术前、术后把配好的 3 滴（约 0.2 ml）精油滴在脱脂纱布上，放在枕边搁置 30 min，中间 15 min 再次滴 3 滴精油，30 min 后取走脱脂纱布。对照组行常规麻醉复苏，无其他干预措施。在常规护理基础上，芳香治疗组及音乐干预组在手术前 60 min 及术后麻醉苏醒拔出气管插管后立即给予芳香干预或音乐干预；联合干预组在常规护理基础上同时给予芳香干预及音乐干预。对各组患者在术前 30 min（T1）、术后麻醉苏醒拔除气管导管 30 min（T2）及拔管 4 h（T3）3 个时间点的焦虑、疼痛进行评分并比较。采用视觉模拟焦虑评分尺（VASA）评定焦虑程度，采用数字分级疼痛评分尺（NRS）评定疼痛程度，两量表在手术前后共测量 3 次，分别在手术前 30 min（T1）、术后麻醉苏醒拔除气管导管后 30 min（T2）及拔管后 4 h（T3）。采用 SPSS19.0 分析数据，研究发现，患者术后（T2、T3）疼痛程度明显高于术前（T1），与对照组比较，各干预组在 T3 时间点疼痛程度明显减轻（$P<0.05$）；患者术前焦虑状态最明显（T1），随着麻醉苏醒，患者焦虑状态逐渐减轻，与对照组比较，各干预组在术后（T2、T3）焦虑程度明显降低（$P<0.05$）。研究表明，芳香疗法和音乐干预能减轻乳腺癌患者围术期的焦虑与疼痛，使患者在情绪体验及躯体反应两方面获得良好的改善。

（肖扬帆　李乐之　谢仪佳　徐军美　刘　雁）

【评述】　临床常建议采用心理干预对择期手术患者应激反应进行调控，包括心理支持疗法、音乐疗法、催眠疗法、放松疗法、系统脱敏疗法、暗示疗法和认知疗法等。本研究采用芳香疗法和音乐疗法两种干预方法，利用嗅觉和听觉的双重刺激对乳腺癌患者术后进行干预，发现两种干预均能减轻乳腺癌患者围术期的焦虑与疼痛，使患者在情绪体验及躯体反应获得良好改善。但由于本研究样本均为女性，其自身的生理、心理特点，对气味、声音的敏感程度高于男性，后续仍需在男性患者验证其效果。

（胡少华　丁凯景）

文选 74

【题目】　RBD 患者的睡眠结构及其与情绪状态、自主神经功能症状、睡眠质量的相关性

【来源】　中国神经医学杂志，2018，17（1）：88-94.

【文摘】　陈书丽等探讨快速眼动期睡眠障碍（RBD）患者的睡眠结构，并进一步分析其与患者情绪状态、自主神经功能症状、睡眠质量的相关性。本研究通过选取自 2014 年 10 月至 2016 年 5 月于天津医科大学总医院神经内科门诊就诊、主诉存在睡眠行为异常并经视频一多导睡眠图（v-PSG）检查确诊的 22 例 RBD 患者为病例组，募集性别、年龄、文化水平相匹配并经 v-PSG 检查排除 RBD 诊断的 23 例健康成人为对照组。对两组研究对象进行 v-PSG 监测，并应用流行病调查用抑郁自评量表（CESD）及淡漠症状评定量表（AES）、帕金森病患者自主神经功能症状评定量表（SCOPA-AUT）、帕金森病患者睡眠状况评定量表（SCOPA-SLEEP）进行情绪状态、自主神经功能症状、睡眠质量评估。采用统计学方法，分析病例组与对照组间睡眠结构及周期性腿动指数（PLMI）、呼吸暂停低通气指数（AHI）、觉醒指数等相关参数的差异，分析病例组与对照组间情绪状态、自主神经功能症状、睡眠质量等量表评分的差异，分析病例组情绪状态、自主神经功能症状、睡眠质量等量表评分与睡眠结构的相关性。结果显示，与对照组相比，病例组非快速眼动期（NREM）Ⅰ期睡眠增

多，NREM-Ⅱ、NREM-Ⅲ期睡眠减少，PLMI 增高，CES-D 评分增高，SCOP-AUT 量表中消化系统、泌尿系统症状评分及总分增高，差异均有统计学意义（$P<0.05$）。病例组 CES-D 评分与 NREM-I 期睡眠所占睡眠结构的百分比呈显著正相关（$r=0.520$，$P=0.000$），SCOPA-SLEEP 量表中夜间失眠（SLEEP-N）评分及总分（SLEEP-T）与 PLMI 呈显著正相关（$r=0.465$，$P=0.029$；$r=0.444$，$P=0.039$），SCOPA-SLEEP 量表中日间嗜睡（SLEEP-D）评分与 NREM-Ⅲ期睡眠所占睡眠结构的百分比呈显著负相关（$r=-0.480$，$P=0.041$），SCOPA-AUT 量表中心血管系统症状评分与 PLMI 呈显著正相关（$r=0.439$，$P=0.041$）。据此得出结论，RBD 患者客观存在睡眠结构紊乱，PLMI 增加，极容易合并抑郁情绪，以及存在消化系统、泌尿系统等自主神经功能受损症状。RBD 患者的心血管系统症状、夜间睡眠问题的发生与 PLMI 有关，抑郁情绪的出现或与 NREM-Ⅰ期睡眠延长造成的神经递质紊乱尤其是 5- 羟色胺减少有关，日间嗜睡与 NREM-Ⅲ期睡眠缩短相关。

（陈书丽　王金莹　崔林阳　朱晓冬　张美云　程　焱）

【评述】 快速眼动期睡眠障碍是一种发生在快速眼动期（REM）的异态睡眠，常伴有不愉悦的梦境及相关的剧烈肢体行为，同时伴有 REM 期肌肉失迟缓现象。RBD 患者临床一般不易发现，患者常因躯体疾病就诊，特别是骨科及外科就诊居多，因患者夜间睡眠时做一些与梦境相关的动作行为，常伤及自己及家人。该项研究不仅分析 RBD 患者的睡眠结构，还从情绪方面 / 自主神经功能症状、睡眠质量与睡眠结构的相关性等方面分析 RBD 患者存在的异常，这为临床医师对于 RBD 患者的治疗及诊断方面提供了很好的数据支持。但因 RBD 患者意识不到自己的问题，样本数量较少，此项研究仍存在一定的局限性。

（郝以辉　李　勇）

文选 75

【题目】 门诊慢性失眠障碍合并不宁腿综合征的共病分析

【来源】 神经疾病与精神卫生，2018，18（1）：42-46.

【文摘】 黄宇靖等探讨门诊慢性失眠障碍（CID）合并不宁腿综合征（RLS）患者的共病特征。选择 2016 年 7 月至 2017 年 6 月在中国人民解放军新疆军区总医院神经内科睡眠门诊就诊的 CID 患者，记录患者的一般资料、CID 病因、RLS 症状学调查及 RLS 严重程度量表，比较 CID 伴 RLS（CID ＋ RLS）组和 CID 不伴 RLS（CID-RLS）组失眠病因构成的差异。结果显示，连续入组 122 例，5 例因不能配合问卷调查而剔除，实际纳入 117 例。50 例（42.7%）合并 2 种或以上病因。精神心理障碍所致失眠、躯体问题所致失眠和心理生理性失眠分别为 50 例（42.7%）、41 例（35.0%）和 32 例（27.4%）。33 例（28.2%）合并其他睡眠障碍，其中 RLS 30 例（25.6%）。与 CID-RLS 组相比，CID ＋ RLS 组其他躯体问题所致失眠的比例较高，睡眠卫生习惯不良和器质性病因待定失眠的比例较少，分别为（40.0% vs. 12.6%，$P=0.001$），（3.3% vs. 18.4%，$P=0.044$）和（0% vs. 13.8%，$P=0.032$）。神经内科近半年门诊 CID 患者合并 2 种或 2 种以上病因，CID 常见病因是精神心理障碍所致失眠、躯体问题所致失眠和心理生理性失眠等。CID 伴 RLS 和不伴 RLS 的病因构成有明显差异。

（黄宇靖　徐江涛）

【评述】　RLS 是一种常见的神经系统感觉运动障碍性疾病，一些研究显示人种与地理区域可以导致 RLS 患病率不同。RLS 在亚洲发生率为 1.5%～2.1%。RLS 患者比一般人群高达 2～3 倍的失眠障碍，其中有 28%～69% 的患者存在入睡困难，24%～51% 的患者有着睡眠维持困难。故早期及时正确诊治 RLS 有助于 CID 患者睡眠质量的改善。但临床上 RLS 患者因早期无明显日间瞌睡症状和疲劳感而就诊率下降，随着失眠障碍伴 RLS 病程的延长，疲劳感和睡眠质量变差日益突出，推测失眠病程的长短可能与 RLS 的就诊率相关。本研究还发现 CID 伴 RLS 患者较多合并躯体问题所致失眠，包括帕金森病、肾功能不全、心绞痛和其他睡眠障碍疾病（RBD、OSAS、PLMS、发作性睡病）。而帕金森病、肾功能不全、心绞痛是 RLS 的危险因素，彼此相互关联和影响。因此，作为神经内科或精神科及相关科室的医师，不仅要关注 RLS 患者的症状学诊断，更多的要关注这类患者的睡眠，从多个方面对患者进行治疗，提高患者的生活质量。

（郝以辉　李　勇）

文选 76

【题目】　伴和不伴抑郁的哮喘患者小脑后叶异常的脑血流量（Altered regional cerebral blood flow of right cerebellum posterior lobe in asthmatic patientswith or without depressive symptoms）

【来源】　Front Psychiatry，2018，9：255.

【文摘】　Zhang 等利用脑功能磁共振（fMRI）技术探讨哮喘患者伴发抑郁的潜在生理机制。18 名伴抑郁的哮喘患者（DA）、24 名不伴抑郁的哮喘患者（NDA）和 60 名健康对照（HC）接受头颅 fMRI 扫描、抑郁严重度和哮喘控制水平的评估。研究表明，与 NDA 相比，DA 右侧小脑后叶的局部脑血流量（rCBF）显著增加；与 HC 比较，DA 和 NDA 右侧小脑后叶 rCBF 显著降低。结论认为右侧小脑后叶的 rCBF 可能涉及哮喘患者抑郁的神经病理机制。

（Zhang Y　Yang Y　Wang Z　Bian R　Jiang W　Yin Y　Yue Y　Hou Z　Yuan Y）

【评述】　哮喘患者常伴发多种精神障碍，抑郁较为多见。rCBF 反映局部脑区的代谢水平，哮喘患者异常的通气会导致特定脑区动脉血管内二氧化碳分压水平的异常，从而导致代谢异常。rCBF 能够较好地反映抑郁症患者的脑代谢水平。本研究表明 DA 右侧小脑后叶 rCBF 显著，其改变可能参与哮喘患者抑郁的神经病理机制。

（张钰群）

文选 77

【题目】　中国卒中后抑郁临床实践指南（Clinical practice guidelines for post-strokede pression in China）

【来源】　Brazilian Journal of Psychiatry，2018.doi：10.1590/1516-4446-2017-2343.

【文摘】　赵福英等总结卒中后抑郁（post-stroke depression，PSD）各方面的研究进展，为临床实践提供指导。PSD 是卒中后最常见的并发症之一，卒中后 5 年发病率约为 30%。PSD 的发生不仅会影响卒中后的日常生活能力和认知功能的恢复，还可能是卒中所致死亡的风险因素，明显增加卒中的疾病负担。PSD 的发生受多重因素影响，其中包括人口学特征（年龄、性别、种族、文化背景和教育程度等）和社会心理因素（卒中后躯体功能受损、丧失工作能力、家庭社会地位改变、缺乏社会支持、家庭收入低、神经质、A 型行为）。分子遗传学研究证实 5 - 羟色胺转运体、5 - 羟色胺受体、BDNF、MTHFR、CREB 等基因的特殊变异可增加 PSD 的发病风险。神经递质、炎症系统及 HPA 轴的功能失衡也参与 PSD 发生发展的病理过程。同时，也有研究显示 PSD 的临床特征与卒中部位及病灶大小相关，但结果并不一致。进行卒中患者早期、全面的评估对 PSD 的防治十分重要，应包含一般情况、既往病史、功能水平及抑郁症状等方面。目前尚缺乏明确的针对 PSD 的临床诊断标准，袁勇贵课题组认为 PSD 应包含卒中后抑郁症状（post-stroke depressive symptom，PSDS）和卒中后抑郁障碍（post-stroke depressive disorder，PSDD）两种类型，其中 PSDS 是正常状态与 PSDD 之间的中间过渡状态，该状态既可以继续发展为 PSDD，也可以维持原状或自行缓解。PSDS 的评估诊断可在卒中后 1 周时进行，标准参照《中大版 PSDS 诊断标准》；而 PSDD 即卒中后内源性的抑郁障碍，其诊断需首先满足 PSDS 的诊断标准，同时符合 DSM-5 中 MDD 诊断标准。PSD 的治疗应该以良好的医患关系为基础，建议当患者满足 PSDS 诊断标准时，即可开始给予抗抑郁治疗，包括药物治疗（抗抑郁药、中成药）、物理治疗、心理治理等。早期预防性治疗可减少 PSD 发生，对促进功能恢复起着重要作用。但关于预防的策略和时间目前仍有较多争议，提倡对于卒中患者尽早进行生活方式宣教、心理疏导和非药物干预为宜。对 PSD 患者的护理在疾病恢复中亦起重要作用，全面评估是制定个体化、全程护理方案的基础，舒适的环境、恰当的生活护理、社会家庭支持、积极的康复运动、健康教育等均有助于缓解 PSD 症状。同时，为完善 PSD 人群的防治及管理，应对医务人员进行培训，向大众普及精神卫生知识，建立完善的院内评估监测系统和良好的医患关系，从而有效实施和进行三级预防。

（Zhao FY Yue YY Li L Lang SY Wang MW Du XD Deng YL Wu AQ Yuan YG）

【评述】 PSD 在卒中幸存者间十分常见，对患者和医疗工作人员都是很大的挑战。在国内临床工作中，PSD 患者常被误诊或漏诊，也因此无法获得及时而有效的治疗。即使现有的抗抑郁治疗能够改善抑郁症状，最优的药物选择及治疗时程依然难以确定。该文章通过对 PSD 发病机制、风险因素、评估、诊断、治疗、预防、护理及综合管理等方面进行总结，形成针对 PSD 临床实践的标准化指南，使读者系统地认识 PSD，同时可指导临床工作，实现对 PSD 的早期发现和积极干预，帮助更多的 PSD 患者恢复健康。

（赵福英）

文选 78

【题目】 老年心血管疾病患者发生抑郁的决定因素（Psychosocial determinants of depression in the community of the elderly with cardiovascular disease）

【来源】 Psychiatry Res，2018，268：123-130.

【文摘】 Xu 等探讨社会心理因素对老年心血管病患者发生抑郁的影响，分别在我国安徽省和湖北省选取两个大型社区，纳入 2199 名明确诊断有心血管疾病的社区居民，采用老年精神状况量表及计算机辅助诊断系统，通过多元回归分析方法探讨社会心理因素对抑郁的影响。结果显示，老年心血管疾病患者抑郁的患病率为 4.77%。3 个社会心理因素与社区老年心血管病患者发生抑郁有关：自我评估的身体健康状况，任何的与亲戚、朋友或邻居发生的不愉快或生气。这个研究为我国老年心血管病合并抑郁患者的干预提供了新的线索。

（Xu M　Chen R　Liu B　Chai Y　Boer DD　Hu P　Hu Z）

【评述】　我国已进入老龄化社会，50% 的老年人群存在至少一种心血管疾病，由于老年人的生理变化和社会角色的转变，老年人群也是抑郁高发人群。抑郁又是心血管疾病发生、发展和预后不良的危险因素，因此关注老年心血管疾病患者抑郁的影响因素非常必要，本研究为我国制定老年心血管病合并抑郁患者的干预策略提供了新的线索。

（丁荣晶　孔　悦）

文选 79

【题目】　稳定性冠心病伴抑郁焦虑患者的精神压力诱发心肌缺血临床研究

【来源】　中华内科杂志，2018，57（7）：494-499.

【文摘】　张丽军等纳入 178 例门诊或住院患者，根据患者是否有冠心病和（或）焦虑抑郁分为 4 组，探讨这一人群精神应激诱发心肌缺血（MSIMI）的发生率和相关影响因素。研究发现，冠状动脉粥样硬化性心脏病合并焦虑、抑郁的患者 MSIMI 的发生率为 35.00%，冠状动脉粥样硬化性心脏病无抑郁、焦虑的患者 MSIMI 发生率为 2.13%，无冠状动脉粥样硬化性心脏病的抑郁、焦虑患者 MSIMI 发生率为 14.29%，正常组 MSIMI 发生率为 2.38%。进一步分析发现，无冠状动脉粥样硬化性心脏病的抑郁、焦虑患者发生 MSIMI 风险为正常组的 6.83 倍（$P>0.05$），有冠状动脉粥样硬化性心脏病的抑郁、焦虑患者 MSIMI 发生风险为正常组的 22.08 倍（$P<0.05$）。调整性别、年龄等因素后，广泛焦虑量表（GAD-7）评分每增加 1 分，冠状动脉粥样硬化性心脏病患者 MSIMI 的发生风险增加 1.22 倍 [95%CI（1.07~1.38），$P=0.00$]，但患者抑郁自评工具（PHQ-9）评分并没有增加冠状动脉粥样硬化性心脏病患者 MSIMI 的发生风险 [$OR=0.95$，95%CI（0.77~1.17），$P=0.63$]。研究提示，焦虑是冠状动脉粥样硬化性心脏病患者发生 MSIMI 的危险因素，抑郁与冠状动脉粥样硬化性心脏病患者发生 MSIMI 的关系尚待进一步研究。

（张丽军　何东方　杨　娅　蒲利红　徐丽媛　周雨欣　刘　梅）

【评述】　心血管疾病是影响我国居民健康和致死的最主要疾病，精神应激是心血管疾病发病和预后不良的重要影响因素，连接两者之间关系的病理机制目前尚未明确。本研究发现，精神应激可以诱发心肌缺血，尤其是在冠状动脉粥样硬化性心脏病人群。不同类型的精神应激诱发心肌缺血的程度不同，焦虑可以导致冠状动脉粥样硬化性心脏病患者发生 MSIMI，而抑郁并没有这一作用。本研究与国外相关研究有不同结论。是否存在种族差异或文化差异，抑或研究方法的不同，导致产生不同的研究结论，有待进一步研究验证。

（丁荣晶　孔　悦）

文选 **80**

【题目】 评价阻塞性睡眠呼吸暂停患者低氧负荷指数的临床价值（Evaluating the clinical value of the hypoxia burden index in patients with obstructive sleep apnea）

【来源】 Postgrad Med，2018，130（4）：436-441.

【文摘】 Chen 等回顾分析 459 名住院患者的多导睡眠图监测结果，评价低氧负荷指数（hypoxia burden index，HBI 预测阻塞性睡眠呼吸暂停（OSA）患者发生心血管疾病的价值，是否优于呼吸暂停低通气指数（apnea hypopnea-index，AHI）。结果显示，低氧负荷指数与呼吸暂停低通气指数（$r=0.690$）、最低氧饱和度（$r=-0.733$）、氧饱和度（SpO_2）在总睡眠时间（TST）（CT 90%）中的比例（$r=0.801$）高度相关。HBI 与 Epworth 嗜睡量表评分和晨收缩压、舒张压、平均动脉压轻度相关，在 202 名心血管疾病和非心血管疾病住院患者中，仅有年龄、性别、HBI［$OR1.006（1.001\sim1.011）$，$P=0.021$］与心血管疾病独立相关。本研究提示，HBI 可能对预测阻塞性睡眠呼吸暂停（OSA）患者心血管疾病发病风险具有潜在价值，AHI 与心血管疾病患病率的相关性并不显著。

（Chen F　Chen K　Zhang C　Chen X　Huang J　Jia P　Ma J　Zhang J　Fang J　Wang G）

【评述】 目前已经明确，阻塞性睡眠呼吸暂停是心血管疾病发生、发展的重要危险因素，尤其与高血压、冠状动脉粥样硬化性心脏病、心力衰竭的治疗效果和预后密切相关。目前对于 OSA 的诊断，主要通过多导睡眠图监测结果，其中 AHI≥5 是 OSA 的重要诊断标准。然而，AHI 是否作为预测 OSA 与心血管疾病发病的相关性的最佳指标，目前尚无定论。本研究发现，AHI 并不是两者之间关系的理想预测指标，低氧负荷指数（HBI）可能对预测 OSA 患者的心血管疾病发病风险有潜在价值。提示不同的指标代表的临床场景不同，作为临床医师应了解不同指标的价值，同时不拘泥于已有的研究结论，进一步扩大临床人群进行验证。

（丁荣晶　孔　悦）

文选 **81**

【题目】 冠心病患者焦虑抑郁与冠状动脉斑块稳定性的关系研究

【来源】 护理学杂志，2018，33（3）：1-4.

【文摘】 程方满等采用光学相干造影（OCT）和焦虑抑郁自评量表作为工具，评价焦虑和（或）抑郁程度与冠状动脉斑块稳定性的关系。研究共纳入 319 例冠状动脉粥样硬化性心脏病患者，完成上述评估。结果显示，冠状动脉粥样硬化性心脏病患者焦虑的发生率为 31.3%，抑郁发生率为 30.7%，同时存在焦虑、抑郁的发生率为 15.7%。Logistic 回归分析显示，抑郁（$OR=1.062$、$OR=1.322$，$P<0.05$）、低密度脂蛋白胆固醇对斑块稳定性有显著性影响。该研究提示，冠状动脉粥样硬化性心脏病患者应及早进行负性情绪及饮食行为的全面调查，并实施针对性干预，以减少不稳定斑块的发生，预防心脏不良事件。

（程方满　林　平　于　淮）

【评述】 既往研究显示，抑郁是冠状动脉粥样硬化性心脏病发病和预后不良的重要危险因素，基础研究发现，抑郁通过交感神经激活、内分泌功能紊乱、炎症激活等机制，导致血管内皮功能损

害，影响血管斑块的稳定性。直接观察人体冠状动脉血管斑块稳定性与抑郁关系的研究很少，本研究发现有1/3的冠状动脉粥样硬化性心脏病患者存在焦虑和抑郁情绪，通过光学相干造影观察冠状动脉斑块的稳定性，首次证实抑郁是影响冠状动脉斑块稳定性的独立危险因素。焦虑是冠状动脉粥样硬化性心脏病患者常见的精神心理问题，患病率高于抑郁，但本研究没有发现焦虑是影响冠状动脉斑块稳定性的独立危险因素，这与临床流行病学研究结果基本一致，目前焦虑并没有作为冠状动脉粥样硬化性心脏病发病和预后不良的重要因素。这一研究结果再次提示我们，临床上应重视对冠状动脉粥样硬化性心脏病患者抑郁情绪的筛查和干预，焦虑与冠状动脉粥样硬化性心脏病的关系仍需更多研究。

（丁荣晶　孔　悦）

文选 82

【题目】　精神分裂症患者使用非典型抗精神病药物导致 Lp-PLA$_2$ 水平升高和心血管风险增加：一项回顾性队列研究（Atypical Antipsychotic Administration in Schizophrenic Patients Leads to Elevated Lipoprote-in-Associated Phospholipase A2 Levels and Increased Cardiovascular Risk：A Retrospective Cohort Study）

【来源】　Basic Clin Pharmacol Toxicol，2018.

【文摘】　Shen 等报道一项回顾性队列研究资料，评价非典型抗精神病药物对心血管系统的影响。研究纳入南京医科大学附属脑病医院 452 例精神分裂症患者，其中 63 例接受氯氮平治疗，186 例接受奥氮平治疗，47 例接受奎硫平治疗，56 例未接受药物治疗。与未服药患者相比，服用奥氮平、氯氮平或喹硫平患者在年龄、性别、体重指数（BMI）和空腹血糖水平上无差异。研究发现，给予非典型抗精神病药（AAP）后，服药患者血清脂蛋白相关磷脂酶（Lp-PLA$_2$）水平升高。Spearman 相关分析显示，非典型抗精神病药与血清 Lp-PLA$_2$ 水平呈显著相关。调整混杂因素后，服用非典型抗精神病药是发生心血管疾病的独立危险因素。本研究首次证实，服用非典型抗精神病药，特别是氯氮平和奥氮平，可增加 Lp-PLA$_2$ 水平和心血管疾病风险，而与药物引起的体重增加无关。奥氮平、氯氮平和喹硫平增加 Lp-PLA$_2$ 水平和心血管疾病风险的程度与影响因素并不一致。非典型抗精神病药对精神分裂症患者 Lp-PLA$_2$ 的影响可能与促炎细胞因子和激素有关。该研究提示，警惕非典型抗精神病药物对心血管系统的影响，使用这类药物时应密切监测心血管系统的功能。

（Shen H　Wu D　Wang S　Zhao M　Sun W　Zhu X　Zhang N　Yao H　Cui Q　Xiao H）

【评述】　随着生物 - 心理 - 社会医学模式的发展，患者的精神心理问题开始获得临床重视。非典型抗精神病药物不仅用于精神病患者，有时也用于相对严重的心身疾病和双心障碍患者。非典型抗精神病药物对心血管系统的影响值得关注。本研究发现，中国人群使用奥氮平、氯氮平和喹硫平，对心血管系统有不良影响，是导致心血管疾病发病增加的独立危险因素，其机制可能与炎症细胞因子和激素失调促进体内 Lp-PLA$_2$ 的表达有关。该研究提示临床上在使用非典型抗精神病药物时，尤其用于已经有心血管疾病的患者，应高度警惕这类药物对心血管系统的不良影响，对使用这类药物的患者应加强监测，同时需要更大人群样本进一步观察这类药物的影响。双心障碍的患者应首选有临床证据证实的安全有效的抗抑郁药物。

（丁荣晶　孔　悦）

附　　　录

附录A　中华医学会心身医学分会第六届委员会名单

中华医学会心身医学分会第六届委员会名单见附表A-1。

附表A-1　中华医学会心身医学分会第六届委员会名单

职务	姓名	工作单位
主任委员	吴爱勤	苏州大学附属第一医院
候任主任委员	袁勇贵	东南大学附属中大医院
副主任委员（4名）	王高华	武汉大学人民医院、湖北省人民医院
	王玉平	首都医科大学附属北京宣武医院神经内科
	邓云龙	中南大学湘雅三医院
	赵旭东	上海市东方医院、同济大学附属东方医院
常务委员（13名）	张　捷	首都医科大学附属北京中医医院
副秘书长（兼）	姜荣环	解放军总医院
	王铭维	河北医科大学第一医院
	朱　宁	大连医科大学附属第二医院
	程　伟	黑龙江中医药大学/哈尔滨商业大学
	季建林	复旦大学附属中山医院
	倪红梅	上海中医药大学
	唐茂芹	山东省精神卫生中心
	况　利	重庆医科大学附属第一医院
	张　岚	四川大学华西医院
	王志红	云南中医学院
	王东琦	西安交通大学第一附属医院
	方建群	宁夏医科大学总医院
秘书长（兼）	沈鑫华	湖州市第三人民医院（湖州市精神病院）
委员（37名）	陶　红	首都医科大学附属北京安贞医院
	丁荣晶	北京大学人民医院
	洪　霞	中国医学科学院北京协和医院
	唐艳萍	天津市南开医院

（待续）

职务	姓名	工作单位
	杨建立	天津医科大学总医院
	薛　蓉	天津医科大学总医院
	郭　力	河北医科大学第二医院
	邵宏元	山西省人民医院
	袁　军	内蒙古自治区人民医院
	周世昱	大连医科大学人文与社会科学学院心理学系
	王　菲	中国医科大学附属第一医院
	常　翼	大连医科大学附属第一医院
	桑　红	长春市第六医院（长春市心理医院）
	马宏坤	哈尔滨医科大学
	何燕玲	上海市精神卫生中心（总部）
	陈胜良	上海交通大学医学院附属仁济医院南院
	陈　珏	上海市精神卫生中心（总部）
	杜向东	苏州市广济医院（苏州大学附属广济医院）
	陈　炜	浙江大学医学院附属邵逸夫医院
	阮列敏	宁波市第一医院
	黄晓琴	安徽医科大学第一附属医院
	纪家武	福州市第四医院
	余　斌	江西省精神病院、江西省心理康复中心
	麻　琳	山东大学齐鲁医院
	李淑英	郑州大学附属第一医院
	谌红献	中南大学湘雅二医院
	潘集阳	暨南大学医学院第一附属医院
	谢永标	广东省人民医院
	孙　华	广西医科大学第一附属医院
	吴传东	海南省安宁医院、海南省精神卫生中心
	周　波	四川省人民医院
	邹　涛	贵州医科大学附属医院
	熊　鹏	昆明医科大学第一附属医院
	德庆白珍	西藏自治区藏医院
	刘晓菊	兰州大学第一医院
	汪晓泊	青海省人民医院
	邹韶红	新疆维吾尔自治区人民医院
	张桂青	石河子大学医学院第一附属医院
秘书（4名）	岳莹莹	东南大学附属中大医院
	杨胜良	湖州市第三人民医院（湖州市精神病院）
	明庆森	苏州大学附属第一医院
	张文瑄	东南大学附属中大医院

附录 B　中华医学会心身医学分会第六届青年委员会名单

中华医学会心身医学分会第六届青年委员会名单见附表 B-1。

附录 B-1　中华医学会心身医学分会第六届青年委员会名单

职务	姓名	工作单位
主任委员	吴爱勤	苏州大学附属第一医院
副主任委员（4 名）	李　勇	南京医科大学第一附属医院
	王红星	首都医科大学附属北京宣武医院
	胡少华	浙江大学医学院附属第一医院
	李　玲	东南大学附属中大医院
委员（42 名）	张　燕	北京大学第三医院
	梁东风	解放军总医院
	张　菁	北京清华长庚医院
	王　毅	武警后勤学院附属医院脑科医院
	谷国强	河北医科大学第二医院
	王彦永	河北医科大学第一医院
	段慧君	山西大医院
	吕翠兰	内蒙古自治区人民医院
	王　骞	大连市第七人民医院
	吴　枫	中国医科大学
	燕利娟	长春市心理医院
	刘　薇	哈尔滨医科大学附属第一医院
	田旭升	黑龙江中医药大学
	康传媛	同济大学附属东方医院
	黄　啸	复旦大学附属中山医院
	范　青	上海市精神卫生中心（总部）
	李华杰	常州市第一人民医院
	莫夸耀	福州市第四医院
	杨远坚	江西省心理康复中心
	米国琳	山东省精神卫生中心
	杨宏丽	山东省千佛山医院
	郝以辉	郑州大学第一附属医院
	翁深宏	武汉大学人民医院
	张　燕	中南大学湘雅二医院
	何　杰	长沙市精神病医院

（待续）

职务	姓名	工作单位
委员（42名）	何红波	广州市惠爱医院
	罗　宁	广西中医药大学附属瑞康医院
	王　我	重庆医科大学附属大学城医院
	周　瑜	陆军军医大学第二附属医院
	邓　伟	四川大学华西医院
	黄雨兰	四川省人民医院
	杨丽霞	贵州医科大学附属医院
	徐　爽	贵阳中医学院
	韩雁冰	昆明医科大学第一附属医院
	程宇琪	昆明医科大学第一附属医院
	王承刚	西藏自治区第二人民医院
	陈云春	西安交通大学第一附属医院
	张晓燕	兰州军区总医院
	张　波	青海省人民医院
	刘中华	中卫市中医医院
	陈彦华	宁夏民政厅民康医院
	马燕娟	乌鲁木齐市第四人民医院

附录 C　中华医学会心身医学分会第六届委员会专科协作学组成员名单

中华医学会心身医学分会第六届委员会专科学组成员名单见附表 C-1～附表 C-14。

附表 C-1　整体健康协作学组成员名单

序号	学组任职	姓名	工作单位
1	组长	袁勇贵	东南大学附属中大医院
2	副组长	姜荣环	人民解放军总医院
3	副组长	方建群	宁夏医科大学总医院
4	副组长	曹　音	南京医科大学附属常州第二人民医院
5	组员	安钢辉	哈尔滨医科大学附属第一医院
6		白录东	山东省精神卫生中心
7		邓　方	吉林大学附属第一医院
8		高　励	成都市第三人民医院
9		季蕴辛	宁波市第一医院
10		李向平	中南大学湘雅二医院

（待续）

（续表）

序号	学组任职	姓名	工作单位
11		李东芳	山西医科大学第二医院
12		李恒芬	郑州大学第一附属院
13		梁东风	解放军总医院
14		刘津	天津市第一中心医院
15		刘登华	华中科技大学同济医学院附属同济医院
16		栗华	厦门大学附属第一医院
17		毛雪琴	山东大学齐鲁医院
18		孙华	广西医科大学第一附属医院
19		王国平	安徽省立医院
20		王冠军	青岛市立医院
21		魏贤文	普洱市人民医院
22		谢东阳	赣南医学院第二附属医院
23		许之民	新华医院
24		赵中	苏州市立医院东区（苏州第四人民医院）
25		朱丽明	协和医院
26		朱润秀	内蒙古自治区人民医院
27		邹韶红	新疆维吾尔自治区人民医院
28		张晶	秦皇岛市第一医院
29		张美兰	广东省人民医院
30	学术秘书	倪爱华	河北省人民医院

附表 C-2　神经反馈和调控协作学组成员名单

序号	学组任职	姓名	工作单位
1	组长	王玉平	首都医科大学附属北京宣武医院
2	副组长	王铭维	河北医科大学第一医院
3	副组长	王群	首都医科大学附属北京天坛医院
4	副组长	周波	四川省人民医院
5	副组长	贾渭泉	解放军总医院
6	副组长	伍文清	首都医科大学附属北京地坛医院
7	组员	侯月	北京首都医科大学附属北京宣武医院
8		徐凤全	北京广安门中医院
9		梅妍	天津市中医药研究院附属医院
10		毛家亮	上海交通大学医学院附属仁济医院
11		陈焕新	重庆西南大学心理学院
12		袁宏	重庆西南大学心理学院
13		冯正直	陆军军医大学心理学院

（待续）

（续表）

序号	学组任职	姓名	工作单位
14		苑　杰	华北理工大学研究生学院
15		黎彤亮	河北省科学院应用数学研究所
16		张　建	河北省中老年保健协会
17		耿　媛	河北医科大学第一医院
18		胡振宏	唐山市工人医院
19		苏朝霞	河北医科大学附属平安医院
20		许月红	解放军 260 医院
21		吴冰洁	河北医科大学第二医院
22		闫丽清	山西省汾西矿业集团总医院
23		田玉玲	山西医科大学附属第一医院
24		李　哲	四川省人民医院
25		王小蓉	四川省雅安市人民医院
26		吴碧华	四川川北医学院附属医院
27		徐　治	东南大学附属中大医院
28		黄　洁	东南大学生命科学研究院
29		翁深宏	武汉大学人民医院
30	学术秘书	王彦永	河北医科大学第一医院
31	学术秘书	张　建	河北省中老年保健协会

附表 C-3　焦虑及相关障碍协作学组成员名单

序号	学组任职	姓名	工作单位
1	组长	季建林	复旦大学附属中山医院
2	副组长	沈鑫华	湖州市第三人民医院
3	副组长	潘集阳	暨南大学附属第一医院
4	组员	王春雪	首都医科大学附属北京天坛医院
5		刘微波	浙江大学医学院附属第二医院
6		谢　健	杭州市第一人民医院
7		邹军辉	慈溪市第七人民医院
8		唐茂芹	山东省精神卫生中心
9		麻　琳	山东大学齐鲁医院
10		杨　忠	江苏省常熟市第三人民医院
11		李敬阳	吉林大学第一医院心理卫生科
12		苑　杰	河北联合大学附属医院
13		吴传东	海南省安宁医院医学心理科
14		郑建民	福建医科大学附属第一医院
15		章健民	浙江省立同德医院

（待续）

（续表）

序号	学组任职	姓名	工作单位
16		易正辉	上海市精神卫生中心
17		米国琳	山东省精神卫生中心
18		邱昌建	四川大学华西医院心理卫生中心
19		李震中	河北医科大学第二医院
20		孟 莉	河北医科大学第一医院
21		高 东	陆军军医大学附属大坪医院
22		邹韶红	新疆维吾尔自治区人民医院
23		申 远	上海市第十人民医院
24		汤 臻	苏州广济医院
25		欧红霞	南京脑科医院
26		王芙蓉	武汉同济医院
27		胡少华	浙江大学医学院附属第一医院
28		高静芳	浙江省中医院
29		张 玲	北京安定医院
30		彭丹涛	北京中日友好医院
31		张 勇	天津安定医院
32		彭 淼	中国医科大学附属盛京医院
33		陆小兵	广州脑科医院
34		邓 艳	浙江大学附属第二医院
35	学术秘书	林 敏	湖州市第三人民医院

附表 C-4 疼痛协作学组成员名单

序号	学组任职	姓名	工作单位
1	名誉组长	吴爱勤	苏州大学医学院附属第一医院
2	组长	郎森阳	解放军总医院
3	副组长	贺建华	首都医科大学附属北京安贞医院
4	组员	陈丽霞	内蒙古自治区精神卫生中心
5		陈晓娟	青海省人民医院
6		陈家骅	安徽医科大学第一附属医院
7		顾 平	河北医科大学第一医院
8		贺建华	首都医科大学附属北京安贞医院
9		黄 明	沈阳军区总医院
10		韩雁冰	昆明医科大学第一附属医院
11		贾东林	北京大学第三医院
12		刘华清	北京回龙观医院
13		罗 盛	卫生部北京医院

（待续）

序号	学组任职	姓名	工作单位
14		郎森阳	解放军总医院
15		路桂军	解放军总医院
16		刘秀芬	北京大学第一医院
17		骆艳丽	上海同济医院
18		廖　翔	深圳市南山医院
19		刘晓加	南方医科大学南方医院
20		刘国荣	福建省立医院
21		李　卉	内蒙古自治区医院
22		李　霞	浙江大学附属第一医院
23		李志刚	河南驻马店市中心医院
24		马　柯	上海新华医院
25		马文庭	天津医科大学第二附属医院
26		毛雪琴	山东大学齐鲁医院
27		潘小平	广州市第一医院
28		苏志伟	河北省中医院
29		王　毅	复旦大学附属华山医院
30		吴庆平	华中科技大学同济医学院附属协和医院
31		薛云珍	山西医科大学人文学院
32		向　清	广西南宁中心医院
33		谢恒涛	武汉大学人民医院麻醉科疼痛中心
34		岳剑宁	首都医科大学附属北京宣武医院
36		杨小立	西安交通大学第一附属医院
37		杨晓秋	重庆医科大学第一附属医院
38		周　宁	江苏南京 454 医院
39		周成华	哈尔滨医科大学附属第四医院
40		再努热	新疆自治区医院
41		张春华	湖南邵阳市中心医院
44	学术秘书	陶　虹	首都医科大学附属北京安贞医院
45	工作秘书	梁东风	解放军总医院

附表 C-5　心身康复协作学组成员名单

序号	学组任职	姓名	工作单位
1	组长	许兰萍	首都医科大学附属北京朝阳医院
2	副组长	张　皓	中国康复研究中心
3	副组长	商晓英	黑龙江省医院
4	副组长	张　一	常州市第一人民医院

（待续）

（续表）

序号	学组任职	姓名	工作单位
5	副组长	公维军	北京康复医院
6	组员	恽晓平	中国康复研究中心
7		潘钰	北京清华长庚医院
8		崔利华	首都医科大学三博脑科医院
9		逄辉	北京按摩医院
10		王雨林	天津市静海区医院
11		李红玲	河北医科大学第二医院
12		李贞兰	吉林大学第一临床医院
13		李铁山	青岛大学附属医院
14		戴鑫	山西省临汾市第四人民医院
15		张卫	山西中医学院附属医院
16		袁海峰	西安交通大学第二附属医院
17		李刚	同济大学附属东方医院
18		谢青	上海交通大学医学院附属瑞金医院
19		孙莉敏	复旦大学附属华山医院
20		江钟立	江苏省人民医院
21		倪国新	福建医科大学附属第一医院
22		陈琅	福建省立医院
23		区丽明	广东省人民医院
24		罗伦	成都市第二人民医院
25		金俏	青海省人民医院
26		张芳	兰州大学附属医院
27		包义君	中国医科大学附属第一医院
28		张继荣	贵州医科大学附属医院
29		谢荣	新疆自治区人民医院
30	学术秘书	张小年	中国康复研究中心

附表 C-6 双心协作学组成员名单

序号	学组任职	姓名	工作单位
1	组长	毛家亮	上海交通大学医学院附属仁济医院
2	副组长	丁荣晶	北京大学人民医院
3	副组长	马文林	上海同济大学附属同济医院
4	副组长	陶贵周	锦州医科大学附属第一医院
5	组员	于勤	大连大学附属中山医院
6		孔永梅	山西省心血管病医院
7		布艾加尔	南京明基医院
8		卢建敏	河南省人民医院

（待续）

序号	学组任职	姓名	工作单位
9		冯 斌	解放军总医院
10		任延平	西安交通大学第一附属医院
11		刘奇良	上海市普陀区人民医院
12		刘 慧	河南省安阳地区医院
13		许之民	上海交通大学医学院附属新华医院
14		许 燕	河北省故城县医院
15		孙军昌	青岛大学附属心血管病医院
16		贠相华	天津市第一医院
17		李志梅	邯郸市第一医院
18		李忠艳	大连医科大学附属第二医院
19		肖长江	湖南中医研究院附属医院
20		吴扬慧	深圳孙逸仙心血管病医院
21		吴 莹	上海市第一人民医院
22		余国龙	中南大学湘雅医院心内科
23		张虹桥	广东佛山市第一人民医院
24		张美兰	广东省人民医院
25		张桂青	石河子大学医学院第一附属医院
26		张 瑶	哈尔滨医科大学附属第二医院
27		陈 华	复旦大学附属中山医院
28		范志清	大庆油田总医院
29		周白丽	青海省人民医院
30		周湘忠	天津市滨海新区大港医院
31		郑泽琪	南昌大学第一附属医院
32		郑 茵	海南省人民医院医疗保健中心
33		孟 竹	青岛市市立医院
34		赵计兰	山西省煤炭中心医院
36		赵明芬	新疆医科大学附属中医医院
37		赵 毅	大连市金州区第一人民医院
38		胡志耕	山西中医学院附属医院
39		胡春燕	上海市浦东医院
40		钟锦荣	福建省龙岩市第一医院
41		侯 平	辽宁中医药大学附属医院
44		贺建华	首都医科大学附属北京安贞医院
45		斯琴高娃	内蒙古自治区人民医院
46	学术秘书	王一波	上海市黄浦区中心医院
47	学术秘书	金凤奎	哈尔滨市第一专科医院心理卫生中心

附表 C-7　心身风湿协作学组成员名单

序号	学组任职	姓名	工作单位
1	名誉组长	袁勇贵	东南大学附属中大医院
2	组长	梁东风	解放军总医院
3	副组长	姚中强	北京大学第三医院
4	组员	于清宏	南方医科大学珠江医院
5		王 北	首都医科大学附属北京中医医院
6		吴庆军	中国医学科学院附属北京协和医院
7		史旭华	首都医科大学附属北京朝阳医院
8		王宽婷	北京大学首钢医院
9		黄火高	海军总医院
10		王梦雨	解放军总医院
11		邓长财	天津市第四中心医院
12		陈 盛	上海交通大学医学院附属仁济医院
13		程笑冰	上海交通大学医学院附属瑞金医院
14		刘重阳	陆军军医大学附属大坪医院
15		胡春蓉	重庆市第九人民医院
16		李 玲	广东省人民医院
17		张胜利	人民解放军第九〇〇医院
18		吴 锐	南昌大学第一附属医院
19		陶 黎	成都市第一人民医院
20		陈永涛	四川大学华西医院
21		赵越华	成都市第六人民医院
22		刘伟丽	宁波市医疗中心李惠利医院
23		凌光辉	中南大学湘雅二医院
24		董凌莉	华中科技大学同济医学院附属同济医院
25		武 剑	苏州大学附属第一医院
26		徐晓龑	东南大学附属中大医院
27		魏 琴	新乡市第一人民医院
28		孙彩霞	河北大学附属医院
29		黄 炜	河北省唐山市工人医院
30		鲁 静	中国医科大学附属第一医院
31		郭嘉隆	吉林大学中日联谊医院
32		赵彦萍	哈尔滨医科大学附属第一医院
33		张振春	临沂市人民医院
34		陈宜恒	菏泽市立医院
36		张改连	山西大医院
37		史玉媛	山西临汾市人民医院
38		贾俊峰	空军军医大学附属西京医院
39		木亚赛尔·吐尔逊	新疆维吾尔自治区人民医院
40	学术秘书	张新刚	中国医科大学附属盛京医院
41	学术秘书	吴 歆	海军军医大学附属长征医院

附表 C-8　综合医院心身医学学科管理协作学组成员名单

序号	学组任职	姓名	工作单位
1	组长	周　波	四川省人民医院
2	副组长	况　利	重庆医科大学大学城医院
3	副组长	王旭梅	中国医科大学附属盛京医院
4	组员	袁勇贵	东南大学中大医院
5		杨晓昀	鄂尔多斯市中心医院
6		毛永军	内蒙古医学院附属医院
7		毕晓莹	海军军医大学附属长海医院
8		焦志安	山东省立医院
9		刘　薇	哈尔滨医科大学附属第一医院
10		谢　健	杭州市第一人民医院
11		王艺明	贵阳医学院附属医院
12		熊　鹏	昆明医科大学第一附属医院
13		杨建忠	昆明医科大学第二附属医院
14		阎立新	兰州大学第二附属医院
15		陈云春	西安交通大学第一附属医院
16		王化宁	空军军医大学附属西京医院
17		袁也丰	南昌大学第一附属医院
18		陈振华	湖北省人民医院
19		倪爱华	河北省人民医院
20		邹韶红	新疆自治区医院
21		刘可智	西南医科大学
22		王红星	首都医科大学附属北京宣武医院
23	学术秘书	刘　平	德阳市人民医院

附表 C-9　睡眠相关障碍协作学组成员名单

序号	学组任职	姓名	工作单位
1	组长	潘集阳	暨南大学附属第一医院
2	副组长	詹淑琴	首都医科大学附属北京宣武医院
3	副组长	薛　蓉	天津医科大学总医院
4	副组长	宿长军	空军军医大学附属唐都医院
5	副组长	顾　平	河北医科大学第一医院
6	组员	常　翼	大连医科大学附属第一医院
7		于　勤	大连大学附属中山医院
8		马希权	同济大学附属东方医院
9		任　列	浙江省湖州市第三人民医院
10		吴　皓	浙江大学医学院附属邵逸夫医院

（待续）

（续表）

序号	学组任职	姓名	工作单位
11		黄静慧	中国南方航空集团公司航空卫生中心
12		林永忠	大连医科大学附属第二医院
13		栗印军	沈阳市第四人民医院
14		蔡溢	湖南省脑科医院
15		翁深宏	武汉大学人民医院精神卫生中心
16		张晨	上海市精神卫生研究所
17		吴传东	海南省安宁医院
18		戴剑	广西壮族自治区人民医院
19		洪武	上海交通大学医学院
20		杨远坚	江西省精神病院
21		马晓伟	河北医科大学第一医院
22		杨宏丽	山东省千佛山医院
23		任蓉	四川大学华西医院
24		张义	新疆自治区人民医院
25		宋红	宁夏民政厅民康医院
26		梅研	天津市中医药研究院附属医院
27		卢伟	首都医科大学附属北京中医医院
28		林涌超	福建省福州神经精神病防治院
29		邹学良	江西省精神卫生中心
30		柯道正	安徽医科大学第一附属医院
31		黄明金	四川大学华西医院
32		张宇朋	长春市心理医院
33		吴波	吉林省第六医院
34		刘强	上海市精神卫生中心
35		王瑜玲	河北医科大学第三医院
36		沈鑫华	湖州市第三人民医院
37	学术秘书	王丝丝	暨南大学附属第一医院

附表 C-10 成瘾与心身医学协作学组成员名单

序号	学组任职	姓名	工作单位
1	组长	谌红献	中南大学湘雅二医院
2	副组长	宋海东	浙江大学医学院精神卫生中心
3	副组长	曹栋	南京脑科医院
4	副组长	王传升	新乡医学院第二附属医院
5	副组长	胡红星	新疆医科大学第一附属医院心理医学中心
6	组员	崔明湖	滨州医学院附属医院

（待续）

（续表）

序号	学组任职	姓名	工作单位
7		刘　亮	无锡市精神卫生中心
8		徐亚辉	新乡医学院第二附属医院
9		李均林	厦门市仙岳医院
10		王晓丹	云南省药物依赖防治研究所
11		刘学兵	武汉市精神卫生中心
12		涂哲明	湖北省荆州市精神卫生中心
13		唐全胜	广西新康监狱
14		林进榕	广州市民政局精神病院
15		谢红涛	上海市普陀区精神卫生中心
16		刘丽华	青岛市精神卫生中心
17		杜长军	天津市天津医院
18		卢国强	上海市青浦区精神卫生中心
19		汪晓晖	上海市青浦区精神卫生中心
20		刘　宏	大连市第七人民医院
21		张彦坤	广东同华心理医院
22		袁水平	福建省南平市第九二医院精神卫生中心
23		董强利	兰州大学第二医院
24		杨程皓	天津市安定医院
25		刘炳伦	山东省精神卫生中心
26		姜美俊	广东省精神卫生中心
27		胡茂荣	南昌大学第一附属医院
28		漆　靖	湖南省脑科医院
29		罗　涛	江西省精神卫生中心
30		刘　伟	长沙市自愿戒毒中心
31		朱晓敏	苏州市广济医院
32		刘　昱	宁波大学医学院
33		陈　科	湖州市第三人民医院
34		刘卫青	昆明医科大学第一附属医院
35		余正和	杭州市第七人民医院
36		汪晓泊	青海省人民医院

附表 C-11　老年心身医学协作学组成员名单

序号	学组任职	姓名	工作单位
1	组长	陈　炜	浙江大学医学院附属邵逸夫医院
2	副组长	况伟宏	四川大学华西医院

（待续）

序号	学组任职	姓名	工作单位
3	副组长	马文林	同济大学附属同济医院
4	副组长	许宏伟	中南大学湘雅医院
5	副组长	蔡溢	湖南省脑科医院
6		姜美俊	广东省人民医院
7		崔永璐	沈阳军区总医院
8		商秀丽	中国医科大学附属第一医院
9		翁深宏	武汉大学人民医院
10		张淑芳	武汉市精神卫生中心
11		王永军	天津市安定医院
12		戴宁	浙江大学医学院附属邵逸夫医院
13		何涛	青岛市立医院
14		王喜今	哈尔滨第一专科医院
15		尹又	海军军医大学附属长征医院
16		侯德仁	中南大学湘雅三医院
17		温金峰	广东三九脑科医院
18		唐劲松	中南大学湘雅二医院
19		张奇山	郴州市第一人民医院
20		施永斌	上海市宝山区中西医结合医院
21		吴宇洁	上海市长宁区精神卫生中心
22		王涛	上海市精神卫生中心
23		赵世苗	绍兴市第七人民医院
24		程宇琪	昆明医科大学
25		陈龙飞	福建医科大学附属第一医院
26		王椿	四川大学华西医院
27		吕洋	重庆医科大学
28		刘可智	西南医科大学附属医院
29		李洪毅	成都市精神卫生中心
30		杨庚林	乌鲁木齐市第四人民医院
31		李勇	江苏省人民医院
32		任于果	安徽医科大学第一附属医院
33		杨陈翔	漳州市福康医院
34		马琪林	厦门大学附属第一医院
35		杨海龙	南京大学医学院附属鼓楼医院
36		任珂明	浙江大学医学院附属邵逸夫医院

附表 C-12　进食障碍协作学组成员名单

序号	学组任职	姓名	工作单位
1	名誉组长	张大荣	北京大学第六医院
2	组长	陈珏	上海市精神卫生中心
3	副组长	李雪霓	北京大学第六医院
4	副组长	张岚	四川大学华西医院
5	副组长	匡桂芳	青岛市妇女儿童医院
6	副组长	乔慧芬	南京脑科医院
7	组员	桑红	长春市心理医院
8		马希权	同济大学附属东方医院
9		李双	大连市第七人民医院（大连市心理医院）
10		黄晓玲	新疆自治区人民医院
11		范勤毅	哈尔滨市第一专科医院
12		郭萍	浙江省湖州市第三人民医院
13		黄雨兰	四川省人民医院
14		乔冬冬	山东省精神卫生中心
15		江文娟	江阴市第三人民医院
16		王雪梅	苏州大学附属第一医院
17		刘竞	首都医科大学附属北京安定医院
18		郭慧荣	郑州大学第一附属医院
19		黄文武	温州医科大学附属康宁医院
20		王莹	天津市安定医院
21		冯威	上海同济大学附属同济医院
22		卢建平	深圳市康宁医院
23		王琨	北京大学第三医院
24		耿洪春	赤峰市安定医院
25		鲁晓波	陕西省宝鸡市康复医院
26		李豫川	首都医科大学附属北京儿童医院
27		许英霞	
28		席巧真	青岛市精神卫生中心
29		蒋忠亮	云南省心理卫生中心
30		邬爱武	内蒙古精神卫生中心
31		李闻天	武汉市精神卫生中心
32		安敏杰	北京市大兴区精神病医院
33		姜忆南	中国医学科学院附属北京协和医院
34		董再全	四川大学华西医院
35		张国兵	南宁市社会福利医院
36		汤倩珏	上海中医药大学附属龙华医院
33		洪莉	上海交通大学医学院附属上海儿童医学中心
34		陈胜良	上海交通大学医学院附属仁济医院
35		虞阳	复旦大学附属上海华东医院
36		孙建琴	复旦大学附属华东医院
37	学术秘书	孔庆梅	北京大学第六医院
38	学术秘书	蒋文晖	上海市精神卫生中心
39	工作秘书	陈涵	

附表 C-13　心身心理治疗协作学组成员名单

序号	学组任职	姓名	工作单位
1	组长	邓云龙	中南大学湘雅三医院
2	副组长	杨栋	湖南省脑科医院
3	副组长	陈珏	上海市精神卫生中心
4	副组长	桑红	长春市第六医院
5	组员	罗兰兰	天津医科大学总医院
6		陈清刚	天津市安定医院
7		简佳	山东省精神卫生中心
8		李幼东	河北医科大学第一医院
9		林涌超	福建省福州神经精神病防治院
10		刘桥生	江西省精神病院
11		郭慧荣	郑州大学第一附属医院
12		周辉	海南省三亚市人民医院
13		张国强	保定市第一中心医院
14		杨蜀云	昆明医科大学附属精神卫生中心
15		何益群	河南省精神病医院
16		罗隽	南宁市第五人民医院
17		王曼	中国医科大学附属第一医院
18		康传媛	同济大学附属东方医院
19		吴小立	中山大学附属第三医院
20		杨军	新疆石河子市人民医院
21		杨蕾	空军航空医学研究所附属医院
22		李静	重庆医科大学附属第一医院
23		王红星	首都医科大学附属北京宣武医院
24		佟钙玉	新疆维吾尔自治区人民医院
25		郑直	江苏省淮安市第三人民医院
26		曹金霞	江苏省连云港市第二人民医院
27		朱金富	河南省新乡医学院心理学院
28		钟华	浙江省湖州市第三人民医院
29		毕建强	广东省深圳市康宁医院
30		李闻天	湖北省武汉市精神卫生中心
31		徐晔	哈尔滨医科大学附属第一医院
32		邹涛	贵州医科大学附属医院
33		向慧	贵州省人民医院
34		杭荣华	安徽省皖南医学院
35		唐光政	浙江杭州市第七人民医院
36		刘健	浙江杭州市第七人民医院
33		袁茵	成都市第四人民医院
34		郭力	空军军医大学附属西京医院
35		刘小翠	青岛市精神卫生中心
36		王长虹	新乡医学院附属精神病医院
37	学术秘书	杨栋	湖南省脑科医院
38	学术秘书	马鑫	中南大学湘雅三医院
39	学术秘书	漆静	湖南省脑科医院

附表 **C-14**　危机干预协作学组成员名单

序号	学组任职	姓名	工作单位
1	组长	张桂青	石河子大学医学院第一附属医院
2	副组长	刘　强	上海市精神卫生中心
3	副组长	李卫晖	中南大学湘雅二医院
4	组员	王继才	昆明医科大学第一附属医院
5		欧红霞	南京脑科医院
6		莫夸耀	福建省福州神经精神病防治院
7		佟钙玉	新疆维吾尔自治区人民医院
8		程洪燕	天津市中医药研究院附属医院
9		杨　娟	海南医学院
10		王新源	海南医学院第二附属医院
11		田建华	石河子绿洲医院
12		王荣科	四川省精神卫生中心
13		刘连忠	武汉市精神卫生中心
14		郎　艳	郑州大学第一附属医院
15		徐福山	深圳市康宁医院（市精神卫生中心）
16		张雷鸣	江西省精神病院
17		徐　森	长春市心理医院
18		德庆白珍	西藏自治区人民医院
19		杜向东	苏州市广济医院
20		杨丽霞	贵州医科大学附属医院
21		郭俊慧	武汉大学人民医院
22		苏　伟	浙江省湖州市第三人民医院
23		李幼东	河北医科大学第一医院
24		黄　玲	广西壮族自治区人民医院
25		桂　冰	大连市中心医院
26		张晓雷	山西省人民医院
27		吕翠兰	内蒙古自治区人民医院
28	学术秘书	黄　玲	广西壮族自治区人民医院
29	工作秘书	梁　霞	石河子大学医学院第一附属医院